Théorie des émotions

Etude historico-psychologique

ISBN : 2-7384-6135-2

Lev Vygotsky

Théorie des émotions

Etude historico-psychologique

Traduit du russe par Nicolas Zavialoff
et Christian Saunier

Introduction de Nicolas Zavialoff

Editions L'Harmattan
5-7, rue de l'Ecole-Polytechnique
75005 Paris

L'Harmattan INC
55, rue Saint Jacques
Montréal (Qc) - Canada H2Y 1K9

INTRODUCTION

Actualité et perspectives de la notion vygotskyenne du transformisme

En 1931, Lev S. Vygotsky entreprend la rédaction d'un ouvrage consacré à l'étude des émotions. *Théorie des émotions* est un texte inachevé qui ne sera publié qu'en 1984 [1]. Mais cet ouvrage est plus que l'ébauche d'une réponse à la question présente à l'esprit de Vygotsky dès le début des années 20 : quel est le rôle des sentiments par rapport aux connaissances ? Cette approche de l'émotion prend place parmi les travaux de psychologie engagés au moment où Vygotsky enseigne dans un institut pédagogique de Biélorussie : il s'y trouve confronté aux problèmes de l'éducation d'enfants déficients et handicapés et il cherche à découvrir chez eux des capacités potentielles et résiduelles individuelles. S'intégrant à partir de 1924 au groupe de travail moscovite d'Alexandre Luria et d'Alexis Léontiev, il privilégie, parallèlement à l'étude des processus de l'apprentissage et de la cognition, une réflexion sur le rôle des émotions, à l'époque où, en Russie, on continue à s'intéresser particulièrement aux rapports entre le réflexe conditionné et le comportement conscient de l'homme.

Tout en expliquant ce que sont les "fonctions psychiques supérieures" et en recourant à la notion de signe comme instrument de médiation dans le développement de ces fonctions, Vygotsky, pour répondre à la question des rapports entre le langage et la pensée, s'efforce de comprendre le lien qui s'établit entre le cognitif et l'émotif : dans chaque idée est contenu sous une forme élaborée le rapport affectif de l'homme à la réalité, représentée dans cette idée. Dans *Pensée et langage* (1929-1934) [2], Vygotsky insiste particulièrement sur la nécessité de ce travail : « La première question qui se pose, lorsque nous parlons du rapport de la pensée et du langage avec les autres aspects de la conscience, est celle de la liaison entre intellect et affect. La séparation de l'aspect intellectuel de notre conscience d'avec son aspect affectif, volitif est un des défauts majeurs et fondamentaux de toute la psychologie traditionnelle. La pensée se transforme alors inévitablement en un courant autonome d'idées se pensant elles-mêmes, elle est coupée de toute la plénitude de la vie réelle, des impulsions, des intérêts, des penchants réels de l'homme qui pense. » Cette citation fait prévaloir l'indissociabilité des composantes du fonctionnement psychique correspondant à la même indissociabilité sur le plan des activités cérébrales, car la question pour Vygotsky se situe aussi à ce niveau. Et il engage le lecteur sur ce terrain avec la préoccupation suivante : comment rejeter l'idée d'une primauté de l'émotion sur la pensée, sur le discours, sur le raisonnement, dans la mesure où, depuis la fin du siècle dernier, c'est cette primauté qui est affirmée dans nombre d'ouvrages, alors que, inversement, des courants philosophiques en vogue négligent totalement ou presque cette dimension émotionnelle au profit du primat de l'esprit, de l'intuition sous des formes multiples.

Théorie des émotions comporte quelques références principielles à l'interprétation des affects que fait Spinoza (Vygotsky avait envisagé, entre autres, comme titre : *Spinoza*) qui permettent une analyse critique du *Traité des passions de l'âme* de Descartes et des théories organicistes (périphériques), en particulier celles de W. James et de C. Lange ; mais il nous semble opportun de mentionner dans cette introduction, pour une lecture plus attentive de l'ouvrage, certains éléments tirés de « Genèse des fonctions psychiques supérieures » et de « Leçons de Psychologie » (textes des années 30, publiées pour la première fois en 1960) [3] : ainsi se trouvent corroborées d'une part l'interprétation qu'il fait également de l'approche neurobiologique des émotions dite "centrale" telle qu'elle est proposée à son époque et s'est développée jusqu'à nos jours, et d'autre part l'interprétation qu'il fait du rôle de l'organisme. Par là même cet ouvrage nous ouvre des perspectives pour une compréhension plus approfondie et nuancée de l'union de la nature et de la culture, et pour un développement de la notion vygotskyenne de transformisme.

I

De la nécessité de modèles neurobiologiques des émotions

Vygotsky, dans *Théorie des émotions*, porte un regard critique sur la théorie organiciste des émotions ou théorie périphérique/viscérale pour laquelle est première la réaction corporelle à un excitant et second l'état émotionnel suivi de l'action. A travers l'analyse qu'il fait des ouvrages de James et de Lange [4], il vise à un jugement négatif porté sur la philosophie de Descartes. Il lui semble nécessaire de préciser la nature des rapports existant dans l'état émotionnel entre les facteurs physiologiques, cognitifs et situationnels pour en souligner l'imbrication.

L'approche critique de Vygotsky ne peut, de nos jours, laisser indifférents les représentants de disciplines telles que la neurobiologie ou la neuropsychologie qui renouvellent plus ou moins cette question des émotions, ni ceux des sciences cognitives, qui, sur le plan philosophique ou épistémologique, recherchent des repères aptes à préciser leur démarche déjà largement pluridisciplinaire au regard des problèmes de l'apprentissage, de la formation, de l'analyse des processus mentaux et de l'intelligence artificielle : il est certain que dans les deux cas les réflexions de Vygotsky se présentent comme un préambule en mesure d'éclairer ce qu'est actuellement l'orientation de travaux de recherche ou de nombreux ouvrages ne révélant trop souvent que de façon implicite un arrière-plan philosophique. Ces réflexions, parfois, sont aussi à leur manière une critique anticipée du contenu de certains de ces ouvrages.

Il est à noter qu'à cet égard Vygotsky cherche à situer de façon interactive la psychologie par rapport à la neurobiologie : un de ses articles de 1930 porte le titre de « Fondement biologique des affects » [5] ; il lui paraît indispensable de faire la part des déterminismes, en particulier dans le cadre d'une réflexion sur la formation et l'instruction, sur la genèse et le développement des fonctions psychiques supérieures chez l'enfant. Si la détermination sociale lui semble être la véritable source des formes et significations spécifiquement humaines de l'activité psychique (avec une certaine part d'artificiel dans leur développement) tant du point de vue individuel que collectif, la prise en compte de ce champ de l'expérience vécue et de l'histoire ne peut tenir pour négligeables la place et le rôle du biologique. Les remarques et interrogations de Vygotsky à ce sujet ouvrent la voie à un approfondissement de l'analyse des liens entre le corps et l'esprit, entre la nature et la culture. Son travail en collaboration avec Luria prouve sa volonté de sortir du cadre strict de la psychologie. Et précisément le travail qu'il consacre à l'étude des émotions permet de mieux situer sa pensée et certaines de ses orientations potentielles.

Notre propos n'est pas d'entrer dans les détails des modèles neurobiologiques et neuropsychologiques des émotions auxquels se rapporte Vygotsky et que l'on peut comparer à des modèles récents tels que ceux de Leventhal/Dantzer [6] ou de Damasio [7]. La raison de notre référence, par exemple, à ce dernier tient précisément au titre *L'Erreur de Descartes* qu'a donné à son ouvrage le neurologue américain. Car Vygotsky avait envisagé aussi comme titre : *Théorie de Descartes et Spinoza sur les passions à la lumière de la psychoneurologie contemporaine*. Ainsi, à propos de Descartes, au cours de cette introduction seront confrontées les conclusions "idéologiques" de Vygotsky et de Damasio à partir des idées du psychologue français Ribot (1839-1916) [8], idées qui, pour une bonne part, se retrouvent dans l'ouvrage de Damasio. C'est sur la source des émotions, sur leur prééminence et leur force de liaison avec le cognitif que portera la discussion. La confrontation qui en résulte permet en réalité d'élargir le champ des investigations idéologiques du côté des notions de déterminisme, de survie, d'évolution. Il semble que l'apport de Vygotsky se révèle indispensable pour pouvoir tenir à distance, rejeter ou dépasser le caractère parfois restrictif ou artificieux de certaines approches actuelles.

Il est entendu qu'est importante l'étude biologique des mécanismes d'apparition et d'expression des émotions, de la mise en place d'un répertoire de "représentations potentielles innées ou acquises" à laquelle est dévolue la régulation de l'organisme et ce que l'on appelle "l'actualisation de soi", car cette étude nous aide à comprendre la façon dont sont évaluées la compréhension du monde environnant et l'action qu'elle implique. Il est certain que les notions neurobiologiques dont dispose Vygotsky ne lui permettent pas encore, ou du moins suffisamment, d'entrevoir la complexité de la liaison des différents systèmes neurochimiques, de comprendre les circuits génétiquement spécifiés pour la survie dans des structures telles que le tronc cérébral et l'hypothalamus, ce dernier maintenant considéré comme site stratégique de la régulation des glandes endocrines et du fonctionnement immunitaire. Certes, il semble qu'il a suffisamment d'informations pour analyser, en la jugeant en partie insatisfaisante, l'hypothèse centrale des émotions qui, depuis Cannon (physiologiste américain, 1871-1945) [9], opposée dans un premier temps à la théorie périphérique de James, est devenue peu à peu particulièrement complexe. « Par l'intermédiaire des organes sensoriels, notre cerveau reçoit des informations sur l'environnement. Celles-ci se mêlent aux messages du corps : la vision d'une table bien garnie n'aura pas le même effet sur un dîneur repu et sur un affamé de plusieurs jours. Inversement, notre cerveau agit sur le monde par la commande des muscles : leurs contractions coordonnées produisent des actions aussi complexes que planter un clou ou chanter un air d'opéra. Il dirige également, par le biais des hormones et du système nerveux autonome, les émotions qui agitent notre corps. Nos actions seront ainsi colorées par la teinte des humeurs.» (Vernier et Vincent [6]). Le résultat en est la mise en œuvre « d'ensembles de neurones qui dessinent des "cartes cognitives" » (ibid.). Cependant, c'est au niveau de l'analyse des « modalités » d'échange avec le monde environnant qui figurent dans ces "cartes cognitives" — de la perception à l'action — que se précise la validité des hypothèses proposées et de leurs conséquences "philosophiques". « Ce que chacun sait du monde passe par le plaisir et la souffrance qu'il en retire. » (ibid. et Hobbes). Mais ce monde est aussi connaissances et sentiments qui interviennent directement dans le jeu de ces modalités. Et cette médiation que suggère Vygotsky fait que le « repu » et « l'affamé » peuvent avoir des comportements plus complexes que simplement opposés.

Selon James (§ XXIV des *Principes de Psychologie*) la théorie périphérique se résume au schéma suivant : un objet (ou événement) est par la voie sensorielle perçu et représenté au niveau cortical (a) ; à ce même niveau, par excitation intérieure (imagination, simulation), peut naître l'idée de cet objet (a'). Ce sont deux sources d'impulsion qui, grâce aux « courants réflexes », vont modifier l'état des muscles, de la peau, des viscères. Ces informations produites sont acheminées au cortex pour donner un état de conscience : l'objet déjà représenté (a, a') devient « objet senti émotionnellement » (b) qui détermine l'action. Les manifestations corporelles interviennent par voie purement réflexe : aux innombrables actes réflexes correspondent des réactions innées de l'organisme, excluant toute forme de développement ; c'est là un des aspects psycholofgiques conséquents de la théorie cartésienne des passions innées. Cette description donne prise à une critique portant sur le contenu et la valeur des représentations (a, a' et b). Vygotsky, en son temps et à la suite de Cannon indique que les modifications organiques sont « une réaction typique intense et standardisée qui se produit d'une manière uniforme lors des émotions les plus diverses » (*Théorie des Emotions*). Par exemple, si pour James "Je suis triste, parce que je pleure", pour Cannon, les pleurs sont la conséquence ou du chagrin, ou de la joie, ou de la colère, ou d'un sentiment tendre. Montaigne avait pour sa part déjà remarqué à propos de la colère : « Nostre main ne la guide pas, c'est elle qui guide nostre main. » [10]. Cependant Cannon en acceptant, comme James, de définir l'émotion comme une certaine tonalité sensible associée à la simple perception, ne fait que déplacer, de la périphérie au centre (couches optiques, ou thalamus), le lieu et source de la conscience.

Déjà au niveau représentationnel (a) et (a') Ribot, Cannon, Vygotsky, Damasio, Leventhal, chacun à sa manière, font intervenir, avant toute réaction organique automatique, des composantes psychiques qui entrent en jeu dans la détermination d'un état émotionnel, par exemple, ce peut être des représentations acquises ou innées, correspondant à des intégrations d'informations pouvant être de nature autant organique qu'externe (socio-géographique) : ainsi, en ce qui concerne ces dernières, Vygotsky fait intervenir les « sentiments » vécus dans le cadre d'une organisation sociale donnée, mais il ne le fait pas uniquement au niveau de la mémoire, de l'expérience passée. Certes, comme nous le verrons, le tableau s'avère assez complexe. Précisément il est à souligner déjà que James lui-même n'exclut pas l'effet d'idées de honte, de désir, etc., liées par l'éducation et l'association à des objets conventionnels, cependant ce ne sont que des reviviscences, des citations, des mécanismes et non des idées assumées sur le plan interpsychique et intrapsychique dans le cadre d'un vécu immédiat ; lorsque James parle du chagrin sans les larmes, sans oppression du cœur, ce n'est pour lui qu'un simple « jugement intellectuel » ; il constate que certaines « circonstances sont déplorables » ; dans une situation de peur, une "émotion" sans les sensations de ses symptômes corporels revient à être une sensation ou perception intellectuelle correspondant à un état « froid et neutre » ; de même le souvenir d'une émotion, les associations d'idées (a') peuvent se traduire par des sensations de plaisir, d'intérêt, c'est-à-dire des opérations mentales n'impliquant aucune expression corporelle « évidente », puisque c'est le produit des centres cérébraux d'idéation, impliquant, non sans une certaine contradiction, un travail mental autonome. On peut répliquer que l'emploi du mot « évidente » est insuffisant eu égard à ce que l'on sait de la production des hormones et des états physiologiques subtils à la suite de phénomènes de déplacement émotionnels/sensibles dans l'expression interne et externe de l'organisme ; dire comme James que c'est « déplorable », « froid et neutre », qu'il existe des émotions intellectuelles indépendantes, des sensations esthétiques de beauté ou d'exaltation intellectuelle ou morale, d'acte (cognitif) d'appréhension de la vérité (des « transports spéculatifs », « des transports de la pensée pure ») suppose en réalité, par delà l'apparence abstraite de ces jugements, des critères d'évaluation particuliers dans le langage intérieur ou extériorisé : ainsi un repas ne peut se soustraire à sa dimension sociale immédiate. S'il y a désadaptation des conduites, Vygotsky (comme le fera Sartre [6]) considère que déjà, à les comparer, la conscience leur confère de la signification, mais Vygotsky n'exclut pas (en reprenant Wallon) l'idée de "circuits nerveux primitifs" — des réflexes) impliquant l'organisme dans la survenue de l'émotion qualifiée. Ainsi les variations dans le déroulement uniforme de la réaction organique qu'introduit Cannon ne sont peut être pas aussi « insignifiants » qu'il le dit dès lors qu'on prend en considération l'idée de mutabilité des états émotionnels : cette mutabilité des signifiants et signifiés des sentiments est à mettre en parallèle avec l'idée de mutabilité des signifiants et des signifiés des mots et des énoncés sur laquelle insiste Vygotsky et que nous évoquerons ultérieurement.

Le sentiment et le mot de "peur" n'existent pas à l'état absolu, pur et immuable, déterminé par un état organique périphérique ou central. En ce début des années trente en Russie, Vygotsky pressent comment « le renoncement et la trahison » peuvent être associés à la peur. Aussi souligne-t-il l'importance de ce « combat interne et externe de l'homme ». Par delà une stabilité provisoire (qui a son utilité), la variabilité et la mutabilité des signes correspondent à une fonctionnalité : les phénomènes affectifs sont subjectifs mais n'excluent pas la perception des propriétés des événements et des objets (externes et internes, choses et corps) déterminée par la médiation des signes qu'impose ce « combat » dans les rapports avec les autres et avec soi-même. Dans *Théorie des Emotions*, Vygotsky considère le schéma de James ou celui de Cannon comme réducteurs du point de vue neurobiologique, sociopsychologique et philosophique et c'est la raison pour laquelle il évoque une riche littérature pour justifier sa position, l'historicisme et le transformisme, que nous cherchons pour notre part à préciser et à interpréter d'une certaine façon.

Globalement, on peut dire que Vygotsky aurait accepté dans ses grandes lignes le schéma par lequel on peut expliquer aujourd'hui le comportement du sujet se trouvant dans une situation émotionnelle donnée. A cette situation peut correspondre ou non l'un des cinq cents ou six cents mots servant dans la langue russe à exprimer tel ou tel état émotionnel, mais il est certain que celui-ci ne se limite pas à des équivalents lexicaux : n'importe quelle phrase qui ne comporte pas cette marque lexicale, est colorée émotionnellement. Quant aux équivalents lexicaux, ils ne recouvrent pas une signification absolue : dire « Je n'ai pas peur » n'exclut pas l'anxiété et dire « Je suis triste » peut comporter une part de tristesse et une part de joie, d'arrière-pensée, etc., soit de façon alternative, soit simultanément, ce que signalent souvent dans les remarques les auteurs de textes littéraires ; se manifeste-t-elle vraiment la compassion ou s'agit-il d'un état ambivalent de chagrin et de calcul, corrélé à notre vision du monde, à nos modes de connaissance (ce que sont les affects pour Spinoza). Comme « chaque chose a plusieurs biais et plusieurs lustres » ('aspects'), Montaigne remarque que « nous pleurons et rions d'une même chose. » [10] On imagine le va-et-vient complexe des messages électro-chimiques dans l'organisme relatifs aux informations venues du milieu externe et du milieu interne. Toujours est-il que le sujet en situation de rappel, de stimulation interne ou externe, est face à des circonstances réelles particulières qui directement et indirectement suscitent un état émotionnel : ainsi, après un traitement des informations (où sont impliqués la sensation, la perception, l'attention, la mémoire), le sujet construit une représentation ; celle-ci détermine, non pas directement, comme le pensent James et Lange à la suite de Descartes, un état corporel (des modifications viscérales ou musculaires) qui deviendrait l'émotion, mais généralement des modifications physiologiques à la suite d'une certaine évaluation mentale. C'est à ce niveau que Vygotsky a son mot à dire, en n'acceptant pas l'idée d'un sentiment du plaisir et de la douleur purement interne, généréé de façon autonome.

En n'excluant pas la possibilité d'une réaction automatique de l'ordre de l'instinct ou des réflexes en vue d'une adaptation plus ou moins fixe, plus ou moins invariable (selon les contingences), Vygotsky signale la présence et le rôle de ces mêmes réflexes dans le domaine culturel. Damasio considère que cette réaction s'appuie sur des représentations innées et, comme Ribot, évoque, à ce niveau, des émotions « primitives » ou « primaires ». Si on lui enlève l'excitation corporelle périphérique, dit James, le sentiment se transforme en simple « jugement ». L'objection qu'y fera Vygotsky consiste à dire que le sentiment n'est pas réductible uniquement à un aspect biologique ou a contrario à une émotion intellectuelle. Et effectivement on peut dire que ce « jugement » s'il est exprimé par un signe (mot, geste, posture, attitude...), appartient à une interactivité langagière, communicative, informative, ce par quoi le "sentiment" n'est point évacué, car cette interactivité est toujours présente dans l'évaluation mentale qui précède les modifications physiologiques s'effectuant sur des bases instinctives. L'instinct ou le réflexe font partie à leur manière d'un ensemble fonctionnel où ils sont à interpréter dans leur spécificité. C'est pour cette raison que nous insisterons particulièrement sur le réflexe langagier.

Ainsi dans une situation émotionnelle donnée, l'image mentale obtenue est tributaire des processus de pensée et de raisonnement qui ne sont pas sans rapport avec une certaine « plasticité » psychologique (comme l'admettent Ribot et Vygotsky) et qui s'appuient sur des "représentations potentielles" : ces dernières, selon Damasio, seraient construites à partir des connaissances innées et acquises ; en fait sont requis ici les phénomènes de mémoire (autobiographique et collective), le rôle de la conceptualisation, de la catégorisation, de la personnalité, de la volonté et d'un "fond" émotionnel biologique et social. Pour Vygotsky, il ne s'agit pas de pures associations intracérébrales de concepts (considérés pratiquement comme pure abstraction chez Ribot et Changeux [11]) ou d'émotions intellectuelles (« spérieures », comme chez Descartes, James ou Damasio), mais le résultat d'une attitude à dimension affective et sociale concrète : et c'est sur ce point que l'examen de l'interaction des processus mentaux intersubjectifs peut éclairer à sa manière l'activité des processus mentaux intrasubjectifs qui ne sauraient, selon certaines hypothèses, que privilégier la dimension biologique concrète, alors que Vygotsky cherche, sans la nier, à préciser son rôle. Cette représentation d'une situation émotionnelle et cognitive donnée correspond à une expression émotionnelle (les émotions « secondaires » pour Ribot et Damasio) se traduisant sur le plan biologique en des phénomènes de régulation (homéostasie), à une planification d'une action et à une prise de décision, le tout correspondant à un ajustement modulé (non mécanique) à la situation et aussi à une régulation du monde extérieur. Cet ajustement découlant de l'imbrication de l'émotion et de l'action est perçu et évalué au niveau central et cette évaluation-contrôle conduit à une restructuration de la représentation de départ, reconstruction qui peut ainsi être comparée à d'autres situations et intégrée parmi les représentations potentielles (dans les zones particulières dites de convergence selon Damasio). Tous ces processus d'appréciation reposent, selon certains auteurs, sur le couple bon–mauvais qui, en réalité est un rapport du sujet à ce que Ribot appelle une sorte d'état inconscient, Claparède — une perception syncrétique ou encore conscience d'un état général de l'organisme et Damasio — un arrière-plan biologique, c'est-à-dire une perception de l'intégrité du corps considéré en terme de survie, que Vygotsky, comme Ribot, lie au principe d'autoconservation que propose Spinoza et que le psychologue danois Höffding (1843-1931) [9] assimile à une sorte de sentiment de vie, de bien être organique. Mais Vygotsky ne peut accepter une autonomisation de cet état général fonctionnant selon certaines lois d'une nature considérée d'un point de vue soit mécaniciste, soit surnaturel, à la limite parfois d'une certaine confusion ou contradiction. Parallèlement à cet arrière-plan de nature biologique, il n'est pas exclu, à la suite de Vygotsky, d'envisager un fond similaire issu du domaine social des sentiments. Et c'est à une certaine imbrication que se prêtent les structures, les circuits et les réseaux en charge des informations cognitives (intellectuelles) et émotionnelles de ces deux arrière-plans interdépendants, sinon confondus. Cette imbrication a-t-elle vraiment lieu ? Selon quelles procédures s'effectuerait-elle ? Ici, il semble que les notions de signes et de processus s'avèrent indispensables à la la formulation d'une réponse aux questions posées.

II
Des signes et des processus

La description de l'outil/instrument qu'est le langage verbal externe nous montre comment les langues, dans leur spécificité formelle et grammaticale, servent à organiser du sens et à exprimer des émotions, c'est-à-dire à organiser des représentations et des attitudes à l'aide d'éléments fonctionnels ou lexicaux dont la propriété première est de constituer un système ouvert : que se manifestent la variabilité des usages (parole, discours) d'une part et des états de langue apparemment stables d'autre part, c'est pour des raisons d'adaptabilité et d'intégration à un mouvement particulier des connaissances et des sentiments, quand ce n'est pas pour le simple besoin de communication au service du lien social. De ce fait les hiérarchisations et structurations auxquelles aboutissent les linguistes, en proposant des modèles, ne peuvent être que provisoires, ce qui nous autorise à réfuter l'idée de toute langue interne innée, de toute structure originelle ou mémoire primitive absolues.

Vygotsky essaie de saisir la signification du rapport qui s'établit entre le sujet-individu et les globalités des objets socio-historiques : comme Dilthey, il propose une sorte de "psychophysique " de la société, mais il n'est pas question pour lui de chercher à décrypter les systèmes en y supposant une structure et à remonter à un sens déjà donné. La structure est plutôt un instrument qu'une fin en soi. L'interprétation des signes se fait au bénéfice d'une transformation, d'un développement et du sujet connaissant, comprenant, et de l'organisation à laquelle il appartient. Il en est ainsi de l'analyse de tout l'enchaînement ou stockage que l'on peut faire de nos représentations, des composantes de notre langage intérieur et l'on se rend compte ainsi de l'importance attribuée à l'émotion. Dans tous ces cas il n'est pas sans intérêt de souligner une certaine dynamique des signes dont il reste à interpréter le rôle, sur la base de la pensée de Vygotsky. Ce dernier, dans ses réflexions sur le langage verbal, semble se préoccuper davantage de l'étude des processus de catégorisation, de conceptualisation, de compréhension, de perception, de mémoire que d'un modèle universel du fonctionnement linguistique, grammatical : cela bien sûr n'exclut nullement qu'existent des systèmes linguistiques plus ou moins stabilisés en fonction de certaines situations de communication plus ou moins délimitées ; de nos jours la pratique de certaines situations de dialogue homme–machine sur des bases de psychologie cognitive ou connexionniste constitue des performances élevées sans pouvoir pour autant égaler la pratique verbale "naturelle".

Les réflexions de Vygotsky, même si elles prennent à

témoin de nombreux auteurs étrangers ou russes de son temps (ou plus anciens), seront ici précisément examinées dans le cadre du développement des idées en Russie. C'est la raison pour laquelle ne seront évoqués que quelques éléments de la biographie de Vygotsky ; l'attention sera portée surtout sur la notion de signe. Car, en se tournant vers le problème des émotions, Vygotsky sent qu'il a la possibilité de mieux cerner l'importance du langage et ce face à des positions idéologiques qui, à y regarder de près, lient directement ou indirectement la Russie tsariste et la Russie soviétique en particulier sur les plans intellectuel et scientifique. Iarochevski [1] évoque à ce propos la notion très intéressante de réflexe langagier. A la fin de *Pensée et langage* — « synopsis des idées fondamentales » [12], Vygotsky bute sur le difficile problème du langage intérieur qui ne peut être examiné sans la prise en compte de l'aspect "corporel" du réflexe langagier, ce qui nous ramène à la prise en considération de la dimension biologique

III
Des réflexes et des performances

Vygotsky rejette l'idée d'une origine purement biologique des émotions humaines telle qu'elle est décrite par Lange et James, par Spencer (1820-1903) et Ribot (1839-1916) à la suite de Darwin, car on aboutit à une sorte de théorie élémentaire des émotions : ainsi, par exemple, les mouvements expressifs qui accompagnent notre peur ne seraient que les restes rudimentaires des réactions de fuite ou de défense ; autrement dit, sans nier la part de rituel qu'il peut y avoir dans l'expression communicative des émotions, Vygotsky ne peut accepter l'idée que les émotions deviennent, selon l'expression de Lange, une « tribu moribonde », à un point tel qu'il ne reste à Skinner qu'à les nier, ou bien à James qu'à définir des émotions soit comme inférieures et d'une origine organique héritée de l'animal par l'homme (la peur, la colère, par exemple), soit comme raffinées, propres à l'homme et appartenant au domaine intellectuel telles que les sentiments religieux ou esthétiques (dualisme que l'on retrouve chez Bergson). Vygotsky considère les émotions globalement et cherche à expliquer leur genèse et leur possible évolution. L'importance qu'attribue Vygotsky au rôle des sentiments dans le domaine social lui permet de pondérer la démarche par trop excessive et restrictive de la biologie des passions fondé sur des processus antagonistes. La diversité des modifications corporelles n'est pas qu'une question d'intensité d'activité physiologique, elle est liée à des qualités diverses des différents contenus des émotions. Qu'en deçà des états corporels et des expressions émotionnelles communicatives prennent place des arrière-plans, c'est ce qu'entrevoit Vygotsky sur la base de ses réflexions concernant l'évolution des animaux et de l'homme. Il s'interroge sur le rôle fonctionnel, au plan biologique, des modifications corporelles lors des émotions qu'il s'agisse de survie ou d'apprentissage, de l'action ou du raisonnement ; il ne rejette pas les composantes instinctives et la question des réflexes inconditionnés et conditionnés apparaît ainsi plus complexe au plan des aspects de la vie psychique de l'homme.

Il ne s'agit pas pour Vygotsky de n'examiner les émotions que par rapport à la construction de la personnalité (comme chez James ou Lange) ou du caractère (comme chez Adler) ou encore par rapport à des variations dans l'expression du plaisir (comme chez Bühler), ce qui aboutirait à des classifications. Pour Vygotsky les émotions sont liées à toutes les expériences de l'existence. Il se tourne vers Claparède pour souligner avec lui la diversité psychologique des émotions, sans qu'il y ait à leur source des déterminations biologiques spécifiques à chacune d'elles : la notion d'adaptatabilité biologiquement utile convient à leur analyse quand on sait que certaines d'entre elles ou leur absence peuvent provoquer des désordres du comportement, sinon des catastrophes. Mais c'est à définir le fond biologique au plan des principes généraux qu'aspire Vygotsky : le lien de l'émotif et du cognitif n'en sera que plus évident. Si, du point de vue social, l'on fait dans l'examen du contenu des émotions la part de ce qui revient aux traits des sentiments, on découvre qu'elles ont une même structure psychique de départ, mais le vécu (l'histoire) en signale des formes et des significations différentes, associées à des composantes intellectuelles : l'envie de plaire ne se réalise pas dans la vie d'une seule et même façon. Certes, on constate que ce fonctionnement n'est pas sans avoir en retour un impact sur la structure psychique et sur la perception des états physiologiques ou la conscience de l'arrière-plan biologique. Mais en tout cas, il n'est pas question de prééminence.

C'est sur le plan des processus de l'imagination que Vygotsky, en se détournant de la psychologie associative, rejette l'idée (qui appartient à Wundt) d'une constellation fortuite d'impressions/excitations cérébrales détachées du réel, correspondant à une "intention volitive" et excluant tout rapport de causalité : par exemple, Vygotsky ne voit pas pourquoi il n'y aurait pas de relation entre une représentation/idée de mariage et un mal de dents, dès lors qu'on force un peu le travail représentationnel ; il remarque au passage que l'activité créatrice autonome de la conscience définie par Bergson ou le "fiat" de James exclueraient cette relationt. Pour lui l'imagination, comme la pensée (même chez le tout jeune enfant) est orientée vers la réalité, l'environnement (comprenant son corps et ceux des autres) où n'interviennent pas le seul point de vue et le seul sentiment du sujet. La médiation par les signes-sentiments y joue son rôle.

La discussion portant actuellement sur les phases de développement chez l'enfant témoignent de l'importance qui peut être attribuée à l'interaction enfant–environnement social, dans laquelle l'obtention du plaisir, selon Vygotsky, n'est pas le fondement ultime et ultrabiologique de la connaissance du réel. En ce sens, Vygotsky nous renvoie à l'analyse que l'on peut faire de l'activité psychique dévolue à l'animal et qui n'est pas détachée du réel : selon les espèces, il y va d'une satisfaction des besoins (de réactions émotionnelles) se situant à différents degrés d'une échelle de jugement cognitif et affectif que propose l'environnement social.

L'imagination et l'invention ne sont pas soumises aux caprices subjectifs de la logique émotionnelle ; certes, les formes et significations (qui actualisent, concrétisent la dynamique créatrice du sens) ne surviennent que de façon plus ou moins aléatoire (Vygotsky se méfie cependant de certaines explications "émergentistes") : le hasard est, au moins, incarné dans un individu social, mais il y a des relations de motivation et de fonctionnalité entre ces significations et ces formes ; aussi pour Vygotsky la pensée et l'imagination, considérées en dehors de tout finalisme et de toute causalité absolue, sont utiles au comportement équilibrant les risques et les chances : l'idée de transformation s'infiltre dans la théorie du développement historique de la société. Et, dans ce cas, la compréhension du réel requise ne peut se faire sans une certaine mise à distance ou à l'écart de certaines représentations insistantes de la réalité. C'est à ce stade de la réflexion que Vygotsky essaie de préciser le rôle de la volonté chez l'individu.

La théorie "volontariste" (celle de Descartes entre

autres) est critiquée dans *Théorie des émotions* mais ce n'est pas au profit des approches "intellectualistes", car la question à résoudre est celle de savoir comment expliquer le passage du raisonnement à l'acte volontaire, sans recourir à la notion de volonté comme étant quelque chose d'autonome, primaire, primordial ou quelque chose à dimension purement affective ou encore comme un principe supra-humain qui anéantit les forces et les fanstasmagories de l'homme. C'est vers l'éventail des possibles que peut s'exprimer, selon Vygotsky, la volonté et ce dans le cadre d'une redéfinition des impulsions, des tendances. C'est aussi en montrant, dans le tumulte des émotions et des idées aux significations et formes aléatoires avec leurs phases de stabilité et d'identité toujours provisoires, comment la prise de conscience d'un mouvement évolutif autorise le choix d'une décision. « La société en devenir s'élargit pour intégrer l'être en devenir. Rien ne peut rester stable dans ce processus. », dit Bakhtine [13] qui, comme Vygotsky, attribue un rôle essentiel à « l'attitude critique », à « l'orientation appréciative » de l'homme face au chaos des conflits sociaux. Mais pour Vygotsky ce mouvement évolutif peut êre compris à la condition de ne pas nier le psychisme chez l'animal.

Dans *Théorie des émotions* est dénoncée comme un paradoxe, chez Descartes, l'opposition entre l'absence d'âme chez l'animal et l'expression par le corps humain de passions viles d'une part, et la manifestation de la primordialité, de la primauté, de l'autonomie des phénomènes spirituels de l'âme humaine d'autre part. Vygotsky fait appel à l'idée de Spinoza selon laquelle le psychisme est intrinsèquement nécessaire aux processus psychophysiologiques complexes. Ainsi sur l'axe évolutif « on voit comment augmente la plasticité des fonctions adaptatives, comment les formes varient, comment apparaissent de nouveaux moyens de comportement, comment augmente l'activité intégrative synthétisante. » (*Leçons de psychologie*).

Dans son rapport aux processus de survie le psychisme de l'animal est bien un attribut de ses comportements, de son activité ; le considérer ainsi est exempt d'anthropomorphisme. Vygotsky à cet égard critique Darwin, le néo-darwinisme ou la théorie émergentiste : chez les animaux supérieurs, entre l'absence totale de rationalité (Descartes) ou l'excès de rationalité (Darwin), Vygotsky n'exclut pas la présence de germes de comportements rationnels. La différence entre l'animal et l'homme tient selon Vygotsky (qui reprend l'idée d'Engels) à la faculté de travail dont s'est pourvu l'homme sous la pression des facteurs externes. Nous pouvons bien entendu discuter cette notion de travail et, pourquoi pas, l'entendre comme activité cognitive et l'admettre chez l'animal à un degré de performance particulier, survenant sous la pression de facteurs et externes et internes. Quoiqu'il en soit, pour Vygotsky, l'homme et le singe descendent d'un ancêtre commun ; ils présentent du point de vue psychophysiologique les mêmes fonctions mais avec des contenus différents. L'homme transforme la nature non par sa seule présence (comme le ferait l'animal), non par des ensembles d'habitudes plus complexes (dues aux essais et erreurs), mais par des comportements de qualités nouvelles, et, pourrions-nous dire, aux performances nouvelles, ne correspondant pas à la complexification et diversification des automatismes moteurs et de l'irritabilité (dont parle Bergson). Ces qualités ou performances nous ouvrent un champ plus large quant à l'analyse des rapports entre la culture et la nature, la cognition et l'émotion, le corps et l'esprit. Parmi elles prend place le langage qui, examiné en partie à partir des approches linguistiques de Vygotsky, nous conduit en fin de compte à nous interroger sur le fonctionnement du réflexe langagier et des réflexes en général à travers les notions d'arrière-plan et de survie.

IV
Du langage, de sa fonction désignative et évaluative

Entre les objets et événements du monde environnant et l'ensemble symbolique des signes qui les réprésentent, le sujet exprime des relations à statut fondamentalement social : les mots, les énoncés dont fait usage le locuteur, s'inscrivent dans une norme, mais ils prennent aussi la marque de l'individu face à ce monde environnant : celui-ci n'est-il pas constitué du milieu externe (communauté socio-géographique, espace/temps extra-corporel) et du milieu interne (corps biologique, espace et temps corporels) ? Dans l'activité mentale interviennent des représentations du monde objectif, social, et subjectif. Certes, les relations désignatives qui les couvrent et la confrontation des discours aboutissent à des mots, des concepts, mais on est en présence de représentations et d'actions qui sont évaluées selon des modalités particulières. Cette idée d'évaluation, associée aux processus de la cognition, Vygotsky la retient, mais il l'accepte encore de façon quelque peu indécise du point de vue neurophysiologique. Or la notion de besoins fondamentaux (nourriture, chaleur, mouvement) comme forces motrices directrices peut fort bien être élargie à d'autres dimensions et contenus, sans que ces forces soient pour autant considérées comme formes primaires uniques du développement psychique.

La notion de langage intérieur s'oppose, en lui faisant écho, à celle de "langue interne" qui apparaît à cette période à l'état embryonnaire et qui sera ultérieurement développée, entre autres, par Chomsky [14]. On peut dire, avec Vygotsky, que cette question du langage intérieur nous amène à mieux comprendre le fonctionnement de la pensée et le rôle de l'émotion. Car c'est de démontrer la fusion de ces composantes du psychisme qu'envisage Vygotsky, et la notion de langage intérieur sur laquelle, de nos jours, entre autres, l'approche connexionniste ou la pratique neuropsychologique devraient travailler, offre précisément l'occasion d'expliciter la liaison de l'émotif et du cognitif. Cette liaison pour Vygotsky devient en l'occurrence « organisation psychologique » : « Peut-être la correspondance entre l'organisation grammaticale du langage et son organisation psychologique ne se rencontre-t-elle pas aussi souvent que nous le pensons. Ou plus exactement elle n'est qu'un postulat que nous avançons et ne se réalise-t-elle que rarement ou jamais. Partout — dans la phonétique, la morphologie, la sémantique, et même la rythmique, la métrique et la musique — des catégories psychologiques se cachent derrières les catégories grammaticales ou formelles. » ; « ...en raison de ses fluctuations et des discordances entre le grammatical et le psychologique notre langue parlée habituellement se trouve en état d'équilibre instable entre l'idéal d'harmonie mathématique et l'idéal d'harmonie de la fantaisie et elle est animée d'un mouvement incessant, que nous appelons évolution. » Vygotsky souligne le mouvement, « un passage de la syntaxe des significations à la syntaxe des mots, une transformation de la grammaire de la pensée en grammaire des mots » [15]. Quatre concepts essentiels sont ici à relever : celui de mouvement, celui de sens (ou de fonctionnalité), celui de signification et celui de grammaire de la pensée .

Le contenu sémantique/sémiotique est un complexe d'informations que tout animal traite à sa mesure. Le ver de terre de Yerkès (dont Vygotsky cite les travaux) « a la connaissance d'un espace et de la qualité attribuées à cet espace » [16]. Il ne s'agit plus ici d'une approche mécaniciste ni encore moins vitaliste. Apparaît chez Vygotsky, comme chez von Uexküll, la notion d'outil : pour von Uexküll, au plan de la physiologie, « les mécanismes sont des outils qu'un sujet, l'animal, et non une machine, utilise pour opérer ses perceptions et ses actions adaptées. L'animal contient l'opérateur. » (ibid.). Cette notion d'outil, « le mode d'action méthodique » présent aussi chez l'animal (Engels), Vygotsky les transpose du plan physiologique au plan psychologique. A sa suite, notre propos serait de lier étroitement ses deux plans, ou mieux de les confondre.

Le langage intérieur devient le champ privilégié de cette liaison et il ne peut être assimilé à une structuration linguistique délimitée et définitive, en soi pré-donnée, innée telle une grammaire universelle "paramétrisée" ou non (et pour laquelle les principes de continuité au plan de la "maturation" chez l'enfant sont discutés, contestés) [17]. Sur le plan historique, Vygotsky considère d'un point de vue critique ce qui (en amont de Chomsky) correspond à l'intuitionnisme, au phénoménologisme, au vitalisme, comme c'est le cas, par exemple, chez Jakobson, dans le Cercle linguistique de Prague (dans les années 20 et 30) et le Cercle linguistique de Moscou (dans les années 10 et 20). Or c'est tout un arrière-plan philosophique qui est ici concerné. Si Chomsky, de nos jours [14], fait référence, quant à sa démarche générale, à Platon, à Descartes, à Kant et aux grammairiens rationalistes des XVIIe et XVIIIe siècles, Jakobson et Troubetskoy, tout en mentionnant ces derniers, ont évoqué pour fonder leur structuralisme l'influence de Husserl et de Bergson. Les idées de ce dernier font l'objet de critiques de la part de Vygotsky à la fin de *Théorie des émotions*. Quant au phénoménologisme, il sert de référence négative tout au long de cette ouvrage. Mais le philosophe qui y est le point de mire principal des considérations critiques de Vygotsky, c'est Descartes.

Ce n'est pas sans raison que Vygotsky entreprend de dénoncer l'erreur de Descartes, quand, pour comprendre la véritable nature des fonctions psychiques supérieures, il ajoute à ses réflexions sur le langage une étude des émotions. En posant l'idée d'une détermination sociale du langage verbal (parole et langue), Vygotsky n'exclut pas d'attribuer au sujet psychologique un rôle individuel que Bakhtine a pour sa part cherché à situer et à définir en deçà de l'emploi non pas du signe-mot mais du signe-phrase (devenant "énoncé" dans le contexte d'une situation de dialogue). Bakhtine cependant ne décrit pas cette forme d'intériorisation en séquences ou structures particulières. Quant à Vygoysky, il ne fait qu'effleurer la question de l'énonciation dans le langage extériorisé ; il n'en aspire pas moins à décrire le langage interne (qui pourrait "déterminer" en partie la forme du langage externe) et à trouver une explication de cette part de l'intra-individuel en se livrant à un examen des phénomènes émotionnels dans le comportement animal et humain.

Pour Bakhtine [13] le concept-clé servant à expliciter ce qu'il dénomme « attitude critique » du sujet à l'intérieur d'une organisation sociale et face à elle (elle-même dépendante des rapports économiques de production) est le concept d'appréciation, d'évaluation. Quand il s'agit de définir le discours du sujet parlant en situation de dialogue externe ou interne, Bakhtine invoque les phénomènes prosodiques : les inflexions des voix, les « accents de valeur » dans un énoncé ; ce fait nous semble intéressant à condition de préciser, comme nous le ferons plus loin, la source de ces valeurs autrement que ne le fait Bakhtine. C'est à un moindre degré que Vygotsky, dans *Pensée et lngage*, recourt aux phénomènes de l'intonation ou du rythme, mais la mention de l'attitude "psychologique", "représentationnelle" est présente et c'est en termes de coloris émotionnel qu'il cherche à préciser ce qu'est non seulement l'émergence de la signification des mots (ou du contenu de la pensée, des idées), mais leur évolution, leur développement, leur dimension historique. Ainsi un ouvrage sur les émotions s'imposait.

Théorie des émotions permet en même temps de faire la part des choses, en particulier au niveau du fonctionnement du langage intérieur, c'est-à-dire de savoir ce qui revient au cognitif ou à l'émotif et ce dans le cadre classique d'une opposition nature–culture. En effet, en faisant la critique de la théorie organiciste des émotions, Vygotsky manifestait à l'égard du concept de corps "naturel" une certaine méfiance : tout en réfutant l'approche mécaniciste (et l'histoire du mécanicisme en Russie, à cette époque, n'est pas sans un certain intérêt) ou l'approche associationniste et behavioriste, il élimine la dimension "surnaturelle" ou mythologique de l'organisme, essayant toutefois d'analyser le rôle de l'organisme d'un point de vue neurobiologique en s'inspirant de nombreux travaux de l'époque relatifs à la biologie des émotions et qui reprennent plus ou moins les thèses de Descartes ou s'en éloignent. Les rapports entre le mental et le corps et puis le fonctionnement du cerveau, tels étaient les données des problèmes à résoudre. Sont-elles suffisantes les réponses de Vygotsky, dans le domaine de la psycholinguistique ou de la psychologie des émotions, quand il prend en considération le rôle de l'organisme, sans chercher à le priver d'une certaine fonction dans l'expérience et la pratique des sujets au regard de l'histoire et de la mémoire culturelle ?

Vygotsky privilégie une psychologie explicative, causale, proche des sciences naturelles. Actuellement et relativement à l'étude des activités mentales et langagières, des processus de la cognition et de l'émotion, certaines approches de la neurologie et de la neuropsychologie permettent de décrire le rôle "biologique" du corps, de sa représentation comme élément présent et actif dans les fonctions psychiques supérieures, sans qu'il soit question d'un mécanicisme pur absolu. Cette intégration du "biologique" dans le "psychique" peut s'expliquer sur la base de la caractéristique du signe que mentionnent Bakhtine et Vygotsky : sa mutabilité. Cette caractérisation va à l'encontre d'une appréhension du langage ou de l'émotion comme systèmes fermés, immuables. L'enracinement des activités mentales dans le "social" et le "biologique" (débarrassés, selon Vygotsky, de leur dimension « souterraine » ou « supraterrestre ») nous fait découvrir un système dynamique ouvert, champ d'émergence d'un sens et d'une émotion sans fin assignable, mais inhérents à un certain processus, à une certaine fonctionnalité. Ainsi les fonctions psychiques supérieures sont "au service" d'une transformation non seulement du monde, mais aussi du sujet, selon certaines stratégies cognitives et émotionnelles spécifiques. Il faut dire que les réflexions de Vygotsky, de Bakhtine, de Luria, de Léontiev [18], en mettant l'accent sur le rôle de la détermination sociale, contrecarrent l'idée d'un certain déterminisme "naturel", qui plus est exclusif. Aussi c'est par une nouvelle définition de ce "naturel" suggérée par Vygotsky, qu'on peut être amené à ne plus opposer nature et culture, cognition et émotion, corps et esprit. Cette suggestion a été élaborée non sans difficulté dans le cadre des réflexions philosophiques et scientifiques d'une époque conflictuelle et riche de l'évolution de la pensée russe.

V
Du transformisme dans l'environnement idéologique des années 20 et 30

En rappelant quelques moments de la vie de Vygotsky ou quelques étapes dans l'évolution de sa pensée, sans perdre de vue, dans le cadre de la théorie des émotions, les idées de Bakhtine ou de Jakobson, on peut faire valoir une contribution dont la portée ne peut s'estomper quand il s'agit de préciser la fonction de la langue ou de la parole, de la mémoire culturelle ou individuelle et généralement des activités mentales supérieures telles que la production de sens, les processus de la compréhension du monde et de l'évaluation émotionnelle des comportements : ainsi l'idée de transformation et de développement pourra-t-elle se prêter à certaines interprétations.

Ici, c'est avant tout dans *Itinéraire d'un psychologue* de Luria [19] qu'on va puiser quelques éléments qui permettent d'attribuer à Vygotsky une place importante dans l'histoire de la psychologie et de la neuropsychologie russes. (En Russie, actuellement, l'œuvre deVygotsky est présentée comme l'une des cinq "causes" qui ont stimulé le développement de la neuropsychologie russe [20]). Ces éléments sont de façon plus ou moins explicite présents dans *Théorie des émotions*. Si le neuropsychologue Luria pense que le psychologique doit expliquer le neurologique, Vygotsky, en son temps, soulève pour sa part des questions qui, par les réponses qu'elles appellent de nos jours, nuancent quelque peu le caractère de la relation unilatérale existant entre la psychologie et la neurobiologie.

Dans sa thèse publiée en 1925, Vygotsky puise dans le *Capital* une idée selon laquelle l'homme, avant de faire ou de fabriquer quelque chose, "construit" dans sa tête. L'exclusivité réservée par Marx à l'homme par rapport à l'animal est certainement discutable, et ce fait suscite maintenant une réflexion plus nuancée sur cette part de la nature, entendue désormais comme "vivant". En réalité ce qui compte pour Vygotsky est de montrer que, chez l'homme, les processus de la représentation, de la conscience et de l'action se distinguent qualitativement de la pure réaction, du réflexe conditionné : ce qui en fin de compte est pris en considération est l'intervention de l'homme lui-même sur les stimuli "artificiels" ou "naturels" et ce en vue d'une régulation et dérégulation des comportements et par là même en vue d'une activité de transformation des milieux.

L'idée d'une autorégulation/dérégulation trouve sa place dans un système qui ne se coupe pas de la vie réelle, par exemple, des problèmes de formation : l'école ou la clinique y sont présentes pour mettre en relief, en particulier chez les enfants en difficulté, plus les facultés potentielles que les déficiences. Luria non sans raison évoque l'activité de Vygotsky en 1924 à l'Institut pédagogique de Gomel où il développe l'étude de l'influence du langage sur les processus de la pensée, témoignant par là de l'influence du linguiste russe Potebnia de l'Ecole de Kazan [21] et de Humboldt. Mais cette influence est bien entendu à interpréter dans le sens contraire aux effets produits par les différentes formes de la psychologie ou de la linguistique qu'il critique : à savoir d'abord la psychologie subjective de Tchelpanov, puis le structuralisme, l'introspectionnisme et le phénoménologisme. Au Laboratoire de Psychologie que dirige Luria à Moscou, ce que Vygotsky, ses collaborateurs et ses étudiants proposent, c'est le modèle du comportement instrumental : le groupe étudie l'activité "significative" chez les enfants ; ainsi ces derniers arrivent à assimiler la signification des stimuli qu'ils leur faut maîtriser, réalisant leur propre activité « instrumentale médiatisée ». La notion de médiation est à examiner tant sur le plan du langage que sur celui de l'émotion, pour saisir jusqu'à quel point s'explique le déterminisme social que celui-ci soit seul ou non à s'imposer, qu'il exclut ou non ce qui pourrait être considéré aussi comme un déterminisme, une médiation "biologique". Si nous faisons l'hypothèse d'une compatibilité entre ces deux médiations (comme nous y amènent certains modèles ou travaux récents), nous ne légitimons point pour autant soit le mécanicisme, soit le naturalisme cartésien tel qu'il se manifeste parfois et tel qu'il est apparu indirectement ou quelque peu modifié, dans les théories linguistiques des Cercles de Moscou ou de Prague ou, plus directement, dans les nombreuses théories psychologiques dénoncées par Vygotsky dans *Théorie des émotions*.

Dans cet ouvrage, Vygotsky ne rejette pas une certaine participation "naturelle" (celle des instincts, des besoins) au fonctionnement psychique supérieure, mais ce qui l'intéresse, c'est le passage des « réponses impulsives » aux réponses contrôlées : ces dernières sont le produit — qu'il s'agisse du cognitif ou de l'émotif — d'une intervention du milieu (grâce aux mots ou aux sentiments), mais il revient au fonctionnement cérébral un rôle défini.

Dès les années 20, Luria et Vygotsky écartent aussi bien l'idée de "potentiel de masse" selon laquelle le cerveau serait une masse homogène indifférenciée, que l'idée d'un localisme réducteur, pour opter en faveur de celle de fonctions propres à des systèmes ou blocs complexes (aujourd'hui le concept de modules y renvoie dans une certaine mesure). Ces systèmes sont activés par l'effet d'une médiation : symboles et outils sont intériorisés et se retrouvent à la base du développement du psychisme du sujet individuel et par voie de conséquence de l'organisation sociale.

Le fonctionnement cérébral/psychique peut être décrit schématiquement de la façon suivante : la perception, la représentation, la pensée abstraite prennent appui sur les fonctions des régions sensorielles ; puis des processus cognitifs (incluant le langage) se mettent en place au niveau du fonctionnement d'autres régions cérébrales pour aboutir à des opérations logiques qui s'automatisent. En effet une certaine part de telles "habitudes mentales" se manifeste, par exemple pour le langage verbal, au niveau phono-articulatoire, au niveau de l'usage des structures grammaticales ou sémantiques, parallèlement au niveau de certains stéréotypes comportementaux affectifs. Mais on peut penser aussi qu'au moment de l'intériorisation des symboles (la langue des mots et celle des sentiments), le langage intérieur ou l'attitude critique impliquent le fait que s'effectue non pas un élagage sensoriel, mais au contraire une certaine persistance de la sensibilité dans ses modalités les plus diverses. Dès lors qu'un mot, un geste deviennent séquence communicative interactive — dialogue ou monologue — ils comportent des « accents valoriels » ou « appréciatifs ». De nos jours, c'est sur l'origine et la double nature très complexe de ces derniers qu'on peu s'interroger.

Vygotsky et Luria considèrent que l'animal ou l'homme ont tendance dans certaines circonstances à réagir immédiatement aux aspects émotionnels ou sensoriels d'une situation, mais que chez l'homme les symboles lui permettent de les soumettre à l'analyse, au contrôle et d'ajuster son comportement en conséquence. Pour Bakhtine la médiation symbolique se fait à partir des conflits sociaux et une "certaine" liberté présiderait au sort qui lui est réservé après les processus d'intériorisation : cette latitude d'interprétation est possible, car on sait maintenant que les relations entre les neurones sont très complexes et que le cerveau se caractérise par une certaine plasticité. Qu'il s'agisse d'énonciation, de pragmatique ou d'interaction, on attribue au langage verbal une certaine dimension subjective ; la linguistique cherche à la cerner à l'intérieur même du fonctionnement de la langue ou de l'échange verbal structuré (v. par exemple les travaux en linguistique interactioniste), alors que Bakhtine l'interprète, à travers ces différentes stratifications de la langue, en recourant à ce qu'il appelle l'attitude critique du sujet parlant. Que représente-t-elle et quelle est sa fonction dans le cadre du dialogisme ou du polyphonisme ?

VI
De l'individualité et des milieux environnants

Pour Bakhtine toute énonciation renvoie à des énonciations antérieures, engage une polémique avec elles, s'inscrit dans les processus d'une compréhension « responsive », se situe dans le « cadre de l'évolution de la sphère idéologique » [13]. En effet, on peut dire que l'énonciation (l'énoncé) est le produit de l'interaction de deux individus : à travers le mot le sujet parlant/énonciateur se définit par rapport à l'autre et Bakhtine précise que toute énonciation réelle, quelle qu'en soit la forme, contient toujours de façon plus ou moins nette, l'indication d'un accord, d'une transaction avec quelque chose ou quelqu'un : il est question ici du point de vue ou de l'attitude du locuteur. C'est leur qualité qu'il reste à cerner.

Selon Bakhtine, le signe (mot ou phrase) est puisé par le locuteur ou l'interlocuteur dans un stock social de signes disponibles (la langue, ses usages, le dictionnaire), mais son emploi est déterminé par les relations sociales : les contextes de l'usage des signes changent constamment dans une société qui se transforme et se développe ; il n'y a rien de fortuit (contrairement à ce que pense Saussure à propos des changements dans la langue), car l'individualisation stylistique de l'énonciation reflète l'interrelation sociale. Ces phénomènes sont présents au niveau et du locuteur et de l'interlocuteur qui appartiennent à une "réalité objective" régie par des lois sociales et économiques. Mais le milieu social (organisation hiérarchisée des rapports sociaux avec ses conventions et son éthique) présente des « complications extraordinaires », de sorte que le psychisme subjectif y réagit. Ce psychisme est l'interface entre le milieu externe et le milieu interne, il autorise la rencontre de ces deux milieux et ce sur le plan non pas « physique » mais « sémiotique». Bakhtine suppose que le travail intérieur, l'activité mentale, réflexive de chaque individu se font à partir d'un « auditoire social » propre bien établi, dans l'atmosphère duquel se construisent les déductions, les motivations, les appréciations de la part de cet individu qui puise probablement quelque part ses critères d'appréciation. A propos de ce "langage intérieur" Bakhtine parle précisément non pas de règles de la logique ou de la grammaire mais d'impressions obtenues selon des lois de convergences appréciatives, de concaténation dialogique ; ces lois sont déterminées en partie par les conditions historiques des situations sociales, du cours pragmatique de l'existence, de l'affrontement d'intérêts sociaux contradictoires. Ainsi le mot, la phrase exprimés par le locuteur ou perçus par l'interlocuteur portent-ils de lentes accumulations quantitatives de changement qui, un jour, trouvent une expression qualitative idéologique achevée et permettent de changer le monde de l'intérieur même de l'organisation sociale. Ainsi les conflits sociaux aboutissent-ils à un dénouement à travers les processus de l'intériorisation individuelle. Toutes ces situations façonnent, par les actes de langage, les formes de l'énonciation : les résonances qui s'y font percevoir peuvent être l'exigence ou la requête, l'assurance ou la timidité, l'affirmation de droits ou le style alambiqué, la rage, le regret, etc. Les paramètres prosodiques (intonation, rythme, timbre...) élaborés intérieurement (en écho au langage externe perçu) sont extériorisés au travers des formes et des structures linguistiques employées. C'est à l'appréciation qu'est dévolu le rôle créateur dans les changements des significations. Comme on le voit cette "appréciation" correspond à un certain nombre de manifestations émotionnelles du sujet parlant. Elle semble être la partie décisive qui donne une « orientation » au contenu ou à la forme de l'énoncé produit dans le cadre des contraintes codiques d'un état de langue donné. Cette question du rôle des émotions a été soulevée par Descartes : dans le *Traité des passions de l'âme*, ce sont les passions qui orientent la raison et déterminent la morale; mais il s'agit en l'occurence des passions de la sphère de l'âme, passions supérieures, différentes des passions inférieures du corps — passions suspectes. Bakhtine ne précise pas exactement quelles valeurs recouvre "l'appréciation"et où elle s'enracine en fait quand bien même lui est attribué un rôle fondamental dans la sphère de la réalité sociale. Et le problème de la fonction de l'organisme en l'occurrence ne semble pas trouver chez lui de réponse claire. C'est en examinant le thème de la signification, qu'on peut entrevoir, à la suite de Vygotsky, ce qu'il advient de souligner dans la notion d'appréciation, d'évaluation parallèlement à la créativité du sens.

VII
De la signification et du rôle de l'organisme

C'est à juste titre que Bakhtine s'interroge (à propos de l'« objectivisme abstrait ») sur la notion d'invariance et de consistance de la signification pour faire, à propos des emplois d'un énoncé particulier, la remarque suivante : « autant de contextes, autant de significations possibles ». D'où découle cette constation : « La langue, comme système de formes renvoyant à une norme, n'est qu'une abstraction, qui ne peut être démontrée sur le plan théorique et pratique que sous l'angle du décryptage d'une langue morte et de l'enseignement de celle-ci. » Notons cependant que la prise en compte de la langue en tant que telle est à envisager aussi au travers des pratiques ou des îlots socio-idéologiques historiquement déterminés et délimités, et Bakhtine ne le nie pas.

Le langage vivant est caractérisé par une certaine flexibilité et approximation : pour sa part Bakhtine ne réfère pas ces caractéristiques au seul "subjectivisme individualiste" (qu'il dénonce), mais plutôt à un mouvement prenant sa source dans la sphère de la réalité socio-idéologique. Nous pouvons considérer ce mouvement comme prenant aussi sa source simultanément dans la sphère du biologique. Or Bakhtine semble appréhender l'organisme (en particulier le système nerveux central) comme le réceptacle de changements sociaux et de valeurs (morales) dont l'origine semblerait être, dans *Le marxisme et la philosophie du langage*, non précisée. Ainsi soumis à une certaine "éthique" les « indices de valeur sociaux des thèmes idéologiques » qui « parviennent jusqu'à la conscience individuelle » n'ont pas, selon lui, leurs racines dans cette conscience individuelle : « L'indice de valeur est par nature *inter-individuel*. », c'est-à-dire extra-corporel. Il y là peut-être comme une sorte de réductionnisme, il est vrai totalement opposé à celui qu'il relève chez les psychophysiologistes et qu'il rejette : « Le cri de l'animal, en tant que pure réaction d'un organisme individuel à la douleur, est dénué d'indice de valeur. C'est un phénomène purement naturel. » Cette affirmation du seul fait nociceptif et de l'absence de souffrance chez l'animal peut être actuellement jugée inexacte, mais derrière elle en réalité se cache cette opposition du culturel et du naturel, ce qui est en soi une question plus complexe et plus délicate. Certes, et pour revenir à l'humain et à son langage, c'est bien « l'entrecroisement des indices de valeur qui rend le signe vivant et mobile, capable d'évoluer », mais c'est à la condition de prendre en compte le sujet individuel comme lieu de « réfraction » des indices de valeur et cela bien sûr peut être examiné dans la spécificité des échanges purement humains. Or, pourrions-nous dire, l'homme est aussi un être naturel appartenant à la sphère du vivant : aussi les indices de valeur sont fournis non seulement par les conflits sociaux, mais aussi par les "conflits" générés dans le milieu interne — l'organisme, cerveau et corps.

Bakhtine semble indécis quant à la place qu'occupe l'organisme dans le travail psychique. Il n'exclut pas que la signification qui se réalise « au moyen du mouvement intérieur s'adresse à l'organisme lui-même, à un individu donné, et se détermine avant tout dans le contexte de sa vie individuelle. » Et il ajoute : « Ma pensée est soumise aux lois du système idéologique. Mais elle appartient aussi au système de mon psychisme avec ses lois spécifiques. Le caractère unique de ce système n'est pas déterminé seulement par l'unicité de mon organisme biologique, mais par la totalité des conditions vitales et sociales dans lesquelles cet organisme se trouve placé. » L'emploi ici, dans une perspective inversée d'ailleurs, de l'adverbe « seulement » nous entrouve une porte sur l'examen du rôle que l'organisme peut jouer. Cette hésitation chez Bakhtine se manifeste encore dans cette affirmation selon laquelle les processus qui déterminent pour l'essentiel le contenu des activités psychiques, se déroulent non à l'intérieur du champ clos d'un organisme naturel vivant, mais en dehors de lui, quoique l'organisme « y prenne part ». Ne serait-ce pas cette part qui mériterait une attention particulière ? Bakhtine lui-même ne suggèrerait-il pas quelques propositions ? : « Qu'est-ce qui constitue le matériau sémiotique du psychisme ? Tout geste ou processus de l'organisme : la respiration, la circulation du sang, les mouvements du corps, l'articulation, le discours intérieur, la mimique, la réaction aux stimuli extérieurs : tout ce qui s'accomplit dans l'organisme peut devenir matériau pour l'expression de l'activité psychique. Il est vrai que chacun des éléments n'est pas d'égale valeur. C'est pourquoi le mot (le discours intérieur) s'avère être le matériau sémiotique privilégié du psychisme. » La remarque sur ce caractère privilégié qu'offrent le mot, le discours intérieur, n'est pas sans intérêt. Mais pour ce qui est de l'analyse de l'impact de l'organicité sur le psychisme, Bakhtine (sans pousser l'approche de la théorie organiciste des émotions aussi loin sur le plan philosophique et neuropsychologique que le fait Vygotsky dans sa théorie des émotions et à propos précisément de la position de Descartes) ne voit pas dans l'organisme autre chose qu'un lieu de réfraction des conflits sociaux évalués par autre chose qu'un effet direct de l'organicité : qu'on ait affaire pour cette dernière à un "processus physiologique nu" est, si la dimension sémiotique est absente, une observation à ne pas perdre de vue, à expliciter. Mais la question est autre, dès lors qu'il s'agit d'impliquer le fonctionnement du cerveau par rapport à ce langage intérieur — carrefour d'un travail sémiotique où s'exprime le corps biologique, travail qui n'est pas sans lien avec le langage externe où s'exprime aussi le corps "externe".

L'usage d'un mot, d'un énoncé en situation de communication, de compréhension, de mémorisation n'est pas l'emploi d'une pure forme phonétique ; le mot, l'énoncé sont associés à une signification par confrontation à d'autres significations et ils sont associés aussi à un autre signifiant — le signifiant prosodique qui vient moduler la signification "normative", "idéologique". Cette modulation se fait — ce que signalent Bakhtine et Vygotsky — sur le plan socio-idéologique : dans ce que l'on a appelé actes de langage ou pragmatique, certains phénomènes prosodiques sont intégrés à une norme, à un système linguistique, à un système d'échange verbal (et non verbal) social et en ce sens on peut parler en quelque sorte d'un corps à corps au niveau de la praxis comme au niveau de la représentation sociale que se fait le sujet parlant individuel de son propre corps et des accessoires dont il se sert (voix, peau, taille, coiffure, vêtements, voiture, logis en pierre ou en bouts de carton, quartier, lieux de travail ou d'exclusion...), le tout se déroulant à l'intérieur de réseaux médialogiques structurés ou disloqués. Mais parallèlement à ces "tonalités" idéologico-subjectives, on peut parler aussi de "tonalités" bio-subjectives. Que sont-elles ? Elles s'enracinent dans la représention que se fait le sujet de l'intégrité de son corps biologique dont la perception est plus ou moins continue au niveau cérébral. Et cette perception intervient dans le travail du psychisme. Bakhtine dit que « dans la réalité ce ne sont pas des mots que nous prononçons ou entendons, ce sont des vérités ou des mensonges, des choses bonnes ou mauvaises, importantes ou triviales, agréables ou désagréables » : aussi "l'acte physiologique de matérialisation du mot" est, selon nous, quelque chose de complexe et de riche par le fait de la signifiance et de l'expression d'états corporels (biologiques), de situations corporelles qui interviennent comme éléments dans le processus d'appréciation à l'intérieur du psychisme, comme forces créatrices et vivantes aussi essentielles pour le contenu de la conscience que les forces sociales contradictoires. Il y a là deux systèmes d'évaluation sur lesquels s'appuie le psychisme : le système des valeurs éthiques et esthétiques provisoires, socialement et historiquement marquées et le système, tout aussi fluctuant et mutant, des valeurs relevant du registre du vécu intime d'un corps face au temps, face à la douleur ou au plaisir. C'est la synergie des deux systèmes d'évaluation qui détermine l'énonciation à partir d'un langage intérieur plus complexe sur le plan psychophysiologique que ne le suppose Bakhtine. Les « activités mentales et pensées confuses et informes qui s'allument et s'éteignent dans notre âme, ainsi que les paroles fortuites et inutiles » (Bakhtine) sont aussi le produit de l'organisme qui intervient dans le psychisme tout autant que le corps socialisé véhiculant les forces sociales, pour effectuer « les révisions partielles ou totales des systèmes idéologiques » (id.), et des systèmes émotionnels, pouvons-nous ajouter à la suite de Vygotsky.

En soulignant l'unité psychosomatique que constitue « l'unité de l'espace corporel et de l'espace extra-corporel qui inclut les autres », Vincent élargit cette part de l'organisme à une dimension autre : « Si je vois un objet désirable, cet objet est désirable en raison de l'état de mon corps, de l'état historique de mon cerveau et même de son état humoral, hormonal au sens très large, même immunitaire, qui rend cet objet désirable... Le sens de l'objet, sa qualité par rapport au sujet, est transformée par l'état interne du sujet régi par ses sécrétions ; et en même temps cet objet, selon que je suis à jeun ou non, va transformer mes sécrétions. » [16]. Cette interaction ou cette unité des espaces n'excluent pas l'expression non verbale ou verbale : c'est dans cette expression verbale en particulier que nous pouvons repérer le mouvement qui constitue la liaison du corps et de l'espace "extra-corporel", puis nuancer par là même la notion d'évaluation à propos du rôle des émotions. Prendre à la lettre les expressions verbales ou émotionnelles dans des circonstances particulières sans faire intervenir un travail d'évaluation complet — reviendrait à ne pas ajuster son comportement en conséquence, par exemple, à s'inféoder à une idéologie, à une croyance ou à un dogme. Le rôle de ce travail d'évaluation doit être considéré dans le cadre d'une activité de compréhension et de mémorisation particulière, dont l'intérêt dépasse la simple mise en place d'habitudes "mentales" ou "émotionnelles".

Ce n'est pas sans raison que Léontiev soulève « l'un des problèmes les plus ardus qui se posent depuis longtemps aux spécialistes de la psychologie, celui de la relation entre les processus psychiques et les processus physiologiques du cerveau. Les psychologues n'ont sans doute pas besoin aujourd'hui qu'on les persuade que le psychisme est une fonction du cerveau et qu'il faut étudier les phénomènes et les processus psychiques conjointement avec les phénomènes physiologiques. Mais que signifie les étudier conjointement ? »[22]. Léontiev fait déjà également cette remarque intéressante qui anticipe sur une certaine polémique entre certains psychologues et biologistes : « On ne peut, par exemple, raisonner sur les processus de la perception sans se référer aux données de la morphologie et de la physiologie. Cependant l'image de la perception comme réalité psychologique n'est en aucun cas réductible aux processus du cerveau et à leurs constellations, dont elle est la fonction. Il est évident que nous avons affaire ici à diverses formes de mouvement, mais cela pose nécessairement le problème des passages riches de contenu qui relient entre elles ces formes de mouvement. » (ibid.).

Cette mention du mouvement (dans la perception visuelle, auditive) fait écho à cette réflexion de Vygotsky dans *Pensée et Langage* : « Une analyse déterministe de la pensée suppose nécessairement la découverte des mobiles de la pensée, des besoins et des intérêts, des impulsions et des tendances qui dirigent le mouvement de la pensée dans un sens ou dans un autre. » Cette notion de mouvement n'est pas sans rapport avec les phénomènes de l'émotion, du pathos et de son expression rhétorique. Distinguer le rapport de l'affectif à la réalité dans l'idée qui représente cette réalité est une préoccupation primordiale chez Vygotsky. C'est à travers la question de l'apprentissage et de l'acquisition qu'on peut justifier l'effet de la médiation qui peut être entendue du point de vue d'un multidéterminisme tant social que biologique.

Le cerveau a la charge de négocier non seulement les reflets du réel (interne et externe), mais aussi les processus de réfraction de ce réel. La représentation qu'a le sujet de son propre corps, de son expérience du temps et de l'espace, de ses plaisirs et douleurs ou d'émotions telle que la curiosité, ne correspond pas seulement aux phénomènes de l'homéostasie biologique ou psychique comme l'évoquent chacun selon son point de vue Vygotsky ou Jakobson. La fonction d'autorégulation/dérégulation qu'exerce le langage s'effectue par le jeu des sensations, de la sensibilité non seulement au niveau de l'homéostasie proprement dite, mais aussi au niveau de la proprioception, de l'intéroception, de l'extéroception, de la nociception et de la sensation du temps. Ce sont là des phénomènes "naturels" qui n'ont rien de surnaturel et qui convergent, parallèlement ou simultanément aux "conflits" sociaux, dans le flux du discours intérieur ; le mouvement dont parle Léontiev peut être défini dans le cadre de ce dispositif cognitivo-émotionnel.

VIII
De Descartes et des émotions

La primauté relative accordée à la dimension sociale des fonctions psychologiques s'explique chez Vygotsky par cette méfiance à l'égard de la "nature" cartésienne. Dans les *Méditations Métaphysiques* Descartes écrit ceci : « Tout ce que la nature m'enseigne contient quelque vérité ; car par la nature, considérée en général, je n'entends maintenant autre chose que Dieu même, ou bien l'ordre et la disposition que Dieu a établie dans les choses créées. Et par ma nature en particulier, je n'entends autre chose que la complexion ou l'assemblage de toutes les choses que Dieu m'a données. » [23]. Mais le corps (avec sa sensibilité interne, principe de vie végétative et sensitive appelée « âme des bêtes ») reste, dans sa doctrine, entaché de quelque faute. Il ne restera à d'autres philosophes qu'à transférer la « volonté » de l'âme à la nature, au monde.

Vygotsky montre bien que, chez Descartes, n'existe pas tout à fait un dualisme du corps et de l'esprit, car les « esprits vitaux » les mettent en contact ; c'est un dualisme autre qu'il dénonce : celui de la répartition entre idées et émotions supérieures dépendant de l'âme et de la volonté d'une part, et les idées et les émotions inférieures dépendantes du corps (déchu, "animal") d'autre part.

Tout en réfléchissant sur la définition et le rôle du signe-mot, de la catégorisation, Vygotsky et Luria se livrent (pendant leur séjour dans un lointain Ouzbékistan) à ce qu'ils appellent des « expériences anticartésiennes » [18]. Il en découle qu'un "rapport critique à soi-même" est à considérer comme produit final d'un développement psychologique socialement déterminé et non pas point de départ de ce développement, ce que propose la doctrine cartésienne. Dans *Théorie des émotions*, Vygotsky condamne, à travers toutes ses variations, (en particulier les positions de Lange et de James) ce dualisme cartésien des idées et émotions et dans lequel on voit l'âme et la volonté, par l'entremise de la glande pinéale et des esprits vitaux/animaux dominer non sans mal les idées et les émotions basses et viles. Pour combattre cette théorie organiciste des passions, Vygotsky recourt aux travaux de Cannon au moins pour parvenir à caractériser en termes "biologiques" la nature du corps, sans pour autant opter pour une définition transcendentale de la nature en général. L'idée de l'interaction des facteurs biologiques et sociaux dans la structure des fonctions mentales supérieures n'exclut pas le fait de prendre en compte des « fonctions naturelles, biologiquement déterminées » qui sont antérieures à ces fonctions psychiques. Quand Luria et Vygotsky s'intéressent à la désagrégation de ces fonctions par suite d'une lésion cérébrale déterminée, ce n'est pas sans imaginer que le cerveau a une organisation particulière, mais ils pensent que le cerveau se limite à un ensemble de mécanismes neutres du point de vue moral.

Comme le souligne Iarochevski [24], la critique que fait Vygotsky de la théorie de Descartes est justifiée, mais elle en néglige cependant certains aspects positifs. En effet ce que Descartes entreprend de faire, dans sa doctrine, c'est de prendre en compte la corporéité, sans pour autant lui offrir le beau rôle. C'est Malebranche, puis Lange et James qui déplaceront timidement la source des émotions au niveau des viscères, des muscles, etc., à tel point que la pensée, le raisonnement seront considérés comme tributaires d'un certain nombre d'émotions dites primaires ou fondamentales, mais dans certaines limites. De nos jours, on n'a pas renoncé à cette idée d'un fondement biologique du raisonnement ou du discours par les émotions et ce, parfois, au détriment d'une unité et d'une fusion du cognitif et de l'émotif qui n'entravent nullement une dialectique entre les faits "naturels" et les faits "culturels". Cette dialectique, en réalité, quand on analyse le comportement langagier, révèle une complexité qui n'est pas étrangère à la réalité cérébrale.

IX
De l'intentionnalité et des primitives formelles et sémantiques

Le cercle de Vygotsky et Luria d'un côté, celui de Bakhtine de l'autre sont, à propos des activités psychiques, préoccupés par le problème du sens, de la signification eu égard à la question de la valeur. En revanche les linguistes du Cercle de Moscou et de celui de Prague ne s'intéressent pas beaucoup à l'affectif : la phonostylistique de Troubetskoy [25] occupe une place très réduite par rapport à l'importance attribuée à la forme (phonologique) et aux concepts. Et le symbolisme phonique universel que propose Jakobson [26] en termes "émotionnel" est discutable ; l'affectif est généralement rapporté à des considérations logicistes, grammaticales. Le système des significations renvoie à des structures sémantiques supposées également universelles, ce qui est une prise de position inverse à celle qu'adopte Vygotsky quand il aborde la question de la formation des concepts. Les structures sémantiques de Jakobson sont portées par des formes organisées en système fermé ; le système des phonèmes est lui aussi universel et renvoie à des structures en nombre limité et définitif [27].

Dans les années dix, Jakobson participe aux travaux du Cercle de linguistique de Moscou. Spet, élève de Husserl, adhère à ce cercle en 1920. Il diffuse depuis 1913 en Russie la pensée phénoménologique et fait découvrir à Jakobson ses réflexions sur les unités signifiantes. Pour Jakobson comme pour Troubetskoy ce qui compte, c'est le phonème (une abstraction) et non pas le son, c'est le concept et non pas la signification (l'intuition est primordiale). Comme objection à cette vision de la réalité linguistique nous pouvons, à la suite de Vygotsky, avancer l'idée que s'effectue en fait dans notre comportement langagier un travail historique "régional" de la pensée où la signification n'est pas du tout considérée comme secondaire dans l'acte de compréhension, où les déterminations du sujet par le monde extérieur comptent à un point tel qu'on ne peut dire que la conscience individuelle se perçoit elle-même comme objet dans les objets archétypaux ou dans le discours des autres consciences pures individuelles. Mais précisément, chez Jakobson, il est question à travers ce discours d'un retour à une conscience originaire, à une connaissance primordiale, ce qui s'oppose à l'idée d'un développement des systèmes des concepts et des formes, à la position du transformisme et de l'historicisme telle qu'elle est exprimée chez Vygotsky. La référence au langage des mathématiques n'est pas fortuite dans la pensée de Jakobson. Et ce n'est pas sans raison que Vygotsky remonte à Descartes et au rôle que celui-ci attribue aux mathématiques et aux sciences physiques. La théorie phénoménologique était évoquée aux séminaires de Tchelpanov auxquels a participé Jakobson : il y découvrit les *Recherches logiques* de Husserl ; il « s'intéressa plus particulièrement aux passages concernant les questions d'expression et de signification (1ère recherche), les rapports du Tout et des parties (2ème recherche) et l'idée de Grammaire pure (3ème recherche) » [27].

Vygotsky dans *Pensée et langage* critique l'école de Wurtzbourg qui libère la pensée de tout ce qui est sensible et il critique également l'idée de Stern [29] selon laquelle l'enfant découvrirait la signification du langage de façon spontanée à partir de ses "dispositions internes qui poussent à parler", dispositions correspondant à des lois internes, des lois immanentes qui occultent les facteurs sociaux dont l'influence n'est que purement quantitative. Cette pensée sera, dans le domaine de la linguistique, reprise par Jakobson qui essaiera de naturaliser ces lois internes. Vygotsky souligne la contradiction chez Stern entre l'idée d'intentionnalité et l'idée d'indication-désignation des objets dans les premiers mots de l'enfant : en effet cette idée d'indication permet à Stern de rejeter l'importance que d'autres auteurs attribuaient aux aspects émotionnels et volitifs des objets dans l'acte de désignation dès les premiers mots ; Vygotsky insiste sur ce geste d'indication qu'on peut interpréter en termes langagiers impliquant une présence extérieure. On sait actuellement que, lorsque l'enfant emploie ses premiers mots, s'interrompent pour un certain temps les phénomènes prosodiques qui précèdent en général avant dix-douze mois l'usage des mots ; cet usage impose une attention devenant soudain intense et portée dorénavant et pour un certain temps sur l'aspect "phonématique" [30]. Or ce prosodique au cours de la première année joue un rôle fondamental et il constitue tant les séquences d'indication d'objets (du cognitif) que les "accents affectifs" (de l'émotif). A ce propos, Vygotsky rappelle d'ailleurs les réactions à la voix humaine chez le nouveau-né qu'avait soulignées déjà Bühler. Mais il cherche à dénoncer chez Stern avant tout la notion d'intentionnalité telle qu'elle apparaît dans divers courants philosophiques, recherchant une caution auprès des "sciences naturelle". Or les références particulières aux sciences naturelles déterminent la singularité des définitions données à la conscience, aux unités élémentaires, aux structures du langage et de la pensée, en fonction de la singularité des définitions données à la matière et à ses attributs.

X
Du naturalisme et de la fonctionnalité

La mise en évidence de structures dans le rapport esthétique immédiat à l'œuvre d'art (comme le propose, par exemple, Dilthey) ou l'approche "scientifique" du système phonologique mise au point à la fin des années 20 (Cercle linguistique de Prague) inspireront plus tard certains linguistes qui proposeront des structures grammaticales (syntaxiques) profondes en nombre limité et qui fonderont les jugements d'acceptabilité de toute phrase sur la base de l'intuition d'un locuteur "naturel" (aussi bien celui de saint Augustin que celui de Max Stirner) ; elles influenceront aussi d'autres linguistes qui supputeront des opérations discursives fondamentales sous-jacentes au comportement langagier, ou encore des philosophes qui imagineront en l'homme des règles d'action efficace et qui reçoivent ou non après coup une justification sociale. L'invariance est à la base de la phonologie et là, chez Jakobson, c'est plutôt la justification par la génétique moléculaire qui est revendiquée. En effet, il établit une analogie entre système phonologique et code génétique : on peut « comparer directement les sous-unités du code génétique aux phonèmes. » [31]. Le rapprochement que fait F. Jacob [32] entre « le sens des mots de la langue » et « le sens au point de vue biologique » incite Jakobson à considérer l'hérédité moléculaire comme mémoire fondamentale se confondant avec un patrimoine verbal. Or il ne s'agit pas chez Jacob d'une interprétation du mot "sens" comme l'entend Jakobson, mais plutôt de quelque chose comme l'entendent Vygotsky et Bakhtine lorsqu'ils parlent de la signification, c'est-à-dire de quelque chose de fonctionnel. Si la terminologie linguistique s'applique au code génétique, c'est pour en souligner une certaine dynamique qu'entrevoit Vygotsky. Dans un article récent d'un généticien russe [33] parlant du programme du "génome humain", on retrouve ces comparaisons, mais il les associe à la notion de processus : « Dans les mots, les phrases des textes génétiques sont inscrites les commandes métaboliques qui dirigent les processus de la vie. » Ces processus biologiques sont présents à l'esprit de Vygotsky. Il est certain que les interprétations qu'il en fait ne correspondent pas entièrement à ce que lui permettraient de préciser les données actuelles et qui seraient par là même compatibles avec l'explication qu'il donne du déterminisme social. Vygotsky cite Feuerbach qui pense que le mot est à la conscience ce que la cellule vivante est à l'organisme. Cette mention est à rapprocher de ce qui est dit actuellement des "moteurs moléculaires" de la cellule qui engendre le mouvement rappelant la dynamique inhérente au sens du mot devenant outil d'interaction sociale et de médiation. Le multidéterminisme social du langage n'est pas incompatible avec le multidéterminisme biologique : la connaissance du "hardware" du vivant « a permis aux biologistes de confirmer ce que la génétique leur avait déjà permis de soupçonner : l'existence d'une grande constance dans le mode de fonctionnement sous l'apparente diversité.» ... « On peut désormais parler de "la" cellule. Du muscle au foie, du mammifère à la mouche drosophile et même à la levure, les procédures de fonctionnement, les modes de trafic intracellulaire sont identiques. » [34]. C'est de fonctionnalité qu'il est question aussi lorsqu'on évoque le rôle des gènes organisateurs. Cette fonctionnalité s'actualise bien entendu de façon qualitativement différente selon les contingences que rencontre l'organe et l'organisme qui inclut celui-ci. "Fonctionnalité", "qualité" — ces notions sont sous-jacentes au "transformisme" de Vygotsky. D'ailleurs, en se référant à Feuerbach, il ne retient pas son idée de l'homme considéré en tant qu'idéalité ; ce qu'il lui substitue, c'est l'idée d'individu social, disposant d'une certaine "liberté" d'interprétation de ses déterminismes génétiques et dans lequel subsiste une part d'animalité considérée dans le cadre d'une dynamique évolutionniste. De nos jours on peut dire que, de la bactérie à l'homme, le génome dans le noyau de la cellule, compte tenu de certains éléments (les introns, les gènes sauteurs...) et de la mutation fortuite héréditaire, offre une telle quantité-qualité de potentialités que la notion d'immuabilité des primitives du sens et de la forme, imaginée par Jakobson, est mise quelque peu à mal.

Le mot exprimé est un signe composé de traits physiques : temps, énergie, fréquences dont la fondamentale — variations de la hauteur du ton laryngé qui forme la courbe mélodique — constitue une cause de sa motilité : c'est l'intonation qui module la désignation-connaissance d'un objet, mais c'est une connaissance dynamique évaluée à travers les contacts avec soi-même et avec les autres.

XI
De la mutabilité des signes et de l'évolution

Telle ou telle description du fonctionnement du « cerveau/esprit » [13] en termes innéistes et élémentaristes peut fort bien être réfutée au profit de l'idée d'un apprentissage continu et dynamique de la vie, du monde ; et cet apprentissage s'effectue par l'expérience de certains rapports avec l'environnement grâce à la mise en place de catégorisations cognitivo-émotionnelles souples, c'est-à-dire d'une mise en œuvre déjà chez le jeune enfant d'une plasticité cérébrale génétiquement déterminée (en quelque sorte une mutabilité potentielle) et d'une influence multiforme et variée du langage des adultes (déterminisme social) dont les signes sont caractérisés aussi par leur mutabilité. Et là, chez le tout jeune enfant, c'est au pré-langage qu'il faut accorder l'attention qu'il mérite. Ce pré-langage est grammaticalement et "lexicalement" organisé et en continuelle mutation, évolution. Dès les premières semaines (et en partie au stade fœtal), chez l'enfant, les éléments prosodiques des adultes sont des signes par la médiation desquels sont mises en œuvre des structures provisoires, élémentaires et fondamentales, de ce qui deviendra système grammatical et sémantico-lexical : l'apprentissage s'effectue par les processus actifs de la perception (V. « Leçons de psychologie » et Lécuyer [35]), auditive en l'occurrence ; ainsi les indices prosodiques servent de repères au séquençage des ensembles linéaires de la parole. Konopscynski [30] a montré que l'enfant de dix mois au moment de sa production articulée pré-verbale (et ce parallèlement à une communication précoce à l'aide de cris, de pleurs, de regards, de lallation), dans un contexte déterminé d'échange avec l'adulte, signale des frontières entre les constituants fonctionnels de la phrase [36]. C'est le résultat d'une acquisition (et non pas du seul processus de la maturation de structures innées) qui se traduit par une discrétisation prosodico-langagière associée à celle des processus mentaux, jusqu'à la mise en place, après le stade de la relation établie entre l'objet-qualitativement-perçu et le mot, de la relation entre signe et sens ; cette dernière relation autorise, grâce aux significations, le jeu logique et relationnel, c'est-à-dire une très relative décontextualisation par rapport au milieu physique externe ou interne désigné ou décrit (en l'absence de l'objet ou par l'imagination) ; autrement dit on obtient des îlots de registre logico-mathématique figurant un monde à causalité variable ; mais il ne s'agit pas d'une décontextualisation par rapport à l'environnement émotionnel et cognitif de la communication, par rapport à l'expérience de la vie dans un processus d'attachement/détachement, de compréhension et de mémorisation du monde.

Cette mémorisation, par rapport au fortuit et de façon tant rétrospective que prospective, peut être l'objet d'une volonté constructive. Ribot, à sa façon, considère que l'émotion est dans l'ordre de l'affectif l'équivalent de la perception dans l'ordre intellectuel et voit dans la « logique rationnelle » comme dans la « logique affective » les processus d'anticipation, de conjecture, de marche du connu à l'inconnu. La première « Leçon de psychologie » de Vygotsky est consacrée à la notion de perception chez l'enfant en développement et précède le thème de la mémoire. La perception, présente dans des « systèmes psychologiques » toujours nouveaux dans le processus du développement, est liée aux autres fonctions. Au départ, elle est de nature globale et dépendante du processus psychomoteur, ultérieurement elle peut n'avoir de lien qu'avec la pensée concrète. Quand elle est associée à l'émotion, au langage, à la mémoire, son contenu et sa forme sont différenciés par la médiation des signes extérieurs propres à l'échange avec l'environnement social ; ils le sont même de façon prépondérante, pense Vygotsky qui se méfie d'une certaine forme de naturalisme, de la source purement biologique de cette marche du connu à l'inconnu.

L'idée d'acquisition s'impose à la réinterprétation de la notion d'évolution telle qu'elle se manifeste dans l'arrière-plan philosophique des approches linguistiques de Vygotsky ou de Bakhtine, ou encore de Jakobson. La question est de savoir comment se fait ce travail de régulation-dérégulation, stabilisation-déstabilisation, comment encore s'effectue le retour de la fonction sur la structure et réciproquement : ne serait-ce pas du caractère figé ou non de la structure et de la fonction qu'il adviendrait de débattre ? Chez Jakobson, l'interprétation de l'analogie qu'il établit entre phonologie et code génétique (potentiellement incluse dans le système linguistique de Stern et du Cercle de linguistique de Moscou) correspond à l'idée d'une « dynamique communicative » : l'homme dans la variabilité de ses comportements cognitifs répond, selon Jakobson, au processus d'un « rayonnement adaptatif », mais en vérité le concept qui y est subsumé est celui d'une évolution convergente (antidarwinienne, rejetant l'effct du hasard, de l'arbitraire du signe à tous les niveaux) : en effet l'activité de la conscience verbale entre en contact avec la connaissance "originaire", réalité immuable représentée dans le cerveau par des structures minimales de formes (les phonèmes) et de sens (les concepts), transposables à d'autres systèmes d'unités minimales, tels les structures syntaxiques profondes, les opérations cognitives de base de l'esprit, les schémas mentaux discursifs, les stéréotypes comportementaux plus ou moins "corrects", etc., le tout baignant, pourquoi pas, dans une "volonté universelle" ou une "compassion universelle". Par ce biais, le "naturalisme", le "mentalisme" se mettent en place et annoncent un développement de ce qui a abouti à certains courants des sciences cognitives. Vygotsky pressent l'influence de ce "néocartésianisme" et, dans *Théorie des émotions* remonte directement à la source, à l'erreur de Descartes, en critiquant au passage Spencer, Wundt, James, sans pour autant se tourner vers le conceptualisme, l'intuitionnisme pur à l'écart de tout empirisme. Au contraire, se méfiant d'une psychologie pseudo-scientifique (celle des tests coupés de la vie réelle), il propose avec Luria et Léontiev l'approche transformiste, historiciste. La question est de savoir comment concevoir ce qui peut être induit comme "règles" cognitivo-émotionnelles mutables à partir d'un monde en mouvement et d'un substrat biologique. Cette question n'est pas sans rapport avec la notion d'apprentissage.

Ce que Vygoysky et Luria redoutent dans l'enseignement scolaire soviétique est un certain modèle "dogmatique" de l'apprentissage, ce qui revient à l'assimiler au modèle "idéaliste". Actuellement d'ailleurs, en Russie, sont élaborés des modèles "créativo-transformationnels" (opposés aux modèles "informationnels-répétitifs") fondés sur l'idée de structures profondes de la conscience innée et de primitives fixes du langage, lesquelles se développent et se transforment en variations, mais réductibles à leur fondement originel. Les auteurs de référence sont Heiddeger, Husserl, Spet et Lossev [37]. Pour ce dernier la langue est considérée comme une sorte d'"attracteur étrange". Vygotsky, dans l'idée même qu'il se fait du transformisme, ne peut accepter l'existence de telles primitives préétablies avant toute loi intrinsèque à la matière et à elle seule. La dimension émotive des phénomènes psychiques ou langagiers témoignent précisément d'un mouvement cérébral fonctionnel qui rend compte autrement des phénomènes de transformation.

XII
Du fonctionnement cérébral complexe des émotions

Dès lors qu'aux significations et aux formes est attribuée la qualité de mutabilité continue, on doit postuler que se met en place un dispositif et psychique et physiologique où s'exprime cette mutabilité. On admet que la formation du système nerveux n'est jamais définitive. C'est dans ces conditions que peut se manifester pour sa part l'interactionisme social (tel que le décrit Bronckart [38] à la suite de Vygotsky) et l'interactionisme biologique tel qu'il peut apparaître dans certaines approches neurobiologiques : par exemple, dans celle de Dantzer reprenant le modèle de Leventhal [6] qui s'inscrit dans la série des réflexions neurobiologiques sur les émotions. Ce modèle permet de comprendre les « règles » qui régissent les divers moyens par lesquels s'expriment les émotions et de comprendre comment sont coordonnés leurs différents « modes d'expression ». C'est ce que semble privilégier Vygotsky en s'appuyant sur le schéma suivant : un événement extérieur (ou intérieur) provoque une activité psychique qui déclenche un état émotionnel et une action ; parallèlement apparaissent des modifications physiologiques et leur influence sur les émotions se mesure selon des paramètres d'intensité ou plus précisément de qualité ; mais il peut y avoir aussi un niveau réflexe qui se traduit par une réaction complexe. Cette concomitance ne peut être délaissée. Il reste à en caractériser au mieux sa nature et son efficience.

Du point de vue neurobiologique le système

neuroendocrinien est complexe ; il comporte des structures « traitant des défenses organiques comme des situation de stress, de douleur...» (Dantzer) ; sont mis en jeu des circuits neuronaux multiples et compliqués où interviennent de nombreux neurotransmetteurs, et il est question de “différence de seuil”, de “participation différentielle des neurohormones”, c'est-à-dire d'une certaine souplesse du système qui autorise “contrôle et prédiction” chez le sujet dans une situation émotionnelle donnée. Dans une certaine mesure, l'expérience antérieure est sollicitée, non pas comme pur produit mental, autonome, mais toujours médié par l'environnement culturel (des mots, des concepts, des sentiments déjà acquis ou en train d'agir présentement). Des approches de Cannon à celles de Ledoux [39], on voit que dans la description des processus cognitifs on peut associer la mémoire déclarative et la mémoire émotionnelle. « Les deux circuits cérébraux, un cortical et un sous-cortical, semblent être responsables de la réaction de peur qu'éprouve un promeneur à la vue d'un serpent sur son chemin. Les stimulus visuels sont d'abord traités par le thalamus, qui transmet des informations grossières directement aux noyaux amygdaliens. Cette transmission rapide permet au cerveau de préparer une réaction rapide au danger potentiel. Simultanément, le cortex visuel reçoit aussi des informations issues du thalamus et détermine, de façon plus lente, mais plus élaborée, qu'il y a bien un serpent sur le chemin. Cette information est alors transmise aux noyaux amygdaliens, ce qui accélère la fréquence cardiaque, augmente la pression sanguine et contracte les muscles. Quand le cortex constate que l'objet suspect n'est pas un serpent, le message envoyé aux noyaux amygdaliens inhibe la réaction de peur. » A quelques nuances près Vygotsky, à la suite de Cannon, reprend l'exemple d'une stimulation (la peur, le danger) qui, selon l'activité du psychisme (pensée, langage, sentiments sociaux), libère de l'adrénaline par les glandes médulosurrénales (ce qui correspond au comportement d'un combat) ou met en circulation des hormones corticosurrénaliennes (attitude de fuite). L'état physiologique se répercute au niveau de l'activité mentale du cerveau et module l'action et l'émotion première. Il s'instaure un va-et-vient où il est difficile de préciser l'effet de l'expérience, mais impossible de le nier. A l'activité physiologique, en particulier au niveau de ces sous-systèmes sympathique et parasympathique, s'ajoute dans le cerveau le fonctionnement d'une évaluation des événements cérébraux grâce au système limbique (regroupement d'aires corticales, en particuliers frontales et de noyaux sous-corticaux, en particulier l'hippocampe et l'amygdale) et ce parallèlement aux appréciations qu'effectuent les sytèmes dopaminergique et noradrénergique (récompense, punition, plaisir, aversion). D'une façon générale on considère que tel ou tel élément bio-électrique ou bio-chimique n'a pas forcément un effet univoque. Et Vygotsky avait insisté beaucoup sur ce point. De son côté Ledoux précise ceci : « Les souvenirs émotionnels et déclaratifs sont stockés et restitués en parallèle, et sont amalgamés dans notre expérience consciente. Cela ne signifie pas que nous ayons un accès conscient et direct à la mémoire émotionnelle, mais plutôt que nous ayons accès à ses conséquences : nous avons, par exemple, conscience de notre comportement ou de nos sensations corporelles. Ces conséquences s'associent à la mémoire déclarative du moment pour façonner de nouveaux souvenirs déclaratifs. L'émotion n'est pas simplement une mémoire inconsciente : elle exerce une influence notable sur la mémoire déclarative et sur les divers mécanismes de pensée. Les noyaux amygdaliens modulent le stockage des souvenirs et leur intensité. » L'amygdale intervient ainsi pour stocher les souvenirs au niveau cortical. Remarquons à ce sujet que nous n'avons pas non plus accès consciemment et directement à la connaissance du monde, il y médiation par des signes (mots, sentiments) qui, dans les rapports sociaux, nous permettent d'avoir conscience de certains de nos comportements et sensations corporelles. La vue d'un serpent ne peut pas se traduire seulement par un comportement de fuite ou d'agressivité, l'impact culturel peut intervenir tout en nuance. On ne peut donc parler d'une pure causalité interne dans les processus mentaux, ni d'ailleurs d'une pure causalité externe. Comme il s'avère ainsi que « la conscience est indispensable aux états émotionnels subjectifs » et inversement, on peut imaginer la complexité du traitement des informations cognitives et émotives, qui accompagne la perception, la compréhension de certaines situations du vécu biopsychosocial de l'humain : parler de significations absolues ou de purs sentiments (en référence à des classification plus ou moins fondamentales) n'est qu'une commodité communicative provisoire. Lénine lui-même, pourtant méfiant à l'égard des sentiments, reconnaît que le concept de “table” comporte une certaine « dose d'imagination »[40] ; quant aux passions supérieures qu' énumère Descartes, elles ne sont pas sans être quelque peu ambiguës (« l'admiration » ou « la magnanimité » seraient-elles vraiment dépourvues de leur détermination sociale ?) ; aussi Alain peut constater « Tout est changement dans les passions. » (*Système des Beaux-Arts*)

Selon Dantzer « les mots sont plus appropriés à la description des événements qui sont responsables de la tristesse qu'à la communication des sentiments exacts ressentis » au niveau intérieur individuel. Vygotsky pense de façon plus générale que la médiation par les signes cognitifs et émotifs (les mots qui décrivent les événements et les sentiments ressentis) ne permet que de témoigner indirectement des "émotions tumultueuses" éprouvées extérieurement dans les rapports sociaux. Nous pouvons, comme le font Dantzer, Vincent, Damasio ou, déjà à la fin du siècle dernier, Ribot, et, avec une analyse plus philosophique, Vygotsky, inclure dans cette description la représentation que se fait le sujet des événements qui se produisent à l'intérieur de son propre corps biologique et des émotions qui l'accompagnent. Mais dans tous les cas, il faudrait ajouter et préciser que le langage ne se réduit pas en fait à la seule signification des mots. Il s'y exprime cette part de réflexe qui se traduit par des inflexions vocales ne relevant pas des seules règles de la communication sociale plus ou moins congruentes aux modalités et aux structures syntaxiques standard : on retrouve ainsi à travers le "contact avec soi-même" ou avec autrui des modulations de la parole qui témoignent de motivations profondes, d'attention, d'exploration, de stratégie d'ajustement, de mémorisation, etc. La dynamique des représentations qui en découle est liée à l'état « humoral, hormonal au sens très large, même immunitaire » (Vincent). On introduit là le rôle de l'intériorité. Les différentes formes de défense et de survie de l'organisme ne sont pas isolées des conduites du sujet-acteur social et inversement : en d'autres termes l'attitude critique, le langage intérieur peuvent être appréhendés comme moments de traitement des informations où intervient la valeur inconditionnelle (celle des tendances, désirs, aversions) ou conditionnelle/acquise : témoignent d'ailleurs de cette interactivité complexe le fonctionnement d'une structure comme la région ventro-médiane du lobe préfrontal où se croisent les phénomènes de biorégulations et d'interactions sociales parallèlement au contrôle des informations dans les lobes frontaux, ainsi que le fonctionnement de l'amygdale, de l'hippocampe et du thalamus qui modulent et potentialisent à long terme la composante émotionnelle des connaissances, les souvenirs (mémoire explicite dans les lobes temporaux) et les automatismes (mémoire implicite) [7, 39]. Ainsi convient-il de préciser le rôle de l'activité réflexe, d'un certain “déterminisme” biologique par rapport au “déterminisme” social, pour pouvoir y voir, dans l'un comme dans l'autre, la même substance.

L'avantage de la théorie de Leventhal « est qu'elle permet de distinguer plusieurs niveaux de traitement de l'information, fonctionnant de façon hiérarchisée : le niveau de base est qualifié de sensori-moteur ; il correspond aux connexions précâblées évoquées précédemment et existant entre certaines informations sensorielles et la réponse appropriée ; le deuxième niveau de traitement est d'ordre schématique : il consiste à construire et à remettre à jour la représentation interne, ou schéma, de la situation provocatrice et des réactions motrices et autonomes à cette situation ; le troisième niveau est conceptuel : il permet l'organisation des expériences émotionnelles en catégories abstraites qui peuvent être utilisées pour communiquer une émotion passée ou pour classer une émotion nouvellement ressentie. » (Dantzer). Dans sa conclusion, Dantzer précise que « l'étude d'apparition des émotions et de la régulation de leur expression est importante car elle a pour enjeu non seulement la maîtrise de notre façon d'évaluer le monde environnant et d'y réagir, mais également la compréhension des désordres émotionnels. » On ne communique pas une émotion de façon isolée des processus de la compréhension et de la transformation du monde où surviennent ces situations provocatrices : Vygotsky, supputant toute la complexité des rapports existant entre le sujet et le milieu, l'organisme et l'activité psychique, n'en insiste pas moins sur l'unité du cognitif et de l'émotif. Et c'est précisément sur les notions de compréhension “intellectuelle”, de jugement et d'évaluation que porte la discussion dans *Théorie des émotions*.

XIII
De la dynamique des catégorisations, de la représentation des corps, de la construction d'une mémoire

Si l'on ne peut réellement et absolument saisir ou

communiquer « les sentiments exacts ressentis», on peut en revanche voir à quoi peut correspondre les processus de compréhension et d'évaluation. Nous avons insisté, à la suite de Vygotsky et Bakhtine, sur l'inachevé du sens, sur la mutabilité des significations, c'est-à-dire sur la dynamique de la cognition orientée dans le sens contraire à celui que proposent Jakobson, Husserl, Dilthey ou Brentano. On peut tout aussi bien parler, à propos des émotions, d'une dynamique semblable.

Damasio évoque le rôle qui revient aux catégorisations, sorte d'intermédiaire entre le cognitif et l'émotif. Vygotsky insiste beaucoup sur ce travail de catégorisation et d'abstraction à propos de l'accès à la fonction nominative et communicative des mots ; et, à propos de la pensée verbale, du langage intérieur il recourt à la notion de "condensé de sens". Dans une certaine mesure on peut rapprocher le contenu de ce condensé de celui de la catégorisation proposée par Damasio. Dans les deux cas on est en présence de certaines séquences sensori-motrices en amont de la subvocalisation ou de la vocalisation ; ces séquences correspondent chez le sujet à des rapports au temps et à l'espace et se traduisent au moment de l'extériorisation verbale en séquences énonciatives, où tous les ingrédients prosodiques sont imbriqués aux significations grammaticales et lexicales. (N'oublions pas que sur le plan physique, le phonétique et le prosodique sont constitués du même matériau phonique).

Il est probable que tout ce travail de catégorisation participe de l'organisation de l'action multidirectionnelle liée à toutes les formes de survie. En effet, et Vygotsky le dit, la prise en compte des réflexes pavloviens à elle seule ne semble pas suffire à expliquer la complexité et la variabilité des comportements. De son côté, le syllogisme qui, il est vrai, est une opération nécessaire à l'explication de certains processus d'abstraction, d'anticipation, d'imagination et qui peut, (tout comme les réflexes inconditionnels d'ailleurs), fonder des actes psychiques particuliers, des comportements cognitifs, n'exclut pas la dimension évaluative qu'impose le vécu. Certes, le vécu est tributaire de l'éducation, de l'instruction qui, en élargissant le champ d'investigation social et existentiel, participent comme les impulsions cognitives et émotives aux processus d'apprentissage continu. Luria dit, en résumant la pensée de Vygotsky, que chez l'enfant, au début, « les processus naturels » à caractère inné dominent les réactions, les rapports au monde environnant. Mais sous l'influence des adultes en particulier se constituent chez eux des « processus psychiques instrumentaux » plus complexes : les représentations mentales, puisant leurs éléments dans le monde des conflits et des confrontations, interviennent dans une sorte de mécanisme d'autorégulation/autodérégulation intrapsychique dynamique, puis sont réinjectées dans le milieu social. Il s'agit pour Vygotsky et Luria d'une sorte de construction d'un "moi" social que nous pouvons faire correspondre aux représentations que construit le sujet lui-même de son "corps socialisé". Et cela n'exclut nullement que les représentations mentales que se fait le sujet de son organisme (le corps biologique) n'interviennent de façon similaire.

La confrontation de ces deux processus de la représentation rendent compte de la façon dont les "processus naturels" (maturation physique, mécanismes sensoriels, besoin d'"explorer", c'est-à-dire de comprendre et de mémoriser, besoin d'en évaluer les résultats) interagissent avec les processus déterminés par la culture, au point de fusionner dans des situations, des états de coopération et de régulation réciproque. Vygotsky, Luria et Bakhtine sont préoccupés par la nécessité d'expliquer ces processus naturels. Et c'est la raison pour laquelle Vygotsky, dans *Théorie des émotions,* insiste particulièrement sur l'aspect neurobiologique des émotions.

C'est pour relier les mouvements de la matière et pour éviter une sorte d'attraction du monde de la culture par le fait de la supposition d'une transcendance sociale comme l'expriment à leur façon Durkheim ou les représentants de la phénoménologie (rapport à l'Autre, universalité morale extra-humaine) que la psychologie de Vygotsky propose l'idée (censurée, combattue à son époque) de processus de la pensée, des idées, émergeant de façon dynamique, transitoire, c'est-à-dire inachevée dans le cadre historique et évolutif des sociétés. La notion de mutabilité des signes, par l'usage desquels les inflexions de la voix (irréductibles dans leur variabilité infinie à une grammaire pure, universelle) contribuent à lier le corps et l'esprit, implique aussi des processus naturels qui peuvent être réduits à des "actes physiologiques nus" non, comme l'entend Bakhtine, par rapport à des contenus précis d'idéologies politiques, religieuses, philosophiques, mais par rapport à des fonctions. Parallèlement, on peut dire qu'un mot manifeste des processus "nus" de potentialisation sémantiques ; ce n'est que dans tel ou tel îlot de sens qu'un mot actualise sa potentialité sémantique "neutre" plus ou moins orientée, certes, pour prendre une signification souvent très approximative ou indécise, mais il se prête quand même, dans un espace et un temps déterminés, à cette fonction de faire du sens par rapport à des valeurs évolutives, de jalonner une histoire vivante, de servir de matériau à une mémoire en construction et reconstruction continue.

L'aspect développemental, dynamique, ouvert, à la base des fonctions psychiques s'inscrit dans une sorte d'irréversibilité du temps, à quoi Jakobson opposait une réversibilité communicative qui ramenait la pensée, le comportement langagier à *la* conscience originaire, à *la* mémoire fondamentale. Le rôle de la mémoire est évoqué dans *Théorie des émotions* et il s'agit d'une mémoire qui, opérant sur la base de mécanismes cérébraux décrits par Luria, se situe avant tout par rapport à l'organisation sociale humaine. Or l'expérience de la vie, le savoir s'inscrivent dans un vécu plus large témoignant de son appartenance à une organisation qui ne se limite pas à la seule organisation sociale et qui sollicite un travail spécifique de l'organisme. Vygotsky n'évoque pas directement la possibilité du rôle d'une mémoire prospective qui en renouvelant ici et maintenant la vision du passé et du présent construit un temps qui n'appartient pas pour autant à la mémoire initiale dont parle Jakobson ou qui ne se confond pas, par exemple, avec la notion de parousie chez certains théologiens orthodoxes. La mémoire initiale qui peut être à l'origine du transformisme, de l'historicisme est cet état initial de fait, "historique" pouvant paraître ou être "absurde", imparfait, sombre, mais qui appelle en fait une sorte de correction continue. Les notions d'évolution et de transformisme ne peuvent s'entendre d'une façon autre. L'appartenance à ce temps existentiel implique la mémoire de chacun dans une "réversibilité" du temps culturel (réel ou virtuel), toujours renouvelé, et qui correspond au temps-histoire du vivant : la fonctionnalité de la mémoire intégrée à la conscience — la mémorité, devient en soi une valeur (évolutive) pouvant contribuer au développement des mentalités sociales. La mémoire initiale de l'homme est une trame ancestrale biologique et sociale à la fois qui se transforme et se développe selon des critères évaluatifs au moyen de langages spécifiques. La question qui s'impose est celle de la compatibilité de ces langages, celle de la rencontre des signes, de leur liaison qui exclurait la primauté d'un déterminisme sur l'autre (et d'une restriction des approches). On peut dire que, dans une certaine mesure, Vygotsky, en son temps et en son lieu, entrevoyait quelque peu ce lien.

En effet, dans *Théorie des émotions*, écartant l'intuitionnisme de Bergson ou la psychologie des profondeurs de Freud, il préconise d'associer une explication déterministe du comportement individuel concret, social et une approche de l'origine des besoins complexes de l'homme en se référant à l'apport des sciences naturelles.

XIV
Des sciences naturelles et de la nature

Quand Vygotsky et Luria s'inspirent de certains travaux en sciences naturelles, ce n'est pas pour souscrire aux idées contenues dans une démarche naturaliste ou mécaniciste. Depuis Bekhterev [41] et son Laboratoire de psychologie à Kazan (à la même époque, était en activité le Cercle de linguistiqe de Kazan de Potebnia qui ne fut pas sans influence sur le Cercle de linguistique de Moscou où Jakobson, en 1916, faisait un exposé sur la philosophie de Husserl), il existe deux courants dominants dans la psychologie russe des années 10-20 : 1) la psychologie "idéaliste" de Tchelpanov (pour ce psychologue les lois de l'âme ne se confondent pas avec les fonctions du cerveau même si elles s'en servent pour exercer leur autonomie), 2) l'approche naturaliste et mécaniciste (réactologique) de Kornilov [42] qui a, pendant un certain temps, séduit Vygotsky ; le matérialisme mécaniciste de Kornilov s'appuie, dans l'environnement idéologique russe complexe de l'époque, sur l'idée de processus cosmiques de la transformation de l'énergie, ce qui peut conférer à toute matière organisée un certain "psychisme". En outre, depuis le début du siècle et nonobstant curieusement le bolchévisme triomphant, la réputation des travaux du chimiste, géologue et penseur Vernadski [43] sur les notions de biosphère et de noosphère complique le tableau en introduisant dans l'idée des processus cosmiques une dimension intuitionniste (Vernadski avait lu Bergson et Teilhard de Chardin ; par leur engouement "cosmiste", les sectes russes actuelles font références à Vernadski). Certes, nous pouvons dire qu'une forme d'"esprit" (un traitement de l'information) peut figurer dans la rencontre entre deux molécules. Mais, selon Vygotsky, si la matière organique peut revendiquer un psychisme qualitativement autre, il n'en découle pas forcément une réductibilité des phénomènes psychiques à des phénomènes physiologiques (moléculaires), car il faut l'expérience même de la vie — un cadre concret, délimité, historique — pour rendre opérant le réflexe psychique. Ainsi aux processus élémentaires du traitement des informations s'ajoutent les processus complexes des opérations mentales face à un environnement changeant, imprévisible. Dans le cas de la douleur (souffrance), c'est, on le voit maintenant, au niveau physiologique la fonction des molécules de protéines nociceptrices des neurones sensoriels de signaler l'effet de pincement, brûlure, tension, dilatation, etc. qui menacent l'intégrité de l'organisme, de solliciter un apaisement et de provoquer une interrogation sur l'origine (interne, externe) de ces effets. L'idée de développement et de transformation qui se dégage de l'expérience vivante peut nous aider à aborder la signification de ces processus.

C'est dans l'organisation même des phénomènes en "blocs fonctionnels" au niveau cérébral, que Vygotsky et Luria voient l'intégration possible de l'idée de réflexe. Parallèlement aux « procédés socialement déterminés d'organisation des connaissances proposés à l'enfant et aux types d'instruments tant intellectuels que matériels » [19], est maintenu un certain multidéterminisme biologique et sa nature (non surnaturelle) mérite attention.

Iarochevski signale que, selon Pavlov, le comportement a un caractère "historique", que l'homéostasie et la fonction des deux systèmes de signalisation sont liées. Effectivement, nous pouvons dire que si l'on élargit le principe de l'organicité à autre chose qu'une seule survie immédiate, on comprend mieux le rôle du langage verbal imprégné de prosodie, initialement mis en œuvre dans le langage intérieur : en effet, la régulation/dérégulation se fait, grâce aux seconds signaux (d'origine sociale ou biologique), autant pour maîtriser les réactions que pour orienter les actions d'adaptation évaluée qui incluent les actions de transformation du monde.

Vygotsky enracine les formes et les significations de la subjectivité dans les rapports sociaux. Les sentiments, signes d'intersubjectivité, deviennent par voie d'intériorisation signes d'intrasubjectivité. Il reste quand même à découvrir sur le plan neurobiologique le rôle de certains facteurs psychologiques se rapportant à l'organicité. Luria et Vygotsky consacrent au départ une large part de leur étude à l'aspect "intellectuel" de la question de la subjectivité. Mais Vygotsky y ajoute l'aspect émotionnel sur le plan non seulement social, mais biologique et il voit très vite l'intérêt de travaux en neurobiologie comme ceux de Cannon sur la fonction de substances telle que l'adrénaline. Il lui faut élucider, pour contrer l'offensive de la théorie organiciste des émotions ou la transcendance affective, ce que représentent en soi le rapport critique à soi-même et la nature du discours intérieur en termes neuropsychologiques sans recourir ni au mécanicisme ni au vitalisme.

XIV
Du discours intérieur et de la parole

On considère que la description du discours intérieur que donne, malgré certaines insuffisances [44], Vygotsky, comporte des éléments témoignant d'un fonctionnement particulier. Sur le plan logique, Vygotsky souligne le rôle de l'implicite et une sorte d'agglutination des significations. On peut retenir aussi l'idée d'énoncé psychologique qui se traduit en une forme spéciale d'abréviation. Est-elle tout à fait absente du langage externe (la parole) cette même disposition qu'il s'agisse de l'usage des structures syntaxiques de surface, de la fonction des mots du discours ('n'est-ce pas', 'sûrement', 'sans doute'...), de l'intonation ou de ce que l'on peut appeler le domaine des arguments d'un prédicat ? La différence entre les paraphrases produites pour exprimer la même idée peut s'expliquer par le ton de conviction et de démonstration qu'implique le dialogue entre locuteurs. Or le ton et les éléments de la démonstration sont déjà présents dans le discours intérieur.

Les formes qui font sens sont contraintes de l'intérieur de la langue, du code, mais aussi à partir des deux arrière-plans. Par exemple, la paraphrase, la synonymie sont, selon les contextes du sens communiqué, des nuances de l'interaction dialogique et monologique : « Je vois Marie/ : elle travaille / travailler / au travail / qui travaille / travaillant... » ne sont pas des variantes gratuites d'une prétendue primitive syntaxique logée au fond de notre cerveau/esprit autonome : chaque déterminant du complément (Marie) est une information nouvelle communiquée à partir d'un état cognitif et émotionnel (corporel) particulier. Rivière [12], reprenant les remarques de Wertsch [58], souligne la notion d'activité empruntée à Léontiev pour expliquer le jeu du donné et du nouveau. Nous pouvons transposer ceci du langage privé au langage externe interpersonnel (oral et écrit) où sont présents, parmi un certain nombre de facteurs (« clés de tous ordres, stratégies de communication, prérequis de décentration, assurance quant aux suppositions au sujet de l'autre, etc. »[12]), les paramètres émotionnels se manifestant dans la nuance nouvelle apportée à la signification des signes : non seulement celui qui parle se situe, à partir de son corps socialisé, dans des rapports sociaux particuliers, mais il prend place en même temps, à partir des réactions de son corps biologique, sur l'axe des processus évaluatifs de la compréhension de la matière et de la mémorisation du monde. Et chaque nuance ainsi exprimée témoigne au moins d'un certain degré de conviction à proportion de la conscience qu'on peut avoir de l'effet de la médiation par les signes linguistiques d'une part et de l'appétence cognitive et émotionnelle d'autre part. Cet effet est matérialisé, actualisé par notre "activité" au cours de la transformation-organisation appliquée aux corps biologiques et aux corps socialisés selon les contingences, le tout se répercutant sur l'organisation de la société et du vivant. Cette approche de l'intériorité s'explique par le recours, comme nous y invite Vygotsky, aux notions neuropsychologiques de la plasticité, de la mutabilité et de la connaissance des lois générales du monde physique.

Pour Vygotsky le langage intérieur n'est pas l'équivalent d'une lecture silencieuse (subvocalisée). C'est du langage qui, au départ extérieur, puis passant par un langage égocentrique, aboutit à une pensée verbale spécifique. On sait maintenant que déjà chez le nouveau-né cette pensée médiatisée se combine à travers la pratique prosodique au travail complexe des catégorisations cognitivo-émotionnelles. Selon Vygotsky, le langage intérieur se manie plus avec le sémantique qu'avec le phonétique, mais on ne peut de nos jours en exclure la présence du phonique sous la forme du prosodique qui module le sémantique et aboutit à cette caractéristique de la signification : la mutabilité sémantique. Celle-ci n'est pas sans rapport avec la production des formes et du sens, avec l'imagination.

XVI
De la dynamique des formes et du sens

Vygotsky et Luria ne peuvent encore opposer aux principes structuralistes de la phonologie de Troubetskoy et de

Jakobson une explication plus affinée des rapports du signifiant et du signifié. Luria reconnaît lui-même l'influence de Troubetskoy dans l'explication de certaines formes d'aphasie. Il est vrai qu'il n'est pas facile d'envisager aussi dans le signe la mutabilité du signifiant (c'est-à-dire de sa structure physique et formelle — l'image acoustique). Et pourtant le signifiant n'est pas une combinaison de phonèmes constitués de traits distinctifs de façon absolue : il y a aussi des parts d'indécision ; par exemple, en anglais, /ba/ et /pa/ ne s'opposent plus quand le temps d'attaque vocal est de 30 ms, seul le contexte (ou l'impression subjective) nous fera choisir entre « bas » ou « pas » et nous fera percevoir la pertinence de « Je vais chez la boulangère prendre un bain/pain ». Qui plus est, dans le même contexte et selon l'inflexion vocale “en bas” pourra signifier “en haut”, ou l'un et l'autre, ou bien encore ni l'un ni l'autre, etc. L'approchant et l'approximatif sont compensés par une forte contextualisation qui peut se définir à différents niveaux : par exemple dans le cadre du “script”, d'un modèle de situation, mais aussi dans le cadre d'une attitude “existentielle” complexe.

Le système phonologique, dynamique et ouvert, se présente, dans tel ou tel état synchronique, comme une invariance “régionale”, c'est-à-dire provisoire et évolutive (certes, toujours dans l'éventail des possibilités, des moyens physiologiques), et constitue un ensemble d'unités minimales. Chaque unité, produit d'une abstraction à l'intérieur d'un système, est le résultat d'une certaine combinaison de traits (d'indices) caractéristiques dépendants de l'activité d'ensembles neuronaux fonctionnels (acoustiques et phonatoires). Cette activité ne s'appuie pas sur des règles strictes et immuables mais est inhérente à tous les systèmes de traitement d'informations audio-articulatoire. Elle n'exclut pas une analyse, dans le cadre donné d'une langue ou des usages de cette langue, des phénomènes de typicalité et de prototypie [45], la prototypie devenant, par exemple, forme dominante donnée pour idéal. Mais le phonème ne peut être en soi ni montré ni désigné, mais pensé, éprouvé, vécu à travers ces réalisations. Le penser comme un absolu — ce que fait Jakobson — , c'est adhérer à une tradition “philosophique” de l'écoute qui cherche à réconcilier l'esprit avec les sens (la sensorialité), avec le corps (cf. dans la littérature religieuse byzantine et russe médiévale *Le Dialogue de l'âme et de la chair*). Si Platon, Descartes, Husserl, Chomsky privilégient la vision, c'est pour faire valoir le point de vue [46] (et la "vision" mathématique ou géométrique). L'immuabilité de la forme est tout aussi discutable que l'immuabilité des significations sémantiques ou du contenu des sentiments. Le système des mots phonologiques composent des ensembles et sous-ensembles de formes organisées qui peuvent être en réalité dissociées de la signification.

Vygotsky insiste beaucoup dans *Pensée et langage* (sans doute l'aurait-il fait dans *Théorie des émotions* en parlant du contenu des sentiments) sur le caractère évolutif du contenu des mots. Ceci est mentionné dans l'importante réflexion sur les rapports entre pensée par concepts et pensée par complexe, ainsi qu'à propos des rapports entre pensée syncrétique et pensée objective selon des modalités auxquelles on pourrait ajouter un certain nombre de données actuelles relatives à la prosodie et aux opérations de catégorisation cognitivo-émotionnelles. Quand on dit qu'il faut appeler un chat un chat, l'injonction est-elle justifiée ? Dans quelles circonstances l'est-elle ? Et de quel chat parle-t-on ?

La forme extérieure du langage n'est constante qu'en apparence. Certes, dans des situations synchroniques données ou des situations particulières d'usage, la perception de certaines propriétés des formes (et des significations) s'impose afin d'assurer un minimum de communication. Un dispositif neurophysiologique en place chez le nourrisson permet le traitement des formes syllabiques. La dissociation entre forme et contenu peut être confirmée par des explorations neurofonctionnelles [47] ; nous avons montré aussi par le recours aux potentiels évoqués que des formes verbales perçues (en tant que formes, et de façon active ou passive au niveau cérébral) sont traitées comme étant ou non potentiellement sémantiques. Vygotsky en dit autant du lexique "externe" : « Le mot pris isolément et dans le dictionnaire n'a qu'une seule signification. Mais cette signification n'est rien de plus qu'une potentialité qui se réalise dans le langage vivant, ou elle n'est qu'une pierre dans l'édifice du sens. » Dans le lexique interne du sujet, comme dans le dictionnaire, à travers une invariance très relative, sinon impossible de la forme (image) acoustique, la signification est un préalable à une caractéristique du phénomène de la mutabilité du signe. On parle (on écrit) à partir d'un lieu et d'un temps donnés en utilisant des signifants et signifiés disponibles. Les mêmes remarques valent pour le coloris émotionnel qui est attaché à tout mot, toute signification. Mais la perception ou l'expression d'éléments formels se prêtant à des processus d'instabilisation phonétiques, prosodiques et sémantiques, sont inhérentes au travail de reconnaissance, d'acquisition et de production, et constituent la condition de la créativité continue de sens et de signification. Bakhtine souligne que, pour un énoncé donné, autant de contextes possibles signifie autant de significations possibles. Pour Vygotsky compte aussi cette idée d'une dynamique du sens et de la signification : « Le sens d'un mot, dit Paulhan [48] [cité par Vygotsky], est un phénomène complexe, mobile, qui dans une certaine mesure change constamment selon les consciences et, pour une même conscience, selon les circonstances. A cet égard le sens d'un mot est inépuisable... Le sens véritable de chaque mot est déterminé, en fin de compte, par toute la richesse des éléments existant dans la conscience qui se rapporte à ce qu'exprime ce mot. » Citant toujours Paulhan, Vygotsky ajoute : « Le sens d'un mot n'est jamais intégral. Enfin de compte il s'appuie sur une conception du monde et sur la structure interne de la personnalité dans son ensemble. » La signification du mot n'étant pas constante, « le mot absorbe les contenus intellectuels et affectifs tirés de tout le contexte dans lequel il est inséré. » Nous avons pour notre part élargi ce contexte à la face interne du langage et de la pensée : le milieu interne (l'organisme : corps et cerveau). Pour Vygotsky « la pensée tend à unir une chose à une autre, elle a un mouvement, établit un rapport entre des choses. » Récemment, Crick [49] a formulé une idée similaire quant au fonctionnement de la pensée et de la conscience, en insistant sur la part de subjectivité qui peut intervenir en l'occurrence.

Vygotsky précise le rôle de l'énoncé mentionné ci-dessus : « Une seule et même pensée peut être exprimée par des phrases différentes, comme une même phrase peut servir d'expression à des pensées différentes. » Dans ce cas, chaque phrase est une forme marquée sur le plan prosodique, et cette forme "parle" au plan des émotions. On peut même dire que les écarts par apport à une norme sont des formes excédant d'abord une limite des représentations cognitives et émotionnelles du monde normatif, et que leur occurrence et intégration n'est ensuite qu'une affaire de temps, de "circonstances", de vécu : les énoncés "prendre la voiture de 9 heures", "il est venu les invités" (non acceptés du point de vue de certaines "règles" de la langue) sont parfaitement plausibles comme énoncés dans un cadre d'échange communicatif particulier et dans un contexte social et matériel donné. On peut imaginer qu'en langage intérieur les libertés sont sans doute plus grandes.

Vygotsky considère qu'en langage intérieur il y a prédominance du sens sur la signification, que le mot est un concentré de sens. On peut dire aussi que les mots, dans la langue (celle des dictionnaires), constituent, selon l'expression de Damasio [50], une « compression cognitive » ; en sciences cognitives on parle aussi de "réseau sémantique". Mais ce concentré (ou cette compression) n'est pas orienté ou déterminé de la même façon : du point de vue de la production extériorisé du sens, comme le signalent Vygotsky et Bakhtine, le produit sémiotique du discours intérieur, par le jeu des représentations du corps socialisé s'appuyant sur un arrière-plan idéologique individuel, est utilisé dans le processus de la transformation de l'organisation sociale. On peut ajouter que, parallèlement à l'organisation du comportement au moment de l'intériorisation, intervient également une transformation s'appliquant au milieu interne, aux biorégulations par le jeu des réprésentations que le sujet se fait du corps biologique. C'est ainsi que, par la convergence des deux processus, se constitue (comme dans l'exemple du *bateau de Thésée*) la permanence du sujet dans le changement : la mémoire individuelle, autobiographique (constamment modifiée) ne peut être isolée de la mémoire culturelle (sémantique/collective) — ce temps construit et reconstruit continuellement. Aussi sommes-nous amenés à prendre en considération la notion de la représentation du sujet au niveau des activités mentales et de la réalisation de cette représentation (comme sentiment de soi ? comme invariant ? comme noyau sémiotique et mémoriel tributaire de la mémoire historique ?).

XVII
De la représentation du corps biologique et du corps socialisé

Nous pouvons penser qu'au niveau du langage intérieur interviennent des séquences sensitivo-sensori-motrices, signes mémorisables des rapports du sujet au monde interne et externe qui constituent des rudiments d'idéation générant du sens plus ou moins associé à des composantes des significations des mots. Cette pensée verbale marquée par l'absence de finalité pré-établie est, chez le sujet parlant, inhérente à un état de fait — la survie, déterminée à l'intérieur d'un espace/temps lui-même inhérent au vivant et, de façon plus spécifique, à l'organisation sociale, sans qu'on puisse préjuger de la réponse, dans leurs formes et leurs significations, qui sera donnée sur l'axe du temps aux problèmes de l'actualisation de cette survie.

En ce qui concerne l'apparition et le développement des idées intellectuelles comme forces motrices de la résolution des conflits sociaux et des conflits intérieurs, leur genèse et leur utilisation sont conformes aux capacités fonctionnelles du cerveau. Il en est de même lorsqu'il s'agit des émotions qui, par les faits prosodiques sont amalgamés au contenu intellectuel des idées : l'interaction des supports cortical et sous-cortical est mentionnée dans *Théorie des émotions* en des termes non pas réflexologiques purs, mais neuropsychologiques, et les phénomènes psychologiques ne sont pas réduits à des lois physiologiques élémentaires, mais à une mise en relations multilatérales d'informations à l'intérieur du cerveau. Vygotsky a une formule ouverte pour caractériser l'émergence de la conscience : c'est le contact social avec soi-même, la collaboration interne avec soi-même, formule qui fait écho à une phrase de Gorki dans *La vie de Klim Samguine* (1925-1936) : « La vie, ça revient à se colleter avec soi-même. » Mais l'analyse de ce "soi" ne peut se satisfaire d'une seule approche sociologique, ou biologique et encore moins téléologique. L'historicisme dont se sert Vygotsky n'est plus celui de Dilthey ; un certain organicisme est présent et est indissociable d'une intériorité.

Le résultat des opérations au niveau cérébral et de la détermination sociale des fonctions psychiques supérieures dont parlent Vygotsky, Luria et Bakhtine, peut être vérifié aujourd'hui sur la base de l'étude des fonctions et mécanismes de l'hémisphère gauche. D'une façon générale, Vygotsky, en son temps, considère que la connaissance approfondie de l'organisation cérébrale des processus psychiques est indissociable d'une approche psychologique générale : de ce fait n'est pas sans intérêt l'explication des mécanismes neurodynamiques ou neurophysiologiques, considérés comme base du fonctionnement des différentes zones cérébrales dont les lésions précisément, en provoquant des syndromes neuropsychologiques particuliers, fournissent des renseignements sur les comportements langagiers cognitifs ou sur les comportements relationnels : tout cela peut correspondre à un réseau de fonctions. Celles-ci renvoient à des opérations mentales dont l'interprétation peut donner lieu à des rapprochements et des divergences au plan des approches. Ainsi la notion d'intentionnalité (Vygotsky critique celle des phénoménologues) n'est pas sans rapport avec la notion de "réflexe d'orientation" de Sokolov [51] devenu réflexe pavlovien du "qu'est-ce que c'est ? » qu'on peut situer à la base de tous les langages. On entend ici par intentionnalité une certaine visée perceptive et cognitive de la conscience en direction d'un objet (ce qui implique entre autres, selon Vygotsky, un certain acte de volition ; la façon dont un objet extérieur "s'impose" à la conscience, est dépourvue de volition). Pour Vygotsky l'intentionnalité correspond à un ensemble de procédures représentionnelles. Dans *Théorie des émotions*, il reproche à James de séparer les émotions du développement du système des représentations. Il rejette la notion de « logique du cœur » (de Lotze), cette "raison du cœur" qui posséderait, dans le sentiment, dans la valeur des choses et de leurs relations, un moyen de révéler la vérité. Pour lui l'intentionnalité des sentiments "supérieurs", le lien intelligible entre le sentiment et l'objet n'équivaut pas à une construction directe (grâce à l'âme ou à la raison pure, au cerveau-esprit ou au corps "naturel"...) d'une représentation (à contenu sémantique), c'est-à-dire qu'il n'équivaut pas à un rapport direct immanent entre le sujet et l'objet, rapport qui serait traduisible en mot-symbole.

En un premier temps Vygotsky l'interprète comme un travail de l'entendement où interviennent les signes extérieurs, l'expérience collective, historique, le vécu : selon ses termes, la vie des sentiments et des connaissances est de nature intentionnelle et cognitivo-évaluative à des étapes données du développement et de la transformation du monde. A ce sujet Vygotsky aborde les problèmes que soulève la conceptualisation et la représentation des objets absents, ou évoqués ou produits de l'hallucination, de l'imagination ou de la perception, en établissant des rapports entre ces différents mécanismes (comme le fait Ribot), mais en insistant sur la part de la médiation sociale, du contexte pragmatique sans cependant, en un second temps, réduire la participation du physiologique : car, dans les deux cas, il cherche à faire valoir une certaine fonctionnalité. Et en effet, nous pouvons dire que le mot qui ne désignerait aucun objet physique (concret, présent ou non), représente au moins quelque chose de la réalité physique de celui qui l'emploie (fonction prosodique), une image de son corps double (fonction interactive) : ce mot vaut donc pour le substitut de quelque chose de présent dans la réalité (fonction rhétorique).

Le langage intérieur et le langage extériorisé sollicitent l'activité d'ensembles de neurones selon des configurations très complexes, où la mise en place de catégories est un préalable à des processus fonctionnels envisagés du point de vue du développement. En leur temps, par rapport à ces processus et en termes d'émotion, Aristote et Descartes parlaient de « curiosité » et d'« étonnement ». Ces deux termes, pourrait-on remarquer, relèvent simultanément des domaines cognitif et émotif. Il y a un plaisir de comprendre comme il y a une mesure cognitive de l'émotion ressentie ou perçue ; certes, reste la question des critères dépendants des idéologies, des conceptions de la matière. La différence entre les notions d'intentionnalité tient à l'explication du concept général d'évolution qui leur est associé — "évolution convergente" (concept de Jakobson) ou bien "évolution transformatrice" continue (concept de Vygotsky). C'est sur la base de ce dernier concept que nous pouvons approfondir relativement au langage la compréhension du fonctionnement cérébral en précisant le rôle de l'hémisphère droit et la signification des dominances cérébrales.

En déterminant la fonction du langage du point de vue des traitements latéralisés, on a, diversement, situé entre autres le propositionnel dans l'hémisphère gauche, l'émotionnel et le prosodique dans l'hémisphère droit ; ou encore à droite, le traitement des mots à contenu imagé ou concret ; on a souligné chez les cérébrolésés droits une compréhension réduite des métaphores ouvertes, etc. En "neutralisant" par injection intracarotidienne d'un barbiturique, au cours d'un examen neuropsychologique (test de Wada), tantôt l'activité de l'hémisphère droit, tantôt celle de l'hémisphère gauche, nous avons étudié [52] une production langagière particulière, c'est-à-dire la forme et le contenu de la restitution d'une histoire apprise la veille. Il apparaît que la "même" histoire (le contenu d'une certaine réalité, un modèle de situation) est appréciée, jugée différemment selon l'hémisphère qui "s'exprime" : l'information rappelée établit une congruence entre les processus intellectuels et les fonctions émotionnelles dominantes de chacun des hémisphères. Les processus d'évaluation propres au fonctionnement de l'hémisphère droit (considéré comme la partie du cerveau qui perçoit plus particulièrement les informations relatives aux états corporels et émotionnels sensitifs [53]) participent à la production du sens, des discours intérieurs traduisibles en expression sémiotique, puis en langage externe (selon les règles de celui-ci). La narration fournie par l'hémisphère droit témoigne d'un rapport négatif à la souffrance, à la violence, à la mort, au fatum, manifeste le doute ou la mise à distance de ce que l'hémisphère gauche propose comme instance sociale : à savoir une certaine forme de ce qui est "dit", "écrit", "raconté", instauré comme norme, stéréotype, image dominante, certitude. A ce propos, il est intéressant d'ailleurs de noter comment le nouveau code pénal russe (code social) propose enfin un principe selon lequel le châtiment pénal n'a pas pour but « d'humilier la dignité humaine ou d'imposer des souffrances physiques » (v. *Le Monde*, janvier 1997). Dans le rappel de l'histoire à droite, s'exprime le sens intime, charnel de l'identité individuelle. Cette manifestation des besoins et penchants dans le cerveau se traduit par la survenue du schéma corporel "biologique", "existentiel", de la représentation de l'espace et du temps corporel personnel dans une coopération ou confrontation avec le schéma corporel "socialisé", imbriqué à la représentation de l'espace et du temps extra-biologique et géré par l'hémisphère gauche : ce dernier à son tour, dans certaines conditions, saura réguler l'excès des "désirs" mis en instance dans le cerveau droit : « il me semble que l'ame esbranlée et esmeuë se perde en soy-même, si on ne lui donne prinse ; il faut toujours lui fournir d'object où elle s'abutte et agisse. Plutarque dit, à propos de ceux qui s'affectionnent aux guenons et petits chiens, que la partie amoureuse qui est en nous, à faute de prise légitime, plutost que de demeurer en vain, s'en forge ainsi une faulce et frivole. Et nous voyons que l'ame en ses passions se pipe plustost elle mesme, se dressant un faux subject et fantastique, voire contre sa propre creance, que de n'agir contre quelque chose. » (Montaigne [10]). Cette coopération transactionnelle des deux schémas produit des états existentiels psychophysiques où le sens et l'émotion, le culturel et le biologique sont liés, imbriqués, confondus, sans qu'il soit possible de dire à quoi est dévolu le rôle primordial.

En ce qui concerne les tendances émotionnelles sur le plan de la latéralisation à proprement parler, on avance des hypothèses diverses quant à l'interprétation des phénomènes observés. D'une façon générale, l'hémisphère droit serait supérieur pour la reconnaissance des émotions véhiculées par l'expression faciale et la prosodie. L'hémisphère droit interviendrait dans les émotions négatives (par exemple, reconnaissance de la peur) et l'hémisphère gauche serait impliqué dans les émotions positives. Cependant dès que les stimulations émotionnelles deviennent multimodales, la latéralisation est moins évidente. Dans le test de Wada, l'injection du barbiturique à gauche se traduirait par une dépression et à droite par l'euphorie (on trouve des cas inverses). On peut supposer que l'injection à droite laisse l'hémisphère gauche s'exprimer sans qu'il y ait une certaine évaluation par le sujet (par son hémisphère droit) de ce qu'il "vaut" sur le plan social, de ces idées, de sa langue, de la représentation de son corps socialisé (la surface du corps appartient aux deux représentations — corporelle et extra-corporelle) : une certaine attitude critique vis-à-vis de l'"ordre" social, de la place qu'on y occupe est en quelque sorte gommée du fait d'une absence de comparaison avec la conscience existentielle biologique du moi qui permet de relativiser éventuellement un comportement de satisfaction sociale ; l'injection à gauche, selon la disposition psychique du sujet et en fonction de son niveau culturel, met l'hémisphère droit dans l'impossibilité d'intégrer la représentation de son corps biologique dans une mémoire culturelle (mémoire des signes de la langue, du savoir, de l'habitus, des arts, de la technologie qui peuvent bouleverser considérablement nos moyens d'échange et de réponses aux désirs, tendances et appétences). La description des contextes et des médiations est ici concernée si l'on veut affiner l'analyse des dominances.

Dans sa théorie organiciste, mécaniciste, James considère que le sentiment de morale consiste en ce que change le son de la voix. Or la voix, les inflexions vocales qui accompagnent l'expression de nos idées et de nos émotions témoignent autant de la sensibilité de notre corps biologique que de notre corps socialisé. Aussi la coopération normale des deux hémisphères pourrait correspondre à ce processus d'intégration à un espace-temps du vivant actualisé par des formes historiques. Le cognitif et l'émotif sont inséparables. Dans une certaine mesure « les hormones à l'intérieur du corps suivent les mouvements du désir exprimés à la surface de l'animal » dit Vincent en avançant l'idée que la surface est confondue avec l'intériorité. Mais il n'est pas exclu que, sur le plan fonctionnel des hémisphères cérébraux, le sujet ne fasse valoir beaucoup plus tel rapport affectif aux milieux interne ou externe que tel autre en l'associant à un aspect intellectuel correspondant : il en résulte une activité globale déterminant les différents degrés de conscience d'une survie bio-culturelle que, à la suite de Vygotsky (qui s'inspire des principes de Spinoza), nous pouvons interpréter d'une certaine façon.

XVIII
De la survie

Lors de la perception et de la représentation des mondes externes et internes, la survenue des phénomènes émotionnels situe ces milieux, de façon corrélative, à différents niveaux. On a évoqué dans les deux cas l'existence d'un arrière-plan biologique et d'un arrière-plan idéologique. Peut-on interpréter les fonctions corrélatives de ces derniers ? C'est en confrontant les explications que donnent Ribot et Damasio d'une part et Vygotsky d'autre part, qu'une amorce de réponse peut être proposée. Se référer à Ribot en le critiquant en partie est pour Vygotsky l'occasion de prendre en quelque sorte le contrepied de ses conclusions.

Les arguments de Ribot (et ceux de Damasio dans une version descriptive plus moderne) s'appuient sur l'hypothèse centrale. Pour Ribot « la conscience de la vie affective n'existe que par le cerveau, dans lequel les sensations internes venant des viscères sont représentées comme les sensations externes. » A ces perceptions s'ajoute la perception/conscience de notre corps en tant que vivant et agissant (ce qu'il appelle « la constitution intime de l'individu ». Tous ces phénomènes se produisent lors d'émotions inférieures qui ont un rapport étroit et direct avec la conservation de l'individu ou de l'espèce. Quant aux émotions supérieures (sentiments religieux, moral, esthétique, intellectuel — l'absolu, le bien, le beau, le vrai), elles ont un rapport vague et indirect avec les conditions d'existence naturelles ou sociales. Ribot se demande si les sensations internes sont réductibles à un processus unique, fondamental (sur l'axe actions motrices — actions chimiques) : il évoque deux pôles de la vie affective : l'attraction et la répulsion qui se traduisent par la motilité. Ce qui sous-tend les manifestations les plus générales, c'est le plaisir et la douleur. L'explication de la douleur que donne Ribot (et que reprend en la formulant autrement Damasio) est la suivante : « L'être sentant, homme ou animal, est un faisceau de besoins, d'appétits, de tendances physiques et psychiques : tout ce qui les supprime ou les entrave, se traduit par la douleur. » Ribot ajoute que dans la totalité de la vie psychique la place de la vie affective est la première. Damasio, en insistant sur la prééminence de “la raison du cœur”, souligne l’importance de ces deux notions de plaisir et douleur dans le post-criptum-conclusion de *L’Erreur de Descartes.*

On peut supposer, de nos jours, que cette sensibilité et cette intelligence dont il est question, dépassent pour l’instant celles des torns, ces étonnantes créatures numériques sans lien direct avec la complexité du vécu réel et du génome. Déjà Ribot pour sa part avait précisé que ce que l’on appelle états agréables ou pénibles ne constitue que la partie superficielle de la vie affective, dont l’élément profond consiste dans les tendances (appétits, désirs, inclinations, instincts, besoins) qui se traduisent par des mouvements. Pour lui la sensibilité est la faculté de tendre ou de désirer et, par suite, d’éprouver du plaisir ou de la douleur. Quant à la tendance, elle suppose une innervation motrice pour traduire les besoins de l’individu quels qu’ils soient, physiques ou mentaux : « C’est donc bien la tendance qui est le fait primordial de la vie affective et nous ne pouvons mieux finir qu’en empruntant à Spinoza le passage suivant qui résume tout l’esprit de ce livre [54] : « L’appétit est l’essence même de l’homme, de laquelle découlent nécessairement toutes les modifications qui servent à le conserver... Entre l’appétit et le désir, il n’y a aucune différence, sinon que le désir, c’est l’appétit avec conscience de lui-même. Il résulte de tout cela que ce qui fonde l’appétit et le désir, ce n’est pas qu’on ait jugé qu’une chose est bonne ; mais, au contraire, l’on juge qu’une chose est bonne, parce qu’on y tend par l’appétit et le désir. » [55]. Cette tendance que nous pouvons interpréter comme le sentiment de vie, un agrément d’être avant tout degré d’appréciation, ne se comprend et ne s’évalue que dans et par ce qui la traduit et l’incarne, c’est-à-dire les formes de l’existence. S’il est indéniable que certains états corporels ne sont pas sans rapport avec des états mentaux particuliers (à ce propos on parle souvent de l’extase chez nos auteurs), on doit redéfinir la notion de la nature des tendances, désirs et aversions, nature qui exclurait la production (possible aux dires de Damasio) de « phénomènes mentaux intégrés dans le corps... capables de donner lieu aux plus hautes opérations, comme celles relevant de l’âme et du niveau spirituel ». Ainsi s’impose cette notion d’une nature “non-surnaturelle” dont la conscience permet d'éliminer l'idée de ces « hautes opérations » ou de les expliquer, quand elles se prétendent telles, de façon plus globale. C'est, à la suite de Vygotsky, en s'interrogeant sur le contenu des tendances et désirs qui fondent, à travers les différents aspects de l'organisation sociale, chaque arrière-plan idéologique individuel dans ses confrontations avec les autres arrière-plans individuels, qu'on peut préciser ce qu'on entend par "culturel" et par là même par "naturel".

Pour contrer la théorie de Descartes Vygotsky se réfère aussi à Spinoza, à sa théorie des émotions, et en premier lieu au principe d'autoconservation. Il n'y a pas de contradiction entre les pulsions biologiques et les pulsions sociales, mais union. Comment Vygotsky, soustrait à l'influence de Lyssenko, aurait-il pu apprécier les apports de la génétique moléculaire, comment aurait-il pu interpréter réellement ce principe d'autoconservation en l'associant aux notions de développement et de transformation, ou encore a l'idée d'inachèvement mais sans accorder à cette dernière un coloris quelque peu "mystique" comme c'est le cas chez Vernadski, ou quelque peu "éthique" comme c'est le cas chez Bakhtine [56] ? Le caractère fonctionnel "neutre" qu'il attribue aux pulsions biologiques ne l'aurait probablement pas amener à accepter par exemple la théorie des gènes égoïstes, mais plutôt l'idée d'une structure des gènes en "mosaïque". Rejetant la vision d'un monde de l'absurde ou de la béatitude, il avançait l'idée de la transformation et du développement continuels.

Pour notre part, dans cette idée, nous pouvons voir des procédures de compréhension et de mémorisation du monde externe et interne. Ces procédures de caractère "culturel" sont liées à une sorte d'appétence cognitive et émotionnelle de caractère "naturel". Le temps social historique est l'expérience du temps du vivant. Le temps historique est l'actualisation et simultanément la transcription, le double du temps du vivant. Les changements du corps socialisé, vécus comme intégration ou exclusion-extermination dans toutes sortes d'organisations sociales historiques, sont source de l'activité mentale tout autant que les modifications physiologiques internes. On est en présence d'un tout ouvert, dynamique. C'est en ce sens que l'on peut dire que la notion vygotskyenne de développement historique a son importance dès lors qu'on imbrique les uns dans les autres les sentiments et les idées, les émotions et la cognition.

XIX
Du développement historique et biologique, du jalonnement du temps

Du point de vue de l'analyse ou classification des émotions, il s'avère particulièrement ardu de dénommer celles qui seraient universelles, primaires, ce que font à leur manière Descartes, Spinoza, Ribot, Damasio : la joie, la tristesse, la colère, la peur ?... ou celles encore qui seraient secondaires, dérivées, ou d'opposer celles qui seraient inférieures ou supérieures. L'évaluation d'une chose « parce qu'on y tend par l'appétit et le désir » ne peut se passer de l'orientation et pondération données à cet appétit et à ce désir au niveau des arrière-plans. Les excès et les extrémismes contrés de cet appétit sont en quelque sorte le témoignage de cette faculté cérébrale de se retourner sur elle-même, de simuler, d'imaginer, d'inventer réellement ou virtuellement, de corriger et modifier grâce aux besoins de compréhension et de mémoire inhérents à cet appétit, à ce désir biopsychosocial.

En recourant, d'un point de vue évolutionniste, aux notions de transformation et de développement, Vygotsky s'intéresse non pas à des primitives immuables du sens et de la forme, mais à des processus — ces règles évolutives du biologique d'une part et du social d'autre part. Bakhtine, faisant des remarques sur des pratiques langagières comme celles qui relève de la vie quotidienne ou des traités savants, note que « la langue comme système stable de formes dont l'identité repose sur une forme n'est qu'une *abstraction savante*, qui ne peut servir que des *buts théoriques et pratiques particuliers.* Cette abstraction ne rend pas compte de façon adéquate de la *réalité concrète* de la langue. » Il souligne le rôle de la forme qui peut accentuer cette impression de stabilité, mais, comme la signification, avons-nous ajouté, elle n'est pas exempte de mutabilité. Aussi dans la communication à l'aide de formes plus ou moins stéréotypées, plus ou moins modulées, l'interaction sociale langagière comme manifestation de la conscience partagée, de l'échange social des sentiments, peut aboutir à des négociations, des acceptations. Et ce comportement langagier implique toujours la dimension spatiale et temporelle (dimension socio-géographique, socio-corporelle), en d'autres termes il implique l'absence de décontextualisation, ce qui revient à l'enraciner dans des espaces complexes réfractés au niveau des arrière-plans idéologique et biologique.

Dans l'article « Genèse des fonctions psychiques supérieures », c'est une explication "génétique" que Vygotsky suggère à la place de l'explication logique (que propose la philosophie analytique). C'est l'histoire du comportement et le développement culturel de l'enfant que Vygotsky cherche à privilégier. Reprenant certaines idées de Claparède, il considère que ce développement n'est pas un phénomène purement quantitatif : « L'enfant n'est pas un adulte en miniature. » L'intellect de l'enfant change continuellement de nature ; il est donc question de tranformation qualitative, et Vygotsky mentionne à ce sujet « un enchevêtrement complexe de processus d'involution et d'évolution, un entrecroisement complexe de facteurs internes et externes » en vue d'une adaptation qui se produit par la voie de « ruptures » et de « sauts ». Tout ceci implique, dans le développement de l'enfant, le rejet de la « ligne droite » et l'émergence de « stades » comme il s'en produit dans l'évolution des espèces. Nous pouvons dire que ces observations concernant les organisations sociales annoncent les explications qu'on propose des systèmes biologiques loin de l'équilibre dans des états de stabilité transitoires, c'est-à-dire ces systèmes dynamiques ouverts, en rapport avec une évolution divergente (sans re/commencement absolu), faite d'ordre et d'hétérogénéité. Cette prise en compte par Vygotsky de l'auto-organisation des systèmes biologiques (il parle en fait d'« autodéveloppement de la vie ») le fait, semble-t-il, adhérer en partie à la position philosophique d'Engels (à qui il se réfère), c'est-à-dire à l'idée d'un univers représenté comme un système qui extermine et reproduit dans un « cycle éternel » « l'esprit pensant » grâce à l'indestructibilité et aux transformations du mouvement, au rôle de l'énergie, avec cette « nécessité qui est inhérente au hasard » [57] ; mais cette prise en compte lui fait aussi suggérer, entrevoir ce que nous pouvons, nous semble-t-il, à la suite de sa théorie des signes, inscrire dans cette notion d'autodéveloppement et de sa définition de l'apprentissage, à savoir la dimension mémorielle et constructive de ce même "esprit pensant". L'apprentissage de la vie ne doit-il pas « être lui-même la source du développement, la source du nouveau » ? Il nous faut pour cela faire valoir cette dimension comme un rapport actif au temps, à la durée, à l'espace. Nous n'entendons pas ce rapport au sens de "noosphère" auquel recourait Vernadski dans *Biosphère* pour souligner l'effet de la pensée sur l'écorce terrestre et ce dans une approche écologique d'une nature immuable. Précisément cette référence à l'écorce terrestre Vygotsky l'a faite pour évoquer l'image d'une stratification « géologique » dans le développement du cerveau et du comportement, stratification comparée aussi à l'évolution des espèces. Mais ce qu'il relève dans ce processus, c'est la survenue continuelle de nouveautés : un nouveau stade n'apparaît pas à la suite du seul déroulement des potentialités incluses dans le stade précédent. Il y a adaptation, mais chez le sujet humain ce n'est pas, selon lui, au niveau de l'organisme que s'imposent les innovations : la sélection se déplace dans le domaines des représentations et des pensées. Cependant l'instinct ne disparaît pas dans les réflexes conditionnés, de même les réflexes conditionnés ne sont pas absents dans l'activité intellectuelle. Du réflexe inconditionné à la « réaction intellectuelle », il y a chez l'animal et l'homme une part commune, un lien au niveau des émotions — seule change une certaine performance. Mais ce que Vygotsky veut mettre en relief dans cette activité, c'est l'histoire du développement des signes, leur fonction sociale comme mots, connaissances et sentiments.

XX
De la transformation des signes

On peut reprocher à Vygotsky, comme d'ailleurs à Bakhtine, l'absence d'une analyse de la structure du signe dans son rapport à la structure de la communication [58] : nous pouvons, pour notre part, interpréter cette dernière comme des structurations "régionales" mais néanmoins évolutives des processus de compréhension et de mémorisation. L'explication de cette communication où intervient ce va-et-vient entre le langage interne et le langage extériorisé, implique, au plan du langage interne, des procédures particulières. Bakhtine considère que les unités qui s'y combinent le font non pas selon des lois de la grammaire ou de la logique mais en fonction de critères émotionnels ; cependant ces derniers gardent la marque du dialogue, des conflits sociaux, en rapport avec on ne sait précisément qu'elle force éthique. Il nous semble qu'on ne peut ne pas prendre en considération un travail représentationnel et catégorisationnel plus ou moins construit, plus ou moins indécis, constitués d'informations se combinant selon les principes de "cognition" et d'évaluation des deux arrière-plans et c'est cette combinaison qui oriente la forme de la structure de l'énoncé extériorisé : les arguments de la prédicativité sont déterminés selon une dynamique actantielle — c'est-à-dire le rapport des choses et des êtres percu par le locuteur. Ainsi par exemple l'écriture littéraire témoigne, même à travers le dialogue des personnages, des états de conscience colorés par des états corporels/émotionnels à la base d'une structure initiale, fluctuante et/car complexe du vécu biologique et social de l'auteur :

— « Un homme comme vous, Bernard, connaît toutes les raisons de ses actes, n'est-ce pas ?

— Sûrement... sans doute... Du moins il me semble.

— Moi, j'aurais tant voulu que rien ne vous demeurât caché... » (Mauriac, *Thérèse Desqueyroux*).

Les signes — mots ou énoncés —, par leur forme et leur signification, rendent compte de la diversité des connaissances et des sentiments relativement au monde physique, et rendent compte aussi de la diversité des règles et fonctions de la cognition et de l'émotion qui leur sont sous-jacentes à travers le langage intérieur dans le discours intériorisé, puis extériorisé. Pour Vygotsky les signes ne sont pas seulement les représentations des objets-stimuli, ils sont aussi les stimuli-moyens de médiation ; mais ces formes symboliques du monde et les significations qui y sont associées sont externes, puis, dans l'échange, deviennent internes et c'est à ce niveau que se transforme la signification. Les "signes structuraux" dans le langage intérieur changent sur le plan qualitatif. Le rapport entre les signes "internes" et les signes "externes" reflète non pas des structures linguistiques pré-données, mais la complexité des attitudes et actions cognitivo-émotionnelles des individus dans le cadre de la mémoire historique et aussi de ce que nous appelons la mémoire du vivant. Il est entendu que cette complexité est, dans des périodes de stabilisation excessive (par exemple, dans les systèmes dogmatiques ou totalitaires), réduite à une organisation des lieux et des réseaux de diffusion des informations et des connaissances, à l'exploitation des sentiments, ce qui donne une marque aux signes en question ; cette marque, il est vrai, peut témoigner par là même des aléas du temps qu'enregistre la mémoire. Ainsi le fonctionnement de telle ou telle langue ne dépend pas de règles primitives pré-établies, mais de contraintes internes (provisoires) elles-mêmes tributaires, à travers l'inévitable souplesse des formes et des significations, du mouvement des processus de perception, de représentation, de désignation, d'évaluation émotionnelle chez le locuteur en situation de communication plus ou moins plurielle avec les autres ou avec lui-même. L'organisation des formes et significations grammaticales des sous-systèmes des définis et indéfinis, des anaphores, des quantifieurs, des aspects, des préfixes... sont propres aux langues mais leur valeur sémantico-pragmatique renvoie à une dynamique du discours. "Sur les trois deux n'iront pas. Il ira ! " : sur le plan d'un modèle linguistique formel donné on peut refuser cette séquence énonciative si elle est privée de sa visée situative. Il va de soi que ce qu'il peut y avoir de commun (et de constant ?) entre les langues au niveau de leur structure fonctionnelle n'appartient pas en propre aux langues, mais aux à tous les langages, aux processus de compréhension et de mémorisation. Ainsi le « rien » de Thérèse n'est pas incompatible avec « toutes » au plan de la "créance" de Mauriac lui-même.

Durkheim et Janet, comme Dilthey, ont exercé une certaine influence sur Vygotsky pour ce qui est du rôle de l'intériorisation des formes sociales du comportement et de la communication ; mais à la différence du philosophe allemand, ils estimaient que cette intériorisation s'appuyait sur un substrat biologique. Et en effet Vygotsky ne délaisse nullement le problème de l'enracinement de l'individu dans l'organisme. Pour expliquer le passage du langage interne au langage externe, il lui fallait aussi aborder l'étude du lien entre l'organicité et l'historicité.

XXI
Du cerveau entre organicité et historicité

Selon Vygotsky, l'intervention des autres par l'usage des signes permettent à l'enfant d'appliquer à lui-même les formes et les significations que l'entourage lui applique. Cela correspond à une sorte de dérégulation/régulation due à un apport extérieur d'énergie. Cette idée de déstructuration et restructuration implique du "mouvement" dans le fonctionnement cérébral. Mais ce mouvement ne peut être confondu avec le principe piagétien d'équilibration que rejette Vygotsky. Ce mouvement n'est pas, nous semble-t-il, que le produit de nos sensations, perceptions, représentations du milieu externe (social et naturel) décrit comme un « océan sans limites » (Bakhtine) et que contient le discours intérieur. Ce dernier réfracte également le mouvement du milieu interne, du corps, dans une complexité où ne sont pas absentes les fluctuations ou perturbations, multiples et imprévisibles, comme c'est d'ailleurs aussi le cas dans le monde social, considéré comme un ensemble de « conflits » (Bakhtine) ou un « drame » (Vygotsky). Mais la résolution "scientifique" des problèmes liés aux modes de production (concentration des grandes entreprises) et aux rapports sociaux (salaires et paupérisation), ne peut s'obtenir sans le recours à l'idée de la fonction transformatrice de l'individu. En Russie la notion ainsi que le mot de "personne" (litchnost'/личность) ont été inventés par le premier penseur révolutionnaire russe, A. N. Radichtchev (1749-1802) qui avait particulièrement insisté sur d'autres notions, par exemple, celles d'"intériorité", de "corporéité", de "sensibilité", d'"imagination", de "mouvement", de "langage" et de "mémoire" corporelle et psychologique. Lorsque Vygotsky parle de la succession de stades différents dans le développement culturel (individuel et collectif), de l'apparition de nouvelles structures, il ne s'agit pas de la reproduction de façon simplement stéréotypique « des chaînons d'une chaîne déjà mise en place », il est question d'un enchaînement « révolutionnaire », d'innovation.

L'emploi des signes participent à un jeu de régulation/dérégulation, mais Vygotsky les interprète avant tout comme des signes propres au corps socialisé, à l'enracinement de l'individu dans le milieu externe. Il ne peut concevoir encore des "signes" spécifiques, des catégorisations particulières qui appartiendraient à ce qu'il décrit pourtant, au niveau du substrat biologique, comme ce mouvement qui lie les réflexes aux « réactions intellectuelles » et sentimentales. Il nous est possible de considérer ce que Damasio appelle « marqueurs » ou « catégories » comme des signes qui vont et viennent entre le corps biologique et le cerveau. Ainsi, au total, il peut s'agir d'une synthétisation neuronale individualisée de catégories cognitivo-émotionnelles hypergénériques dans les arrière-plans biologique et social, selon différentes strates d'activités et de pensée. Ces catégorisations sont parallèles aux catégories idéologiques dominantes et variables dans le temps. Dans le langage, des mots les subsument : ainsi chez Camus on peut souligner dans les dernières phrases de *La Chute* les items-catégories suivants : « Mais rassurons-nous ! Il est *trop tard*, il sera *toujours* trop tard. *Heureusement.* »

Le fonctionnement de l'ensemble repose sur une liaison des deux “milieux” dont témoigne par exemple l'activité langagière avec ses mécanismes d'évaluation — ce qui nous autorise dans le cadre d'un double multidéterminisme (ou, plus largement, d'un indéterminisme non bergsonnien) à juger des valeurs d'une mémoire-survie des systèmes naturels capables de s'autoreprésenter. La nature complexe capable d'engendrer ses propres systèmes à prédictibilité ou rationalité limitée fait penser à un phénix doué d'une créativité, d'une invention, d'une "renaissance" présentes dans son existence même et sa propre mémoire, se proposant de défier indéfiniment le temps. Le rôle qui revient à l'émotion est d'évaluer la fonction des règles et structures cognitives transitoires propres aux processus d'adaptation par rapport aux transformations tant du monde physique biologique que du monde physique culturel. Séquences sensitives du corps biologique ou séquences sentimentales du corps socialisé, l'émotion contribue au choix d'un sens ou d'une valeur par l'exploration d'un fond syncrétique plus ou moins conscient dans le langage intérieur ou des états corporels réfractant des situations ambivalentes, contradictoires, incertaines, fluctuantes — le vécu et les désirs des corps en interaction.

En rejetant tout solipsisme, Vygotsky souhaite, à propos du vécu, de l'expérience existentielle, souligner particulièrement l'importance de la médiation par les signes, sans négliger toutefois une certaine pensée syncrétique dans laquelle il détermine la part qui revient à un fond général, part entrevue beaucoup plus sur le plan des fonctions que sur le plan des mécanismes géniques. Il examine la question du point de vue de l'histoire évolutive des espèces. Les données de l'éthologie animale ou de l'étude des stades précoces du développement de l'enfant dont il dispose ne l'empêchent cependant pas, au plan des principes, d'émettre des hypothèses sur la conscience comme instrument de transformation, que nous pouvons interpréter aussi comme instrument flexible de compréhension et de mémorisation des mondes physiques culturel et biologique. Chez Vygotsky, la liaison unitaire de ces mondes n'est pas évincée de l'explication des fonctions mentales supérieures qu'il s'agisse du langage verbal, de l'attention, de la mémoire, de la formation des concepts, du développement de la volonté, même s'il insiste sur leur caractère social. L'enfant ne dispose pas de facultés ou structures innées de la pensée : celle-ci se développe à partir de la confrontation avec les autres. Mais Vygotsky ne rejette pas l'idée que certaines dispositions physiologiques permettent (avant l'usage du langage verbal) des formes d'adaptation (des habitudes) au niveau de la sensation, de la perception, de l'émotion, de la mémoire (chez le jeune enfant, penser c'est se souvenir, alors que pour l'adolescent se souvenir c'est penser). Selon Vygotsky, l'esprit ne peut rien décider par lui-même, s'il ne se souvient pas de ce qu'il a à faire. Chez le tout jeune enfant, la mémoire est requise dès les premières perceptions et la visée intentionnelle des objets est médiée par des signes à valeur sociale et subjective (pour Spinoza, rappelle-t-il, l'intention est mémoire). Cette mémoire n'est pas déjà présente dans la matière inorganique sous forme de "psychoïdes" (comme le pense Bleuler) qui jetteraient ainsi un pont entre la matière et la conscience. Vygotsky parle d'une mémoire qui se développe. « La culture ne crée rien, elle ne fait que modifier les données naturelles conformément aux desseins de l'homme. » Ces « données » sont des « réserves naturelles — des processus élémentaires possibles à partir desquels doivent se construire les procédés culturels supérieurs du comportement. » Sans ce "fond" le sujet débile, nonobstant les détours et les compensations proposés, reste déficient sur le plan culturel. Selon Vygotsky, qui en ce sens déborde les positions de Bakhtine et les contredit partiellement, toute nouvelle forme de l'expérience culturelle ne s'impose pas de l'extérieur indépendamment de l'état de l'organisme. Par rapport aux réflexes conditionnés les «réactions intellectuelles » correspondent à des représentations qui sont le résultat d'une excitations d'un certain nombre de centres cérébraux, c'est-à-dire de fonctions. Ces réactions sont de type « explosif » particulièrement complexe et dont il ne sait décrire les mécanismes. Il ne réduit pas l'expérience subjective, les états mentaux à des états cérébraux bien déterminés propres à des structures bien délimitées, ni d'ailleurs à un centre particulier d'intégration ou à un cerveau-esprit autonome déterminant une action : dans *Théorie des émotions* il critique à ce sujet les propositions de Wundt, de James et de Bergson : une émotion n'est pas une idée, elle n'est pas intellectuelle, produit d'une connaissance intuitive ou d'un organe capable de créer des automatismes moteurs. C'est plutôt à un ensemble de processus et de fonctions, au principe spinozien d'autoconservation qu'il fait appel en incluant l'idée de développement historique tributaire, dans le cas des individus humains, d'une adaptation « sans modifications biologiques essentielles » : certes, il ne pouvait expliquer de façon technique comment les patrimoines génétiques (biologiques) se recombinent d'une certaine façon, comment les gènes de chaque individu forment effectivement un système fonctionnel ouvert à une certaine réalité de la vie, à la mesure du temps biologique et social, à la pression du milieu. En tout cas, au plan des principes, il considère que l'individu humain est déterminé à être le moins préformé. C'est l'expérience de la vie qui construit les valeurs porteuses à partir d'une constellation de catégorisations. Et Vygotsky signale que, chez Descartes, c'est l'âme « en dehors de la vie » qui est considérée comme la source unique des valeurs et non pas la vie elle-même qui « s'autodéveloppe ». Nous pouvons considérer que la source des valeurs (de l'éthique) est, à travers la transmission des entités culturelles de cerveau à cerveau, cette représentation, sinon impossible du moins très approximative, de soi-même et plus encore de "l'autre", impossible en tout cas comme personne immuable. L'adaptabilité ne peut être compatible avec l'immuabilité. Pour Vygotsky, l'adaptation, la viabilité est favorablement effectuée et avec une plus grande rapidité au stade des réflexes conditionnés ou des réactions intellectuelles. Les réflexes inconditionnés eux, devenant conditionnés, perdent leur stéréotypie, deviennent plus souples. Au total « l'accumulation de petits changements » n'est peut-être pas suffisante en soi, elle est suivie d'un « saut ». Ce que la biologie fait valoir (de son temps en Russie, comme de nos jours) par le jeu des macromutations dans l'éventail des possibles, Vygotsky le transpose au niveau des réactions intellectuelles et émotionnelles. Nous pouvons dire que ce n'est pas en termes d'évolution sélective darwinienne que s'explique pour une bonne part la viabilité, mais en termes d'évolution évaluative. De nos jours ces considérations peuvent concerner au plan culturel l'usage sans frontières des multi-médias ; en effet, c'est dans un espace culturel et politique que les citoyens générant les droits de l'homme peuvent transformer de façon inattendue le droit positif produit par la liberté du marché et de ses consommateurs plus ou moins solvables et consentants.

Vygotsky reconnaît que des réflexes inconditionnés aux réactions intellectuelles il y a un lien, et il n'exclut pas l'étude d'une base "énergétique" des différentes formes de l'instinct : aussi dans les réactions intellectuelles suppute-t-il le maintien d'un comportement naturel sous forme latente indexable à des contraintes internes favorables. Cela implique au niveau cérébral une “plasticité”, notion qu’il utilise au plan psychologique : y trouverait-on ce qu’aujourd’hui on explique comme des mécanismes de la transmission des informations au niveau synaptique révélant une part d’aléatoire compte tenu de la riche constellation des influx que comporte toute stimulation externe et interne ? Toujours est-il qu’il ne s’agit pas pour lui, comme dans la théorie de l’évolution émergente (qu’il critique) d’associer la « décharge des électrons de la structure atomique du système nerveux » à une apparition soudaine et spontanée de nouvelles qualités, sorte de manifestation du pouvoir absolu de la volonté cartésienne ou d’une nature moniste surnaturelle (il ne retient pas l’interprétation des « mouvements moléculaires dont le cerveau est le théâtre » ni celle du « principe de la conservation de l’énergie » que propose Bergson dans le cadre de sa métaphysique (*Essai sur les données immédiates de la conscience*).

Selon Vygotsky, si la nature des fonctions mentales supérieures est sociale, les processus mentaux en revanche conservent une nature « quasi-sociale ». Il ménage ainsi une part de naturel. Pour lui le lien du culturel et du naturel est d’un ordre autre qu’”émergentiste” : la mémorisation des signes n’exclut pas la mémorisation “naturelle” (les automatismes), mais à un certain stade du comportement, l’homme grâce à des processus d’évaluation et de choix, grâce à des réactions qualitativement nouvelles est en mesure de maîtriser son propre comportement, de maîtriser les stimulations, de simuler. En prenant en compte l’existence de deux arrière-plans de la conscience, nous pouvons ainsi entrevoir leurs propriétés et fonctions communes, ce qui revient à unir réellement la nature et la culture, en conciliant l’émotion et la cognition et en réconciliant le corps et l’esprit : affirmer qu’une “mémoire du corps” viendrait écraser une “mémoire de l’esprit”, ne correspond pas à notre point de vue.

Selon Vygotsky la planification de l’action existe chez l’animal. Celui-ci n’est pas soumis à des lois de la physique ; en investissant son environnant, il construit des significations. Mais, selon Vygotsky, s’il est vrai que l’animal utilise la nature, l’homme, lui, la “domine”, la “soumet” à ses buts, y imprime la marque de sa volonté. On pourrait dire alors (comme chez Descartes, mais d’un autre point de vue) que l’homme par sa volonté, par sa liberté peut se détacher de cette nature. Si l’exemple de la logique formelle, du raisonnement hypothético-déductif et de la pensée qui nous permettent de trouver abstraitement d'une façon déterminée la solution d'un problème (Vygotsky n'exclut pas l'importance du raisonnement syllogistique et de la formation des concepts scientifiques dans le développement), si cet exemple autorise la mise en chantier de lois générales relatives au monde physique, il n'est peut-être pas suffisant pour écarter tout lien avec les contextes et les espaces que constituent les arrière-plans idéologiques et biologiques (et qui sont eux-mêmes des objets de connaissance générale évaluée). Si nous disons que cette volonté et cette liberté, par leurs formes et leurs significations, sont le produit du développement historique, de la culture, c'est-à-dire de notre être civilisé, elles sont aussi le produit de cet « être sauvage » (Merleau-Ponty [59]) et surtout de la conscience qu'on peut avoir de la nature considérée en tant que vivant qui ainsi, par l'homme, son cerveau et son langage, est face à lui-même. La « domination sur soi-même » dont parle Vygotsky au sujet de l'individu social, peut s'appliquer à l'individu "biologique" et être interprétée aussi comme la "domination" du vivant sur lui-même, non pas par l'intermédiaire de la « Sagesse » et des « plaisirs de l'âme » comme le préconiserait Descartes, ni par l'intermédiaire de l'intuition, mais par le progrès évalué des connaissaces scientifiques. Ainsi les différences de performances que présente l'homme par rapport à l'animal, différences dans le mesure du temps et de l'espace, dans l'efficacité mémorielle, sont une sorte d'actualisation des différentes formes de survie puisant dans les "réserves" et potentialités du génome et dans les "réserves" de l'éventail des possibles culturels, mais il est entendu que l'emploi du mot de "domination" que nous pouvons faire est très relatif et perd sa référence à la vision philosophique que propose Engels.

XXII
Conclusion

D'une nature non surnaturelle et d'une culture mémorielle

Au début des années trente, Vygotsky rédige *Théorie des Emotions* encore loin du débat philosophique et technologique tel qu'il semble s'imposer de nos jours dans le cadre des sciences cognitives. Mais le contenu de l'ouvrage, en privilégiant l'analyse de l'expérience subjective de l'émotion, n'exclut pas une approche critique de certains courants de la psychologie et par là même de la philosophie de Descartes et de ses épigones anciens ou modernes. Dans *Théorie des émotions* les réflexions sont relatives à l'union du corps et de l'esprit, de l'émotion et de la cognition, de la nature et de la culture, et elles sont sous-tendues par des notions telles que celles de développement et de transformation. Ceci nous autorise à une certaine mise en perspective qui lie l'ouvrage au débat en question, présent aussi dans les approches neurobiologiques actuelles de l'émotion. Cependant, cet ouvrage propose aussi des réponses aux questions relatives à la formation de l'apprenant, tout en représentant, au plan des principes, un apport indirectement applicable aux problèmes d'expertise ou d'intelligence artificielle. En effet, l'importance particulière attribuée par Vygotsky à la théorie des signes nous permet de poser un cadre d'analyse des mots ou des énoncés dans lequel on peut souligner, parallèlement à la fonction de médiation par ces signes, à leur valeur culturelle et mémorielle relativement stable, provisoire, les mécanismes fonctionnels de leur mutabilité : ainsi s'explique, au niveau des activités mentales, l'intérêt porté aux processus de perception, de représentation, de conceptualisation, de catégorisation ou d'imagination, mais ce à partir de la critique d'une certaine notion de structure et à partir de la prise en considération de la notion d'évolution divergente. Aussi avons-nous examiné le transformisme et l'historicisme de Vygotsky par rapport aux notions d'évaluation, de compréhension et de mémorisation qui en précisent une direction éventuelle.

Qu'il s'agisse de la vie quotidienne, de la pratique littéraire ou de la vie politique, on se réfère à des mots ou des comportements à contenu émotionnel sans s'interroger outre mesure sur la notion d'émotion. De nos jours, face à l'hyperinflation de l'emploi du mot ou de termes proches, ou de l'exploitation idéologiques des sentiments, du "cœur", les neurosciences s'appliquent à cerner cette notion sans trop expliciter toutefois la nature et les mécanismes de ses liens avec la notion d'intellect. En écrivant *Théorie des émotions*, Vygotsky cherchait à amalgamer l'intellect et l'affect, le cognitif et l'émotif dans ses réflexions sur la nature de la pensée, du langage ou de l'émotion et ce particulièrement dans le domaine de la psychologie, de la neuropsychologie et de la pédagogie. Et on peut considérer que cet ouvrage figure à juste titre aux côtés d'un autre, aussi important, *Pensée et langage* ; tous deux ont été écrits à l'époque où, à l'âge de trente ans, il se met à l'étude de la médecine (alors qu'il y avait renoncé à l'âge de dix-sept ans).

Théorie des émotions témoigne, dans le cadre d'une approche générale des « fonctions psychiques supérieures », d'un intérêt particulier pour la neurobiologie tout en permettant à Vygotsky une incursion du côté de la philosophie. Cette approche théorique des émotions apparaît comme un préalable indispensable à la lecture d'ouvrages actuels qui, dans le cadre de la neurobiologie ou des sciences cognitives ou connexionnistes prennent pour objet d'analyse les notions de la conscience ou de l'esprit dans leurs rapports au cerveau, au corps ou bien, plus rarement, à l'environnement socio-géographique. C'est ce dernier point que privilégie *Théorie des émotions*. En examinant, parfois de façon très critique, des positions ou présupposés théoriques extrêmes, il anticipe sur les nombreuses discussions actuelles concernant l'explication neuropsychologique ou neurophilosophique de la conscience, de la pensée, du langage, du raisonnement, de la mémoire, de l'émotion, il propose en même temps une sorte de modèle d'analyse de processus et non de structures plus ou moins formelles. Certes, Vygotsky s'installe délibérément dans ce que l'on appelle une approche interactioniste du déterminisme social mais il le fait en écartant toute référence à une transcendance sociale. Son apport essentiel se situe dans l'idée de l'émergence du sens, des signes, du rôle de la médiation par ces signes dans les processus de formation et d'éducation, dans le développement de la conscience, que nous pouvons orienter vers une approche du problème de l'identité de l'indidividu.

La base idéologique de ses réflexions s'appuie sur le transformisme et l'historicisme. Pour faire valoir le mouvement Vygotsky recourt à la notion de langage intérieur et à l'idée de la mutabilité des signes, en l'occurrence ici ceux qui représentent les sentiments. Ces deux notions, replacées dans les débats actuels, nous ont permis d'approfondir le concept d'intériorité, à l'explication duquel la question des émotions fait incliner. Vygotsky se tourne vers la neurobiologie et peut dans une certaine mesure interpréter les données nouvelles dans ce domaine, qui lui permettent de contrecarrer l'offensive toujours renforcée de la théorie périphérique, organiciste des émotions, c'est-à-dire d'un mécanicisme qui n'écarte nullement l'insistance de l'intuitionnisme. Nous avons ici, à la suite de

Vygotsky, repris en nuance la notion de réflexe pavlovien, de deuxième système de signalisation pour mieux lier et confondre non seulement le corps et l'esprit, mais le cognitif et l'émotif, la nature et la culture. C'est la fonction du cerveau considérée comme centrale et la définition d'une nature entendue comme non surnaturelle qui s'imposent.

Tout en mettant en relief l'apport majeur que Vygotsky fait dans le domaine socio-culturel quand il précise le rôle des signes/concepts et des signes/sentiments comme éléments de médiation dans la formation et le développement du sujet face au monde extérieur, nous avons, toujours sur le plan de l'intériorité, élargi sa démarche (sur la base de son analyse des réflexes) en l'orientant cette fois-ci en même temps vers les signes qui composent les représentations que le sujet se fait de son propre organisme. Cette approche "centrale", du fait du rôle d'interface que joue le cerveau entre le milieu interne et le milieu externe, peut nous permettre de préciser autrement la nature de cet organisme, sans qu'il soit nécessaire de payer tribut à l'organicisme ou au vitalisme.

Nous ne pouvons nous substituer à la très riche analyse que fait Vygotsky de "l'erreur" de Descartes : celui-ci, dans le *Traité des passions de l'âme*, établit un dualisme des émotions [23] mais qui n'élimine pas somme toute des liens entre le corps et l'âme. La lecture de ce *Traité* et celle de la *Théorie des émotions* se justifie si l'on veut comprendre aujourd'hui certains aspects des sciences de la cognition ou de la conscience : les nombreux noms de psychologues, de philosophes, de biologistes évoqués par Vygotsky jalonnent le parcours critique qu'il fait d'une approche non-interactioniste. Si, de nos jours, Damasio en critiquant Descartes et James fait des émotions le fondement du raisonnement, il ne se débarasse pas totalement du parallélisme cartésien : n'évoque-t-il pas les « plus hautes opérations » telles que les activités spirituelles, mystiques, esthétiques en supposant "l'âme" dans le corps, dans la nature ? Faut-il donc ne s'en tenir qu'à une réalité susceptible de fonder la pensée et le discours et qui permet grâce au langage articulé de « rentrer dans la représentation » et de faire part de la « subjectivité vécue et partagée grâce à l'émotion qui est à l'origine de la communication intersubjective » [16] ? Il y a aussi — et c'est ce que veut dire Vygotsky — à l'origine de la "tension communicative" une tendance intentionnelle qui correspond à des processus cognitifs, intellectuels. L'exemple du langage, à la suite de

Pensée et langage, nous permet d'expliciter bien des rapports entre le cognitif et l'émotif.

Entre le travail des processus représentatifs de la pensée et le langage articulé et doublement articulé, on trouve le langage intérieur tel que le décrit Vygotsky. C'est à ce niveau qu'on peut concilier les données de la neurobiologie des émotions ou de la conscience et les données de l'approche vygotskyenne du multidéterminisme social du contenu de l'émotion et de la cognition, de la langue, de la parole, des sentiments correspondant à des ensembles sémiotiques, instruments de médiation dans un processus d'intériorisation du monde environnant. Ce langage intérieur est la rencontre de ce que nous appelons le corps "socialisé" et le corps "biologique" : il est lié aux usages de la langue (le langage externe) ; il n'y a pas de coupure entre ces usages et une certaine forme de réflexe, certaines "fonctions naturelles" que nous entendons comme appétence cognitivo-émotionnelle faisant agir et réagir une forme organique unique (le corps) et la singularisant dans son actualisation historique. D'une certaine façon, nous pourrions parodier Spinoza dont l'*Ethique* est pris dans *Théorie des émotions* comme référence pour contrer Descartes : le corps "biologique" et "socialisé", en tant que raisonnable et déraisonnable, n'appète rien d'autre que la connaissance, et ne juge pas qu'aucune chose lui soit utile, sinon ce qui conduit à la connaissance [60]. Au lieu de parler de notre double corps et de notre cerveau préprogrammés pour s'intéresser à ce qui est nouveau, pour comprendre, apprendre et aussi s'émouvoir toujours plus, pour cerner et inscrire leur identité dans le temps et l'espace, pour mémoriser le monde, Spinoza évoque « l'Ame raisonnable » en précisant : « Le bien suprême de l'Ame est la connaissance de Dieu ». Mais cette remarque ne serait-elle qu'un « simple appendice théologique » comme le suppose Vygotsky ? Dans le *Traité de l'entendement humain* Spinoza parle de la puissance native de l'entendement ; dans *Ethique*, il n'exclut pas la prise en compte d'une appréciation de la connaissance et de la raison. Vygotsky semble retenir à sa façon ces principes du philosophe, ainsi que celui de l'autoconservation, ce qui implique dans sa démarche analytique l'étude du rôle de l'organisme, de l'unité psychobiologique en spécifiant la fonction des réflexes. Pour notre part et à la suite de l'idée de transformisme et d'historicisme de Vygotsky, nous parlerons pour notre cerveau et "nos corps" d'une activité de connaissance des "secrets" de la matière en général et du vivant en particulier, d'un principe d'évaluation de ces connaissances (de sensibilité), principe multidéterminé simultanément par le biologique et le socio-culturel au point qu'on peut les confondre. Cette idée des deux corps implique la rencontre de la mémoire du génome et de la mémoire historique/collective se répondant de façon spécifique au niveau des tendances, des arrière-plans, des catégorisations, des émotions, des évaluations, des représentations, de la conscience et des langages dans la résolution des conflits externes et internes

Ainsi la notion de nature « naturante » et « naturée » (chez Spinoza, "Dieu" et "le monde") peut perdre le caractère de "surnaturel", se débarasser du surdéterminisme qui lie le biologique, le moral et le spirituel. Les notions de compréhension, de visée cognitive du monde, de jouissance de ce monde et de l'espace/temps sont associées aux notions d'évaluation, ce qui nous amène bon an mal an à corriger, en le comprenant, un état initial de survie "bricolé" dans la sphère du vivant soumis à l'entredévorement. Pourquoi l'être humain n'inventerait-il pas peu à peu son destin hors d'un monde "damné" ? Pourquoi l'agrément d'être ne serait-il pas éventuellement source du plaisir de l'existence qui durerait et perdurerait sous toutes les formes possibles et inimaginables de survie, de mémoire partagée selon des critères évolutifs. La réflexion sur cette notion même de mémoire historique des consciences (sorte de "clonage" culturel) contribuerait pour une bonne part à pondérer les manifestations de "l'appétit" spinozien. Le tumulte des émotions dans chaque individu ne fonctionne pas à vide mais dans un rapport au jalonnement du temps historique toujours repensé, enrichi, renouvelé par la mémoire.

Du point de vue du fonctionnement cérébral, la spécificité des activités des hémisphères nous permet de préciser cette créativité, cette imagination, cette association du cognitif et de l'émotif que Vygotsky entrevoit globalement aux niveau des fonctions psychiques supérieures et qu'il fait dépendre, du point de vue de la structure et du contenu mémoriel, avant tout de la sphère de l'organisation sociale et qui sont, en réalité, comme nous l'évoquons, gérées par un cerveau gauche "surveillé" par le droit sans quoi l'historicisme social ou la vision objectiviste absolu du réel s'emballent. Mais Vygotsky déjà, à la suite de Spinoza, considère le corps comme un système, une unité psychosomatique. Et en ce sens il nous reste à dire que la pensée, la conscience deviennent également une sorte d'instance de la prise en compte évaluée, grâce à la parole et au langage intérieur, des «impulsions », des « besoins », des « intérêts » et « motivations », d'une « tendance affective et volitive » et d'un processus « d'autoconservation » liée aux sentiments de la joie et de la tristesse intimes dans le rapport au temps, le tout traité par l'hémisphère droit (contrôlé à son tour dans ses excès par le gauche). L'agrément d'un état de fait de survie se fait selon des processus émotionnels plus ou moins antagonistes et aux critères historiques évolutifs [61]. C'est à une évolution évaluative et non à une involution moralisatrice ou esthétisante visant une « pureté originelle » de la nature [62], que le temps historique se soumet, en intégrant l'activité transformatrice continue à laquelle tient Vygotsky. Cette activité n'exclut nullement l'existence de lois générales (non mécanicistes) du monde physique ou des phénomènes physico-chimiques du vivant que les principes vitalistes de leur côté tentent d'investir.

L'animal humain sent qu'il sait et sait qu'il sent. Emanation du vivant, il met le vivant face à lui-même dans une attitude complexe évolutive d'autocompréhension, d'auto-évaluation, d'autotransformation, d'automémorisation et d'autorenouvellement. La culture est une condition de l'aventure du vivant. Elle dédouble le temps, vécu par le corps et ses désirs dans l'immédiateté, et inscrit la trace du sujet dans ce temps construit et reconstruit. Les êtres pensants existent dans et par le temps dont la mesure correspond à une certaine évaluation, une certaine sensibilité d'un état de matière fortuitement exprimé. Le « désir de volupté dont le principe en nous est notre ressemblance avec les animaux » [63] n'est pas ce désir qui « abrutit » le raisonnement et l'intelligence en germes dans le monde avant le "temps", comme l'expliquait, au IVe siècle, Grégoire de Nysse (et comme le feront Descartes, Lange et James, etc.), mais il est à confondre avec l'appétence cognitive. Ce désir n'est pas, comme l'entend Spencer, qu'une "sensibilité" "animale" : par sa fonctionnalité, il est conjoint à son prolongement et son développement sous forme de sensibilité culturelle, domaine des mutations plus ouvert et plus rapide. Ainsi le physique biologique multidéterminé génétiquement (une certaine physionomie) devient physique esthétique considéré et multidéterminé historiquement, culturellement et la rencontre des corps biologiques et socialisés est cette interface où s'inscrit la présence de l'individu au monde : un "sentiment de soi" au travers des changements de rupture, un "état" de conscience mutable. La description que donne Vygotsky de la dimension "culturelle", du rôle et de l'action transformatrice de l'homme dans l'organisation sociale et du monde mérite de ce fait une attention toute particulière, quand il essaie de la confronter à la description de sa dimension "naturelle". L'accent mis dans *Théorie des Emotions* sur le rôle des sentiments participe de cette confrontation : en soulignant l'influence que peut avoir « l'ensemble des idées théologiques, polilitiques, esthétiques, scientifiques qui constituent la conscience du génial Alighieri » dans ses rapports affectifs, Vygotsky n'omet nullement de mentionner l'effet produit par la « silhouette » de Bréatrice sur Dante. Or la silhouette appartient précisément aux "deux" corps.

A la suite de certaines affirmations et intuitions de Vygotsky, nous pouvons dire que, des réflexes animaux de survie aux réactions intellectuelles et sentimentales, l'appétence cognitive et émotive, les processus du développement et de la transformation du monde se traduisent en des comportements, avec leurs risques et leurs erreurs, de compréhension scientifique et de mémorisation (culturelle) de ce monde, comportements qui évoluent et se transforment dans et par l'existence, ne privant pas cependant la conscience d'un sentiment de continuité dans le temps tout en bifurcations, se débarassant progressivement de la nécessité, en son temps historiquement "justifiée" (explicable), d'une "puissance immémoriale" : c'est-à-dire une sorte de "mémoire primordiale" accomplie, sorte d'inconnaissance célébrée par la "logique du cœur", ou pouvoir absolu de la raison (politique ou philosophique) redoutant les affects ou faisant appel à la volonté, au libre-arbitre choisissant entre la fatalité et le hasard (entre la « Nécessité immuable » — c'est-dire la « Providence » — et la « Fortune » pour employer les termes de Descartes); Cette puissance, peu ou prou forcément au service des meurtres, petits ou grands, sordides ou sublimés, Montaigne l'avait dénoncée, car : « Le profit de l'un est dommage de l'aultre. » [10]. Mais « l'incertitude de nos jugements », ou encore l'idée qu'« il n'est aucune constante existence ni de notre être ni des objets » (pour citer encore Montaigne), n'empêchent nullement, par le savoir et la saveur des choses de ce monde, de bâtir indéfiniment l'édifice du temps et de lui appartenir, quand bien même l'histoire au service des pouvoirs, contre la mémoire, y distribue souvent les rôles comme si l'on ne pouvait rien transformer.

Nicolas ZAVIALOFF

Notes

1. L'ouvrage *Théorie des émotions* (Учение об эмоциях) a été publié en Russie en 1984 dans le t. 4 des *Œuvres choisies/Собрание сочинений* de Vygotsky en 6 volumes, Edit. Pedagogika, Moscou, 1982-1984. V. note 1 des « Commentaires » de Iarochevski en fin du texte traduit. (D'une façon générale on trouvera dans ces « Commentaires » ainsi que dans les « Références » de Rivière [11] des informations relatives à certains noms cités dans cette introduction).
2. *Pensée et langage*, Editions Sociales, Paris, 1977. (*Mychlenie i retch/Мышление и речь*, Sotsekguiz, M./L., 1934) ; figure dans *Œuvres choisies*, t. 2, M., 1982.
3. « Leçons de Psychologie »/« Lektsii po psikhologii/Лекции по психологии » datent de 1932, ont été publiées pour la première fois en 1960 dans Vygotsky L. S., *Razvitie vyschikh psikhitcheskhikh founktsiï*/Развитие высших психических функций, Изд. АПН, Москва(*Développement des fonctions psychiques supérieures*, APN, Moskva). Dans le même volume on trouve « Genèse des fonctions psychiques supérieures »/« Genezis vyschikh psikhitcheskikh founktsiï/Генезис высших психических функций », article écrit en 1929. Le premier texte figure dans *Œuvres choisies*, t. 2, 1982 ; le second dans le tome 3, 1983.
4. V. notes 2 et 3 des « Commentaires » de Iarochevski. L'ouvrage *Les Emotions* de C. Lange a été traduit par G. Dumas qui en a écrit la préface (Félix Alcan, Paris, 1895 ; les citations sont extraites de cette traduction). Dumas a également traduit et préfacé *La Théorie de l'émotion* de W. James (Félix Alcan, Paris, 1901) qui correspond au chapitre XXIV des *Principes de Psychologie*, N.Y., 1890.
5. Vygotsky a publié « Le Fondement biologique des affects » dans la revue *Khotchou vsio znat'/Хочу всё знать (Je veux tout savoir)*, N° 15-16, en 1930.
6. Dans *Les Emotions*, Que Sais-je, PUF, Paris, 1988 (1° édit.), Dantzer R. se réfère au modèle de Leventhal H. V. aussi Dantzer R., *L'Illusion psychosomatique*, Ed. Odile Jacob, Paris, 1989 ; Vincent J.-D., *Biologie des passions*, O. Jacob, Paris, 1986 ; Vernier Ph. et Vincent J.-D., « Le rôle majeur des émotions » dans *A quoi sert le cerveau*, *Siences et Vie*, juin 1996 ; *Les émotions*, *Sciences et Vie*, sept. 1989 ; Delacour J. (éd.), *Neurobiologie des comportements*, Paris, Hermann, 1984. Dans le domaine de la psychologie, Sartre

(*Esquisse d'une théorie des émotions*, 1e éd. 1938) critique la théorie périphérique (de James), Janet et Wallon pour défendre l'idée du « caractère organisé » de l'émotion, comme « relation de notre être psychique avec le monde ».

7. Damasio A. R., *L'Erreur de Descartes - La raison des émotions*, Ed. Odile Jacob, Paris, 1995. Damasio critique en partie la théorie périphérique de James dont cependant « la compréhension de la psychologie humaine n'a été égalée que par Shakespeare ou Freud » ; nous voudrions précisément citer un exemple de cette "compréhension" : « Dans la vie psychique réservée tout entière au cerveau, on retrouve la même distinction entre les considérations de l'immédiat et celles du lointain. A toutes les époques, l'homme qui subordonne son action aux fins les plus éloignées a paru posséder la plus haute intelligence. Nous avons là un critérium qui nous permet d'apprécier la valeur des hommes, et de les ranger le long d'une échelle continue, où l'on rencontre successivement, en allant de bas en haut, le vagabond qui vit d'heure en heure, le bohémien dont la pensée ne dépasse pas le jour présent, le célibataire qui limite ses ambitions à sa vie, le père de famille qui travaille pour la génération suivante, le patriote qui pense à toute une communauté et à de nombreuses générations, le philosophe enfin et le saint qui embrassent l'humanité et l'éternité. Et chaque degré de cette échelle marque un progrès de l'indépendance des centres supérieurs et de leur domination sur les centres inférieurs.» ! (*Précis de Psychologie*, Rivière, Paris, 1910)
8. Ribot Th. a publié aux édit. Félix Alcan, *Les Maladies de la personnalité* (1885), *La Psychologie des sentiments* (1896), *La Logique des sentiments* (1905), *Essai sur les passions* (1907) auxquels nous nous référons dans cette introduction.
9. Cannon W., v. les « Commentaires » de Iarochevski.
10. Montaigne M. de, Essais, Garnier Frères, Paris, 1962.
11. V. Changeux J.-P. (*L'homme neuronal*, Fayard, Paris, 1983) pour qui la formation des concepts se fait après élagage sensoriel, et Ribot qui affirme que le concept requiert un minimum de physiologie.
12. Rivière A., *La psychologie de Vygotsky*, P. Mardaga, Liège, 1990.
13. Dans cette introduction les différentes références à Bakhtine M. M. concernent les textes suivants : *Le marxisme et la philosophie du langage*, Les Editions de Minuit, Paris, 1977 (traduit du russe par M. Yaguello ; première édition du texte en russe sous le nom de Volochinov V. N., Léningrad, 1929, 2e éd. 1930) ; « L'énoncé, unité de l'échange verbal » dans *Esthétique de la création verbale* (traduit du russe par A. Aucouturier), Gallimard, Paris, 1984. Sur Bakhtine v. *L'héritage de Bakhtine*, (C. Depretto éd.), PUB, Bordeaux, 1997.
14. Chomsky N., « Sur la nature, l'utilisation et l'acquisition du

langage », article écrit en 1987, paru dans *Recherches Linguistiques de Vincennes*, 19, 1990.

15. V. *Langage et pensée.*
16. Vincent J.-D., « Cerveau et comportements » dans *Le cerveau, La machine-pensée* (sous la dir. de B. Andrieu), L'Harmattan, Paris, 1994.
17. Jakubowicz C. « Théorie des principes et paramètres », *Recherches Linguistiques de Vincennes*, 25, 1995. V. aussi les articles de H.-C. Obenauer et de J.-Y. Pollock dans *Recherches Linguistiques de Vincennes*, 19, 1990.
18. Le cercle de Bakhtine et celui de Vygotsky ne semblent pas avoir collaboré. Vygotsky cite Bakhtine ; il connaît les travaux des formalistes russes mais en utilisant la notion de structure, il l'entend comme forme pourvue d'une signification, d'une fonction.
19. Luria A. R., *Itinéraires d'un psychologue*, Ed. du Progrès, Moscou, 1985 (publié en russe en 1982).
20. Korsakova N. K., « La neuropsychologie de la mémoire en Russie : aspect historique et état actuel » dans *Mémoire de la Russie - Identité nationale et mémoire collective* (J. de Proyart et N. Zavialoff éds), L'Harmattan, Paris, 1996.
21. Potebnia A. (1935-1891), philologue russe cité dans *Pensée et langage.* Selon Potebnia, le langage est un moyen pour se comprendre soi-même.
22. Léontiev A. S., *Activité, Conscience, Personnalité*, Ed. du Progrès, Moscou, 1984 (édité en russe en 1975 ; traduit par G. Dupond)
23. Descartes R., *Méditations métaphysiques*, dans *Œuvres*, X-1, J. Vrin, Paris, 1973. Dans le *Traité des pssions de l'âme* Descartes conclut que les passions « sont toutes bonnes de leur nature », et ce dont l'âme doit se méfier, c'est de leur « mauvais usage » et de leur «excès ». Aussi faut-il «sagesse » et « plaisirs » de nature supérieure, "surnaturelle", les autres passions devenant en conséquence inférieures. Notons que cette supériorité est marquée en partie par un déterminisme social : par exemple, dans le cas de la notion d' « honneur ».
24. Iarochevski M. G., « Postface » de *Théorie des émotions*, dans *Œuvres choisies* de Vygotsky, t. 4.

25 Troubetskoy, N. S., *Principes de phonologie* (trad. française), Klincksieck, Paris, 1949.

26. Jakobson R. et Waugh L., *La Charpente phonique du langage*, Ed. de Minuit, Paris, 1980.
27. Jakobson R., *Essais de linguistique générale*, Ed. de Minuit, Paris, t.1, 1963 ; t. 2, 1973.
28. Dennes M., « L'influence de Husserl en Russie au début du XXe siècle et son impact sur les émigrés russes de Prague », dans *La Tchécoslovaquie et l'émigration russe dans l'entre-deux-guerres* (à

paraître).

29 Stern C. et W., *Die Kindersprache*, J. A. Barth, Leipzig, 1928 (cité dans *Langage et pensée*).

30. Konopczynski G., « Le langage émergent : comment la mélodie devient intonation entre 8 et 24 mois », dans *La Lecture*, (Zavialoff, N. éd.), t. 1, L'Harmattan, Paris, 1990.

31. Il s'agit de « Relations entre la science du langage et les autres sciences », dans Première partie, Chapitre premier, *Essais de linguistique générale*, t. 2. (*op. cit.*)

32. Jakobson se réfère dans l'article mentionné ci-dessus à trois textes de Jacob F. Il faut y ajouter l'article publié en 1974 dans un numéro (322) de la revue *Critique* consacré à Jakobson : « Le modèle linguistique en biologie » et dans lequel on relève la remarque suivante : « Pour le biologiste, il paraît ainsi probable que les remarquables analogies de structure observées entre hérédité et langage sont dues avant tout à la convergence d'exigences nées de fonctions voisines. »

33. Baïev N. A., « Pout' biologii XXI veka. Programma "Genom tcheloveka"/Путь биологии XXI века. Программа "геном человека" », *Vestnik Ross. Akad. naouk*, 63, 1993.

34 Propos de Borneus M., chef de l'unité Biologie du cycle cellulaire et de la motilité (Institut Curie/CNRS) rapportés et commentés par Dufour J. dans l'article « La physique en renfort de la biologie », *Le Monde*, 10 mai 1996.

35. Lécuyer R. considère que dès le troisième mois les bébés sont capables d'abstraction dans la mesure où ils peuvent catégoriser (V. *Le développement cognitif du nourrisson*, 2 vol., Nathan, Paris, 1994 et 1996).

36. V. les travaux de Christophe A. du Laboratoire de Sciences cognitives et psychologiques (CNRS-EHSS), Paris.

37. Friaouf V. A. (Université de Saratov) mentionne, dans ses travaux en sciences cognitives, l'apport du philosophe russe Lossev A. F. et ceux de Spet G. et de Heidegger.

38. Bronckart J.-P., « Du behaviorisme à l'interactionisme social », dans *Des animaux et des hommes* — Hommage à Marc Richelle, PUF, Paris, 1994

39. Ledoux J., « Emotions, mémoire et cerveau », *Pour la Science*, 202, 1994.

40. Lénine V. I., *Matérialisme et empiriocriticisme*, Ed. du Progrès, M. 1970 (écrit en 1908).

41. Bekhterev M. (1857-1927), psychiatre et neurologue ; un des créateurs de la psychologie expérimentale russe.

42. Kornilov K. N. (1879-1957), psychologue, élève de Tchelpanov qu'il

remplaça à la direction de l'Institut de Psychologie de Moscou (en 1923) ; a proposé l'approche "réactologique".

43. Vernadski W., *La Biosphère*, Félix Alcan, Paris, 1929 (l'ouvrage a paru en russe en 1926).
44. Rivière A., *op. cit.*.
45. Desclés J. -P., « Dialogue sur les prototypes et la typicalité » dans *Modèles et concepts pour la science cognitive -Hommage à J.-F. Le Ny*, PUG, 1993. A propos de la fonction et des formes des phonèmes, v. Martinet A. «Substance phonique et traits distinctifs », *Bull. de la Société de Linguistique de Paris*, 1957.
46. Chalier C., *Sagesse des sens*, Coll. L'être et le corps, Albin Michel, Paris, 1995.
47. Dans son article « A l'écoute du cerveau des bébés » (*La Recherche*, 274, 1995) Dehaene-Lambertz G. montre comment les techniques d'enregistrement de l'activité cérébrale « permettent la décomposition d'une capacité complexe en une séquence d'étapes de traitement de l'information en précisant leur fonction et leur chronologie. » V. de même Morault P. et Zavialoff N., « Approche psychophysiologique des phases précoces de la perception et de la reconnaissance auditive d'un mot chez l'homme », *Sciences Cognitives - Façade Atlantique*, Bordeaux, 1994.
48. Paulhan F. (1857-1931), psychologue français, cité dans *Pensée et langage*.
49. Crick F. et Koch C., « Pourquoi les neurosciences peuvent expliquer la conscience », réponse à l'article de Chalmers D. « Qu'est-ce que la conscience ? », *Pour la Science*, 220, 1996.
50. Damasio A. et Damasio H., « Le cerveau et le langage », *Pour la Science*, 181, 1992.
51. V. Luria, *op. cit.*
52. Zavialoff N. et Claverie B., « Comportement langagier et dominances cérébrales mises en évidence par le test de Wada », *Revue de Phonétique Appliquée*, 108-109, 1993.
53. Gainotti G. et al., « Left/right and cortical/subcortical dichotomies in the neuropsychological study of human emotion » in *Neuropsychological Perspectives on Emotion* (Ed. by F. N. Watts), Lawrence Erlbaum Associates, Hillsdale, 1993.
54. Il s'agit des dernières lignes de la conclusion de l'ouvrage *Psychologie des sentiments* de Ribot (*op. cit.*).
55. Spinoza B., *Ethique*, III, Prop. IX, Scol. La citation d'après l'édition Garnier-Frères (1965) est la suivante : «...l'appétit n'est par là rien d'autre que l'essence même de l'homme, de la nature de laquelle suit nécessairement ce qui sert à sa conservation ; et l'homme est ainsi déterminé à le faire. De plus, il n'y a nulle différence entre l'Appétit et

le Désir, sinon que le désir se rapporte généralement aux hommes, en tant qu'ils ont conscience de leurs appétits, et peut pour cette raison, se définir ainsi : *le Désir est l'Appétit avec conscience de lui-même.* Il est donc établi par tout cela que nous ne nous efforçons à rien, ne voulons, n'appétons ni ne désirons aucune chose, parce que nous la jugeons bonne ; mais, au contraire, nous jugeons qu'une chose est bonne parce que nous nous efforçons vers elle, la voulons, appétons et désirons. »

56. Bakhtine qui se disait « profondément croyant » sur le plan religieux (V. Kopeïkine A. « Bakhtin za razgovorom/Бахтин за разговором », *La Pensée Russe*, déc. 1996), dans son approche sociophilosophique et culturologique de l'homme indépendante des sciences naturelles, considérait l'individu comme un exemplaire unique eu égard à une éthique de la création, de la politique et de la religion (V. Davydov, Ju. N., « Max Weber et Mikhaïl Bakhtine », *Sotsiologitcheskie Issledovania*, Naouka, Moskva, 10, 1996).
57. Engels F., *La Dialectique de la nature* (ouvrage écrit entre 1878 et 1883, publié en 1925).
58. Wertsch, J. V., « La médiation sémiotique de la vie mentale : L. S. Vygotsky et M. M. Bakhtine » dans Schneuwly B. et Bronckart J.- P., *Vygotsky aujourd'hui*, Neuchâtel-Paris, Delachaux et Niestlé, 1985. V. aussi Radzikhovski L. A. « Problema obchtchenia v rabotax L. S. Vygotskogo/Проблема общения в работах Л. С. Выготского », dans *Psikhologitcheskie issledovania obchtchenia*, Izd. Naouka, Moskva, 1985/Психологические исследования общения, Изд. Наука, Москва, 1985.
59. Merleau-Ponty M., *La Nature*, Seuil, Paris, 1985.
60. Spinoza B., *op. cit.*; les deux citations sont extraites de la démonstration des propositions XVII et XVIII de la quatrième partie. Chez Spinoza, les affects et la connaissance sont liés ; dans *Ethique* sa manière d'insister sur l'Amour et la Haine en témoigne.
61. Dans *Les Passions de l'âme*, article XC, Descartes dit que « l'Agrément est particulièrement institué de la Nature pour représenter la jouissance de ce qui agrée, comme le plus grand de tous les biens qui appartiennent à l'homme... Il est vrai qu'il y a diverses sortes d'Agréments. » (Descartes n'évoque pas la sensation de vivre). Tel ou tel « désir qui en naît » peut être « jugé contraire à soi-même » : les « courants antagonistes » qu'évoque Bergson (*L'Evolution créatrice*) ou « les choses d'une nature contraire » chez Spinoza (*Ethique*) y renvoient à leur façon.
62. Dürer qui croyait exprimer cette "pureté originelle" dans ses gravures, ne nous communique qu'une représentation de la nature parmi infiniment d'autres . V. *Œuvre gravé*, Musée du Petit Palais, Paris,

1996.

63. Voir l'article « Evolution et religions » de M. Delsol dans le dossier *L'Evolution*, *Pour la Science*, janvier 1997.

L'auteur de la célèbre théorie des émotions, C.G. Lange [2], cite Spinoza comme l'un de ceux dont la doctrine a précédé la théorie organiciste des émotions. Cette théorie, comme on le sait, a été élaborée, presque au même moment, par deux chercheurs travaillant indépendamment l'un de l'autre — Lange en 1885 et W. James en 1884 [3]. Ainsi, selon l'expression de J. W. Gœthe, certaines idées mûrissent à des époques déterminées, à l'instar de ces fruits qui tombent simultanément dans divers vergers.

« J'ignore, dit Lange, si une théorie des émotions semblable à celle-ci a jamais été exposée ; dans tous les cas on n'en trouve aucune indication dans la psychologie scientifique. Spinoza s'est peut être le plus rapproché de notre conception en ce sens qu'il ne fait pas dépendre l'expression physique des émotions d'un mouvement de l'âme ; au contraire, il place les deux phénomènes l'un à côté de l'autre et donne le premier rang au fait physiologique. » [1896, p. 89 (du texte russe, ndt)]. Lange a en vue la définition bien connue de l'affect telle qu'elle est donnée dans la théorie de Spinoza. « J'entends par affects — dit Spinoza — des états du corps qui augmentent ou diminuent la capacité du corps même à l'action, qui favorisent cette capacité ou la restreignent tout en favorisant ou non la conscience de ces états. » [1933, p. 82].

G. Dumas [4], en analysant la genèse de la théorie organiciste des émotions, telle que l'a formulée Lange, mentionne la nette divergence qui existe entre cette théorie et celles des évolutionnistes, en particulier de Ch. Darwin [5] et de H. Spencer [6], et il mentionne aussi « une sorte de réaction antianglaise dans la pensée de Lange » [cité d'après l'ouvrage : G. Lange, 1896, p. XI]. En effet, Lange reproche à Darwin, et en général aux adeptes de la théorie évolutionniste, le fait d'avoir faussé la question de l'état affectif, d'avoir considéré le point de vue historique comme prépondérant par rapport au point de vue mécaniciste et physiologique. Il dit ceci : « Il faudrait se demander si la tendance évolutionniste que ses recherches ont imprimée à la psychologie moderne, et particulièrement à la psychologie anglaise, peut être considérée comme un bienfait. Assurément non en ce qui concerne les états affectifs, car cette tendance a conduit les psychologues à négliger l'analyse proprement physiologique et par suite à abandonner la véritable route où les physiologistes sont entrés et par laquelle ils seraient arrivés au but si des phénomènes physiologiques aussi fondamentaux que les fonctions vaso-motrices eussent été connues de leur temps. » [ibid., p.85]. Pour bien comprendre l'essence même de la théorie organiciste des émotions, ce fait que nous venons de signaler a une signification extrêmement importante. Il servira ultérieurement de point d'application de notre analyse critique, dont le but sera de mettre en lumière tout le caractère antihistorique de cette théorie. Pour l'instant, ce fait nous intéresse d'un autre point de vue. D'un point de vue négatif, non seulement il explique bien ce que furent les ancêtres idéologiques de la théorie organiciste des émotions, mais il montre avec quelles orientations de la pensée philosophique et scientifique cette théorie se trouve spirituellement apparentée et celles auxquelles elle est ouvertement hostile.

« Il se réfère plus volontiers — dit Dumas au sujet de Lange — des mécanistes français et il est en effet leur lointain disciple ; cette décomposition de la joie et de la tristesse en phénomènes moteurs et psychiques, l'élimination de substances illusoires de forces vaguement déterminées — tout cela est fait selon la tradition que représentent N. Malebranche [7] et Spinoza. » [ibid, p. XII]. E. Titchener [8] constate qu'« il serait tout à fait inexact — et pour James et Lange ce ne serait pas un grand compliment — de supposer que cette théorie représente quelque chose d'absolument nouveau. » [1914, p. 163]. Le fait de mentionner les composantes organiques des émotions est en réalité aussi ancien que la psychologie systématique. Titchener les retrouve en partant d'Aristote et en finissant par H. Lotze [9] [H. Lotze, 1852, p. 518] et H. Maudsley [10], c'est-à-dire par des contemporains de Lange et de James. En recherchant tout ce qui, de près ou de loin, touche à la théorie organiciste des émotions, Titchener ne distingue pas une quelconque orientation de la pensée philosophique ou scientifique, ni même, entre autres, la philosophie de Spinoza, comme précurseur historique fondamental de la théorie en question. Cependant, il indique que l'on trouve chez Spinoza des définitions allant dans le même sens et, en outre, il se réfère à la définition de l'affect déjà citée, donnée dans l'*Ethique* [Spinoza, 1933, p. 32].

James lui-même ne reconnaît pas, à la vérité comme le fait Lange, cette parenté historique ou idéologique entre sa théorie et l'étude des passions de Spinoza. Au contraire, James est enclin, contrairement à l'opinion de Titchener et à l'opinion presque générale établie dans la psychologie scientifique, à considérer sa théorie comme quelque chose d'absolument nouveau, comme un enfant sans aïeux, et à opposer son étude à toutes les recherches sur les émotions à caractère purement descriptif, où qu'elles soient — dans les romans, dans les ouvrages classiques de philosophie ou dans les cours de psychologie. C'est, selon l'expression de James, une littérature purement descriptive qui, de Descartes à nos jours, représente la partie la plus ennuyeuse de la psychologie. En outre, on perçoit, en l'étudiant, que la classification des émotions proposée par les psychologues est, dans la majorité écrasante des cas, une simple fiction ou est sans la moindre importance.

Si James, de cette façon, n'est pas lui-même enclin à voir un lien de parenté entre la théorie des passions de Spinoza et la théorie organiciste des émotions qu'il a développée, d'autres le font à sa place. Nous ne parlons déjà plus des témoignages faisant autorité et mentionnés ci-dessus, tels que ceux de Lange, Dumas et Titchener, auteurs qui réfèrent leurs affirmations, en fait, autant à la théorie de James qu'à celle de Lange. Ces deux théories n'en constituent qu'une seule, en tout cas du point de vue de son contenu principiel, lequel est seul à même de nous intéresser quand il s'agit d'expliquer la genèse d'une théorie ; les divergences qui apparaissent entre elles concernent, comme on sait, les mécanismes physiologiques plus détaillés qui déterminent l'apparition des émotions ; c'est sur ce point que nous concentrerons ultérieurement notre analyse critique.

Pour en finir avec l'examen de notre thèse selon laquelle la théorie spinozienne des affects est habituellement mise en parallèle avec la théorie des émotions de James et de Lange, référons-nous seulement à la recherche bien étoffée et convaincante de G. Sergi [11], dont nous aurons ultérieurement à utiliser les résultats. En étudiant la naissance de la théorie organiciste des émotions, Sergi s'arrête sur un point critique de cette théorie, précisément sur la réduction (apparaissant inévitablement dans le développement logique de cette doctrine) de l'émotion à la sensation vague, indifférenciée et globale d'un état organique général. Et il s'avère qu'il n'y a plus ni passions ni émotions, mais seulement des sensations. Selon Sergi, ce résultat auquel, en son point critique, aboutit la théorie organiciste, effraie James à tel point qu'il est contraint de tomber dans la théorie spinozienne. Remarquons au passage qu'en ce qui concerne la véritable origine de la théorie des émotions, Sergi arrive, au total, à des conclusions qui divergent substantiellement des points de vue généralement admis que nous avons cités plus haut. Ultérieurement, nous aurons encore à utliser ces conclusions et à nous appuyer sur elles pour élucider certaines questions essentielles relatives au problème fondamental de notre recherche. Pour l'instant, cette circonstance ne nous intéresse que dans la mesure où elle renforce « l'objectivité et l'impartialité » de la thèse, mentionnée ci-dessus, de la nature spinozienne de la théorie de James.

Nous n'allons pas poursuivre plus avant l'énumération des différents points de vue relatifs à la question examinée. Quoiqu'ils se différencient par des nuances, ils convergent fondamentalement par le ton de leurs affirmations. En les examinant globalement, on ne peut s'empêcher de remarquer qu'ils représentent une opinion assez solidement ancrée dans la psychologie contemporaine et que, conformément au proverbe français, plus cette opinion change dans ses différentes énonciations, plus elle reste la même. Même si cette opinion n'était, à l'épreuve d'un examen plus attentif, rien de plus qu'une erreur ou qu'un préjugé, nous devrions quand même commencer notre étude par l'approche de cette thèse, car la polémique qui se déchaîne sous nos yeux autour de la doctrine de James et de Lange nous fait entrer directement au cœur même du problème qui nous intéresse. Il y a là, conformément à l'opinion la plus répandue, quelque chose de vital pour le sort de la psychologie des émotions, mais aussi quelque chose qui est en relation directe avec la théorie des passions de Spinoza. Même si cette relation est représentée dans l'opinion générale sous une forme défigurée, il n'empêche que doivent se dissimuler derrière cette opinion — même si elle n'est qu'un préjugé — des liens objectifs entre la théorie de Spinoza et la lutte et la restructuration qui se produisent actuellement dans un des chapitres les plus fondamentaux de la psychologie contemporaine. C'est pourquoi, si nous voulons étudier ce qu'il advient aujourd'hui de la théorie spinozienne des passions dans le tissu vivant de la connaissance scientifique, nous devons commencer par élucider ce que représente son lien avec les idées de Lange et de James sur la nature des émotions humaines.

Mais il convient, dans un premier temps, de s'arrêter sur le contenu de la théorie même de James et de Lange et de voir ce qui s'est trouvé en elle d'exact et d'erroné du point de vue de cet examen rigoureux en termes de pensée théorique et de faits, examen auquel elle a été soumise dès qu'elle fut formulée pour la première fois et qui s'est poursuivi jusqu'à nos jours. Il est certain que la théorie empirique créée il y a plus d'un demi-siècle s'est maintenue jusqu'à nos jours malgré les critiques destructrices qu'elle a subies de divers côtés. Il est certain aussi qu'elle constitue jusqu'ici un centre vivant autour duquel, comme autour d'un axe, se produit en ce moment un tournant dans l'étude psychologique de la nature du sentiment humain. Apparemment, nous assistons au dernier acte, au dénouement de tout ce drame scientifique dont l'intrigue remonte aux années 84-85 du siècle dernier. Nous assistons à l'élucidation de la condamnation historique définitive de cette théorie tandis que se décide le sort de tout un courant de pensée psychologique qui non seulement était, par le passé, capital pour la psychologie, mais qui est également directement lié à la détermination des orientations futures du développement de ce chapitre de la psychologie scientifique.

Il est vrai qu'il est jusqu'à présent admis de penser que cette théorie a, pendant un demi-siècle, subi avec honneur un examen scientifique ininterrompu et qu'elle tient solidement comme base inébranlable de l'actuelle théorie psychologique des sentiments humains. C'est ainsi, en tout cas, qu'est exposée la question dans la plupart des cours de psychologie. Mais non seulement la psychologie didactique, adaptée aux besoins de l'enseignement, s'en tient fermement à cette théorie qui, à ce qui semblerait, attend seulement d'être éliminée, mais aussi les représentants des tout derniers courants de la psychologie tentent souvent de renouveler une théorie qui, à leurs yeux, ne vieillit pas, et de la faire passer pour l'image la plus adéquate de la nature objective des émotions. De toute façon, dans de nombreuses variantes de la psychologie américaine du comportement, de la psychologie objective russe et dans certaines tendances de la psychologie soviétique, cette théorie est considérée, si l'on veut, comme l'unique construction théorique achevée et valable pouvant être entièrement transférée de l'ancienne psychologie à la nouvelle.

Il est tout à fait remarquable que, dans les tendances les plus extrêmes de la psychologie objective contemporaine, ce chapitre soit directement recopié ou répété d'après Lange et James. Il en impose aux actuels réformateurs de la psychologie principalement pour deux motifs. Le premier, qui a assuré à cette théorie sa suprématie exclusive pendant un demi-siècle, est lié au caractère de sa formulation : « La théorie James-Lange — remarque sarcastiquement Titchener —, par sa diffusion parmi les psychologues de langue anglaise, doit indubitablement beaucoup au caractère de sa formulation. Les exposés décrivant les processus mentaux dans les manuels de psychologie avaient un caractère trop académique, trop conventionnel, et James nous proposa un matériau brut, il nous a amenés à la source du vécu réel. » [1914, p. 162 à 163]. En effet, cette théorie est peut-être la seule qui, avec un total esprit de suite logique allant jusqu'au paradoxe, résout de façon satisfaisante la question de la nature des émotions avec une telle simplicité apparente, une telle force probante, une telle abondance de preuves factuelles, se confirmant chaque jour et accessibles à chacun, que se crée involontairement l'illusion du caractère véridique et irréfutable de cette théorie, et, dans une certaine mesure, ce n'est pas seulement par les lecteurs et les chercheurs qu'est oublié ou n'est pas remarqué le fait que cette théorie, selon la juste remarque de F. Bard [12], ne fut confirmée chez ses fondateurs par aucune preuve expérimentale, et s'est basée exclusivement sur des arguments et sur une analyse à caractère spéculatif.

Le second motif qui a recruté comme partisans de cette théorie les réformateurs les plus radicaux de la psychologie contemporaine est le suivant : cette théorie, pour expliquer les émotions, met au premier plan leur base organique, et c'est pourquoi elle en impose comme conception strictement physiologique, objective et même comme la seule conception matérialiste des émotions et des sensations. Ici apparaît à nouveau une surprenante illusion qui perdure avec une obstination étonnante en dépit du fait que James lui-même a pris soin dès le début d'expliquer sa théorie comme n'étant pas obligatoirement liée au matérialisme. « Mon point de vue, a écrit James au sujet de cette théorie, ne peut être qualifié de matérialiste. Il n'y a en lui ni plus ni moins de matérialisme que dans toute opinion selon laquelle nos émotions sont conditionnées par les processus nerveux. » [1902, p. 313]. C'est pourquoi il estimait logiquement absurde de réfuter la théorie proposée en alléguant le fait qu'elle conduit à une interprétation bassement matérialiste des phénomènes émotionnels. Cela, cependant, ne fut pas suffisant pour comprendre qu'il est logiquement aussi absurde de la défendre en faisant référence à l'explication matérialiste du sentiment humain que donne cette théorie.

La force de cette double illusion fut si grande qu'il est jusqu'à présent admis de penser que la théorie organiciste des émotions aurait subi avec honneur un examen scientifique ininterrompu et qu'elle tiendrait solidement comme base inébranlable de l'actuelle théorie des sentiments humains. Dès le moment de son apparition, ses auteurs l'ont fièrement opposée à tout ce qui s'appelait avant eux théorie des émotions. Nous avons déjà rappelé comment James jugeait toute la période antérieure à cette théorie : durant toute son histoire, James ne trouve « aucun principe directeur fécond, aucun point de vue fondamental » [ibid., p. 307]. (Remarquons entre parenthèses : c'est après que Spinoza ait développé sa remarquable théorie des passions, où il a donné un principe directeur, fécond non seulement pour le présent, mais aussi pour l'avenir de notre science. Il est difficile de se représenter une plus grande cécité historique et théorique que celle dont James fait preuve dans le cas présent. Nous n'aurons aucune difficulté à en découvrir la raison par la suite).

« Les émotions, continue James, diffèrent et se nuancent à l'infini, mais vous ne trouverez en elles aucune généralisation logique. » [ibid.].

Lange, également, ne prononce pas un arrêt moins sévère. Il dit : « Depuis Aristote, nous possédons une littérature presque infinie sur les effets physiques des passions, ou du moins sur certains phénomènes qui s'y rapportent. Mais un résultat scientifique, une conception nette de la nature des émotions, voilà ce qu'on n'a pas obtenu avec toutes ces notes accumulées dans le cours des siècles, car en vérité, il n'y a pas beaucoup plus que des notes... En fait, on peut affirmer sans exagération que, scientifiquement, nous ne comprenons absolument rien aux émotions, que nous n'avons pas l'ombre d'une théorie sur la nature des émotions en général ou de telle émotion en particulier. » [1896, p.19]. Tout ce que nous savons sur elles repose, selon Lange, sur des impressions confuses qui n'ont aucun fondement scientifique. Certaines affirmations sur la nature des émotions se sont par hasard avérées justes, mais même en présence de ces thèses exactes, il est douteux que l'on puisse se faire une une idée valable de la question.

Dans une recherche historique semblable à la nôtre, consacrée à l'analyse du passé et de l'avenir du développement de la théorie des passions et à leur analyse à la lumière des connaissances scientifiques actuelles, on ne peut pas ne pas mentionner que Lange et James répètent Descartes presque mot à mot, lequel, trois cents ans avant eux, disait la même chose de toute l'histoire antérieur de cette théorie. Il disait ceci : « On ne peut voir nulle part aussi distinctement que dans la manière d'interpréter les passions combien sont grandes les insuffisances des sciences qui nous ont été transmises par les Anciens. » [1914, p. 127]. Les théories des Anciens sur les passions lui semblaient à tel point indigentes et, en majeure partie, à tel point indécises, qu'il se voyait « contraint de quitter totalement les chemins habituels pour se rapprocher de la vérité avec quelque certitude. C'est pourquoi je suis contraint, disait-il, d'écrire comme si j'avais affaire à un thème que personne avant moi n'avait encore effleuré. » [ibid. p. 127].

Cependant, la simple étude historique, faite à juste titre par Titchener, montre à l'évidence que le problème de Descartes, comme celui de James et de Lange, étaient déjà parfaitement connus d'Aristote. Le représentant de la philosophie spéculative, selon la pensée d'Aristote, dit que la colère est aspiration à la vengeance ou quelque chose de semblable. Le représentant de la philosophie de la nature dit que la colère est l'ébullition du sang qui entoure le cœur. Lequel d'entre eux est donc le véritable philosophe ? Aristote répond que le véritable philosophe est celui qui réunit ces deux thèses. Cette convergence ne nous semble pas fortuite, mais son véritable sens se révélera dans le cours ultérieur de notre étude.

Les auteurs de la théorie organiciste des émotions ont beau se tromper à propos de l'absolue nouveauté de leur idée, cette théorie a gardé jusqu'à nos jours, aux yeux de leurs adeptes, la valeur d'une vérité absolue et authentique.

Déjà de nos jours, K. Danlap [13], faisant le bilan de cinquante ans d'existence de cette théorie, affirme ceci : non seulement elle s'est si solidement enracinée dans la pensée scientifique qu'à l'heure actuelle elle apparaît pratiquement comme le fondement de l'étude de la vie émotionnelle, mais elle a même conduit au développement de l'hypothèse de la réaction ou de la réponse comme base de toute la vie de l'esprit dans son ensemble [in Cannon, 1927, p. 106 à 124]. Lui fait écho R. Perry [14] : cette célèbre doctrine est si solidement affermie par des preuves et si souvent confirmée par l'expérience qu'il est impossible de nier l'authenticité de sa substance. En dépit de réfutations soigneusement élaborées, elle ne manifeste aucun signe de désuétude [in W. B. Cannon, 1927, p. 106].

Mais nous dirons dès le début : dans la théorie des passions, la théorie James-Lange doit être reconnue plutôt comme une erreur que comme la vérité. Par là même nous avons énoncé par avance l'idée fondamentale, la thèse principale de tout le présent chapitre de notre étude. Voyons de plus près sur quoi se fonde cette idée.

L'illusion de l'invulnérabilité de la théorie James-Lange et de l'imperméabilité à la critique, comme toute illusion, est pernicieuse d'abord parce qu'elle ne permet pas de voir les choses sous leur véritable jour. Une preuve remarquable en est le fait qu'une série de nouvelles recherches qui, dans le cas d'un examen objectif et attentif, portent un coup écrasant à la théorie analysée, est perçue par les adeptes de cette doctrine comme une nouvelle preuve de sa force. Peut servir d'exemple d'une pareille erreur le sort des premiers travaux expérimentaux de W. Cannon [15], qui soumit à une étude expérimentale systématique le problème des modifications organiques survenant lors des états émotionnels. Ses recherches, traduites en russe [16], contiennent au fond une critique accablante de la théorie organiciste des émotions. Cependant, elles furent perçues et comprises par notre pensée scientifique comme une preuve absolument incontestable de sa justesse.

Dans la préface de B. M. Zavadovski [17] à la traduction russe de ces recherches, il est dit carrément que, géniales par leur perspicacité, les idées de James sur la nature des émotions prennent sous nos yeux les formes réelles, concrètes de l'expérimentation biologique [in W. B. Cannon, 1927, p. 3]. Cette affirmation est appuyée par une référence au caractère révolutionnaire des idées de James qui, avec beaucoup de relief, a souligné les racines matérielles, purement physiologiques, des états psychiques. Cette idée générale, indiscutable pour tout biologiste qui n'imagine pas l'activité psychique sans sa base matérielle, est le dénominateur commun qui, grâce à l'illusion déjà mentionnée bien des fois, permet d'identifier les idées de James aux faits présentés par Cannon, bien qu'ils se trouvent en contradiction absolue. Cannon lui-même montre clairement que Zavadovski n'est pas seul à se tromper dans l'évaluation qu'il fait de la portée des travaux expérimentaux de ce physiologiste américain. L'erreur de Zavadovski a été partagée par tous ceux qui ont partagé son illusion.

D'après Cannon, les diverses modifications (étudiées par lui en détail) qui ont lieu dans les organes internes à la suite d'une grande excitation furent interprétées comme pouvant confirmer la théorie James-Lange. Mais, à partir des faits présentés dans ces recherches, il doit être clair qu'une telle interprétation est fausse. Qu'ont donc montré les recherches de Cannon ?

Si l'on s'arrête sur son résultat le plus essentiel et le plus fondamental, qui seul peut nous intéresser dans la présente étude, il faut dire la chose suivante : les recherches de Cannon ont révélé expérimentalement que la douleur, la faim et les fortes émotions, comme la peur et la fureur, provoquent dans l'organisme de profondes modifications corporelles. Ces modifications se caractérisent par leur nature réflexe, en tant que réaction organique typique qui se manifeste grâce à un automatisme hérité, et, par conséquent, ces modifications révèlent un caractère rationnel du point de vue biologique.

Comme le montrent les travaux de Cannon, les modifications corporelles se produisant lors d'une excitation sont provoquées par une sécrétion élevée d'adrénaline par les glandes surrénales et elles sont analogues à celles qui sont provoquées par une injection d'adrénaline. L'adrénaline suscite une désagrégation accrue des hydrates de carbone et augmente le taux de sucre dans le sang. Elle favorise l'afflux du sang vers le cœur, les poumons, le système nerveux central, les membres, et son reflux à partir des organes inhibés de l'abdomen. L'adrénaline fait rapidement disparaître la fatigue musculaire et augmente la coagulabilité du sang. Telles sont les principales modifications que l'on peut observer lors d'une forte excitation liée à un état de faim, de douleur et de forte émotion. Elles ont pour base la sécrétion internes des glandes surrénales. Toutes ces modifications montrent, comme on l'a déjà dit, une dépendance interne et un enchaînement entre elles, et toutes dans leur ensemble montrent d'une manière non équivoque leur signification adaptative rationnelle.

Dans son étude, W. Cannon montre peu à peu la

signification du taux élevé du sucre dans le sang comme source d'énergie musculaire ; la signification du taux élevé d'adrénaline dans le sang comme antidote contre la fatigue musculaire ; la signification de la modification de l'apport en sang aux organes sous l'influence de l'adrénaline comme circonstance favorisant un plus grand effort musculaire ; la signification analogue des modifications des fonctions de la respiration ; la signification rationnelle d'une coagulation accélérée qui prévient une perte de sang.

La clef de l'explication de la signification biologique de tous ces phénomènes, Cannon la voit à juste titre dans l'idée ancienne, de nouveau énoncée dernièrement par McDougall [18], qu'il existe un rapport réciproque entre l'instinct de fuite et l'émotion de peur et entre l'instinct de lutte et l'émotion de fureur. Dans les conditions naturelles, aux émotions de peur et de colère peut succéder une activité accrue de l'organisme (par exemple fuite ou combat), qui exige un effort prolongé et intense d'un important groupe de muscles. C'est pourquoi, il paraît tout à fait probable qu'une sécrétion élevée d'adrénaline comme résultat de l'influence réflexe de la douleur ou de fortes émotions peut jouer le rôle d'un facteur dynamogène dans l'exécution du travail musculaire. S'il est exact, comme l'a établi expérimentalement Cannon, que le travail musculaire s'accomplit principalement aux dépens de l'énergie du sucre et qu'un travail musculaire important est susceptible d'abaisser sensiblement la quantité de glycogène en réserve et du sucre en circulation, il est indispensable d'admettre que l'augmentation du taux de sucre dans le sang accompagnant les fortes émotions et la douleur renforce considérablement l'aptitude des muscles à un travail de longue durée.

Des recherches ultérieures ont montré que l'adrénaline, qui entre librement dans le sang, exerce une influence sensible sur une rapide restauration des muscles fatigués, privés de leur excitabilité primitive et de leur possibilité de réagir rapidement, comme les muscles reposés, et par là même renforce l'influence du système nerveux sur les muscles, favorisant leur travail maximum. L'apport en sang et la modification de la respiration ont apparement le même but ; l'urgente nécessité d'attaquer ou de fuir exige un abondant ravitaillement en oxygène des muscles qui travaillent et une rapide élimination du corps de l'acide carbonique élaboré. Enfin, le caractère rationnel d'une coagulation accélérée du sang, de même, manifestement, peut être considéré comme un processus utile pour l'organisme.

Généralisant ces données, Cannon propose de considérer toutes les réactions de l'organisme provoquées par une irritation douloureuse et par une excitation émotionnelle comme des réactions instinctives de défense survenant naturellement. Ces réactions peuvent être interprétées à juste titre comme une préparation à une forte tension qui peut être demandée à l'organisme. Ainsi, dit Cannon, de ce point de vue général, les changements corporels qui accompagnent de forts états émotionnels peuvent servir à préparer l'organisme à une lutte imminente et à de possibles lésions, et ils conditionnent naturellement les réactions que la douleur peut provoquer par elle-même.

Si nous voulions résumer brièvement la signification générale des faits découverts par Cannon, nous devrions approuver le fait qu'il signale l'action dynamogène d'une excitation émotionnelle comme un élément fondamental. Ici, Cannon emboîte le pas à Ch. Sherrington [19] qui, plus énergiquement que quiconque, a signalé cet aspect des processus émotionnels. Les émotions, dit-il, nous dominent dès le début de notre vie sur terre, et l'intensité croissante de l'émotion devient un stimulus impérieux pour l'exécution d'un mouvement intense. Chaque modification corporelle survenant dans les organes internes — interruption des processus digestifs (ainsi est libérée une réserve d'énergie qui peut être utilisée par d'autres organes), reflux du sang des organes internes, dont l'activité est diminuée, vers les organes prenant une part directe à l'effort musculaire (poumons, cœur, système nerveux central), augmentation des contractions cardiaques, rapide élimination de la fatigue musculaire, mobilisation d'importantes réserves de sucre contenant de l'énergie —, chacune de ces modifications internes est directement utile en fortifiant l'organisme pendant l'énorme dépense d'énergie provoquée par la peur, la douleur ou la fureur [cf. R. Creed et autres, 1935].

Dans cette optique, on doit considérer comme très important le fait que, dans une période de forte excitation, on ressent fréquemment une puissance colossale. Ce sentiment apparaît brusquement et élève l'individu à un plus haut niveau d'activité. Lors de fortes émotions, l'excitation et le sentiment de force fusionnent, libérant par là même une énergie mise en réserve et ignorée jusque là, et faisant prendre conscience de sensations inoubliables de victoire possible.

Avant de passer à l'analyse théorique et à l'évaluation de ces thèses apparemment établies de façon indiscutable, nous ne pouvons pas ne pas revenir au problème fondamental de notre étude et qui est constamment présent à chaque page de nos réflexions, c'est-à-dire à la théorie des passions de Spinoza. Seul le chemin quelque peu inhabituel et étrange que nous avons choisi pour notre étude, et qui découle nécessairement de la nature même du problème que nous avons posé, a eu pour conséquence qu'il peut sembler, sous l'effet d'une impression superficielle, que nous nous serions écartés de la solution de la principale question qui nous occupe. L'étude de la théorie des passions de Spinoza à la lumière de la neuropsychologie contemporaine ne peut pas, pour l'essentiel, ne pas être aussi, dans une égale mesure, un réexamen de l'état actuel de la question de la nature des émotions à la lumière de la théorie des passions de Spinoza, de sorte que nous aurions parfaitement le droit de faire de ces derniers mots le titre de notre étude.

C'est pourquoi nous ne pouvons pas ne pas profiter de cette première situation de fait, héritée de la première recherche expérimentale sur les émotions, pour l'articuler sur l'idée correspondante de Spinoza, et qui constitue le point de départ de toute sa théorie des passions. Si l'on se rappelle la définition des affects, citée plus haut, qui est donnée dans l'*Ethique*, on ne peut pas ne pas voir que la preuve expérimentale de cette influence dynamogène des émotions, qui élève l'individu à un plus haut niveau d'activité, constitue par ailleurs la preuve empirique de l'idée de Spinoza, idée qui entend par affects d'une part ces états corporels qui augmentent ou diminuent l'aptitude du corps lui-même à l'action, la favorisent ou la restreignent, et d'autre part les idées que l'on a de ces états.

Mais il a été mentionné plus haut que c'est précisément cette définition de Spinoza que cite Lange comme pouvant rapprocher la théorie des passions de Spinoza de la théorie organiciste des émotions. C'est pourquoi il est facile de conclure que la confirmation empirique des idées de Spinoza serait aussi par ailleurs une preuve expérimentale en faveur de la théorie James-Lange. C'est donc ainsi que ces recherches furent interprétées initialement. Et, effectivement, au premier coup d'œil, à la suite d'un exament superficiel, il peut sembler que cette théorie trouve dans les recherches expérimentales de Cannon une pleine justification et célèbre son triomphe suprême. Les importantes modifications organiques que Lange et James ont proposées comme source des processus émotionnels en s'appuyant sur l'observation quotidienne, l'analyse introspective et des constructions purement spéculatives, non seulement se sont avérées un fait parfaitement réel, mais nous apparaissent actuellement comme beaucoup plus profondes, plus globalisantes, plus importantes quant au changement général de la vitalité, plus radicales et fondamentales que ce que pouvait supposer la pensée la plus audacieuse des fondateurs de cette doctrine.

Mais à présent, si nous voulons rester fidèles à l'esprit de la recherche critique qui oriente constamment notre pensée, nous devons nous poser la question suivante : ne tombons-nous pas de nouveau dans l'illusion historique qui trace en un cercle vicieux le célèbre paradoxe de la nature organique des émotions, et, en affirmant son triomphe suprême, qu'il partage avec la victoire de la pensée spinozienne, ne prenons-nous pas par là même l'erreur pour la vérité ?

CHAPITRE 3

Regardons plus attentivement le fait qui vient d'être décrit, et remarquons tout de suite que, parallèlement à une confirmation apparente de la théorie organiciste des émotions, il contient aussi des conclusions qui ne parlent manifestement pas en sa faveur. Pour les découvrir, nous devons passer d'un examen absolu de ce phénomène à un examen relatif. En soi, ce fait met totalement hors de doute la thèse selon laquelle les fortes émotions, comme la peur et la fureur, s'accompagnent de très profondes modifications organiques. Mais, en réalité, l'essentiel de la question ne consiste pas dans l'existence de cette thèse. Il est peu probable qu'elle ait pu éveiller chez quiconque des doutes sérieux, même avant les expérimentations de Cannon. Ses expérimentations ont révélé le mécanisme physiologique, la structure et la signification biologique des ces réactions organiques. Mais il est peu probable qu'elles aient ajouté ne fût-ce qu'un iota d'authenticité au fait même de l'existence de ces modifications.

L'essentiel de la question ne consiste pas par conséquent dans la présence en soi de modifications lors des émotions, mais, d'une part, dans le rapport existant entre ces modifications corporelles et le contenu psychique et la structure des émotions, et, d'autre part, dans leur signification fonctionnelle. Même la théorie classique des émotions, contre laquelle se sont élevés Lange et James, considérait la manifestation corporelle des émotions comme partie intégrante de tout processus émotionnel. Mais elle considérait ces modifications corporelles comme le résultat d'une réaction émotionnelle. La nouvelle théorie se mit à considérer ces réactions comme la source des émotions. Tout le caractère paradoxal de la nouvelle théorie par rapport à la théorie classique consistait, comme on sait, en ce qu'elle proposait comme cause des émotions ce qui auparavant était considéré comme leur conséquence. Cela non seulement a été bien compris par les auteurs mêmes de la nouvelle théorie, mais c'est cela même qu'ils mettaient au centre de leur construction comme idée principale et dominante.

C. G. Lange, en définissant le problème fondamental, reconnaît de façon parfaitement claire qu'il pose la question à l'envers (sens dessus dessous). Le résultat de ses recherches l'amène à la question que nous avons signalée comme étant le point central séparant la théorie classique et la théorie organiciste des émotions. « Nous nous trouvons maintenant, dit-il, en présence du problème qui est l'essentiel au point de vue psycho-physiologique : de quelle nature est le rapport qui unit les émotions à leurs expressions physiques. Jusqu'ici j'ai toujours employé des tournures comme celles-ci : « Les phénomènes physiologiques provoqués par l'émotion ou les phénomènes physiologiques qui accompagnent l'émotion. » [1896, p. 54]. Cependant la question du rapport entre l'émotion en tant que telle et les phénomènes physiologiques concomitants n'a jamais été posée avec suffisamment de clarté.

« Il est étrange, dit Lange, que ce rapport n'ait jamais été précisé de quelque manière ; mais, pour ma part, je ne connais aucune étude ayant pour but d'en éclaircir la nature particulière. Quoiqu'il en soit, on peut dire que la psychologie scientifique partage les idées courantes et qu'elle admet que les émotions provoquent et déterminent leurs expressions physiques ; mais elle ne se demande pas ce qu'elles sont en elles-mêmes pour disposer sur le corps d'une telle puissance. » [ibid., p. 54 à 55]. Lange critique la théorie classique des émotions qui affirme que « les émotions sont des entités, des substances, des forces, des démons qui saisissent l'homme et déterminent chez lui des manifestations physiques et mentales.» [ibid.]. Lange exprime en deux points fondamentaux l'inconsistance de la théorie traditionnelle des émotions selon laquelle « un événement suivi d'émotion détermine d'abord et d'une façon immédiate un effet purement psychique... On admet encore que l'émotion véritable, la vraie joie, la vraie tristesse, est ce qui se passe dans l'âme, tandis que les expressions physiques sont des épiphénomènes, toujours présents il est vrai, mais n'ayant rien d'essentiel entre eux. » [ibid., p. 55 à 56]. La théorie traditionnelle lui paraît aussi légère que toutes les hypothèses métaphysiques en général. Ne s'embarrassant pas des expériences, elles attribuent aux processus psychiques n'importe quelles propriétés et forces, et ces dernières leur rendent toujours précisément les services qu'on leur demande. La peur psychique peut-elle expliquer pourquoi on pâlit, on tremble, etc.? Peu importe si l'on ne comprend pas cela. On peut imaginer une explication même sans la comprendre. On s'est en effet habitué à se rassurer de cette façon.

Le second point d'attaque contre cette théorie consiste

pour Lange à avancer la thèse selon laquelle « le sentiment ne saurait exister sans ses attributs physiques. Supprimez dans la peur les symptômes physiques, rendez le calme au pouls agité, au regard sa fermeté, au teint sa couleur normale, aux mouvements leur rapidité et leur sûreté, à la langue son activité, à la pensée sa clarté, que restera-t-il de la peur ? » [ibid, p. 57]. C'est la raison pour laquelle Lange n'a plus qu'à admettre que les manifestations corporelles des émotions peuvent avoir lieu de manière purement physique et que l'hypothèse psychique devient superflue.

Dans la formulation positive de sa propre théorie, Lange tente de ramener toutes les modifications physiologiques accompagnant les émotions à une seule source commune et par là même d'établir un rapport de réciprocité entre ces phénomènes : il simplifie ainsi au plus haut point l'ensemble de toute la relation et il facilite aussi sa conception physiologique, qui serait difficile si nous devions admettre une origine initiale directe pour chacun de ces phénomènes. La source commune unissant toute les modifications physiologiques, Lange la voit dans les modifications fonctionnelles générales du système vaso-moteur.

Dans la formulation classique de son idée fondamentale, Lange met précisément en avant la réaction vaso-motrice comme source et base essentielle de tout le processus émotionnel. Il dit : « C'est au système vaso-moteur que nous devons toute la part émotionnelle de notre vie psychique, nos joies et nos peines, nos heures de bonheur et de malheur. Si les sensations que nous apportent nos nerfs n'étaient pas capables de susciter son activité, nous irions, insensibles et impassibles, à travers l'existence ; toutes les impressions du monde extérieur viendraient enrichir notre expérience, augmenter notre science, mais sans jamais exciter notre joie ou notre colère, nous jeter dans la tristesse ou la crainte. » [ibid., p. 77]. Dans cette optique, Lange voit le véritable problème scientifique de cette série de phénomènes dans la définition exacte de la réaction émotionnelle du système vaso-moteur à différentes sortes d'influences.

Après ce qui vient d'être exposé, il est peu probable que puisse subsister un doute quelconque sur le fait que le centre de la théorie autour duquel se développe tout le système n'est pas en soi l'existence de réactions physiologiques lors d'une manifestation émotionnelle, mais le rapport de ces réactions avec le processus émotionnel en tant que tel. Ce n'est pas de façon moins claire que la théorie de James aboutit également au même résultat. James lui-même formule cela dans un passage classique que nous nous permettrons aussi de rappeler : « Il est habituellement admis de penser que, dans les formes grossières de l'émotion, l'impression psychique perçue d'un objet donné provoque en nous un état mental appelé émotion, et que cette dernière entraîne une certaine manifestation corporelle. Selon ma théorie, au contraire, l'excitation corporelle suit directement la perception du fait qui la provoque, et la conscience que nous avons de cette excitation au moment où elle se réalise constitue précisément l'émotion. Il est habituellement admis de s'exprimer de la façon suivante : nous avons perdu notre fortune — nous sommes affligés et nous pleurons ; nous avons rencontré un ours — nous sommes effrayés et nous prenons la fuite ; un ennemi nous offense, mis en fureur — nous lui portons un coup. Conformément à l'hypothèse que je défends, l'ordre de ces événements doit être quelque peu différent, à savoir qu'au premier état mental ne succède pas immédiatement le second ; entre eux doivent se trouver des manifestations corporelles, et c'est pourquoi le plus rationnel est de s'exprimer ainsi : nous sommes affligés parce que nous pleurons ; nous sommes mis en fureur parce que nous frappons l'autre ; nous avons peur, et c'est parce que nous tremblons ; nous ne devons pas dire : nous pleurons, frappons, tremblons parce que nous sommes affligés, mis en fureur, effrayés. Si les manifestations corporelles ne succédaient pas immédiatement à la perception, cette dernière serait par sa forme un acte purement cognitif, pâle, dépourvu de coloris et de "chaleur" émotionnelle. Nous pourrions, dans ce cas, voir un ours et décider que le mieux est de prendre la fuite, nous pourrions subir une offense et trouver juste de rendre un coup, mais nous n'éprouverions pas avec cela de la peur ou de l'indignation. » [1902, p. 308 à 309].

Comme on le voit, même pour James, il ne s'agit pas d'ajouter à la description traditionnelle du processus émotionnel quelque élément essentiel, mais uniquement de changer la succession de ces éléments, d'établir le véritable rapport entre eux, de proposer en tant que source et cause de l'émotion ce qui auparavant était considéré comme sa conséquence et son résultat. La différence essentielle entre James et Lange se ramène seulement à deux éléments, secondaires du point de vue qui nous intéresse. Premièrement, Lange fonde le changement du rapport traditionnel entre l'émotion et ses expressions corporelles sur des tendances matérialistes, alors que James voit clairement qu'il n'y a dans cette théorie ni plus ni moins de matérialisme que dans toute opinion selon laquelle nos émotions sont conditionnées par les processus nerveux, bien que son exposé contienne une objection latente à l'adresse des psychologues platonisants qui considèrent les phénomènes psychologiques comme associés à quelque chose d'extrêmement vil. Mais James comprend qu'avec sa théorie peut se concilier même la psychologie platonisante, c'est-à-dire une psychologie logiquement idéaliste. Le second élément de différence se trouve dans le mécanisme physiologique même des réactions émotionnelles. Si pour Lange la modification du système vaso-moteur prend, dans ce mécanisme, une signification exceptionnelle, James, quant à lui, met au premier plan la modification fonctionnelle des organes internes et des muscles du squelette. Pour le reste, les deux théories se ressemblent comme des jumeaux.

Ainsi nous voyons que pour résoudre la question de savoir si les faits découverts par Cannon parlent pour ou contre la théorie organiciste des émotions, nous ne pouvons nous borner à l'examen de ces faits en soi dans leur signification absolue, mais nous devons obligatoirement examiner en premier lieu leur rapport avec la nature des processus émotionnels et demander ce que disent ces faits à propos de cette relation de cause à effet que James et Lange proposent d'un commun accord en la mettant en relief par rapport à toute leur théorie. La question, par conséquent, doit être ainsi posée : ces faits confirment-ils la thèse que les modifications organiques doivent être considérées comme la cause directe, la source et l'essence elle-même du processus émotionnel, sans lesquels l'émotion cesse d'être ce qu'elle est, ou bien parlent-ils en faveur de l'opinion contraire, portée à voir dans les modifications corporelles les conséquences plus ou moins directes des processus psychiques qui sont à la base des émotions, de simples phénomènes accessoires, pour parler comme Lange, bien que constamment présents, mais par eux-mêmes absolument sans importance ? En d'autres termes, la question peut être, d'une manière précise et succincte, traduite sous la forme suivante : devons-nous accepter, à la lumière de ces faits, que les modifications organiques qui surviennent lors des émotions constituent le phénomène principal, fondamental, et que leur reflet dans la conscience soit seulement un épiphénomène, ou, à l'inverse, devons-nous admettre que le fait d'éprouver des émotions de façon consciente représente le phénomène fondamental et principal, et que les modifications corporelles qui l'accompagnent soient seulement un épiphénomène ? C'est précisément là que se trouve le fond du débat, l'essentiel de toute la controverse entre les deux théories des émotions. Passons à la solution de la question posée.

Il suffit de poser la question de cette façon pour que nous commencions à l'instant même à voir ceci : dans les recherches expérimentales de Cannon se trouvent pas mal de choses fâcheuses pour la théorie organiciste, ce qui est susceptible d'amoindrir fortement le triomphe de cette doctrine, triomphe que beaucoup ont vu à la lumière des nouvelles données factuelles. L'aspect négatif apparaît de façon particulièrement nette dans deux conclusions fondamentales qui peuvent être tirées de ces recherches. Première conclusion : les modifications organiques, aussi profondes et considérables, au plan biologique, qu'elles se présentent à nous, aussi conséquentes que soient les secousses organiques qu'elles dissimulent, paraissent étonnamment semblables lors des émotions les plus différentes et même les plus contraires du point de vue du vécu.

L'élucidation de cette thèse, primordiale pour la question qui nous intéresse, a été favorisée aussi bien par une définition plus exacte du mécanisme physiologique de ces réactions, dissimulé dans les processus de la sécrétion interne, que par leur étude rigoureuse et systématique dans les conditions de l'expérimentation. Déjà précédemment, les recherches de Cannon avaient établi ce qui suit : les phénomènes viscéraux qui accompagnent la peur et la fureur se manifestent avec le concours des neurones du système sympathique. Il faut se rappeler que ces neurones servent principalement aux réactions diffuses, et non à celles qui sont strictement limitées. Bien qu'il s'agisse de deux émotions totalement différentes (peur et fureur), les phénomènes connus de la physiologie parlent en faveur du fait que les modifications viscérales concomitantes ne diffèrent pas si nettement l'une de l'autre. Qui plus est, il existe des données montrant de façon convaincante pourquoi les modifications viscérales qui surviennent avec la peur et la fureur ne doivent pas être différentes, mais au contraire, plutôt analogues. Comme cela a déjà été indiqué, ces émotions accompagnent la préparation de l'organisme à l'action et, pour le même motif que les conditions qui les provoquent, conduisent à la fuite ou à la résistance (chacune exige peut-être une tension extrême) ; dans chacune de ces réactions, les besoins de l'organisme sont les mêmes. Le mécanisme du sous-système sympathique entre également en jeu, dans son ensemble ou partiellement, lors d'émotions de type modéré, par exemple lors de la joie, de la tristesse ou du dégoût se manifestant d'une manière suffisamment intense.

Ainsi, il se trouve que ce n'est pas tant la nature psychologique de l'émotion que l'intensité de sa manifestation et de son déroulement qui détermine en premier lieu les profondes modifications corporelles, lesquelles sont plutôt provoquées par le degré élevé d'excitation du système nerveux central, excitation qui influe sur le seuil d'excitabilité du système sympathique et perturbe les fonctions de tous les organes innervés par ce système. Les modifications organiques, par conséquent, nous apparaissent non pas comme des processus strictement modifiés suivant la nature psychologique des émotions, mais plutôt comme une réaction typique, intense et standardisée, qui se produit d'une manière uniforme lors des émotions les plus diverses.

W. Cannon, à juste titre, tire de là une conclusion accablante pour la thèse fondamentale de la théorie James-Lange : « Si les différentes émotions fortes peuvent ainsi se manifester dans l'activité diffuse d'une seule branche du système autonome, branche qui accélère le travail du cœur, freine les mouvements de l'estomac et des intestins, provoque la constriction des vaisseaux sanguins, fait dresser les cheveux, provoque la libération de sucre et la sécrétion d'adrénaline, on peut alors estimer que les conditions corporelles qui, comme l'ont supposé des psychologues, peuvent permettre de différencier certaines émotions, ne sont pas utiles pour cet objectif et qu'il faut chercher ces conditions n'importe où, mais surtout pas dans les organes internes... Nous n'allons pas, comme James, affirmer que « nous sommes affligés parce que nous pleurons », mais nous pleurons ou de chagrin, ou de joie, ou d'une forte colère, ou d'un sentiment tendre ; lorsque existe l'un de ces différents états émotionnels, les influx nerveux se dirigent par les voies sympathiques vers les différents organes internes, y compris les glandes lacrymales. Lors d'une peur, d'une colère ou d'une joie démesurée, par exemple, les réactions se produisant dans les organes internes paraissent trop uniformes pour donner un moyen convenable de distinguer ces états, qui sont, au moins chez l'homme, marqués par diverses tonalités subjectives. Pour cette raison, j'incline à penser que les modifications viscérales communiquent simplement au complexe émotionnel une sensation plus ou moins vague, mais tout de même insistante, de ces perturbations dans les organes, qui, habituellement, ne parviennent pas jusqu'à notre conscience. » [1927, p. 155 à 158 (trad. ici du russe, ntd)].

Déjà, dans ces mots, est contenue, à proprement parler, une condamnation définitive de cette théorie qui voyait la solution de la question de la nature des émotions dans la perception consciente de réactions multiformes, finement différenciées selon le genre de processus émotionnel des réactions. Cannon lui-même modifie de façon parfaitement non équivoque la thèse fondamentale de James, de telle sorte que la relation principale entre les réactions organiques et le processus émotionnel ne peut aucunement être comprise comme une relation de cause à effet. Au lieu de la thèse devenue classique : nous sommes affligés, parce que nous pleurons, Cannon énonce : nous pleurons ou de tristesse, ou de joie, ou d'une forte colère, ou d'un sentiment tendre. En laissant pour le moment de côté la question du coup que cette formule porte à la théorie traditionnelle des émotions, on ne peut pas ne pas voir qu'au fond elle nous ramène à l'idée si contestée par Lange et James, précisément à celle de la dépendance des manifestations corporelles par rapport au processus émotionnel en tant que tel.

C. G. Lange, comme on sait, insiste dans son hypothèse sur le fait que les manifestations physiques directes accompagnant l'émotion constituent des modifications, différentes pour chaque émotion, des fonctions de l'appareil vaso-moteur. Il a même établi le schéma des modifications organiques pour sept émotions : la déception, le chagrin, la peur, la confusion, l'impatience, la joie et la colère. James supposait que sa théorie conduisait à une réorganisation radicale de tout le problème de la classification des émotions. Jusque là, la question était de savoir à quel genre ou à quelle espèce appartient une émotion donnée, mais maintenant il s'agit d'élucider la cause des émotions, il s'agit de dire quelles modifications provoque précisément en nous tel ou tel objet et pourquoi il provoque en nous précisément ces modifications-là, et non telles autres. D'une analyse superficielle des émotions, nous passons ainsi à une recherche plus profonde, d'ordre supérieur. Classification et description sont les degrés inférieurs du développement d'une science, et passent au second plan dès qu'entre en scène la question du lien de causalité dans un domaine donné de la recherche.

Une fois que nous avons montré que la cause des émotions est constituée par d'innombrables actes réflexes survenant sous l'influence d'objets extérieurs et parvenant immédiatement à notre conscience, il nous est tout de suite compréhensible pourquoi peut exister une multitude infinie d'émotions et pourquoi chez certains individus elles peuvent varier indéfiniment et par leurs éléments constitutifs et par les motifs qui les suscitent. Le fait est que, dans un acte réflexe, il n'y a rien d'immuable, d'absolu, que sont possibles des actions réflexes très différentes, et ces actions, comme on sait, varient à l'infini.

Bref, n'importe quelle classification des émotions peut être considérée comme véritable et naturelle si elle répond au but assigné, et des questions relatives à l'expression authentique ou typique de la colère ou de la peur n'ont aucune signification objective. Au lieu de résoudre de semblables questions, nous devons nous occuper d'élucider comment a pu avoir lieu telle ou telle expression de la peur ou de la colère, et cela constitue d'une part le problème de la mécanique physiologique, et d'autre part celui de l'histoire du psychisme humain, c'est-à-dire un problème qui, comme tous les problèmes scientifiques, est au fond résoluble, bien qu'il soit peut-être difficile de trouver sa solution.

Nous parlerons plus loin de ce que l'histoire du psychisme humain dit à propos de la théorie considérée. Quant à la mécanique physiologique, à laquelle en appelle James, elle a peut-être dit son dernier mot à ce sujet, et ce qu'elle dit non seulement ne défend pas l'hypothèse de James, mais se trouve en contradiction absolue avec elle. Alors que Lange prétend que la différence entre les émotions doit trouver son explication dans la différence des réactions vaso-motrices et que James estime que le point de vue qu'il propose expliquerait l'étonnante diversité des émotions, la mécanique physiologique établit le fait irréfutable que les modifications organiques qui surviennent lors des émotions le font comme une réaction standardisée, uniforme pour les émotions les plus différentes, semblable aux réflexes innés d'ordre inférieur, auxquels appartient, par exemple, le réflexe sternutatif. « Les faits que je cite, mais aussi les observations de Sherrington, dit en résumé Cannon, permettent de penser que les organes internes jouent dans le complexe émotionnel un rôle insignifiant, surtout lorsqu'il s'agit de déterminer la nature des émotions. » [1927, p. 157]. Les expériences montrant l'uniformité des réactions viscérales disent que les facteurs viscéraux jouent un rôle insignifiant dans l'origine des différences qui apparaissent dans les états émotionnels.

F. Bard, en faisant l'évaluation de ce fait pour confirmer ou nier la théorie, trouve qu'il est un puissant argument contre l'affirmation de Lange, mais qu'il n'a pas toute sa force quand on l'applique à une formulation plus tardive que, dix ans après sa première publication, James donna à ses thèses fondamentales. Dans l'exposé ultérieur de son opinion, James n'insiste déjà plus avec la même netteté qu'auparavant sur la possibilité de distinguer les émotions sur la base des différences existant dans les modifications corporelles. Cependant, et même par rapport à la formulation plus tardive, l'argument critique tient du moment que, même là, James souligne l'importance des facteurs viscéraux, qu'il proclame cause essentielle de tout état affectif dans une réaction émotionnelle intégrale. En réponse au reproche que le rire provoqué par un chatouillement et le tremblement provoqué par le froid suscitent des perceptions corporelles purement locales, et non pas de véritables émotions de joie ou de peur, il disait que, dans ces circonstances, la reproduction des réactions émotionnelles n'était pas complète. Manquent les facteurs viscéraux, difficilement localisables, et pourtant, apparemment, ils sont les plus importants de tous. Lorsqu'ils s'unissent par suite d'une cause interne, nous sommes en présence d'une émotion, et alors le sujet se trouve saisi d'un effroi pathologique ou sans objet, éprouve du chagrin ou de la colère. Ainsi, même à l'égard de la formulation plus tardive de la théorie de James, cet argument négatif, comme on le voit, conserve au fond toute sa force.

Dans la même mesure, la force probante de ces considérations reste solide à nos yeux, même après les commentaires à l'aide desquels de nombreux adeptes de la théorie de James tentent de protéger sa doctrine de la force destructrice de cet argument. Ainsi, J. Angell [20] admet la possibilité de la présence d'une importante base stéréotypée de modifications viscérales essentiellement identiques lors de toute émotion, mais pense que les indices différentiels peuvent être trouvés dans les troubles extra-viscéraux, en particulier dans les différences de tonus de la musculature du squelette [in W. B.

Cannon, 1927, p. 108]. R. Perry, lui aussi, signale des structures proprioceptives, signale l'aspect moteur de l'expression émotionnelle, dans lequel on peut trouver des éléments différant entre eux dans l'expression de divers états affectifs.

Le sens des commentaires est tout à fait clair : ils tentent de sacrifier le contenu effectif et concret de la théorie pour sauver son noyau idéologique et théorique. Que s'avèrent dénués de fondement, à la lumière de la physiologie récente, les mécanismes concrets des réactions émotionnelles qu'indique Lange (importance unificatrice centrale des modifications fonctionnelles du système vaso-moteur) et ceux que James avait en vue (réactions viscérales), n'empêche que la signification de principe de la théorie peut être pleinement conservée si l'on admet qu'il faut chercher ces mécanismes parmi les processus extra-viscéraux, en particulier parmi les processus moteurs et proprioceptifs. Dans ce cas, la théorie aurait besoin de correctifs de nature factuelle, peut-être même d'une révision radicale de toute sa partie physiologique, mais la thèse psychophysiologique fondamentale sur laquelle elle est fondée pourrait être conservée.

On ne peut pas ne pas tenir compte de ces considérations ; elles livrent seulement la moitié des positions sur lesquelles était retranchée la théorie organiciste, et c'est pourquoi il nous faudra examiner plus loin des données concernant la possibilité de conserver la théorie de James sur une autre base réelle. Bornons-nous pour le moment à indiquer que cet aspect réel de la théorie est irrémédiablement compromis, même aux yeux des adeptes intransigeants de la théorie James-Lange. Comme Cannon le remarque à juste titre, Lange n'assigne aucune place dans sa théorie à une nouvelle origine possible des processus émotionnels, et James attribue à cette origine un rôle moindre par rapport à la participation principale des éléments viscéraux et organiques des modifications corporelles au phénomène de l'origine des émotions. Ajoutons seulement à ces considérations le fait que les données de l'expérience quotidienne, dont se servent principalement James et Lange, en invoquant la présence, dans le vécu des émotions, de composantes résultant de la perception de modifications organiques, témoignent aussi en premier lieu des composantes viscérales et organiques, et non pas extra-viscérales, en particulier, motrices.

Mais différons un jugement définitif jusqu'à l'examen de toute la polémique qui s'est déchaînée entre critiques et défenseurs de la théorie organiciste. Ajoutons pour le moment seulement une chose : malgré toute son uniformité et le caractère standard de la réaction stéréotypique, telle qu'elle est décrite plus haut, nous observons bien entendu dans son déroulement certaines variations. Ainsi on ne peut nier le fait que nous avons, lors de différents états émotionnels, différentes modifications dans les vaisseaux sanguins (pâleur ou rougeur du visage). Cependant, comme le remarque Cannon, même ces modifications sont de peu d'importance du point de vue qui nous intéresse, celui du déroulement uniforme de la réaction organique. Le système sympathique, dit Cannon, entre en action comme un tout, aussi peut-il y avoir des variations insignifiantes, par exemple la présence ou l'absence de sueur, mais, dans ses grandes lignes, l'intégration des réactions garde toujours un aspect caractéristique.

Nous pouvons maintenant passer à la seconde conclusion, liée à la première, mais encore plus accablante pour la théorie James-Lange. La conclusion découle directement de ces mêmes premières recherches de Cannon dont nous avons également tiré notre premier argument critique. Sa substance consiste en ce que cette réaction organique stéréotypée et uniforme qui, comme nous l'avons dit, ne donne aucune raison de distinguer les états affectifs les plus opposés par leur nature psychologique, s'observe exactement sous le même aspect même lors de certains états qui n'ont rien de commun avec une excitation émotionnelle. Par conséquent, elle ne contient rien de caractéristique, non seulement pour certains états émotionnels en particulier, mais même pour les états émotionnels en général, et elle apparaît plutôt comme le résultat du haut degré d'excitabilité du système nerveux central, quelles que soient les causes dont dépendait cette excitabilité et quelles que soient les circonstances dans lesquelles elle est apparue. On ne peut pas ne pas voir que cette nouvelle considération paralyse définitivement la tentative d'Angell d'admettre une base organique stéréotypée identique pour toutes les réactions émotionnelles en général, base sur laquelle se superposent des composantes extra-viscérales spécifiques de chaque émotion.

Les recherches, avec tout le caractère inexorable de la logique des faits, montrent que la base organique générale et uniforme ne contient en soi rien de spécifique de l'état émotionnel en tant que tel et qu'elle est absolument identique à de nombreux autres états incontestablement de nature non affective ; par conséquent, elle peut caractériser une réaction émotionnelle non pas par ce qui y apparaît de différent et de particulier, la rendant ce qu'elle est, mais seulement par ce qu'il y a en elle de commun avec les autres états non émotionnels.

Déjà les premières recherches de Cannon avaient établi qu'une réaction stéréotypée du sous-système sympathique s'observe non seulement en cas de peur et de fureur, mais aussi lors d'états comme la douleur ou l'asphyxie. Les phénomènes provoqués par l'asphyxie sont analogues à ceux provoqués par une irritation douloureuse ou par une forte excitation émotionnelle. Les recherches ultérieures ont entièrement confirmé cette observation et ont montré que la même réaction se produit lors d'un fort refroidissement, d'une fièvre, d'une hypoglycémie, d'une asphyxie et d'un travail musculaire intense (par exemple lors d'une course). Dans tous les états que l'on vient d'indiquer, le système sympathique est activé absolument de la même façon que lors de forts états émotionnels. D'après Cannon, cela se produit à l'occasion de toute excitation forte et en toute circonstance.

Comme le notent ensemble Bard et Cannon [in W. B. Cannon, 1927] ce phénomène se trouve en contradiction absolue avec les thèses fondamentales de James. Si l'on se souvient de ce qui suit, à savoir que, selon James, la sensation, dans les formes grossières d'émotion, est le résultat de ses manifestations corporelles, et qu'ensuite James voyait une preuve supplémentaire en faveur de sa théorie dans le fait que nous devons, en extériorisant telle ou telle émotion, éprouver aussi l'émotion elle-même, et si l'on se souvient, enfin, des objections de James, citées plus haut, avancées à l'encontre de l'argument qui alléguait contre sa théorie le fait de l'absence d'émotion lorsque l'on tremble de froid ou qu'on rit d'un chatouillement, il devient tout à fait clair que, selon la théorie de James, nous devons éprouver, lors de tous les états émotionnels énumérés plus haut et dans lesquels on observe une réaction typique du système sympathique, une très forte excitation émotionnelle. C'est qu'ici nous sommes en présence de tout l'ensemble des manifestations corporelles telles qu'on les rencontre lors de la peur et de la fureur, c'est qu'il y a ici ces facteurs viscéraux dans l'absence desquels James voyait l'unique cause du fait que le chatouillement provoque le rire, mais non la gaîté, et que le froid provoque le tremblement, mais non la peur. Ici, enfin, est entièrement réalisée l'exigence formulée par James lui-même, et qui découle de sa théorie, c'est-à-dire qu'il existe des manifestations corporelles correspondant à un fort état émotionnel, mais qu'il n'apparaît pas de résultat, de conséquence, d'émotion proprement dite, comme nous devrions nous y attendre selon James.

F. Bard dit que la remarque de James (déjà citée) sur le rire lors d'un chatouillement et le tremblement lorsqu'il fait froid se trouve complètement réfutée par le fait que le tremblement dû au froid se produit avec les mêmes modifications viscérales que celles que l'on observe lors d'une peur réelle. Dans cet état non émotionnel et dans d'autres (par exemple lorsque l'on court), la réaction complète, y compris les modifications viscérales, est la même que lors d'une peur, et tout de même on observe une notable absence de l'émotion à laquelle il faudrait s'attendre selon la théorie de James. Cannon constate aussi la même chose à titre de bilan fondamental de ces recherches. Si, dit-il, « les émotions naissent des influx afférents venant des organes internes, nous devrions nous attendre non seulement à ce que la peur et la fureur soient éprouvées de façon analogue, mais à ce que le surrefroidissement, l'hypoglycémie, l'asphyxie et la fièvre soient ressentis exactement de la même façon. Mais ce n'est pas le cas dans la réalité. » [W. B. Cannon, 1927, p. 110].

Nous voyons que la théorie James-Lange ne résiste pas à la critique des faits à la toute première tentative de la soumettre à une étude expérimentale. Elle apparaît comme une idée qui n'est pas en accord avec son objet, et qui, par conséquent, conformément à l'axiome fondamental de Spinoza, doit être reconnue plutôt comme une erreur que comme la vérité [21].

Nous avons, pendant encore un chapitre, à achever la première partie de l'étude que nous avons commencée et qui a pour but de vérifier dans quelle mesure l'idée de James et de Lange, dans laquelle il est admis de voir la vivante continuation de la théorie des passions de Spinoza, concorde avec son objet. Nous devons, par conséquent, encore continuer l'analyse critique de la théorie du point de vue de sa cohérence factuelle. Mais, en achevant cette analyse, nous pouvons recourir directement aux expérimentations critiques définitives et aux données de la psychologie pathologique de la vie émotionnelle, après avoir groupé autour de ces faits expérimentaux et cliniques (ils jettent passablement de lumière sur le problème qui nous occupe) toutes les considérations critiques complémentaires et auxiliaires figurant dans cette vive polémique qui, apparemment, est la dernière page, et même l'épilogue de l'histoire d'une théorie célèbre et paradoxale.

Comme on sait, Lange et James voyaient une preuve fondamentale en faveur de leur théorie moins dans le fait que les états émotionnels s'accompagnent de modifications physiologiques (la théorie classique ne l'ignorait pas) que dans le fait que l'émotion même ne peut exister sans modifications physiologiques. Ils en tiraient la conclusion suivante : l'émotion est le résultat direct de ce qui, auparavant, était pris pour ses manifestations corporelles. La vérification factuelle de cette thèse n'était pas accessible aux auteurs de cette théorie. Ils pouvaient seulement effectuer mentalement les expérimentations exigées et anticiper théoriquement les résultats des recherches cliniques des cas qui auraient été utiles pour confirmer ou démentir leur théorie. Nous avons déjà cité la thèse bien connue de Lange : « Faites disparaître chez un homme effrayé tous les symptômes physiques de la peur.... que restera-t-il alors de sa peur ? » [1896, p. 57]. C'est à lui qu'appartient aussi la formule selon laquelle le sentiment ne peut exister sans manifestations physiques.

James exprime la même chose sous une forme encore plus radicale : « Maintenant, je veux aborder l'exposé du point le plus important de ma théorie, et qui est le suivant : si nous nous représentons une forte émotion et tentons de retrancher de cet état de notre conscience, l'une après l'autre, toutes les sensations des symptômes physiques liés à cet état, au bout du compte il ne restera rien de l'émotion en question, aucun “matériau psychique” dont pourrait être constituée cette émotion. Il en résultera l'état froid et indifférent d'une pure perception intellectuelle. Je ne peux absolument pas me représenter quelle sorte d'émotion de peur restera dans notre conscience si l'on élimine les sensations liées à des palpitations cardiaques redoublées, à une respiration courte, au tremblement des lèvres, à la faiblesse des membres, à la “chair de poule” et à des agitations dans les entrailles. Quelqu'un peut-il se représenter l'état de colère en imaginant à l'instant même non pas un trouble dans la poitrine, un afflux de sang au visage, une dilatation des narines, des dents serrées et une tendance à agir énergiquement, mais au contraire des muscles au repos, une respiration régulière et un visage calme ? Le même raisonnement s'applique au chagrin : que serait le chagrin sans larmes, sans sanglots, sans ralentissement des battements du cœur, sans angoisse logée au creux de l'estomac ? » [1902, p. 311 à 312].

Dans tous ces cas, selon James, doivent être totalement absents la colère et le chagrin en tant que tels, comme émotions, et ce qui en reste est un jugement calme, impassible, appartenant entièrement au domaine intellectuel, pure pensée, selon laquelle tel personnage mérite un châtiment pour ses fautes ou que telles circonstances sont très tristes, et rien de plus. « On découvre la même chose, dit-il, quand on analyse n'importe quelle autre passion. Privée de toute assise corporelle, l'émotion humaine n'est qu'un son creux. » [ibid., p. 312]. Il est naturel que d'une telle thèse découlent nécessairement deux conséquences. La première est que « si l'on empêche la manifestation extérieure d'une passion, celle-ci doit cesser. Avant de vous abandonner à un accès de colère, essayez de compter jusqu'à dix, et le motif de cette colère vous paraîtra futile jusqu'au ridicule. » [ibid., p. 315]. Il est remarquable que Lange, tout à fait indépendamment de James, invoque aussi l'action de compter comme un moyen de surmonter la colère. Il rappelle comment « le héros de la comédie classique de L. Holberg [22], Hermann de Brême, compte toujours jusqu'à vingt quand sa femme le bat, et il est alors capable de rester calme. » [1896, p. 79]. Quand le héros « compte jusqu'à vingt, dit Lange, par cette petite opération, à la partie motrice de son cerveau il retire une quantité de sang assez grande pour qu'il n'éprouve plus le désir de frapper. »

[ibid. p. 79]. Seconde conséquence : « Si ma théorie est juste, dit James, elle doit être confirmée par la preuve indirecte suivante : selon cette théorie, en provoquant en nous, volontairement, dans un état d'esprit tranquille, ce qu'il est convenu d'appeler les manifestations extérieures de telle ou telle émotion, nous devons éprouver l'émotion elle-même. » [1902, p. 314 à 315]. Lange affirme la même chose : les émotions peuvent être provoquées par de nombreuses causes n'ayant absolument rien de commun avec les processus mentaux, et elles peuvent souvent être surmontées ou atténuées par des moyens purement physiques.

Il restait à vérifier ces deux thèses au plan expérimental et clinique : 1) la survenue d'une émotion est-elle possible en l'absence de ses manifestations corporelles, et 2) la survenue d'une émotion est-elle possible en l'absence totale d'un processus mental et seulement si l'on provoque ses manifestations corporelles de manière artificielle ? Cela a été fait dans un certain nombre de recherches que nous devons maintenant examiner.

La réponse à la première question est donnée par Sherrington dans une étude bien connue : en coupant le nerf vague [23] et la moelle épinière, il est parvenu à soustraire tous les principaux organes internes et les grands groupes de muscles squelettiques à l'influence de l'encéphale. Ainsi, dans ses expériences, furent éliminées de façon chirurgicale les principales manifestations corporelles des émotions survenant par voie réflexe. Cependant, il est apparu avec une certitude absolue que, chez les chiens de laboratoire, dans les conditions correspondantes, on observe des réactions émotionnelles sans modifications notables dans la manifestation des symptômes caractéristiques qui sont pris habituellement pour les signes de la colère, de la peur, de la satisfaction et du dégoût. Ainsi, la seule conclusion qui peut être tirée de ces recherches est celle à laquelle parvient Sherrington lui-même : le cerveau continue à produire des réactions émotionnelles, même après qu'il se trouve séparé des organes internes et des groupes importants de muscles du squelette.

Si l'on accorde du crédit, dit Sherrington, aux indices qui sont pris habituellement pour la manifestation de la satisfaction, de la colère, de la peur et du dégoût, on ne peut pas mettre en doute le fait que les animaux manifestent ces symptômes après l'opération tout à fait comme avant celle-ci. L'auteur se réfère à l'exemple de la peur qu'il a observée chez un jeune chien opéré, lorsque s'est rapproché de lui, en le menaçant, un vieux singe macaque. La tête baissée, le museau détourné et effrayé, les oreilles écartées montraient l'existence d'une émotion aussi vive que celle que l'animal manifestait avant l'opération [cf. R. Creed et autres, 1935, p. 184].

Dans une série suivante d'expériences, Sherrington est allé encore plus loin. Après que les animaux se soient rétablis de leur première opération, il coupa au niveau du cou les deux nerfs vagues et isola le cerveau de tout le corps, à l'exception de la tête et de la ceinture scapulaire. Ainsi le doute qui subsistait après la première opération, et portant sur le fait que les manifestations extérieures de l'émotion pourraient s'établir à l'avance à l'aide des influx afférents venant des organes internes restants, fut aussi soumis au contrôle expérimental. Les réactions affectives des chiens ne furent pas modifiées, même après la deuxième opération. Un chien très émotif, qui avait subi les deux opérations, continuait à avoir des réactions intenses et appropriées de colère, de satisfaction et de peur.

L'unique doute qui soit apparu après les expérimentations de Sherrington, dans lesquelles a pratiquement été obtenue une complète élimination des réactions viscérales et des réactions de presque toute la musculature du squelette, fut formulé par C. Lloyd-Morgan : les connexions avaient été coupées après que les modifications viscérales et motrices aient déterminé la genèse de l'émotion conformément à l'hypothèse qui admet une pareille origine des réactions émotionnelles. Ainsi, en dépit du fait que furent supprimées des influences viscérales et motrices effectives, dans les expériences de Sherrington ne furent cependant pas exclus les traces et les résultats des premières influences [cf. R. Creed et autres, 1935, p. 187]. C'est pourquoi on pouvait admettre que nous avions affaire à de simples réactions mimiques de nature non émotionnelle, analogues à celles que V. M. Bekhterev [25] a provoquées chez des animaux privés de la substance corticale du cerveau. Et enfin, on pouvait admettre encore une objection : les chiens de Sherrington, qui avaient éprouvé au cours de leur vie des émotions conditionnées au niveau périphérique, ne les éprouvaient plus après l'opération, lorsque les émotions apparaissaient au niveau purement cérébral, hors de leurs conditions périphériques normales.

A la première objection, Sherrington répond en faisant référence à un chiot de neuf semaines qu'il avait opéré, et qui, depuis le jour de sa naissance, n'était pas sorti de son local, et néanmoins manifestait du dégoût pour la viande de chien. Dans ce cas, il est douteux que l'on puisse admettre que nous avions une réaction déjà formée dans une expérience antérieure et à présent de nouveau activée. Cependant, en dépit du sens absolument clair de ses expériences, Sherrington s'abstient malgré tout d'une conclusion définitive sur l'inexactitude de la théorie de Lange et de James, parce que, même après l'opération, il reste chez les animaux une quantité suffisante d'éléments périphériques (muscles, peau, vaisseaux de la tête et du cou) pour conditionner et manifester l'émotion. En même temps, Sherrington ne peut pas ne pas noter que ses expériences ne donnent aucune confirmation aux théories de Lange, de James et de Sergi sur la nature des émotions. « Nous devons revenir à l'hypothèse selon laquelle la manifestation viscérale des émotions est secondaire et que ce qui est primordial c'est l'activité des grands hémisphères et l'état psychique correspondant. » [cf. : R. Creed et autres, 1935, p.187].

Mentionnons au passage les expériences de Pogano et Gemelli, de Dezomer et Heymans qui, par voie pharmacologique, ont tenté d'obtenir des conditions analogues à celles des expériences de Sherrington, et qui, au fond, renforcent ses conclusions. On ne peut pas ne pas être d'accord avec les remarques d'Henri Piéron à propos des insuffisances des expériences des deux derniers auteurs et, par conséquent, à propos de la valeur non définitive des conclusions qui peuvent être tirées de ces expériences [H. Piéron, 1920]. On ne peut pas non plus ne pas voir avec A. Binet l'énorme importance historique du premier pas fait par Sherrington dans une nouvelle direction : pour la première fois, dit Binet, un physiologiste s'est occupé d'un problème posé par les psychologues et s'est mis à son étude par une méthode personnelle de vivisection.

L'idée qui est à la base des expériences de Sherrington fut mise en œuvre récemment, d'une façon différente, beaucoup plus audacieuse, par Cannon, J. Lewis, S. W. Britton, [W. B. Cannon, J. T. Lewis, S. W. Britton, 1927] dans des expérimentations avec résection de toute la partie sympathique du système autonome. Ainsi, après l'opération, furent exclues chez les animaux toutes les réactions vasomotrices, la sécrétion d'adrénaline, les réactions viscérales, le hérissement des poils et la libération de sucre dans le foie. Chez ces animaux sympathectomisés, ne s'est manifestée aucune modification notable des réactions émotionnelles, lesquelles apparaissaient de façon parfaitement normale (à l'exception du hérissement) dans les situations correspondantes. L'absence de courants afférents venus des organes internes n'a modifié en aucune façon leur conduite émotionnelle habituelle. Des chats soumis aux expérimentations manifestèrent une réaction émotionnelle absolument normale en présence d'un chien qui aboyait.

En 1929, Cannon et ses collaborateurs ont publié d'autres observations faites sur des animaux ayant subi cette opération. Ces observations confirmèrent entièrement ce qui avait été établi tout au début. La réaction standard de la partie sympathique du système autonome, qui avait été si minutieusement étudiée dans les premiers travaux de Cannon comme corollaire obligatoire des fortes émotions, manquait chez les animaux qui étaient observés, et, de plus, les animaux, après une sympathectomie bilatérale, ne manifestaient aucune modification dans leur conduite émotionnelle normale.

Pour achever l'examen de ce qui est apparemment l'argument le plus important contre la théorie James-Lange, il nous reste à interpréter brièvement quelques éléments des recherches mentionnées. Premier élément : les expériences de Sherrington et de Cannon ne donnent pas de preuve directe du fait que les sensations venues des organes internes ne jouent pas un rôle important dans l'expression de la dimension psychique de la réaction et que cet état précède la manifestation corporelle de l'émotion (Angell), vu que l'on peut admettre, qu'avec l'élimination de ces sensations, l'émotion cesse d'être éprouvée de façon spécifique comme sentiment dans la conscience de l'animal (Perry). Effectivement, il convient de reconnaître que, sur la base d'expériences dans lesquelles il n'y a pas de témoignage direct sur le vécu psychique des animaux, nous n'avons pas de possibilité directe d'affirmer ou de nier l'existence de tel ou tel sentiment lors d'une réaction émotionnelle. Ce genre de preuve, évidemment, ne pourrait être obtenu que sur l'homme, lequel pourrait mettre à notre disposition des données de nature introspective. Nous reviendrons sur ces données.

Mais, même maintenant, on ne peut pas ne pas remarquer que cette objection est fondée sur une erreur de logique bien connue : elle veut prouver trop de choses, et c'est pourquoi elle ne prouve rien. En tout cas, elle prouve beaucoup plus de choses qu'elle ne le veut. Car, en général, notre jugement sur le vécu émotionnel d'un animal se fonde toujours sur une déduction faite à partir des manifestations extérieures d'un état quelconque, et, par conséquent, si l'on met en doute ce critère, nous devons, d'une façon générale, renoncer à tout droit d'attribuer aux animaux n'importe quel sentiment et n'importe quel vécu, et par là même nous devons adopter le point de vue de Descartes qui considérait les animaux comme des automates, comme des machines réflexes. Mais si l'on admet que, chez les animaux normaux, nous sommes en droit, à partir des manifestations extérieures de n'importe quelle émotion, de conclure à la présence d'un état psychique émotionnel analogue à celui de l'homme bien qu'infiniment éloigné de lui, nous n'avons aucune raison de faire une exception pour ceux opérés par Sherrington et Cannon : ces animaux conservent dans leur comportement tous les symptômes qui, chez des sujets normaux, nous obligent toujours à supposer aussi la présence d'une composante psychique de la réaction émotionnelle. Comme, en réponse à cette objection, Sherrington le remarque à juste titre, « il est difficile de penser que la perception qui provoque une totale manifestation de colère et le comportement correspondant est par ailleurs impuissante à provoquer un sentiment de colère. » [cf. R. Creed et autres, 1935, p. 188].

Le second élément exigeant une interprétation consiste en ce que les nouvelles expériences de Cannon nous placent devant une sérieuse difficulté théorique, puisqu'elles se trouvent en évidente contradiction avec l'interprétation, qu'en emboîtant le pas à son auteur, nous avons admise plus haut à l'égard de ses premiers travaux. Nous avons vu que les modifications organiques qui surviennent à la suite de fortes émotions manifestent une indubitable utilité biologique dont l'élucidation est une conquête considérable de la pensée psychologique. Ces réactions, comme nous l'avons vu, servent à l'organisme à se préparer à l'activité accrue qui succède habituellement aux fortes émotions dans des situations exigeant la fuite ou l'attaque. Cependant, les nouvelles expériences semblent dire le contraire. Elles établissent qu'une totale élimination des réactions organiques ne provoque aucune modification sensible dans le comportement des animaux. Les émotions évoluent exactement de la même manière qu'avant l'opération, le comportement de l'animal reste aussi adéquat à la situation et aussi bien fondé au plan biologique dans le cas d'une séparation complète entre le cerveau et les organes internes et dans celui d'une résection totale de la partie sympathique du système autonome. Cette contradiction serait une difficulté insurmontable pour la critique expérimentale et théorique de la théorie organiciste des émotions si elle était réelle et non pas imaginaire. En réalité, entre les premiers résultats des recherches expérimentales et les nouveaux, non seulement il n'existe aucune contradiction, mais il y a au contraire accord total.

Dans les conditions paisibles du laboratoire, on n'observe, dit Cannon, dans le comportement des animaux sympathectomisés aucune différence par rapport aux animaux normaux. C'est pourquoi il peut sembler à première vue que le système sympathique n'a pas une grande importance pour un fonctionnement normal du corps. Mais une telle conclusion est erronée. Dans les conditions de la vie réelle, dans d'authentiques situations critiques, il est douteux que l'animal opéré puisse égaler l'animal normal quant à une réelle possibilité de survie. Comme il a été établi suite aux premiers travaux de Cannon, la signification biologique des réactions organiques qui surviennent comme résultat d'une émotion ou qui accompagnent de fortes émotions consiste exclusivement dans la préparation de l'organisme à l'action (fuite, attaque), à une dépense d'énergie accrue, à un travail musculaire intense.

Ainsi, la signification biologique de ces réactions n'est pas tant liée à l'émotion en soi, à l'émotion en tant que telle, qu'aux conséquences fonctionnelles des fortes émotions. C'est précisément grâce au fait que les conséquences fonctionnelles (travail musculaire accru) sont identiques pour des émotions aussi différentes que la peur et la fureur que les réactions organiques correspondantes non seulement sont pratiquement identiques, mais même, en raisonnant de façon théorique, ne peuvent être différentes. Par conséquent, le fait que l'émotion en tant que telle subsiste même avec une complète suppression des réactions organiques ne change rien à l'idée que nous nous faisons de la signification biologique de ces modifications organiques, mais, au contraire, ne fait que confirmer de nouveau ceci : cette signification se ramène exclusivement à la préparation de l'organisme à une activité découlant naturellement de l'émotion.

De ce point de vue, il est clair que, dans les conditions de laboratoire, l'animal opéré ne diffère en rien de l'animal normal ; tout autant que lui, il manifeste l'émotion de peur et de colère, mais dans les conditions naturelles, la différence entre eux doit se faire sentir aussitôt, et avec une force colossale.

L'animal opéré, précisément en raison de l'absence des modifications organiques qui accompagnent habituellement les émotions et préparent l'organisme à une dépense d'énergie accrue, doit se trouver non disposé à la lutte ou à la fuite qui, dans les conditions naturelles, suivent immédiatement les émotions de colère ou de peur et, par conséquent, doit périr au tout premier affrontement sérieux avec un véritable danger. Les émotions que l'on observe chez ces animaux, en parfaite sécurité dans les conditions de laboratoire, constituent, pour ainsi dire, des émotions impuissantes, des émotions privées de la signification biologique qui leur est inhérente, et si l'on peut s'exprimer ainsi, des émotions privées de leur aiguillon : l'animal opéré peut, de façon adéquate, éprouver et manifester l'affect de colère, mais il est impuissant lorsque la situation exige de lui les conclusions naturelles de cet affect — la lutte et l'attaque.

Si l'on approuve cette interprétation des deux éléments litigieux apparus à la suite de nouvelles recherches, nous devons inévitablement en venir à la conclusion fondamentale que Cannon déduit de ces recherches.

Nous n'avons, assurément, aucun véritable motif d'affirmer ou de nier l'existence d'un vécu émotionnel chez les animaux opérés. Cependant, nous avons toutes raisons pour juger du rapport de ces expériences avec la théorie James-Lange. Dans le vécu des émotions, James attribue le rôle principal aux sensations viscérales. Lange ramène entièrement ce vécu à la sensation du système vaso-moteur. Tous deux affirment que si l'on soustrait mentalement ces sensations organiques du vécu émotionnel, il ne restera rien de celui-ci. Sherrington, Cannon et leurs collaborateurs ont procédé à la suppression des sensations par voie chirurgicale. Chez leurs animaux, avait été éliminée la possibilité d'influx rétroactifs provenant des organes internes. Selon James, le vécu émotionnel devait en grande partie être réduit à néant. Selon Lange, il devait entièrement disparaître (je rappelle que, sans l'excitation de notre système vaso-moteur, les impressions venues du monde extérieur n'éveilleraient en nous ni joie ni chagrin, ne nous causeraient ni souci ni peur). Cependant les animaux agissaient, autant que le permettaient les connexions nerveuses, sans aucune baisse de l'intensité des réactions émotionnelles. En d'autres termes, les opérations qui, d'après la théorie en question, devaient en grande partie ou entièrement supprimer l'émotion, malgré cela, conservèrent dans le comportement des animaux la colère, la joie et la peur dans la même mesure qu'elles se manifestaient avant l'opération.

Nous préférons néanmoins, avec Sherrington, nous abstenir, sur la seule base de ces expériences, d'un jugement définitif à propos de la théorie considérée : ces données ne prennent leur véritable signification que confrontées d'une part à tous les autres résultats expérimentaux, d'autre part aux faits cliniques qui mettent entre nos mains des témoignages irremplaçables sur le vécu émotionnel conscient de l'être humain.

CHAPITRE 5

La force probante de l'argumentation expérimentale examinée plus haut aurait considérablement augmenté à nos yeux si nous disposions aussi de la preuve inverse de celle qui fut, de façon expérimentale, élaborée par Sherrington et Cannon. En d'autres termes, si nous disposions de données expérimentales relatives à la provocation artificielle des réactions organiques qui accompagnent les fortes émotions, nous pourrions être beaucoup plus confiants à l'égard des conclusions qui s'imposent d'elles-mêmes à partir des recherches considérées. Il y aurait alors devant nos yeux, pour ainsi dire, le théorème direct et son contraire, démontrés avec la même force logique : l'un et l'autre, pris ensemble, auraient déjà permis de tirer des conclusions suffisamment solides.

Rappelons-nous que James et Lange ont, par le même procédé logique, développé de façon purement spéculative des considérations en faveur de la théorie des émotions, en voyant les deux principales preuves de leur théorie dans le fait que, si l'on supprime ses manifestations corporelles, l'émotion doit disparaître et que, si l'on provoque artificiellement ces mêmes manifestations, l'émotion doit apparaître tout aussi inévitablement. Il est naturel que la vérification expérimentale de cette théorie devait également s'engager dans ces deux démarches. Les premières tentatives de prouver le théorème inverse (l'émotion ne survient pas en dépit du fait qu'existent toutes ses manifestations corporelles), nous les trouvons déjà dans les expériences examinées ci-dessus, et qui montraient que des états non émotionnels, comme le surrefroidissement, le surchauffement et l'asphyxie, provoquent des modifications organiques analogues à celles que l'on observe lors de la peur et de la fureur, sans toutefois que l'émotion ne survienne à la suite de ces modifications. Le passage direct de l'expérimentation, conçue mentalement, de James et Lange à une expérimentation réelle fut fait dans les recherches de G. Marañón [27] [in W. B. Cannon, 1927, p. 113].

Les expériences de Marañón, effectivement, constituent en quelque sorte la preuve du théorème inverse par rapport à celui qui fut argumenté par les expériences de Sherrington et Cannon. Ces expériences ont montré que l'injection d'adrénaline en doses suffisantes pour qu'apparaissent tous les phénomènes organiques caractéristiques des fortes émotions ne provoque pas chez les sujets l'expérience émotionnelle au sens propre du terme en dépit du fait qu'existent toutes les manifestations corporelles. Ce qui est nouveau dans les expériences de Marañón, c'est l'utilisation de l'introspection, qui met entre nos mains des témoignages sur le vécu émotionnel immédiat des sujets. C'est là l'avantage des dernières expériences par rapport à celles qui avaient été faites sur les animaux. Par rapport aux nouvelles recherches, est ainsi paralysée l'objection selon laquelle nous n'avons pas de preuves directes de la présence ou de l'absence d'expériences émotionnelles correspondant aux manifestations corporelles.

Lors des expériences de Marañón, les deux plans – l'objectif et le subjectif, se trouvaient dans le champ d'observation de l'expérimentateur. Le chercheur pouvait constater les modifications s'opérant dans la conscience des sujets d'expérience et, simultanément, les manifestations corporelles de l'émotion, puis étudier leur rapport mutuel. Le vécu des sujets consistait en des sensations de palpitations cardiaques, d'une pulsation artérielle diffuse, de gêne dans la poitrine, de rétrécissement du larynx, de tremblement, de froid, de sécheresse dans la bouche, de nervosité, de malaise et de douleur. Associé à ces sensations, apparaissait dans certains cas un état affectif indéterminé, analysé froidement par les sujets et privé de toute émotion réelle. Les déclarations des sujets avaient le caractère suivant : « Je sens comme si j'étais effrayé » ; « comme si j'étais dans l'attente d'une grande joie, comme si j'étais ému » ; « comme si j'étais prêt à pleurer sans savoir pourquoi » ; « comme si j'éprouvais une grande peur et que malgré tout j'étais calme », etc.

Comme bilan de ses recherches, Marañón indique une nette différence entre la perception des phénomènes périphériques de l'émotion végétative (c'est-à-dire des modifications corporelles) et de l'émotion proprement psychique, qui ne survenait pas chez ses sujets et dont l'absence leur permettait de rendre compte de la sensation d'un syndrome végétatif avec un calme absolu, sans un sentiment réel.

Lors des expériences, chez un petit nombre de sujets, à la vérité, survenait une authentique émotion, habituellement une tristesse accompagnée de larmes, de sanglots et de soupirs. Cependant, cela avait lieu seulement lorsque l'on pouvait noter d'avance la prédisposition émotionnelle du sujet, en particulier en cas d'hyperthyroïdisme. Dans certains cas, cet état se développait seulement à condition que l'adrénaline soit injectée après une conversation avec le sujet sur ses enfants malades ou sur ses parents décédés. Ainsi, même ces cas montrent que l'adrénaline ne produit un effet émotiogène secondaire que lorsque existe par avance une disponibilité émotionnelle appropriée. Remarquons une nouvelle circonstance extrêmement importante que nous rencontrons dans les expériences de Marañón et qui est habituellement perdue de vue lorsqu'on les utilise de façon univoque pour répondre à la question brutale "pour" ou "contre". Cette circonstance consiste en une très étroite imbrication des composantes psychiques et organiques ou, plus précisément, cérébrales et somatiques de la réaction émotionnelle. Sur ce point, les expériences de Marañón montrent non seulement l'indépendance relative des unes et des autres et la possibilité de les provoquer séparément, mais aussi le fait que certaines peuvent faciliter le développement et le renforcement des autres, qu'elles peuvent s'étayer mutuellement, s'imbriquer en provoquant par là même un affect intégral, indubitable par son authenticité, tant au plan du vécu qu'à celui de ses manifestations corporelles.

Dans les cas où, dans les expériences de Marañón, on observe le développement d'un pareil affect intégral et authentique, les composantes psychiques et somatiques, provoquées de différentes façons, vont pour ainsi dire à la rencontre l'une de l'autre, de telle sorte qu'au point de leur intersection, au moment de leur rencontre, naît le véritable trouble émotionnel. Rappelons-nous les indications, citées plus haut mais insuffisamment soulignées par nous, sur cette imbrication que l'on rencontre dans les formulations de James et de Lange, et qui constituent peut-être l'unique point sûr de leur théorie. Ainsi, Lange, énumérant tous les symptômes physiques de la peur, et qu'il faut faire disparaître pour que rien ne reste de la peur elle-même, cite, parallèlement à un pouls régulier et à des mouvements rapides, des pensées claires et un discours vigoureux. Sur ce point, Lange pèche passablement contre l'harmonie et la logique de son argumentation : qui irait discuter son argument paradoxal si l'on prêtait sérieusement attention à cet élément, minime à première vue, mais en fait d'une très grande importance ? Car, traduit en langage théorique, cela dénote un changement radical dans la thèse fondamentale de Lange ; au lieu de sa thèse qui dit : supprimez chez un homme effrayé tous les symptômes physiques de la peur, et que restera-t-il alors de cette peur, il aurait dû dire en fait : supprimez chez un homme effrayé tous les symptômes physiques et psychiques de la peur, et alors on n'aurait pas pu ne pas être d'accord avec lui. Car que peut signifier d'autre l'exigence suivante : rendez son discours vigoureux et ses pensées claires, sinon : changez tout l'état de sa conscience ?

Bien que moins nettement, la même chose se glisse aussi chez James. Dans la formule, citée plus haut, de la non-représentation de la colère en l'absence de ses manifestations corporelles, James, parallèlement aux narines dilatées et aux dents serrées, mentionne aussi une tendance à agir énergiquement, c'est-à-dire, tout de même, encore un élément qui non seulement caractérise plutôt l'état de la conscience que celui des organes internes et des muscles d'un homme en colère, mais aussi un vécu différant de façon radicale des sensations des manifestations corporelles de l'émotion, pour autant qu'une tendance en général peut être différente d'une simple sensation ou d'une simple perception. Pour évaluer cet élément dans toute sa portée théorique, on ne peut pas ne pas remarquer que, de la même façon qu'à l'égard de la thèse de Lange, nous avons affaire ici à une certaine inconséquence dans le développement des raisonnements de James. Cette inconséquence, James, probablement, l'aurait volontiers corrigée s'il y avait prêté attention ; mais en réalité elle constitue peut-être le seul élément sûr de toute la théorie, un germe contenant l'idée que l'émotion n'est pas simplement la somme des sensations des réactions organiques, mais en premier lieu une tendance à agir dans une direction déterminée.

Nous aurons encore l'occasion de revenir à cet élément sûr de la théorie organiciste des émotions que nous avons découvert chemin faisant. Tout de suite, nous ne pouvons pas ne pas noter que c'est seulement sur ce point sur lequel la théorie se trahit elle-même, en constatant l'imbrication interne du vécu et de la réaction organique dans la composition de l'affect et non leur dépendance mécanique de cause à effet, que les expériences de Marañón confirment la thèse de James et de Lange ; pour tout le reste, ces expériences vont à l'encontre de cette théorie. L'injection d'adrénaline provoque chez l'être humain toutes les manifestations corporelles typiques qui accompagnent les fortes émotions, mais ces manifestations sont éprouvées comme des sensations, et non comme des émotions. Dans certains cas, les sensations rappellent une expérience émotionnelle antérieure, mais ne la ressuscitent et ne l'actualisent de nouveau, et c'est seulement dans des cas exceptionnels de sensitivisation émotionnelle préparatoire que les modifications corporelles peuvent aboutir au développement d'un véritable affect. Ces cas, remarque Cannon, constituent l'exception et non la règle comme le suppose la théorie James-Lange : dans les cas habituels, les manifestations corporelles ne provoquent pas, comme résultat direct, d'expérience émotionnelle. [W. B. Cannon, 1927].

Les expériences de Marañón constituent une transition naturelle vers les données des recherches cliniques, puisqu'elles nous mettent en contact direct avec l'homme, qu'elles font entrer dans le champ d'observation du chercheur le plan psychologique subjectif et rendent accessible l'analyse directe de la conscience. Par là même, ces expériences permettent non seulement de parler le langage des auteurs mêmes de la théorie, mais aussi de substituer à des considérations sur les états psychiques corrélatifs à telle ou telle manifestation corporelle une observation factuelle directe de ces états eux-mêmes. Au fond, c'est par là que sont également passées les premières recherches expérimentales liées à la vérification de la théorie de James. Ce qu'il y a de nouveau dans les expériences de Marañon, c'est seulement la possibilité d'une influence expérimentale directe et profonde, exercée par voie purement physique, sur les modifications organiques qui accompagnent les émotions. Parmi les travaux anciens, mentionnons l'étude d'A. Lehmann [28] [A. Lehmann, 1892] qui, se basant sur l'introspection, affirmait que la représentation primaire qui provoque l'émotion est déjà colorée d'un ton sensible, avant que ne se forment les sensations organiques colorées émotionnellement. Par conséquent, concluait-il, la nuance émotionnelle ne peut être considérée comme la somme des sensations organiques. Dans les expériences de Lehmann, la nuance émotionnelle apparaissait en même temps ou peu après la perception primaire. Les troubles circulatoires, au contraire, venaient seulement une à deux secondes après l'irritation, par conséquent après que soit apparue la sensation.

Nous ne citons les données de Lehmann que parce qu'elles ont reçu une confirmation expérimentale objective dans des recherches ultérieures. En faisant le résumé de ces dernières, Cannon, sans mentionner Lehmann, avance les conclusions de ce dernier à titre de nouvel argument contre la théorie de James : les modifications viscérales apparaissent trop lentement, et c'est pourquoi elles ne peuvent être considérées comme la source de l'expérience émotionnelle. Il confronte [29] les données de C. Stewart [30], E. Sertoli [31], J. Langley [32], I. P. Pavlov et autres [33], qui ont établi que la période latente de la réaction viscérale est considérablement supérieure à la période latente de la réaction affective [W. B. Cannon, 1927, p. 112], que F. Wells [34] [ibid. p. 112] fixe à 0,8 secondes, réduisant ainsi la durée établie par Lehmann. Selon la théorie James-Lange, les réactions affectives surviennent du fait des influx rétroactifs provenant des organes internes, mais cela paraît impossible si l'on prend en considération la latence prolongée des réactions de ces organes, à laquelle il faut ajouter le temps nécessaire au retour des influx nerveux vers le cerveau. Dans cette confrontation des vieilles expériences de Lehmann avec les travaux récents, nous voyons de nouveau combien est féconde cette méthode de recherche qui réunit les analyses des aspects objectif et subjectif de la réaction affective.

Les formes supérieures d'une telle conjonction, nous les trouvons dans les expérimentations naturelles effectuées lors de l'étude clinique de la psychopathologie de la vie affective. On peut dire sans exagération que, sans ces données, les questions fondamentales liées à la théorie James-Lange ne pourraient pas être résolues, et surtout que nous ne pourrions pas nous approcher d'une conception plus adéquate de la nature des affects et de leur organisation corporelle. C'est pourquoi les données de l'étude clinique doivent être obligatoirement prises en considération si nous voulons porter un jugement définitif au sujet de cette controverse, pour la solution de laquelle nous nous efforçons constamment de trouver un point d'appui solide, aussi bien pour une compréhension exacte de la nature des affects que pour une exacte évaluation de la doctrine philosophique des passions qui nous intéresse.

Les auteurs de la théorie organiciste eux-mêmes se sont tournés vers les données de la pathologie, espérant y trouver une confirmation directe de leur doctrine. « La meilleure preuve, dit James, de ce que la cause directe des émotions est l'effet physique des excitations extérieures sur les nerfs, est fournie par ces cas pathologiques, lorsque pour l'émotion il n'y a pas d'objet correspondant. Un des principaux avantages de mon point de vue sur les émotions est qu'ainsi nous pouvons avoir un schéma commun et des cas pathologiques et des cas normaux des émotions. » [1902, p. 310]. Ainsi, James non seulement acceptait la légitimité de la vérification factuelle de sa théorie par les données psychopathologiques, mais voyait en elles la meilleure preuve de cette théorie, et pensait que son principal avantage était qu'elle expliquait aussi bien les affects normaux et pathologiques. Dans chaque asile d'aliénés, il comptait trouver des exemples d'affects dépourvus de tout motif et qui, selon lui, prouvaient on ne peut mieux la véracité de sa thèse. C'est pourquoi il est tout à fait naturel d'examiner dans quelle mesure ces exemples, ces cas pathologiques, parlent réellement en faveur de la théorie considérée (ou contre elle) et dans quelle mesure cette théorie est réellement capable de donner un schéma unique de la vie affective normale et pathologique.

C. G. Lange pensait aussi que le dernier point d'appui de l'hypothèse de l'émotion psychique disparaît dès que nous nous tournons vers le fonctionnement anormal des processus émotionnels. Il pensait même que « le système vaso-moteur est particulièrement exposé au danger d'un fonctionnement anormal, car c'est la partie du système nerveux qui se repose le moins et la plus exposée de toutes aux troubles fonctionnels. S'ils se produisent, le sujet devient suivant le moment, oppressé ou furieux, angoissé ou joyeux jusqu'à l'éclat, embarrassé, etc., tout cela sans motif et bien qu'il ait conscience de n'avoir aucune raison pour se mettre en colère, craindre ou se réjouir. Où voit-on parmi les faits de ce genre, un point d'appui pour l'hypothèse de l'émotion psychique ? » [1896, p. 62 à 63]. Comme on le voit, Lange concorde de nouveau étonnamment avec James non seulement dans la formulation de ses thèses générales, mais même dans les détails de l'argumentation qu'il développe.

Mais James, à la différence de Lange, comprenait clairement qu'une référence générale et sommaire aux affects pathologiques, non motivés, n'était qu'une preuve indirecte et assez précaire en faveur de sa théorie, car une telle référence, à proprement parler, ne donne rien de nouveau au regard d'une observation faite sur l'évolution normale des affects, étant donné que, dans les cas d'affects non motivés (si on laisse pour le moment de côté le phénomène de ce que l'on appelle angor et frayeur cardiaque, dans lesquels, selon James, l'émotion est simplement la sensation de l'état corporel et a pour cause un processus purement physiologique), la question centrale de toute la théorie reste entièrement non élucidée : quoi donc, lors d'un affect non motivé, doit être considéré comme cause et comme conséquence si, absolument comme dans les cas normaux, l'état psychique et les modifications organiques constituent un tout ? Il faut savoir que ce qui différencie les aspects pathologiques des aspects normaux consiste seulement et exclusivement dans le fait que, lorsqu'ils se manifestent, on note l'absence de la perception, de la raison qui provoque l'affect, mais ce n'est pas de cela que parle toute la théorie James-Lange. Ces derniers s'efforcent de démontrer que l'émotion en tant que telle, et non son motif, est le résultat des manifestations corporelles de l'affect, et cette thèse capitale reste, lors d'un affect non motivé, aussi indémontrée et indémontrable que lors d'une émotion normale.

Il est évident que, pour prouver ou réfuter directement cette théorie, on a besoin de phénomènes pathologiques d'un tout autre caractère. James le comprenait. Il a signalé que, pour sa théorie, ne pourraient servir que les cas pathologiques lors desquels nous observerions le maintien ou la disparition de l'affectivité chez des sujets non paralysés et caractérisés, en outre, par une anesthésie complète. James lui-même indique quelques observations se rapprochant de tels phénomènes et les interprète dans un sens favorable à sa théorie. Nous les laisserons de côté, ainsi que les données de Dallon et de G. Meyerson, dans la mesure où, selon la remarque judicieuse de K. Landis [35], elles constituent des cas historiques intéressants et, par conséquent, doivent être considérées comme tels, vu qu'elles ont toutes été associées à un trouble primaire et à une perturbation de la vie affective, et c'est pourquoi elles doivent être examinées actuellement plutôt du point de vue de la psychanalyse que de celui de la psychophysiologie.

W. James lui-même jugeait non réalisables pour l'expérimentation critique les conditions qu'il avançait, néanmoins elles ont trouvé leur réalisation, d'abord dans l'expérimentation psychophysiologique de Sherrington qui s'approcha, selon la juste remarque de Dumas, des exigences de James, et ensuite aussi dans les observations cliniques effectuées par Ch. Dana [36] [1921].

Ces recherches cliniques non seulement nous permettent d'utiliser les données de l'introspection pour une étude effective des expériences émotionnelles dans les cas pathologiques, mais aussi rendent plus clair un domaine de faits extrêmement important que nous avons délaissé pour le moment, et qu'aborde la théorie organiciste des émotions. Jusqu'ici nous avons eu affaire principalement et presque exclusivement à l'aspect viscéral des manifestations corporelles de l'émotion, c'est-à-dire à la fonction du sous-système sympathique du système nerveux central. Les manifestations motrices et mimiques de l'émotion qui, dans la théorie de James, jouent le rôle d'un facteur secondaire, mais tout de même très important dans la production de l'émotion, ont, en raison des conditions de l'expérimentation physiologique, été laissées de côté par nous-mêmes. De surcroît, nous avons souvent dû — comme ce fut le cas dans les expériences de Cannon et Sherrington — nous appuyer sur le maintien des aspects moteur et mimique des manifestations corporelles comme sur une preuve de l'existence également de la partie psychique des émotions. Les recherches cliniques, à l'examen desquelles nous passons à présent, nous permettent de nous rendre compte aussi de ce groupe de faits et, ainsi, nous rapprochent directement de conclusions définitives, d'une solution définitive de la question.

CHAPITRE 6

Comme nous l'avons vu, les partisans de la théorie organiciste s'efforcent de la sauver en y introduisant un important correctif factuel qui pourrait la réconcilier avec les données non équivoques des recherches expérimentales. Ces données disent que les modifications viscérales ne peuvent être considérées comme source des émotions, et, par conséquent, il reste à supposer que les sensations de tension et de mouvement des muscles du squelette constituent la véritable cause de l'état émotionnel, et qu'elles varient de façon corrélative lors des différentes émotions.

S. Wilson [37] a décrit des cas de manifestations pathologiques du rire et des pleurs dans lesquelles les manifestations extérieures de l'émotion, nettement exprimées, ne correspondaient en aucune façon à des sentiments réels des patients. Leurs expériences émotionnelles suivaient leur cours de façon parfaitement normale, et ils souffraient du fait que leurs véritables sentiments trouvaient des expressions contraires. Les malades pouvaient éprouver de la tristesse en riant bruyamment, pleurer lorsqu'ils se sentaient joyeux. Wilson écrit qu'avec toutes les manifestations extérieures de la gaîté et de la joie, y compris même les réactions accompagnant les mécanismes viscéraux, ces personnes pouvaient non seulement ne pas se sentir heureuses, mais que l'état correspondant de leur conscience pouvait se trouver en conflit ouvert avec l'expression extérieure de leurs émotions. [S. Wilson, 1924, p. 299 à 333] Il est parfaitement clair que l'hypothèse James-Lange doit être radicalement modifiée si elle veut être mise en accord avec des observations de ce genre, où fait défaut la liaison intégrale des composantes périphériques et cérébrales.

S. Wilson fait part de cas contraires qui témoignent également de l'absence de parallélisme entre les éléments psychiques et somatiques de l'émotion. Ce sont les cas de paralysie émotionnelle du visage, lors de laquelle les patients éprouvent une sensation et prennent une conscience aiguë de leurs états émotionnels normaux dans les situations correspondantes. On observe chez eux une expression du visage ressemblant à celle d'un masque, mais derrière ce masque se maintient entièrement le jeu normal des réactions émotionnelles. Les patients souffraient d'une absence complète des mouvements expressifs du visage. Selon le témoignage de Wilson, ils étaient très sensibles à cette circonstance et voyaient en elle un très grand malheur qui les empêchait de montrer aux autres qu'ils éprouvaient de la joie et de la tristesse. Selon la comparaison imagée de N. V. Konovalov [38], chez les patients de la première et de la deuxième catégorie décrits par Wilson, nous avons toujours une telle disparité entre l'expérience émotionnelle et son expression extérieure, laquelle évoque un masque. Mais si chez les patients de la deuxième catégorie le visage évoque un masque prélevé sur un mort et mis sur le visage d'une personne dotée de toute la plénitude des émotions réelles, chez les malades de la première catégorie, le visage rappelle le masque d'un acteur grec avec une expression émotionnelle pathétique outrée qui peut être en total désaccord avec l'état d'esprit du héros ou de l'acteur qui le représente et avec le texte du rôle. Au fond, chez les malades de ce genre, nous observons ce que V. Hugo a décrit dans son roman *L'homme qui rit*.

S. Wilson cite des données d'introspection de ses patients, lesquels protestent contre le fait que leur rire et leurs larmes sont pris par les autres pour l'indice de leur état affectif réel. Cela, dit Wilson, ne peut s'accorder avec la conclusion selon laquelle les manifestations corporelles, comme les appelle James, constituent l'émotion. Et, inversement, les patients peuvent, lors d'une diplégie faciale, conserver une expression du visage ressemblant à celle d'un masque et éprouver un "rire intérieur". Ses observations, Wilson les résume sous la forme d'une thèse générale. Selon lui, du point de vue des cliniciens, il doit se ranger à l'avis des physiologistes lorsqu'ils pensent que les modifications organiques ont une importance relativement faible par rapport aux modifications cérébrales auxquelles sont liées les composantes psychiques de la réaction émotionnelle.

Mais, comme le note Bard, ont une importance encore plus grande les cas où se maintient une vie émotionnelle normale chez les patients souffrant d'une immobilité complète ou presque complète des muscles du squelette. Ch. Dana signale que, chez de tels patients, se sont conservées les réactions émotionnelles subjectives normales. Au même Dana appartient la description d'une remarquable observation qui, de l'avis de Bard, répond directement au reproche, souvent adressé à Sherrington à propos de ses expériences, de n'avoir pas réussi à prouver l'existence d'une expérience émotionnelle chez les animaux opérés. Une patiente, une femme très cultivée de quarante ans, s'était brisé le cou au niveau des troisième et quatrième vertèbres cervicales. La malade souffrait d'une paralysie complète des muscles du squelette, du tronc et des quatre membres, avec perte complète de la sensibilité superficielle et profonde de tout le corps à partir du cou. Elle vécut environ un an, et, au cours de cette période, Dana observa ses émotions de chagrin, de joie, de mécontentement et d'attachement. On ne put noter aucune modification dans sa personnalité ou dans son caractère. Elle ne pouvait se servir que de la musculature du crâne, de la partie supérieure du cou, et du diaphragme. La possiblité de décharges émotionnelles des impulsions sympathiques était exclue. Il est difficile de comprendre, du point de vue de la théorie périphérique, comment son affectivité n'avait subi aucune modification, alors que son système musculaire du squelette était pratiquement éliminé et que son système sympathique était, lui aussi, entièrement supprimé.

A titre de conclusion fondamentale de ces observations, Dana fait la remarque suivante : les émotions sont localisées de façon centrale et résultent de l'activité et de l'interaction du cortex et du thalamus. Les centres qui régulent l'activité du système neuro-végétatif se trouvent principalement dans le tronc cérébral. Ces centres sont excités en premier lieu lorsque l'animal perçoit quelque chose exigeant la défense, l'attaque, une tendance à l'action. A leur tour, ils excitent les muscles, les organes internes et les glandes, et communiquent aussi avec le cortex et provoquent des émotions correspondant à l'objet perçu ou à l'idée qui survient. Nous avons encore à examiner la partie positive des considérations théoriques de ce clinicien. Elle coïncide entièrement, comme ses conclusions négatives, avec les conclusions auxquelles sont arrivés les physiologistes à la suite de leurs recherches expérimentales. Maintenant, nous allons continuer à examiner ces données cliniques d'une importance primordiale, susceptibles, apparemment, de répondre directement à la question qui nous intéresse, et, en rapport avec les données d'expérience examinées antérieurement, de défaire, peut-être de façon définitive, ce nœud de contradictions qui s'est établi durant des décennies autour de la célèbre théorie.

H. Head a décrit des cas d'atteinte unilatérale des

couches optiques (thalamus, ntd): chez les malades, à titre de symptôme caractéristique, on observait une tendance à réagir de façon excessive à tous les stimulants affectifs possibles et une modification unilatérale du ton émotionnel se manifestant par le fait que les piqûres d'épingle, une pression douloureuse, le chaud ou le froid produisaient un vécu émotionnel beaucoup plus grand du côté malade du corps que du côté sain. Les stimuli agréables étaient aussi éprouvés au plan émotionnel d'une manière plus intense du côté atteint. Un contact tiède provoquait chez les malades un intense sentiment de plaisir qui se manifestait par des symptômes de joie sur le visage et par des expressions d'agréable satisfaction. Les stimuli affectifs complexes, par exemple la perception de musique ou de chant, pouvaient provoquer un vécu émotionnel d'une si grande force (du côté atteint) qu'ils devenaient insupportables pour le malade.

Un des patients de Head n'était pas en mesure d'occuper sa place à l'église, vu qu'il ne pouvait supporter l'effet du chant du côté atteint. Chez un autre malade, lors de l'audition de chant, une sensation horrible se manifestait du côté atteint. Un des malades racontait, qu'après une crise qui avait rendu le côté droit de son corps particulièrement sensible aux sensations agréables et désagréables, il devint plus délicat. Sa main droite, disait-il, avait toujours besoin de consolation. Il semble au malade que, de son côté droit, il souffre constamment par sympathie. Sa main droite lui paraît plus "artiste". La partie du corps correspondant aux couches optiques atteintes réagit ainsi plus fortement à l'élément affectif, aussi bien des irritations externes que des états mentaux internes. Il existe une réceptivité accrue de la partie malade du corps à l'état de plaisir et de déplaisir. E. Küppers [39], qui va plus loin que les autres dans l'appréciation du rôle des couches optiques comme source des états psychiques, fait le bilan des observations sur les malades de ce genre en disant qu'une personne souffrant d'une atteinte unilatérale du thalamus a, à gauche, une autre âme qu'à droite. Sur un côté, elle a davantage besoin de réconfort, elle est plus sensible à la douleur, "plus artiste", plus délicate, plus impatiente que sur l'autre.

Laissant à présent de côté l'interprétation que James nous en donne, nous devons tirer de ces cas ce qui se rapporte directement à la question que nous examinons. Peuvent nous intéresser en premier lieu deux éléments. Le premier c'est que, comme l'a établi Head, chez un malade de ce genre, on note une importante différence dans la tonalité sensible de certaines sensations. Alors que certaines sensations et perceptions n'ont aucun effet émotionnel important, d'autres influent de façon intense sur le côté affecté. En particulier, comme le souligne à juste titre Cannon, prend une importance exceptionnelle le fait que les sensations survenant lors des différentes situations et attitudes du corps sont totalement dépourvues de tonalité émotionnelle. Il en découle que les impulsions afférentes venant des muscles du squelette, et dans lesquelles les disciples de James étaient portés à voir, comme on l'a mentionné plus haut, la principale source extra-viscérale de l'émotion, ne peuvent, après qu'on ait éliminé les sensations viscérales à la suite de travaux critiques expérimentaux, être considérées comme la source réelle des émotions, vu qu'elles sont dépourvues de cette qualité spécifique indispensable (le ton sensible) qui seule pourrait nous forcer à voir en elles la véritable cause de l'état émotionnel. Par conséquent, le dernier refuge de ceux qui tentent de sauver la théorie organiciste des émotions se trouve détruit par les recherches cliniques de Head. Ne peuvent servir de source de la qualité spécifique des émotions ni les impulsions rétroactives des organes internes, ni même les impulsions afférentes venant des muscles innervés.

Deuxième élément qui nous intéresse : dans les recherches de Head, nous rencontrons des faits qui, d'une façon ou d'une autre, sont totalement inexplicables du point de vue de la conception de James et qui, par conséquent, entrent en contradiction absolue avec elle. En effet, comment peut-on expliquer de ce point de vue la modification unilatérale des expériences affectives tout en conservant les prémisses fondamentales avancées par les auteurs de la théorie ? Ni les organes de la cavité thoracique ni ceux de la cavité abdominale, comme le remarque Cannon, ne peuvent fonctionner par moitié, et de même le centre vaso-moteur constitue en soi une unité et les malades de Head, bien entendu, ne manifestent pas un rire ou des pleurs seulement du côté droit ou seulement du côté gauche. Ainsi, les influx afférents envoyés par les organes périphériques délabrés doivent être identiques des deux côtés. Pour expliquer les sensations asymétriques, nous devons nous tourner vers l'organe qui est capable de fonctionner de façon asymétrique, c'est-à-dire les couches optiques.

Achevant le tour d'horizon des données cliniques

concernant la question qui nous intéresse, nous voyons que nous avons acquis dans ces faits nouveaux un nouveau et très important point d'appui pour résoudre la controverse théorique que nous examinons. Comme nous l'avons mentionné, James lui-même, lors de la première publication de sa théorie, en appelait à la clinique en disant que si sa théorie était un jour, de façon certaine, confirmée ou rejetée, cela pouvait être fait par la clinique, parce qu'elle seule avait en sa possession les données nécessaires pour cela. La clinique, en partant des différentes observations, a amassé suffisamment de faits, inconnus au moment de la création de la théorie considérée, et a ainsi obtenu un moyen efficace pour confirmer ou démentir l'hypothèse de James. Après ce qui a été dit plus haut, il est peu probable que puisse subsister un doute sur le fait que les recherches cliniques, d'une façon nette et non équivoque, témoignent plutôt en faveur d'un démenti que d'une confirmation de cette hypothèse.

Dans les recherches cliniques, nous trouvons encore un élément qui est capable de mener encore plus loin nos travaux, si longtemps restés au même point. En étudiant et comprenant les données cliniques concernant la vie affective dans des conditions pathologiques, nous ne pouvons pas nous borner à n'en tirer que des preuves complémentaires nous contraignant à rejeter l'hypothèse organiciste comme quelque chose qui ne correspond manifestement pas à la réalité. Il faut être aveugle au plan théorique pour ne pas voir ce tournant essentiel de toute la théorie des émotions qui se dessine avec tant de relief dans ces données cliniques. Si nous voulions définir en une phrase le contenu du tournant radical d'une pensée théorique s'efforçant de pénétrer la nature de la vie émotionnelle, nous devrions dire avec Bard que le plus grand service que nous rend la nouvelle théorie consiste dans le tournant que prend l'étude expérimentale des émotions en passant de la périphérie au cerveau. Ce déplacement radical, à 180°, de l'attention dans l'étude et la théorisation des émotions cache effectivement derrière lui un tournant complet dans les représentations scientifiques de la nature des processus affectifs. Mais, pour élucider définitivement pour nous-mêmes la portée réelle du tournant signalé et son rapport avec le problème fondamental de notre recherche, nous devons comprendre de façon critique cette polémique qui a surgi en liaison avec lui.

CHAPITRE 7

Si l'on s'arrête ou, plus exactement, si l'on s'interrompt au point où nous avons mené l'examen de l'immense matériau expérimental et factuel qui s'est accumulé pendant plus du demi-siècle écoulé depuis l'époque où a été fondée la théorie organiciste (nous n'avons toutefois pu en produire qu'une faible partie), et si l'on essaie d'embrasser d'un seul regard le tableau dans son ensemble, toute la situation telle qu'elle s'est déterminée aujourd'hui dans la théorie des émotions, on ne peut pas ne pas remarquer que, ces tout derniers temps, ont eu lieu ici des changements très importants. Si les premières décennies ont apporté certaines considérations critiques et certains faits, comme les recherches de Lehmann, de Sherrington, etc., susceptibles d'ébranler la stabilité de la théorie des émotions dominante, dans les dernières décennies, en raison du vaste matériau, d'origine diverse, qui s'est accumulé, il est tout simplement impossible de continuer d'amasser davantage de données si disparates.

Le cours même du développement de la pensée scientifique a mis en avant la nécessité d'une généralisation et — ce qui est le plus important — de tenter une autre interprétation et de construire une théorie susceptible d'expliquer de manière adéquate le matériau factuel accumulé. Ainsi, les tâches d'ordre critique et de vérification ont reculé au second plan par rapport à celles revenant à élaborer la théorie des émotions que nous avons définie. Confirmer ou rejeter la théorie de James s'est avéré insuffisant. Nous nous sommes trouvés devant la nécessité de créer une théorie nouvelle pour des faits nouveaux, de l'opposer à l'ancienne et d'y inclure tous les éléments véridiques et vérifiés au plan des faits, et qui étaient contenus dans l'hypothèse de James et de Lange. Leur hypothèse s'est justifiée historiquement pour la seule raison qu'elle a donné naissance à une série de recherches et a ainsi poussé la pensée scientifique à découvrir des phénomènes de la réalité inconnus jusqu'alors, et qui eux-mêmes avaient déjà prédéterminé l'orientation du mouvement de la pensée théorique.

Le changement de la situation et de tout l'état de la question des émotions qui s'est produit au cours des dernières décennies consiste ainsi en premier lieu dans le fait que nous sommes en présence de deux théories des émotions confrontées l'une à l'autre. Les premières recherches n'étaient en mesure, chacune séparément, ni de décider du sort de l'ancienne théorie ni d'avancer à sa place des hypothèses théoriques. Des chercheurs comme Sherrington s'abstenaient d'un jugement définitif et limitaient leur tâches à des intentions purement critiques. C'est précisément ainsi que s'explique cette situation paradoxale dans laquelle, malgré le matériau critique qui s'accumulait systématiquement de décennie en décennie, la théorie James-Lange non seulement a continué d'exister comme une vérité universellement reconnue, mais s'est raffermie encore davantage dans son importance et sa vitalité, répandant son principe fondamental dans tout le domaine de la psychologie, créant à son image et à sa ressemblance des courants entiers dans notre science, courants qui se fondaient sur le principe réflexe pour expliquer la psychologie humaine dans son ensemble.

Aucun des coups portés à la théorie organiciste n'était en mesure de la tuer, et selon l'adage bien connu, ce qui ne me tue pas me rend plus fort. Cela est entièrement applicable à la destinée historique de la théorie James-Lange : ses critiques ne savaient pas généraliser, ils ne surent pas lui opposer une autre théorie plus fortement armée, ils ne surent assurer leurs attaques par une interprétation positive des faits nouveaux. Ces tâches sont entièrement échues à la dernière décennie.

Elle — cette décennie — s'est acquittée avec honneur des tâches qui lui incombaient, elle a su généraliser l'expérience disparate des décennies précédentes, l'enrichir par des moyens nouveaux, impossibles auparavant, et par des données de la recherche scientifique, et elle a su porter un coup écrasant et définitif à l'ancienne théorie. Elle a su élaborer une nouvelle théorie. C'est là le plus important. Cependant, malgré tous ces mérites, elle n'a réalisé que la première partie de ses tâches, et la plus élémentaire. Comme nous l'avons vu par le tour d'horizon des recherches qui a été fait plus haut, comme nous le verrons plus loin encore plus clairement à l'examen d'une théorie née dans la lutte, dans un processus de critique et de vérification, jusqu'à présent — et dans la critique de ce qui est ancien et dans la construction de ce qui est nouveau — nous ne sommes malgré tout pas sortis de l'étroit cercle de problèmes dans lequel l'hypothèse James-Lange a fait entrer la pensée théorique. Nous n'avons pas su nous élever au-dessus de la manière de poser la question qui était formulée dans leur hypothèse.

Au fond, tous les adversaires de cette hypothèse, dans une mesure qui n'est pas moindre que celle de ses adeptes, se sont montrés des élèves timides de James et de Lange dans leur façon même de poser les problèmes fondamentaux de la psychologie des affects. C'est pourquoi la critique de la fausse théorie s'est trouvée elle-même gênée par cette façon de poser la question radicalement fausse qui était à la base de la théorie elle-même et qui avait prédéterminé dans une large mesure son caractère erroné. Cela a également influé à un fort degré sur la nature de la nouvelle théorie qui est née au cours de l'examen critique de l'hypothèse James-Lange. La nouvelle théorie, à l'instar de la critique, a développé sa construction sur la même base que celle sur laquelle l'ancienne avait été érigée. Un des créateurs de la nouvelle théorie, Cannon, la qualifie d'alternative à l'hypothèse de James. Et, effectivement, les deux théories, l'ancienne et la nouvelle, constituent une alternative, en ce sens qu'elles proposent deux solutions concrètes du même problème qui s'excluent mutuellement. Dans cette dénomination, est imprimée on ne peut mieux cette circonstance que la nouvelle théorie n'a pu être rien de plus qu'une alternative à l'ancienne, et par conséquent qu'elle ne pouvait s'élever au-dessus de cette surface où la pensée psychologique est restée étendue et clouée au sol au cours du dernier demi-siècle.

Si l'on se demande ce qu'à la fin des fins, au total, a donc donné la critique, pendant un demi-siècle, de l'ancienne théorie et ce que nous donne maintenant la nouvelle théorie qui s'établit à présent à la place de la précédente, on ne peut pas ne pas répondre de façon contradictoire : et énormément, et très peu.

Beaucoup au sens d'une réfutation concrète des anciennes thèses qui, à la lumière d'une vérification factuelle, ont révélé leur caractère erroné et aussi, par conséquent, le mal-fondé de la théorie construite sur elles. Beaucoup au sens de l'élucidation de circonstances factuelles extrêmement importantes et substantielles qui jettent passablement de lumière sur l'organisation et l'activité des émotions, sur leur signification biologique, sur leur lien avec les autres processus vitaux, sur leur place dans nombre d'autres formes de l'activité neuropsychique. Beaucoup enfin au sens de la généralisation théorique de l'énorme matériau factuel, principalement de caractère psychologique et neurologique, généralisation logiquement conséquente, structurée et suffisamment convaincante pour pouvoir englober et expliquer la plupart des faits portés à notre connaissance.

Mais, en même temps, la critique comme la nouvelle théorie ont aussi en fin de compte très peu donné. Peu — en ce sens que la critique n'a pas arraché le dard philosophique de l'ancienne théorie, n'a pas mis à nu et n'a pas détruit les bases pathologiques sur lesquelles elle était construite, n'a pas démasqué les erreurs psychologiques dans la façon même de poser la question, mais, au contraire, ayant admis cette théorie en entier, a par là même inclus ces erreurs dans la nouvelle construction. Peu — en ce sens que la nouvelle théorie, de même que l'ancienne, n'a pas permis le moins du monde de s'approcher de la solution de la tâche principale et fondamentale, la construction d'une psychologie des affects de l'homme, sans parler de la haute importance théorique de ce chapitre de notre science, c'est-à-dire de la solution, dans la recherche psychologique, dans la théorie psychologique des passions, de ces problèmes essentiellement philosophiques, sans lesquels, apparemment, le problème même de l'affect ne peut être correctement posé dans la psychologie de l'homme.

Ce fait que toute la psychologie des émotions contemporaine est entravée par la manière de poser la question telle qu'elle l'est dans l'hypothèse organiciste de James et de Lange, est à juste titre remarqué par M. Bentley [40] dans son introduction au dernier symposium [41] qui, au sujet de la nature des émotions, a rassemblé l'opinion des plus éminents représentants de la science psychologique. Dans le pouvoir fatal de l'ancienne théorie, Bentley voit le trait distinctif de toute la psychologie des émotions contemporaine. Le passé écrase le présent.

Ce qui est nouveau combat sans cesse ce qui est ancien, mais le combat avec ses mêmes armes, et c'est pourquoi, malgré d'apparentes victoires, se trouve toujours prisonnier de ce qui est ancien et de l'erreur vainement réfutée. Le mort saisit le vif.

Le pouvoir de ce qui est mort sur ce qui est vivant dans la psychologie des émotions contemporaine crée ce désastre qui oblige Bentley à poser, au début du symposium, la question fondamentale : « L'émotion est-elle quelque chose de plus que simplement le titre d'un chapitre ? » [M. Bentley, 1928, p. 17]. Au cours du dernier demi-siècle, dit Bentley, la théorie des émotions a occupé, en qualité de nouveau et important chapitre, une place dans les cours généraux et les traités de psychologie. Mais quel est le contenu de ce chapitre ? Une partie consacrée à la classification des émotions ; une partie consacrée à James et à Lange (habituellement la plus longue) ; une autre sur l'expression des émotions ; parfois, une petite description et des réflexions purement pratiques sur l'utilité et les inconvénients des troubles émotionnels. Pourquoi, demande Bentley, continuons-nous jusqu'à présent à aiguiser nos couteaux sur les fragments brisés de ce fossile solidifié qui s'était constitué à partir d'exagérations ? Serait-ce parce que la psychologie ne possède encore qu'à un très faible degré des théories méritant le respect qu'elle craint tant de laisser l'une d'entre elles disparaître ou mourir ? [ibid. p. 18].

La situation des critiques de cette paradoxale et immortelle théorie rappelle extraordinairement un récit populaire drolatique rapporté par I. V. Dahl [42] et concernant un chasseur annonçant fièrement à ses compagnons qu'il avait attrapé un ours. A ses camarades qui lui proposent de leur amener l'animal qu'il a pris, le chasseur répond : « Mais je ne peux pas! » — « Alors viens toi-même ! » — « Mais c'est qu'il ne me lâche pas ! » De la même façon que, dans cette histoire, reste jusqu'à la fin non élucidé qui donc a attrapé qui — le chasseur l'ours ou l'ours le chasseur —, les critiques de la fameuse théorie se trouvent eux-mêmes en son pouvoir et non seulement ne peuvent, à leur gré, amener leur proie là où l'exige d'eux la progression du développement de la théorie des affects, mais eux-mêmes ne peuvent s'éloigner d'un pas de la proie qu'ils ont saisie.

Il est vrai que les problèmes non résolus par la critique et la nouvelle théorie, et dont nous venons de parler, constituent des tâches dont, apparemment, il n'est possible de s'acquitter qu'au bout de longues années, et grâce à de vastes et sérieuses recherches. Par leur essence même, ils ne peuvent trouver de solution par une approche critique, même de l'erreur la plus féconde. Au contraire, la critique est la condition première nécessaire pour la façon même de poser ces problèmes. Elle ouvre des portes, mais malgré tout, il nous semble qu'est venu le temps de faire la première tentative d'entrer par ces portes grandes ouvertes et d'essayer, tout à fait librement et impartialement, de tracer ne serait-ce que les bases les plus générales de l'étude des problèmes nouveaux de la psychologie des affects, problèmes dont les vieux sages n'avaient même pas rêvé. Dans la présente étude est justement réalisée cette première tentative, qui est nécessairement assez limitée et modeste.

Il peut sembler étrange que le premier pas sur la nouvelle route nous tentions de le faire d'en haut, c'est-à-dire en partant des sommets philosophiques de la théorie des passions. On peut objecter tout à fait raisonnablement qu'entre cette théorie d'ordre physiologique et neurologique qui, d'en bas, assure le développement de la nouvelle doctrine et les sommets des généralisations théoriques permettant de voir d'en haut tout le champ des futures recherches et toute la série des nouveaux problèmes qui remplissent ce champ, il existe un abîme : il ne peut être comblé que par les efforts intenses et de longue durée de ceux qui rassemblent les faits nouveaux et de ceux qui ouvrent de nouvelles voies.

Mais il nous semble que la voie que nous avons choisie est parfaitement légitime, car c'est d'en bas qu'il faut rendre possibles ces mêmes recherches, sans quoi la pensée scientifique matérialiste ne pourrait, d'une façon générale, avancer et se développer au plan des problèmes très complexes et embrouillés concernant la nature psychologique des passions humaines, et d'en haut, sans quoi non seulement elle ne pourrait venir à bout des racines méthodologiques des erreurs de la théorie organiciste des émotions, mais encore, d'une façon générale, elle ne pourrait voir la direction dans laquelle doit aller la recherche pour obtenir finalement des connaissances solides et sûres.

Si l'on compare à cet égard l'état actuel de la théorie des affects avec les autres secteurs fondamentaux de la psychologie contemporaine, on ne peut pas ne pas remarquer qu'il représente une originale et affligeante exception dans la série des autres chapitres de cette psychologie. Cet état de fait peut être facilement compris comme quelque chose d'inévitablement conditionné par toute l'histoire du développement de la pensée psychologique scientifique. D'autre part, il met la doctrine des passions dans une situation d'affligeante exception à cause de laquelle — nous pouvons l'affirmer sans aucune hésitation — ce chapitre de la psychologie, peut-être le plus essentiel, se trouve dans une situation de nette infériorité par rapport à tous les autres chapitres. Il est comme paralysé dans un processus de développement. Intérieurement, il est dévasté, il est habituellement rempli, comme le remarque à juste titre Bentley, d'un matériau mort et éveille le doute chez les chercheurs les plus perspicaces : représente-t-il, tout compte fait, quelque chose de plus qu'un titre ronflant en tête de pages que rien ne vient remplir ?

Si l'on jette un regard, même rapide, sur l'actuelle théorie de la perception, sur l'actuelle théorie de la mémoire, sur la théorie de la pensée, si développée dans la dernière décennie, sur la psychologie de la parole qui se développe ces tout derniers temps de façon particulièrement intense, on ne peut pas ne pas être frappé par les vifs contrastes qui apparaissent lorsqu'on compare ces chapitres de la psychologie d'aujourd'hui avec la doctrine des affects. Les contrastes ne résident pas seulement dans le fait que les chapitres énumérés sont extrêmement riches en pensée théorique, largement élaborés au point de vue des faits, pleins d'un contenu vivant en évolution rapide, tandis que la théorie des affects est jusqu'à présent enchaînée, comme un forçat à sa brouette, à ce point où l'histoire fait le célèbre nœud de la théorie organiciste. Tout ceci est plutôt un résultat qu'une base de différence. La différence consiste avant tout en ce que tous les autres chapitres de la psychologie ont tracé la voie par laquelle ils sont parvenus à une étude véritablement scientifique et véritablement psychologique des problèmes correspondants. C'est la raison pour laquelle ils sont directement et hardiment tournés vers l'avenir. Seule la doctrine des passions s'est trouvée aveugle, désorientée, dans une impasse, tournée vers l'arrière, vers un lointain passé. Elle n'a même pas élaboré sa problématique et, jusqu'à présent, ne s'est pas posé la question de savoir ce qui est juste et faux dans l'ancienne façon de poser les problèmes fondamentaux et centraux de toute la théorie.

La raison de cette différence se trouve, nous semble-t-il, dans le fait que dans toutes les parties de la psychologie, à l'exception de celle des émotions, nous observons un seul phénomène général qui intervient avec tant de régularité, tant de compatibilité avec les domaines les plus divers, tant de fécondité pour chaque domaine pris séparément et pour la psychologie dans son ensemble que nous ne pouvons en aucune manière le considérer comme fortuit. Au contraire, il nous paraît découler inévitablement de la crise qu'éprouve la psychologie contemporaine et être le seul moyen de salut qui puisse sortir la science de cette crise, et qui, déjà sous nos yeux, l'en sort partiellement. Ce phénomène consiste en une profonde tendance philosophique qui pénètre dans les domaines les plus divers de la recherche psychologique contemporaine.

Au fond, la tendance à rapprocher les problèmes philosophiques et psychologiques, à résoudre les problèmes philosophiques sur la base du matériau concret du psychisme humain, à déceler les éléments philosophiques qui se trouvent de façon immanente dans les problèmes les plus concrets et les plus empiriques de la psychologie humaine s'avère, en y regardant de plus près, comporter deux aspects. Elle peut être facilement examinée de deux côtés. D'une part, la recherche philosophique, en passant de l'analyse historique des systèmes philosophiques et du développement dogmatique des anciens systèmes, améliorés ou rénovés, à l'analyse concrète, se heurte nécessairement au caractère inévitable de l'étude de la réalité vivante telle qu'elle est présentée dans la science contemporaine, en particulier dans la psychologie contemporaine. On pourrait citer la vieille étude d'Henri Bergson [43] consacrée au problème de la mémoire [1896] et les recherches plus récentes d'E. Cassirer consacrées à la psychologie du langage [E. Cassirer, 1925] afin d'illustrer ce fait nouveau pour la philosophie que, pour résoudre ses problèmes, le philosophe se plonge dans le matériel concret expérimental et clinique obtenu à une époque récente, et que la pensée philosophique qui, durant les derniers siècles, s'était presque détachée de l'analyse concrète de la réalité vivante et qui s'appuyait sur les systèmes scientifiques d'un lointain passé, tente à nouveau de se confronter à cette réalité, avant tout à travers les connaissances scientifiques concrètes, en particulier la science psychologique.

Mais même la recherche psychologique arrive nécessairement à un tel point de développement quand, parfois sans s'en apercevoir, elle se met à résoudre des questions au fond à caractère philosophique. Apparaît cette situation fréquente dans la psychologie contemporaine que l'un des sujets de N. Ach [45] [N. Ach, 1921], soumis à des expériences sur la formation des concepts, a définie en des termes cités par l'auteur dans la préface à toute son étude : mais c'est donc de la philosophie expérimentale. L'étude par Ach de la formation des concepts, par J. Piaget du développement de la logique enfantine et de ses catégories fondamentales, par M. Wertheimer [46] et par W. Köhler de la perception, par E. Iaensch de la mémoire peut servir de modèle à une telle philosophie expérimentale s'introduisant dans les recherches psychologiques. Comme on l'a déjà dit, ce phénomène est, pour la psychologie contemporaine, plutôt la règle que l'exception. Elle est tout entière agitée de problèmes philosophiques, véritables ferments du développement des principales théories psychologiques contemporaines.

Seule la théorie des passions constitue une exception. Il est vrai qu'ici aussi a lieu ce dont parlait F. Engels [47] : que le veuillent ou non les naturalistes, ce sont les philosophes qui les dirigent. Une des tâches fondamentales de notre étude est justement de déceler cette pensée philosophique qui domine les anciens naturalistes et ceux d'aujourd'hui dans leurs théories de la vie affective. Mais, bien sûr, il y a une différence essentielle entre servir inconsciemment et servir consciemment telle ou telle idée philosophique. Alors que les autres chapitres de la psychologie se sont spontanément engagés sur la voie d'une articulation avec le système général de la philosophie, qui est le seul capable de les tirer de la crise, la théorie des passions se trouve jusqu'à présent au point de congélation de l'empirisme principiel.

Il est évident que, dans la théorie des passions, nous avons pour tâche de la hisser au niveau des autres chapitres de la psychologie contemporaine. Pour parler plus simplement, notre but est de créer ne serait-ce que les bases premières d'une théorie psychologique des affects qui ait pleine conscience de sa nature philosophique, qui ne craigne pas de faire les généralisations les plus élevées, adéquates à la nature psychologique des passions, et digne de devenir un des chapitres de la psychologie humaine, peut-être même son chapitre principal. La construction d'une telle théorie ne peut, bien sûr, trouver sa solution dans une seule étude, qui plus est de caractère abstrait, mais, comme dans toute chose complexe, une division du travail est ici nécessaire. Il ne fait pas de doute que cette théorie ne peut être créée qu'à la suite d'une série de recherches. Et voilà, nous semble-t-il, dans le développement de ces recherches est arrivé un moment qui, tout à fait indépendamment de la commémoration du tricentenaire de la naissance de Spinoza, assigne aux chercheurs la tâche d'attribuer une signification générale à tout le chemin parcouru et d'indiquer celui qui reste à faire. Si, selon la juste remarque de Gœthe [48], ce n'est que tous ensemble que les hommes comprendront la nature, dans cette connaissance collective, il faut une coopération fondée sur la division du travail.

Nous pensons qu'en raison de cette division du travail, nous est échue la tâche (qui, inévitablement, se présente aussi sous nos yeux dans tous les autres chapitres de la psychologie) de rassembler et de généraliser le matériau factuel disparate, de déceler derrière la lutte des doctrines psychologiques concrètes celle des idées philosophiques, d'indiquer l'interprétation philosophique du problème psychologique des affects, et par là même d'ouvrir la voie aux recherches futures. Cette tâche ne peut être menée à bien autrement qu'au moyen d'une étude spéciale. Aussi avons-nous inclus dans le sous-titre de notre travail les mots « Etude historico-psychologique », parce que nous y voyons une part indispensable du travail de création d'une nouvelle théorie des émotions. A l'intérieur de la recherche elle-même, existe une division du travail qui lui est propre : non seulement rassembler les faits, mais aussi les analyser, puis généraliser et déceler les idées qui les éclairent, constitue la tâche directe de la recherche, et le présent travail est à nos yeux une recherche, non parce qu'il comprend, obtenus par nous comme résultat d'un processus d'expérimentation directe, certains compléments, de nature concrète et factuelle, à la connaissance scientifique, mais parce que la voie même qui mène à une généralisation effective, à la prise de conscience des sommets théoriques de la théorie des passions ne peut pas, nous en sommes convaincus, être autre chose que simplement une recherche.

Nous avons choisi pour notre recherche un moyen étrange et naïf, celui qui consiste à confronter la vieille doctrine philosophique et les connaissances scientifiques modernes, mais, actuellement, il nous paraît historiquement inévitable. Nous ne pensons pas trouver dans la théorie des passions de Spinoza une théorie toute prête, valable pour les besoins du savoir scientifique moderne. Au contraire, nous nous proposons, au cours de notre recherche, en nous appuyant sur ce qu'il y a de vrai dans la théorie de Spinoza, de mettre en lumière ses erreurs. Nous pensons que, pour faire la critique de Spinoza, il n'y a pas entre nos mains d'arme plus sûre et plus puissante que la vérification de ses idées à la lumière du savoir scientifique contemporain. Mais nous croyons que la théorie moderne des passions ne peut également être tirée de son impasse historique qu'à l'aide d'une grande idée philosophique.

En dépit de l'opinion qui s'est établie, et qui ne voit dans la psychologie de Spinoza que quelques généralisations et comparaisons exactes, la déclarant dans son ensemble apanage définitif du passé, nous tentons dans notre étude de déceler ce qu'il y a en elle de vivant. C'est pourquoi le point de vue fondamental de la présente étude peut être exprimé le plus nettement et le plus clairement, justement en l'opposant à l'opinion traditionnelle, telle qu'elle est formulée par un des spécialistes de l'*Ethique* de Spinoza, qui pense que, pour le psychologue de notre époque, sa théorie des passions ne peut présenter qu'un intérêt historique.

A l'opposé, nous croyons que la théorie spinozienne des passions peut présenter pour la psychologie contemporaine un réel intérêt historique, non au sens d'élucidation du passé historique de notre science, mais au sens de tournant de toute l'histoire de la psychologie et de son développement futur. Débarrassée de l'erreur, la vérité de cette doctrine, nous semble-t-il, passera l'épreuve des problèmes fondamentaux mis en avant par la connaissance de la nature psychologique des passions et de toute la psychologie de l'homme, et solide et tranchante, les résoudra comme le diamant coupe le verre. Elle aidera la psychologie moderne dans ce qui est le plus fondamental et le plus capital, la formation d'une idée de l'homme qui servirait pour nous de type de la nature humaine.

Mais revenons à la question de savoir ce qu'il y a de vrai et de faux dans l'ancienne et la nouvelle théorie des émotions.

Nous avons déjà dit que le long examen critique de l'hypothèse organiciste a accumulé une énorme quantité de données nouvelles, qui exigent instamment explications et généralisations. La critique devait immanquablement passer à l'élaboration d'une nouvelle hypothèse. Le mouvement de la pensée théorique s'est fondu en un seul courant avec des recherches qu'il a rencontrées et qui venaient d'un autre domaine — à savoir la neurologie et la clinique —, recherches empreintes de la même tendance à donner une autre explication aux faits découverts. Ainsi, de la rencontre de deux séries de recherches est apparu précisément ce que l'on peut actuellement considérer comme la théorie des réactions émotionnelles la plus généralement admise, comme la théorie dominante, celle, qu'en raison de son point central, il est admis d'appeler la théorie thalamique. Examinons d'abord, dans ses grandes lignes, la seconde série des recherches que, jusqu'à présent, nous avons négligées.

La nouvelle théorie, comme celle de James et de Lange, part du fait qu'il existe une très étroite parenté entre les sensations et les émotions. Cependant, elle résout la question de la corrélation existant entre ces deux classes fondamentales des processus psychiques autrement que ne le fait la théorie organiciste. Cette dernière dissolvait les émotions dans les sensations, réduisait les premières aux secondes, et ne voyait en elles que des sensations d'une espèce particulière, précisément des sensations résultant d'une irritation des organes internes. La nouvelle théorie porte avant tout son attention non pas sur le fait de réduire le sentiment à la sensation, mais sur celui de les rapprocher étroitement, et parfois de les confondre totalement. Cette circonstance trouve une expression directe aussi bien dans l'analyse phénoménologique de notre vécu que dans l'autonomie et la physiologie du cerveau.

K. Stumpf, pour définir cette fusion de la sensation et du sentiment éprouvés directement, a introduit le terme de “sensation du sentiment”. Comme le dit E. Kretschmer [49], on peut le mieux expliquer cela sur la base de la sensation de la douleur. Bien sûr, on peut dire artificiellement et de façon logique : la douleur est la sensation sensible “a” qui s’accompagne d’un affect déterminé — le sentiment de douleur “b”. Cependant, tout autre est le vécu réel et effectif : ce n’est pas “b” qui accompagne “a”, mais “b” et “a” sont, dans le vécu, une seule et même chose. D’un point de vue purement phénoménologique, la douleur est au même degré sensation et sentiment : sensation et sentiment sont simultanés dans un acte indivisible et un. Cette façon de voir a une signification fondamentale pour notre réflexion dans le domaine de la physiologie du cerveau. Une séparation tranchée entre les sensations et les sentiments est logiquement nécessaire, mais, malgré cela, est, à un degré inférieur, non biologique et, dans ce cas, semble être aussi une abstraction phénoménologique. Pour la première fois, ce n’est qu’à des degrés plus élevés d’activité que perceptions et représentations apparaissent comme contenu et affect dans des rapports réciproques plus indépendants et plus variables, et elles permettent d’être ensuite considérées comme étant réellement séparées dans le vécu.

Le fait que les sensations et les sentiments soient non différenciés dans la conscience primitive, aux premiers stades du développement, est étudié et élaboré de façon extrêmement circonstanciée et détaillée par l’école de Leipzig de F. Krueger [50], lequel en a fait le point de départ de toute sa psychologie du développement. La majorité des courants de la psychologie contemporaine partage l’opinion selon laquelle nous découvrons, au début du développement, non pas les éléments discrets de la vie psychique évoluée, mais des formes globales non différenciées qui, seulement aux stades supérieurs du développement, commencent à se différencier en genres, aspects et classes plus ou moins autonomes et déterminés des processus psychiques. H. Volkelt, l’un des représentants de l’école de Leipzig [51], parle de telles formes, typiques des stades primaires du développement : ce n’est que lorsqu’on réussira à caractériser ces touts, qui sont difficiles à décrire et sont encore relativement très diffus, que nous verrons à quel point ces touts primitifs sont proches des sentiments. En effet, aucun aspect du vécu de l’adulte, en dehors des sentiments, n’est si proche de ces complexes primitifs, considérés en leur état de diffusion aussi bien dans la dimension intérieure que, dans une certaine mesure, au niveau de nos rapports au milieu. Plus nous descendons dans le monde primitif, et plus les globalités psychiques, dans leur forme générale comme dans leur construction, se rapprochent de l'essence même des sentiments.

C'est Krueger qui a introduit ces sensations et perceptions semblables à des émotions dans la catégorie de phénomènes qu'il a appelée "domaine des pseudo-sentiments". Dans le nouvel exposé de sa théorie de la nature des sentiments, cet auteur voit l'essence de ces sentiments, qui peut servir de base à une théorie systématique, dans le complexe des qualités qui caractérisent l'expérience de telle ou telle formation psychique globale. Si, dans sa théorie générale, Krueger attribue au sentiment une signification exclusive et dominante dans toute l'organisation psychique de la vie, et par là même s'écarte de nombreux courants de la psychologie, en revanche, dans sa version partielle selon laquelle sensations et sentiments sont liés lors des premières étapes du développement, il trouve un appui chez l'immense majorité des chercheurs contemporains. A titre d'exemple, on pourrait se borner à signaler les thèses développées par la psychologie structurale contemporaine, qui, par la voix de K. Koffka, a déclaré, qu'au cours des premiers stades du développement, l'objet est pour la conscience tout aussi effrayant que noir, et que les premières perceptions identifiables à des émotions doivent être considérées comme le point de départ effectif de tout le développement ultérieur. La très étroite parenté de la sensation et du sentiment, parenté aboutissant parfois à une fusion totale, ne peut pas ne pas avoir de fondements anatomiques et physiologiques.

De tels fondements sont développés dans les théories d'un certain nombre d'éminents représentants de la neurologie contemporaine. Le résultat global auquel aboutissent ces chercheurs [J. Müller [52], Herrick et autres.] est la thèse selon laquelle, à l'exception des olfactives, toutes les voies sensibles et sensorielles afférentes allant de la périphérie au cerveau entrent dans les couches optiques et s'y interrompent. De cette façon, ces couches constituent, du point de vue anatomique, un grand centre de distribution pour toutes les voies de la sensation ; il offre de larges possibilités pour le regroupement des impulsions afférentes et leur répartition selon les voies propres à des sensations isolées, en direction des aires particulières de projection de l'écorce cérébrale. D'une part, cette région possède des voies associatives développées qui la connectent au cortex, et d'autre part, si l'on y inclut non seulement les centres sensoriels, mais aussi les centres moteurs ainsi que le centre de la coordination motrice, elle est liée aux organes internes et aux muscles du squelette. Comme le dit Herrick, aucune impulsion sensorielle simple ne peut, dans les conditions ordinaires, atteindre l'écorce cérébrale sans avoir été auparavant soumise à un traitement dans les centres sous-corticaux, lesquels mettent en mouvement les combinaisons complexes des actes réflexes et les divers automatismes conformément à la structure préformée de ces phénomènes.

A partir de là, Müller a développé une théorie des fonctions des couches optiques [J. Müller, 1842]. Selon sa théorie, cette région est précisément considérée comme le lieu où les différentes sensations reçoivent leur coloris émotionnel particulier et leur tonalité affective. C'est dans cette région qu'apparaissent les sensations corporelles de la douleur et du plaisir, alors que l'écorce cérébrale n'a d'importance que pour ce qui est de localiser les sensations et les perceptions. Cette zone est en même temps un point de transmission où les excitations des neurones sensitifs passent aux mêmes neurones du système végétatif. De ce point de vue, la région des couches optiques est le centre principal des fonctions sensorielles et de la vie affective élémentaire qui leur est indissolublement liée. Avec les centres du système végétatif proches du tubercule et les centres psychomoteurs du tronc cérébral, cette région constitue le centre des réactions viscéro-affectives.

Avant Müller, Head était parvenu à de tels points de vue, attribuant, avec H. Holmes [53], à cette région la fonction de produire des états de conscience. En s'appuyant sur ses propres observations de cas de lésions latéralisées des couches optiques, Head conclut que cet organe était le centre de la conscience pour certains éléments de la sensation, qu'il répondait à toutes les excitations susceptibles de provoquer plaisir ou mécontentement, ou de provoquer la conscience d'un changement dans l'état général. La tonalité émotionnelle des sensations somatiques ou viscérales est le produit de son activité. A cet égard, Küppers va le plus loin quand, comme nous l'avons vu, il interprète des cas de lésions latéralisées des couches optiques en avançant l'idée que de tels malades ont d'un côté une âme différente de l'autre. Ainsi, il a tendance à localiser dans cette région non seulement des fonctions psychiques essentielles, mais, pourquoi pas, l'âme elle-même.

Apparemment indépendamment de cette série de recherches et, en tout état de cause, en prenant appui sur des recherches d'un autre genre, Dana et Cannon ont proposé une théorie semblable. Conformément à leur idée, les émotions prennent naissance à la suite de l'activité des couches optiques. La thèse principale de sa théorie, Cannon la formule de la façon suivante : « La qualité spécifique des émotions est liée à la simple sensation quand sont excités des processus thalamiques.» [W. B. Cannon, 1927, p. 120]. Ce qu'il y a de foncièrement nouveau dans cette variante de la théorie thalamique des émotions, c'est l'idée d'une interaction de l'écorce cérébrale et des couches optiques comme substrat physiologique réel des processus émotionnels. Nous avons déjà cité plus haut les conclusions que tire Dana de ses observations sur le maintien du vécu émotionnel en l'absence de manifestations corporelles des émotions chez les malades. Rappelons que le point fondamental de ces conclusions est l'idée d'une localisation centrale des émotions qui proviennent de l'activité et de l'interactivité de l'écorce cérébrale et des couches optiques : cette théorie à laquelle Dana est parvenu indépendamment de Cannon et qui, comme nous le voyons, a été développée simultanément, avec une concordance et une coïncidence étonnantes dans certains détails, par plusieurs chercheurs, nous rappelle de nouveau, comme la convergence des théories de James et de Lange, la pensée de Gœthe relative aux idées qui mûrissent à des époques déterminées, comme des fruits qui tombent en même temps dans différents vergers. Apparemment, la théorie thalamique des émotions représente effectivement une telle idée qui a mûri à notre époque de façon simultanée. Cette idée a atteint, dans le sens qui nous intéresse, le plus haut degré de maturation et d'élaboration dans les travaux de Cannon, qui non seulement s'est efforcé de la développer dans une théorie psychoneurologique systématique des émotions, mais a su, avec une logique et netteté totales, l'opposer à la vieille théorie James-Lange comme seule explication adéquate de l'immense majorité des faits les plus divers que nous connaissons dans le domaine de la vie affective normale et pathologique. C'est pourquoi nous nous appuierons ultérieurement sur les travaux de Cannon dans l'exposé de cette théorie et dans l'examen des principales démonstrations citées habituellement pour sa défense.

Commençons par expliquer la différence radicale qui existe entre l'ancienne et la nouvelle théorie. Dans notre tableau [54], emprunté à Cannon, sont présentés de façon schématique et extrêmement simplifiée les mécanismes nerveux qui sont à la base des émotions, tels qu'ils sont supposés être par les théories organiciste et thalamique des réactions émotionnelles. Comme on le voit par ce schéma, conformément à la théorie James-Lange, quel que soit l'objet qui stimule les organes récepteurs, les impulsions afférentes sont orientées vers le cortex, à la suite de quoi se produit la perception de l'objet ; dans le cortex surviennent des excitations centrifuges orientées vers les muscles et les organes internes, et provoquant à leur niveau des changements complexes et divers. Les impulsions afférentes en provenance des organes internes et des muscles reviennent au cortex, grâce à quoi l'objet simplement perçu se transforme en objet vécu émotionnellement : la sensation des changements corporels dans leur déroulement, c'est précisément l'émotion — l'ensemble des éléments associatifs et moteurs éprouvés explique tout.

Conformément à la théorie thalamique, et comme on le voit d'après le tableau, le mécanisme neurologique de la réaction émotionnelle se distingue de ce qui vient d'être examiné sur deux points fondamentaux. Premièrement, dans ce mécanisme manquent les voies 3-4, représentées sur le premier tableau, c'est-à-dire celles qui véhiculent en sens inverse les impulsions afférentes — des muscles squelettiques et des organes internes au cortex —, impulsions considérées selon l'ancienne théorie comme l'unique source du vécu émotionnel. Ces voies ont été omises dans le second tableau, non point parce qu'elles n'existent pas, mais parce que, selon la nouvelle théorie, leur signification pour l'étude des émotions est plus que discutable. Manifestement, la nouvelle théorie cherche la source principale de l'expérience émotionnelle en un autre lieu, et c'est là le second point de divergence par rapport au premier schéma ; selon la nouvelle théorie, les excitations sensorielles allant de la périphérie au cerveau sont interrompues dans la zone des couches optiques. Celles-ci sont considérées comme le centre de coordination des réactions émotionnelles, centre pourvu de riches liaisons avec le cortex et la périphérie. Les processus y intervenant sont la source des épreuves affectives. L'ensemble du mécanisme de l'apparition et du déroulement des émotions est présenté par Cannon de la façon suivante.

Une situation externe stimule les organes de la perception, qui, par l'intermédiaire d'impulsions envoyées au cortex, transmettent les excitations provoquées. Les impulsions, dans le cortex, sont associées aux processus réflexes conditionnés qui déterminent l'orientation de la réaction. Est-ce grâce au fait que la réaction survient sous forme d'une structure déterminée et, qu'en conséquence, les neurones corticaux déclenchent des processus thalamiques, ou est-ce parce que les impulsions venant des récepteurs déclenchent elles-mêmes sur la voie centripète qu'elles parcourent les processus thalamiques, ceux-ci sont activés et prêts à se décharger. Que les neurones thalamiques s'activent en une certaine combinaison lors d'une expression émotionnelle donnée, cela est démontré par la stéréotypie dans le cas d'états affectifs différents. Ces neurones n'exigent pas, pour pouvoir être activés, une innervation détaillée à partir des centres supérieurs. La condition première de leur fonctionnement est une levée d'inhibition, ce par quoi ils produisent une décharge de façon rapide et intensive. Les neurones se trouvant à l'intérieur et au voisinage des couches optiques et participant à l'expression émotionnelle sont à proximité de l'interruption des voies sensorielles allant de la périphérie vers l'écorce cérébrale. On doit admettre que lorsque se produit la décharge de ces neurones en une combinaison déterminée, non seulement ils innervent les muscles et les organes internes, mais excitent également les voies afférentes menant au cortex, soit par liaison directe, soit par irradiation. Selon la théorie qui en découle naturellement, la qualité spécifique des émotions est associée à une simple sensation si les processus thalamiques sont activés.

Examinons avant tout les fondements essentiels et factuels de la nouvelle théorie. En premier lieu, on doit souligner que, chez les animaux inférieurs, la résection de tout le cerveau antérieur jusqu'aux couches optiques inhibe la conduite habituellement qualifiée de férocité ; quand on retranche les couches optiques, la réaction disparaît. En 1887, V. M. Bekhterev a émis l'idée que l'expression émotionnelle ne dépendait pas de l'écorce cérébrale, parce qu'il arrive parfois que cette expression ne puisse pas être volontairement réprimée (rire provoqué par un chatouillement, cri de douleur), parce que les changements viscéraux font toujours partie de cette réaction, étant eux-mêmes indépendants du contrôle cortical, et enfin parce que cette réaction se manifeste aussitôt après la naissance, quand la participation du cortex à l'organisation du comportement est encore insignifiante. Ensuite, Bekhterev a publié les résultats de ses expériences avec résection des deux hémisphères chez différents animaux, chez lesquels, même après l'opération, les stimulations correspondantes continuaient à provoquer des réactions de caractère affectif. Ces réactions ne disparaissaient qu'après résection des couches optiques. Bekhterev en conclut que ces couches jouent un rôle prédominant dans les manifestations émotionnelles.

R. Woodworth [55] [in W. B. Cannon, 1927, p. 115] et Sherrington [1904] ont essayé d'ébranler la thèse de Bekhterev en mentionnant le fait que, dans leurs expériences, les phénomènes physiologiques d'une forte excitation et ce que l'on appelle les réactions pseudo-affectives se sont maintenus chez des chats dont on avait entièrement retranché le thalamus. Mais cette thèse a été confirmée par un certain nombre de nouveaux travaux et, apparemment, doit être considérée comme l'une des plus sûres et des plus solides de l'actuelle théorie de la localisation des fonctions psychiques. Les recherches de Cannon et Britton, et plus tard celles de Bard, ont totalement confirmé la position de Bekhterev et ont permis aux auteurs de conclure que les couches optiques sont une région qui, si l'on supprime le contrôle cortical, réagit par des impulsions qui provoquent un degré extrême d'activité émotionnelle, viscérale et musculaire. La différence entre cette affectivité et les réactions pseudo-affectives des animaux des expériences de Sherrington tient en premier lieu à ce que, dans ces expériences, les animaux ne montraient que des limites très étroites dans la coordination du comportement. Dans leur réactions, ils ne parvenaient jamais à des actes réels d'attaque ou de fuite, alors que si l'on conservait les couches optiques, la réaction affective extériorisée était intégralement maintenue.

Des phénomènes analogues ont également été maintes fois décrits dans le cadre de la recherche clinique. Dans certaines formes d'hémiplégie, les malades ne sont pas capables d'effectuer des mouvements volontaires des muscles faciaux du côté paralysé, mais quand ces malades sont sous l'empire d'un affect de tristesse ou de joie, les muscles qui ne sont pas soumis à un contrôle volontaire deviennent actifs et donnent aux deux côtés du visage l'expression du chagrin ou de la joie. Dans ces cas les voies motrices sont interrompues dans les zones sous-corticales, mais les couches optiques sont restées intactes.

Des phénomènes opposés sont observés dans le cas d'une lésion latéralisée des couches optiques. Par exemple, comme conséquence d'une tumeur latéralisée des couches, on observe chez les malades, dans les circonstances correspondantes, une latéralisation du rire ou de la grimace due à la douleur, et ce malgré le fait que le contrôle cortical de ces mêmes muscles est bilatéral. Le patient décrit par S. I. Kiriltsev [56] [in W. B. Cannon, 1927, p. 117] pouvait gérer volontairement, de façon symétrique, les mouvements des deux côtés du visage. Mais quand il riait ou manifestait une grimace due à la douleur, le côté droit de son visage restait immobile. Lors de l'autopsie, on a découvert chez lui une tumeur dans la moitié gauche des couches optiques.

Une telle localisation de l'appareil nerveux central, qui régit l'expression du plaisir et de la douleur, est liée aux phénomènes émotionnels que l'on observe habituellement lors d'une paralysie pseudo-bulbaire. Dans ces cas, on est généralement en présence d'une paralysie bilatérale des muscles faciaux. Les muscles faciaux, qui ne peuvent être volontairement contractés, fonctionnent cependant normalement quand on rit ou quand on crie, quand on fronce ou bouge les sourcils. Les manifestations émotionnelles se produisent pour ainsi dire sous formes de crises, de façon incontrôlée et prolongée. On a ainsi décrit un malade qui a commencé à rire à dix heures du matin et a continué, avec quelques pauses, jusqu'à deux heures de l'après-midi. F. Tilney [57] et D. Morrison signalent cent soixante-treize cas de cette affection [in W. B. Cannon, 1927, p. 117]. Les chercheurs ont observé de tels paroxysmes de pleurs et de rires dans 17% de ces cas, de pleurs seuls dans 16% et de rires seuls dans 15%. Les paroxysmes se produisaient, apparemment, sans aucune raison correspondante. Les malades avaient l'aspect de personnes secouées par le rire, mais n'éprouvaient aucune émotion correspondant à ces manifestations corporelles.

S. Wilson a décrit une série de cas semblables, et qui lui ont permis d'établir ce qui suit : plus est importante la paralysie volontaire des muscles faciaux et moteurs, plus intense est l'innervation involontaire de ce même mécanisme [S. Wilson, 1924]. Brissaud attribue ces troubles à une atteinte d'une certaine partie des voies cortico-thalamiques, à la suite de quoi les couches optiques se libèrent du contrôle cortical. Brissaud suppose que l'expression d'un rire spasmatique involontaire nécessite l'intégrité des couches. Wilson conteste cette supposition de Brissaud en mentionnant que les phénomènes décrits peuvent aussi se produire dans le cas où les couches elles-mêmes sont impliquées dans un processus pathologique. Nous reviendrons plus loin sur l'interprétation de ces cas. Rappelons encore quelques cas de Felton et Beyli, lesquels ont observé chez les malades une absence totale d'émotion dans le cas d'un processus pathologique de la partie médiane des couches optiques. Ainsi, un de leurs patients, privé de toute expression émotionnelle, a montré une tranquillité d'esprit insensée, associée à une absence totale d'évaluation de la gravité de son état physique personnel. Dans le cas de narcolepsie avec atteinte de la région du troisième ventricule, l'expression et la sensation des émotions peuvent également faire presque entièrement défaut. De tels malades accueillent les moqueries et les offenses avec une indifférence absolue et ne montrent aucune manifestation émotionnelle lors des événements les plus tragiques. Dans certains cas, on a trouvé chez ces malades des tumeurs dans la partie inférieure des couches optiques, tumeurs qui affectent souvent l'ensemble des couches.

Enfin, la troisième preuve du bien-fondé de la thèse principale de la nouvelle théorie est la levée d'inhibition des réactions incontrôlées et souvent prolongées de pleurs et de rires lors d'une élimination provisoire du contrôle cortical des centres inférieurs à l'aide d'une anesthésie ou par le fait d'un trouble de ce contrôle dû à quelque processus pathologique. Cette dernière preuve peut, comme le remarque Cannon, avoir valeur d'argument en faveur d'une localisation thalamique des manifestations émotionnelles, si seulement on examine cette preuve en rapport avec les deux premières considérations mentionnées ci-dessus. Les expériences pharmacologiques avec anesthésie de l'écorce cérébrale, ce qui élimine le contrôle des centres supérieurs, ont montré que, dans ces cas, le jeu des réactions émotionnelles est exprimé de façon extraordinairement nette.

Toutes les données — expérimentales, cliniques et pharmacologiques — que nous venons de décrire amènent d'abord à reconnaître la localisation des manifestations émotionnelles dans la région des couches optiques, et ensuite à poser l'hypothèse qui tente d'expliquer tous ces phénomènes à partir de la représentation de l'organisation de l'activité cérébrale qu'a développée en son temps J. Jackson [58]. Selon Jackson, l'organisation du système nerveux représente une hiérarchie complexe de centres supérieurs et inférieurs, où les réactions primitives, archaïques, des parties anciennes du cerveau, qui pourraient à tout coup perturber les formes plus différenciées et plus subtiles de l'activité des centres supérieurs, éprouvent une influence inhibitrice de la part de ces derniers, et c'est la raison pour laquelle, dans des conditions normales, elles ne peuvent se manifester librement et jouer un rôle dominant dans le comportement. Quand, en vertu de telles ou telles conditions, le contrôle par le cortex des centres inférieurs s'affaiblit ou est compètement éliminé, ces derniers — jusque là soumis à une instance — deviennent indépendants et agissent en toute liberté, ce qui conduit à la manifestation d'une activité involontaire et extrêmement intense. Les stimuli les plus faibles peuvent, dans ces conditions, provoquer des réactions tout à fait excessives.

Les manifestations émotionnelles représentent, selon la nouvelle hypothèse, le produit de l'activité des centres inférieurs sous-corticaux organisés conformément à l'idée de Jackson. De l'avis de Head, qui a développé la théorie de Jackson, toutes les manifestations émotionnelles incontrôlées décrites plus haut doivent être examinées comme des phénomènes de levée d'inhibition sur les centres inférieurs à la suite d'une diminution ou d'une suppression du contrôle cortical. En accord avec une telle interprétation, on trouve l'intensité extrême et la facile excitabilité des animaux et des sujets humains qui présentent une perturbation du contrôle cortical des centres inférieurs. L'intensité inhabituelle des réactions indique que l'appareil nerveux, qui gère les manifestations émotionnelles, est toujours prêt à opérer une décharge énergique et que seul un contrôle supérieur inhibe la manifestation de son activité.

Vont peut-être seules à l'encontre de cette hypothèse les considérations de Wilson qui, à la différence de Brissaud, admet, comme nous l'avons vu ci-dessus, que les paroxysmes non contrôlés du rire et des pleurs peuvent survenir non seulement à la suite d'une rupture des voies cortico-thalamiques avec maintien de l'intégrité des couches optiques, mais aussi avec des perturbations significatives de ces couches. Cependant, ces objections sont, pensons-nous, réfutées par Bard de façon concluante quand il signale que, lorsque, dans un processus pathologique, est impliquée la base de la région thalamique, région, pour une part essentielle, liée à la réaction de fureur, nous observons habituellement une absence de manifestations émotionnelles. Wilson, en mentionnant ces faits, les interprète comme le résultat d'une rupture des voies corticales, mais la force probante de ses arguments se brise du fait qu'on n'a observé aucun cas de paralysie émotionnelle à la suite d'une atteinte corticale. Au contraire, les atteintes qui séparent le cortex des centres inférieurs provoquent habituellement une activité extraordinaire du comportement émotionnel. Ainsi, les faits parlent plutôt en faveur d'une localisation souscorticale des manifestations émotionnelles. En total accord avec cette idée, on trouve aussi les recherches, signalées ci-dessus, de Head et de Holmes [in W. B. Cannon, 1927, p. 118], qui ont montré que des atteintes unilatérales des couches optiques déterminent une tendance à réagir à des stimuli ordinaires par un excès affectif. Les auteurs expliquent ce phénomène par le fait que les couches optiques se libèrent du contrôle cortical. Leur conclusion indique que l'activité des couches est le substrat physiologique de l'aspect affectif des sensations.

Si l'on résume les fondements factuels examinés dans ce chapitre et sur lesquels s'appuie la théorie thalamique des émotions, et si on leur adjoint les considérations et les faits mentionnés dans les chapitres précédents, il est impossible de ne pas partager l'opinion de Cannon selon laquelle cette théorie, comme alternative à la théorie James-Lange, se trouve conforme à tous les faits qui nous sont actuellement connus.

CHAPITRE 9

S'il est exact que la force probante d'un argument quelconque s'appréhende seulement en la comparant à la force des arguments contraires, la nouvelle théorie peut se considérer comme une vérité scientifique parfaitement validée pour autant qu'on ne lui oppose aucune objection factuelle sérieuse. Il n'y a pas longtemps, E. Newman, F. Perkins et S. Wilson ont essayé d'opposer un ensemble systématique d'objections critiques à la nouvelle théorie, et en même temps de mobiliser tout ce qui pouvait servir à défendre la théorie organiciste. Il suffit d'examiner cette dernière vague de justifications de la thèse paradoxale de James et de Lange pour apercevoir tout le caractère désespéré de la situation de l'ancienne théorie. Ces justifications évoluent dans le cercle vicieux qui fut tracé par les créateurs mêmes de la théorie ; ici, ils donnent des variantes et des redites de leurs refrains, mais les auteurs ne disposent d'aucune donnée, directe ou indirecte, capable de consolider l'édifice chancelant de la théorie organiciste. Cependant, même dans cette collision d'opinions, naissent des lueurs isolées de vérité, et que nul ne peut manquer de remarquer s'il souhaite évaluer objectivement le droit réel de la nouvelle hypothèse à l'existence et à la reconnaissance.

L'objection première, et peut-être, de ce point de vue, l'objection centrale faite à la nouvelle théorie, consiste à indiquer son talon d'Achille, son point réellement faible, c'est-à-dire à montrer l'absence de toute analyse psychologique des émotions en tant que telle. La contradiction qui est contenue dans l'argumentation factuelle de la nouvelle théorie a probablement été déjà remarquée par le lecteur au cours de notre précédent exposé. En effet, il ne peut pas ne pas sauter aux yeux que les nouveaux chercheurs utilisent les manifestations émotionnelles comme preuve de la présence ou du maintien de l'émotion, et qu'en même temps, à la suite de leurs travaux, ils refusent absolument de considérer les éléments viscéraux et moteurs comme source des émotions. On s'interroge : que représente alors cette chose illusoire, l'émotion ? Cette objection, en tout cas, maintient sa force pour toutes les expériences faites avec des animaux, et dont on a parlé ci-dessus.

La réponse à cette objection aboutit effectivement d'une

part à expliquer le point essentiel de la nouvelle théorie, et d'autre part à mieux consolider son argumentation factuelle. La nouvelle théorie accepte entièrement la définition de l'émotion donnée par James, c'est-à-dire une certaine tonalité sensible associée à la simple perception. La discussion ne porte que sur la source des émotions. L'ancienne théorie situe cette source dans la sensation des manifestations corporelles, la nouvelle théorie estime que cette qualité spécifique est associée à la perception comme résultat de l'activité des couches optiques. Cependant, il se produit ici une bifurcation à l'intérieur de la nouvelle théorie elle-même. Alors que les uns, à la suite de Head, de Küppers, etc., attribuent à ces couches les fonctions de prise de conscience des émotions et les tiennent pour le centre de la conscience, les autres, à la suite de Cannon, introduisent en ce point de la théorie un complément essentiel.

W. Cannon n'affirme pas que la conscience que l'on peut avoir de l'émotion est directement liée à l'activité des couches optiques. Au contraire, en soulignant que l'anesthésie, qui provoque l'élimination totale de la conscience émotionnelle, laisse intacte la manifestation émotionnelle d'origine thalamique, Cannon conteste par là même la localisation du centre de la conscience émotionnelle dans la région sous-corticale. Comme il l'indique, la réaction émotionnelle, qui prend naissance et s'organise dans les couches optiques, suit les voies de sa décharge non seulement vers la périphérie, en conditionnant les manifestations émotionnelles, mais aussi vers le cortex, où, précisément, apparaît le sentiment associé à la sensation, comme on le voit dans le cas d'atteintes thalamiques unilatérales. Dans cette version, la nouvelle théorie n'affirme pas que les couches optiques sont le centre des expériences affectives, mais soutient qu'elles doivent être considérées comme la source des expériences de ce genre, de même que les changements dans la rétine sont la source des sensations visuelles.

Ainsi, la nouvelle théorie se différencie de l'ancienne par le fait que cette dernière admettait la localisation des expériences affectives au niveau cortical, alors que la nouvelle les situe au niveau sous-cortical. Cette différence ne peut être imputée qu'aux seuls adeptes les plus excessifs de la théorie thalamique, et que l'on a mentionnés plus haut. Dans la version de la nouvelle théorie développée par Cannon, Bard, etc., c'est précisément sur ce point que les deux théories convergent totalement. Dans l'une comme dans l'autre, des processus émotionnels sont impliqués en qualité de substrat physiologique de la conscience émotionnelle, mais leur cause spécifique, leur source spécifique, capables de nous expliquer en quoi ces processus corticaux se distinguent des autres processus corticaux, sont le substrat des opérations intellectuelles et sont localisées différemment par les deux théories. L'une voit cette source dans les changements périphériques, l'autre dans les processus centraux.

La thèse de James, qui proclame qu'il n'existe pas dans le cerveau de centres spéciaux pour les émotions, doit être modifiée à la lumière des données nouvelles. D'un côté le cortex, de l'autre les faisceaux réflexes et les organes périphériques comme source d'influx rétroactifs, représentent une organisation trop simplifiée, ne correspondant pas à la complexité réelle de la réaction émotionnelle. Entre le cortex et la périphérie, se trouve le thalamus, organe d'intégration des processus émotionnels, dans lequel survient une réaction stéréotypique d'une part, et des excitations spécifiques orientées vers le cortex d'autre part. Ainsi, les interactions entre les centres corticaux et sous-corticaux sont considérées dans la nouvelle théorie comme la base réelle de l'émotion. L'alternative mise en avant par James — soit il existe des centres spéciaux des émotions, soit les émotions surviennent dans les centres moteurs et sensoriels communs du cortex — n'est pas valable.

La nouvelle théorie affirme, à la place de l'ancien "soit – soit", et l'existence de processus corticaux et celle de centres spécialisés des réactions émotionnelles. Seules l'une et l'autre réunies sont capables d'expliquer de façon adéquate la diversité des processus émotionnels. C'est ce même point de vue que défend essentiellement Dana. Cette théorie, note Bard, est capable d'expliquer aussi bien le fait que, dans les conditions normales, les émotions s'accompagnent toujours de manifestations corporelles standard (ce qui a motivé l'apparition d'une théorie périphérique des émotions) que le fait que les manifestations corporelles et le vécu émotionnel peuvent exister dans des conditions expérimentales et pathologiques spéciales — séparément et indépendamment. L'hypothèse à la base de la nouvelle théorie, et selon laquelle l'émotion est un processus central par son origine, explique bien une troisième série de faits, à savoir la disparition aussi bien de la manifestation corporelle de l'émotion que du vécu affectif dans le cas où l'ensemble des couches optiques est impliquée dans un processus pathologique, comme cela se produit dans les cas, mentionnés ci-dessus, de Felton et Beyli.

Dans la polémique opposant les adeptes de l'ancienne et de la nouvelle théorie, cette question est apparue sous la forme d'un problème concernant la corrélation entre le comportement émotionnel et le vécu émotionnel, c'est-à-dire entre les aspects subjectif et objectif de l'émotion. Selon la théorie James-Lange, ces deux aspects sont toujours inséparables : il ne peut y avoir de comportement émotionnel sans vécu émotionnel, de la même façon qu'il ne peut y avoir de vécu émotionnel sans changement périphérique. La nouvelle théorie explique enfin une quatrième série de faits, à savoir que la présence de manifestations corporelles, parfois même suscitées de façon artificielle, peut, dans certaines circonstances, contribuer à la survenue ou au renforcement de l'émotion elle-même. En bref, en expliquant de façon suffisamment convaincante aussi bien l'existence d'un lien entre eux que la possibilité d'une existence séparée des éléments périphériques et centraux des émotions, la nouvelle théorie s'acquitte véritablement de la tâche d'une interprétation uniforme et logiquement conséquente de toute la richesse des faits qui nous sont connus, et en premier lieu donne une explication convaincante du fait que les manifestations corporelles, l'expression émotionnelle, nous aident souvent, dans des conditions normales, à juger également de la présence du vécu émotionnel correspondant.

Nous n'allons pas examiner ce conflit existant entre des opinions opposées à propos de chaque point critique de l'ancienne doctrine et à propos des arguments de la nouvelle théorie. Au cours de nos réflexions, nous les avons en partie effleurées et en partie délaissées, étant donné qu'il est peu probable qu'elles puissent jouer un rôle tant soit peu important dans l'acceptation définitive de l'une ou l'autre théorie. On se contentera de signaler que toutes les objections concernent des arguments secondaires, comme, par exemple, la thèse de Cannon sur la sensibilité extrêmement faible des organes internes à cause du nombre réduit de fibres afférentes dans le système nerveux autonome. Le degré de sensibilité extrêmement faible des organes internes (les fibres sensorielles correspondent à environ 1/10 des fibres motrices) était pour Cannon une preuve de plus contre le fait de considérer les changements qui interviennent dans ces organes comme la source du vécu émotionnel. Ses contradicteurs mentionnent des sensations dans la cage thoracique, dans la gorge, dans les vaisseaux et dans la cavité sous-abdominale. Comme Cannon le remarque à juste titre, il est question ici non pas des organes viscéraux au sens propre du terme, mais des sensations qui surviennent en dehors de ces organes dans des zones pourvues de nombreux nerfs sensoriels qui ne subissent un effet qu'à la suite des changements viscéraux.

Si l'on écarte les objections secondaires, resteront dans la polémique les tentatives de sauver d'une façon ou d'une autre l'ancienne théorie en y apportant tels ou tels correctifs conformes aux nouvelles données. Nous avons examiné ci-dessus l'une de ces tentatives de refuser de considérer les sensations viscérales comme un élément essentiel des émotions et de vouloir reporter tout le centre de gravité de l'ancienne théorie sur les sensations motrices, kinesthésiques. Mais l'autre tentative revient à juger identiques les deux théories, puisque les nouveaux auteurs sont enclins à localiser dans les couches optiques le centre des réactions motrices et organiques, réactions que James a signalées comme source véritable et unique des émotions. Mais, comme l'explique Cannon, cette tentative n'est pas valable sur le fond dans la mesure où les auteurs ne voient pas de différence de principe entre les théories des émotions périphérique et centrale, différence dans laquelle se trouve l'essentiel de la discussion.

Nous ne nous arrêterons encore que sur trois aspects que les adeptes de la nouvelle théorie avancent comme des avantages essentiels. Ces aspects peuvent présenter pour nous un intérêt primordial aussi bien du point de vue de l'évaluation de la nouvelle théorie que du point de vue que nous examinons spécialement dans cette recherche.

Le premier concerne l'explication donnée pour les émotions dites supérieures, ou plus fines. Les théories, tant l'ancienne que la nouvelle, ont pour objet de recherche les émotions grossières, directement liées aux instincts, dans une large mesure communes aux animaux et à l'homme, survenues, apparemment, aux tout premiers stades du développement — en un mot, les émotions inférieures. En ce qui concerne les émotions supérieures, spécifiques de l'homme, James remarque que les manifestations corporelles et l'intensité des sensations qui leur sont liées peuvent y être faibles. Il est vrai que James est contraint de reconnaître que de telles émotions paisibles, s'exprimant sans la moindre excitation corporelle, peuvent certainement être constatées chez l'homme. De la sorte, James ne nie pas qu'il puisse exister des plaisirs raffinés, autrement dit qu'il puisse y avoir des émotions exclusivement conditionnées par l'excitation des centres, tout à fait indépendamment des courants centrifuges. Il range parmi de telles sensations, parallèlement aux émotions esthétiques, le sentiment de satisfaction morale, de gratitude, le sentiment de satisfaction que l'on ressent après avoir résolu un problème.

W. James, néanmoins, s'efforce aussitôt de retirer cet aveu qui contredit toute sa théorie et, pour sauver celle-ci, il indique que, parallèlement à ces émotions centrales, les œuvres d'art peuvent provoquer des émotions extrêmement fortes, dans lesquelles l'expérience est en harmonie totale avec les positions théoriques qu'il avance. Dans les perceptions esthétiques (par exemple musicales), ce sont les courants centrifuges qui jouent le rôle principal, indépendamment du fait que surviennent ou non en même temps qu'eux des excitations organiques internes. L'excitation esthétique elle-même représente un objet de sensation, et plus la perception esthétique est l'objet d'une sensation éprouvée d'une façon directe, grossière et vive, plus la jouissance esthétique qui lui est liée sera grossière et vive.

James, encore plus franchement, s'efforce de prendre sa revanche sur le fait d'avoir reconnu, momentanément et contraint et forcé, l'existence d'émotions purement centrales par rapport aux autres sentiments mentionnés plus haut. Il reconnaît qu'elles peuvent être d'origine purement centrale. « Mais la faiblesse et la pâleur de ces sensations, quand ces dernières ne sont pas liées à des excitations corporelles, font un net contraste avec des émotions beaucoup plus grossières. Chez toutes les personnes douées de sensibilité et d'impressivité, les émotions raffinées sont toujours liées à des excitations corporelles : la justice morale se reflète dans les sons de la voix ou dans l'expression des yeux, etc.... » [1902, p. 317]. Si l'excitation corporelle n'a pas lieu, il se produit simplement, selon James, une perception intellectuelle des phénomènes, perception qu'il convient d'attribuer plutôt aux processus cognitifs, qu'aux processus émotionnels, moraux [ibid.].

Il suffit de citer ces réflexions de James sur les émotions supérieures pour que devienne évidente la contradiction interne dans laquelle tombe l'auteur lorsqu'il essaie d'expliquer ces émotions. D'une part, il les reconnaît comme étant essentiellement distinctes des émotions inférieures, comme des émotions survenant par voie purement centrale et non pas centripète, comme des émotions qui ne sont pas accompagnées d'excitations corporelles, et par là même il admet que la théorie qu'il développe ne peut servir d'explication adéquate des émotions supérieures, mais qu'elle ne concerne que le domaine des sensations grossières ou inférieures, non spécifiques du psychisme de l'homme. D'autre part il les nie, en les rattachant aux états intellectuels, et non pas émotionnels, de la conscience, en présumant qu'elles ne deviennent émotions que lorsqu'elles révèlent les indices obligatoires des émotions grossières, c'est-à-dire une excitation corporelle et une origine périphérique ; par conséquent, James leur applique aussi sa théorie fondamentale, en refusant de voir une différence de principe entre les émotions inférieures et supérieures. Ainsi deux voies s'excluant mutuellement se sont présentées à James : soit un dualisme ouvert dans l'interprétation de la nature des émotions supérieures et inférieures, soit une identification complète des unes aux autres.

Comme on le voit, James s'est toujours demandé laquelle des deux voies il devait emprunter. Dans les exposés tardifs de sa théorie, l'auteur a reconnu les insuffisances de sa thèse et y a introduit des changements substantiels. Ils concernent deux points essentiels que le chercheur russe N. N. Lange [59] souligne avec une insistance particulière. D'abord, James admet dans un nouvel exposé « que le sentiment même du plaisir et de la souffrance précède ses manifestations physiques et les provoque, et qu'il n'est pas leur conséquence, bien qu'à leur tour ces manifestations physiques exercent une influence rétroactive, en donnant à l'émotion vivacité et intensité. » [N. N. Lange, 1914, p. 280].

Le second changement concerne la nature des manifestation corporelles des émotions. Si James les considérait auparavant comme la combinaison de réflexes simples, dans son nouvel exposé, il est enclin à voir en elles des formes plus complexes de réactions centrifuges. Elles ne surviennent pas directement du caractère spécifique de l'excitation extérieure agissant sur le mécanisme nerveux inné, mais elles présupposent toujours chez l'individu la conscience de cette signification ou de ce sens particuliers qu'il introduit dans cette impression externe. Les réactions émotionnelles dépendent du fait que l'impression externe est appréhendée par l'individu et est pour lui un objet de crainte ou de colère. « Ces deux correctifs, introduits par James lui-même dans son nouvel exposé, signifient en fait un refus total du radicalisme étroit de sa théorie précédente. » [ibid].

Cette hésitation de James dans l'exposé définitif de sa propre théorie peut à présent nous intéresser, et ce uniquement en tant que témoignage des limites et des contradictions internes de la formulation classique de son hypothèse et de son inapplicabilité à l'explication des émotions supérieures. Comme Cannon le remarque à juste titre, le problème des émotions supérieures, qui présente des difficultés insurmontables pour la théorie de James, peut trouver une explication physiologique satisfaisante si l'on admet l'hypothèse thalamique. Rappelons que chez les patients décrits par Head, les émotions provenant de la mémoire ou de l'imagination étaient éprouvées de façon plus intense du côté atteint, côté où le thalamus était libéré du contrôle moteur venant du cortex. Cela montre que les processus corticaux peuvent provoquer l'activité du thalamus qui, de son côté, envoie en retour des impulsions affectives au cortex [W. B. Cannon, 1927, p. 121]. A partir de ce fait, Cannon tire des conclusions relatives au problème des fonctions supérieures, tel qu'il se présente à la lumière de la nouvelle théorie. Tout objet ou situation, dit-il, peut par là même conférer un coloris affectif à n'importe quel vécu. Ainsi, nous pouvons comprendre toute la complexité inhabituelle, la richesse et la diversité de notre vie émotionnelle.

Mais, outre l'avantage qui est le sien pour expliquer les émotions supérieures qui, pour l'ancienne théorie, représentaient un point critique où elle devait soit se trahir, soit, par n'importe quels artifices, ramener les émotions inférieures et supérieures à un seul dénominateur commun, la nouvelle théorie propose encore une thèse offrant la possibilité d'une explication plus adéquate d'une série de faits de première importance dans le domaine de la vie émotionnelle. Cette thèse concerne la corrélation complexe qui s'établit entre le cortex et les centres sous-corticaux lors de la survenue des processus émotionnels.

Du point de vue de l'ancienne théorie, la décharge émotionnelle a lieu de façon automatique, réflexe, et, de façon tout aussi automatique et réflexe, survient l'émotion. La turbulence affective se déchaîne entre deux pôles qui apparaissent dans le cerveau, l'agitation qu'elle produit secoue le corps pour troubler le cerveau par un courant rétroactif. Dans ce schéma simplifié n'entrent pas les phénomènes les plus ordinaires et les plus connus de l'expérience quotidienne de la vie émotionnelle. Ne prenons comme exemple que deux de ces phénomènes. Le premier a fait l'objet de l'attention de McDougall qui reproche à la théorie James-Lange de déplacer au centre l'aspect sensoriel des émotions. Cette théorie ignore le caractère impulsif constamment présent, et parfois dominant, du vécu émotionnel. Le reproche est absolument justifié. En considérant l'émotion comme une prise de conscience des changements organiques et périphériques, la théorie James-Lange réduit par là même le sentiment à la sensation et, par conséquent, aboutit au résultat justement contraire à celui auquel elle aspirait : le but principal de ses visées était de surmonter l'intellectualisme dans l'étude des affects et de trouver l'indice spécifique qui différencie l'état émotionnel des états de la conscience purement cognitifs et intellectuels. Mais le développement logique de la thèse initiale amène la théorie à dissoudre complètement les états émotionnels dans l'ensemble des processus sensoriels de sensation et de perception. Pour sauver la situation, elle admet que l'objet même de ces sensations, comparé à l'objet de toutes les autres, est spécifiquement distinct. Mais cette distinction au niveau de l'objet n'est pas suffisante pour différencier les sensations elles-mêmes selon leur nature psychologique, et c'est pourquoi l'ancienne théorie a été condamnée à considérer l'émotion essentiellement comme un processus passif, sensoriel par sa nature psychologique, comme une sensation d'une espèce particulière, et à délaisser tous les éléments du processus émotionnel — la tendance, la motivation à l'action, l'impulsion — qui sont étroitement imbriqués dans ce processus et font de nos émotions des motivations très fortes et très influentes de notre comportement.

W. Cannon pense [W. B. Cannon, 1927, p. 123] que la nouvelle théorie évite cette difficulté de façon extrêmement facile. La localisation de la réaction standard des manifestations émotionnelles dans la région des couches optiques — région qui, comme la moelle épinière, agit directement, à l'aide d'automatismes simples, quand elle n'est pas inhibée par les centres supérieurs — explique non seulement l'aspect sensoriel du vécu émotionnel, mais aussi l'aspect dynamique, la tendance des neurones thalamiques à se décharger. La présence d'impulsions puissantes survenant dans la partie du cerveau qui n'est pas liée à la conscience cognitive, et suscitant grâce à cela, par un moyen aveugle et autonome, une forte émotion, explique qu'une telle émotion ne peut être contenue dans la sensation. En éprouvant des émotions, nous paraissons soumis à une force externe qui nous oblige à agir sans que nous mesurions les conséquences de notre conduite.

W. Cannon déduit cette explication de la thèse du double contrôle qui constitue la partie essentielle de la nouvelle théorie. De la même source, il tire aussi l'explication d'un second phénomène, incompréhensible du point de vue de la théorie de James : les phénomènes de conflit, de lutte entre l'intention consciente et la tendance émotionnelle, ou, pour parler plus simplement, les corrélations entre les fonctions volontaires et les émotions. Et, en effet, comme pour celui de la nature impulsive des émotions, ce problème a représenté pour l'ancienne théorie un obstacle insurmontable. Ces rapports psychologiques tout à fait particuliers qui existent entre la volonté agissant de façon consciente, qui se manifeste dans l'acte de décision et d'intention, et l'affect qui, maîtrisant notre conscience, constitue, comme nous le verrons plus loin, le véritable centre psychologique et philosophique de toute la théorie des passions — ces rapports sont non seulement restés inexplicables du point de vue de l'ancienne théorie, mais tout simplement n'ont pas été remarqués et ont été passés sous silence.

Malgré ce silence, plus personne ne doutait que ces faits ne puissent être introduits dans le schéma extrêmement simplifié de l'hypothèse organiciste et être appréhendés à l'aide de ce mécanisme réflexe qui a été avancé à titre de principe explicatif de l'ensemble de la vie émotionnelle dans toute la variété et la richesse de ses manifestations. Conformément à la théorie James-Lange, les principaux processus à la base des émotions ont généralement été placés hors des limites du cerveau — cet organe principal de la pensée et de la volonté consciente —, ils ont été situés à la périphérie et faisaient du cerveau le réceptacle passif des modifications périphériques, auxquelles tous les autres processus cérébraux fondamentaux non seulement ne pouvaient rien changer, mais encore ne participaient pas du tout de façon active. On a grossièrement biffé et déclaré inexistants des processus vivants qui interviennent chaque jour, dans la conscience de chaque individu, comme interaction entre la conscience dans son ensemble et sa partie émotionnelle.

La théorie périphérique, précisément du fait qu'elle

réduisait les émotions à des processus périphériques reflétés dans le cerveau, a creusé un abîme entre les émotions et le reste de la conscience : les émotions ont été rejetées à la périphérie, le reste de la conscience a été concentré dans le cerveau.

La nouvelle théorie, qui établit une interaction extrêmement complexe entre les centres sous-corticaux et corticaux dans les processus de l'émotion, se rapproche considérablement de l'idée de rendre possible l'explication de toute la complexité des rapports réels entre l'affect et la conscience, rapports qui constituent un fait psychologique indiscutable. Elle propose une organisation anatomique et dynamique des processus émotionnels où les centres inférieurs — véritable source des excitations émotionnelles dirigées vers le cortex et des décharges émotionnelles dirigées vers la périphérie — sont eux-mêmes dans une dépendance complexe par rapport aux centres supérieurs, en constituant leur instance, soumise et sous contrôle, agissant sous leur direction non pas en tant que force autonome, mais en tant que force liée. Ce n'est que dans le cas d'un affaiblissement fonctionnel des centres supérieurs, ou dans celui où ils se trouveraient séparés de leur instance subordonnée, que cette dernière devient indépendante et commence à s'activer de la manière autonome qui lui est propre. Dans ce cas, intervient la loi neurobiologique générale, qu'au sujet de l'hystérie, E. K. Kretschmer [60] a formulée de la façon suivante : si, à l'intérieur de la sphère psychomotrice, l'activité de l'instance supérieure devient faible au plan fonctionnel, l'instance inférieure la plus immédiate devient autonome avec ses lois primitives propres.

Cette organisation hiérarchique complexe du substrat anatomique et physiologique de l'affect peut réellement, comme nous le verrons, être mise facilement en concordance au moins avec les faits psychologiques fondamentaux, et qui, comme nous l'avons indiqué, sont centraux pour toute l'étude des passions. Arrêtons-nous maintenant sur un seul des éléments qui caractérisent cette organisation, à savoir la théorie du double contrôle.

Comme on sait, James lui-même a essayé d'examiner et de réfuter deux objections possibles. La première consiste en ce que, « selon eux, de nombreux acteurs, qui reproduisent à la perfection par la voix, la mimique du visage et les mouvements du corps les manifestations extérieures des émotions, n'éprouvent à cette occasion absolument aucune émotion. D'autres acteurs, selon le témoignage de W. Archer [61], affirment que, dans les cas où ils réussissaient à bien interpréter un rôle, ils éprouvaient toutes les émotions correspondant à ce rôle. » [W. James, 1902, p. 315]. James soulève ici le problème, bien connu de longue date, de la reproduction scénique des émotions, et sur lequel nous reviendrons au cours de notre étude. Ce qui nous intéresse maintenant dans l'explication de James, c'est seulement l'aveu que « dans l'expression de chaque émotion, l'excitation organique interne peut, chez certaines personnes, être totalement réprimée, et par là même, dans une certaine mesure, l'émotion subit le même sort, alors que d'autres personnes n'ont pas cette capacité. » [ibid., p. 315]. James, de cette façon, reconnaît, selon ses propres termes, « que certaines personnes sont capables de dissocier totalement les émotions de leurs expressions. » [ibid.].

L'autre objection est pour ainsi dire le contraire de ce qui vient d'être exposé. Elle consiste dans le fait que « parfois, en retenant la manifestation d'une émotion, nous la renforçons. Nous éprouvons une impression pénible lorsque les circonstances nous obligent à réprimer un rire ; la colère, étouffée par la peur, se transforme en haine des plus intenses. Au contraire, la libre manifestation des émotions apporte un soulagement. » [ibid.].

W. James admet la possibilité d'un renforcement de l'excitation interne « dans les cas où l'expression par la mimique du visage est réprimée par nous-mêmes, ou bien la possibilité de la mutation d'une émotion, dans le cas d'une retenue volontaire de sa manifestation, en une autre émotion, complètement différente et qui s'accompagne peut être d'une excitation organique différente et plus intense » [ibid]. La transformation de l'émotion, transformation qui résulte de la combinaison d'un objet qui la provoque et de l'influence qui inhibe celle-ci, se produit, d'après James, par voie purement physiologique : l'excitation, ne pouvant suivre son cours par les canaux normaux, emprunte d'autres canaux, à la suite de quoi survient un nouvel état organique et l'émotion nouvelle qui lui correspond. « Si je souhaitais tuer mon ennemi, mais n'osais exécuter l'acte, mon émotion serait tout autre par rapport à celle qui se serait emparée de moi si j'avais réalisé mon souhait. » [ibid., p. 316].

Il est impossible de ne pas se ranger à l'avis de Cannon lorsqu'il dit que James donne aux objections éventuelles une réponse contradictoire, ambiguë, et, somme toute, insatisfaisante. D'une part, il nie carrément les émotions. « Refusez de manifester une passion, et elle vient à mourir. Comptez jusqu'à dix avant d'extérioriser votre colère, et le motif vous en semblera ridicule. » D'autre part, il considère que, lors de sa régression volontaire, l'excitation organique ne peut être abolie et doit se trouver de nouvelles voies, provoquant la transformation d'une émotion en une autre.

La nouvelle théorie suppose l'existence d'un double contrôle — cortical et thalamique — des processus corporels. Un tel contrôle aboutit à des rapports très complexes entre ces deux instances. Il est clair que les muscles du squelette sont régis par deux instances — la corticale et la thalamique. Par exemple, nous pouvons rire de façon spontanée, en rapport avec une situation drôle (rire thalamique), mais nous pouvons rire aussi à la suite d'un acte volontaire (rire cortical). Il est tout aussi clair que les organes internes se trouvent seulement sous la dépendance de la gestion thalamique. Nous ne pouvons, par un acte direct de volonté, provoquer l'augmentation du sucre dans le sang, l'accélération du rythme cardiaque ou l'arrêt de la digestion. Avec le double contrôle, les neurones corticaux, dans des conditions normales, apparemment, dominent et peuvent ne pas rendre libres d'agir les neurones activés des couches optiques (bien que nous riions et pleurions parfois en dépit de notre propre souhait). De ce fait, un conflit devient possible entre les contrôles supérieurs et inférieurs des fonctions corporelles. Mais le cortex ne peut inhiber que les fonctions corporelles qui, dans les conditions normales, se trouvent sous le contrôle de la volonté ; de même que le cortex ne peut les provoquer, il ne peut inhiber des processus aussi tumultueux que l'augmentation du taux de sucre dans le sang, l'accélération du rythme cardiaque, l'interruption de la digestion, et qui sont caractéristiques d'une grande excitation.

Quand l'émotion est réprimée, elle ne l'est, par conséquent, que dans ses manifestations externes. Il existe des faits permettant de penser que, dans les manifestations maximales, a lieu également une excitation interne maximale. C'est pourquoi il est probable que la répression par le cortex de la manifestation externe d'une excitation aboutit à un affaiblissement des troubles internes, qui seraient plus forts s'ils s'accompagnaient d'une libre manifestation des émotions. Néanmoins, dans le cas d'un conflit entre le contrôle cortical et l'activité des centres thalamiques indépendants du cortex, les manifestations internes peuvent atteindre une force considérable. Il est vrai qu'en ce qui concerne les fonctions indépendantes du cortex, la situation est beaucoup plus complexe qu'il n'y paraît à partir des considérations indiquées. Comme Cannon le note par ailleurs, si le cortex n'exerce pas de contrôle direct sur les organes internes et ne peut gérer leurs fonctions, il peut effectuer sur eux un contrôle indirect. Par exemple, nous pouvons aller au-devant d'un danger et, de cette façon, provoquer en nous un tremblement, bien que nous ne puissions pas provoquer un tremblement par une simple décision venant de notre volonté. De façon similaire, nous pouvons souvent éviter des circonstances qui éveillent la peur, la colère ou le dégoût et les troubles viscéraux qui les accompagnent. Pour cette raison, nous avons seulement à ne pas nous approcher du point qui nous alarme.

Nous avons développé la théorie du double contrôle pour pouvoir montrer à quel point la nouvelle théorie, par comparaison avec l'ancienne, admet des conditions plus complexes d'interaction entre les processus affectifs et les processus volontaires conscients. Cette théorie est en mesure de faire la décision au sujet de l'application à ce dernier critère, qui retient notre attention, des avantages de la théorie thalamique par rapport à la théorie viscérale. Ce qui représentait des difficultés insurmontables pour la théorie viscérale autorise une explication du point de vue de la théorie du double contrôle.

« Si, dit Cannon, le double contrôle se fait sur le comportement, on peut facilement expliquer le conflit interne et son accompagnement émotionnel aigu, tout comme l'affaiblissement partiel du sentiment qui s'ensuit dans une situation où nous éprouvons une peur intense en même temps qu'un sentiment pathétique d'impuissance avant que ne se produise un acte quelconque de conduite, et où, dès que commence à se manifester la conduite correspondante, le trouble interne commence à diminuer et les forces corporelles s'organisent de façon énergique et efficace pour atteindre un résultat effectif. Les processus thalamiques standard sont inclus dans l'organisation nerveuse elle-même. Ils sont semblables aux réflexes du point de vue de leur disposition constante à provoquer des réactions motrices, et, quand ils peuvent manifester leur activité, ils agissent avec une grande force. Cependant, ils sont soumis au contrôle des processus corticaux, processus conditionnés par des impressions antérieures de toute nature. Le cortex peut ainsi contrôler tous les organes périphériques, à l'exclusion des organes internes. » [Cannon, 1927, p. 123].

Les processus inhibés dans les couches optiques ne peuvent faire agir l'organisme, à l'exception des régions qui se trouvent en dehors du contrôle volontaire, mais l'excitation des centres thalamiques mêmes peut provoquer des émotions selon le processus habituel et, éventuellement, en requérant une force énorme, précisément grâce à l'inhibition. Quand l'inhibition corticale est levée, le conflit est aussitôt résolu. Les deux instances de contrôle qui, jusque là, s'opposaient, commencent dès lors à collaborer. Les neurones thalamiques, en poursuivant leur activité énergique, créent les conditions nécessaires pour que perdure l'émotion, également, comme l'exige James, pendant sa manifestation. Ainsi, la nouvelle théorie non seulement évite les difficultés auxquelles s'est heurtée la théorie James-Lange, mais peut même expliquer de façon satisfaisante le fait d'un vécu émotionnel intense au moment d'une inactivité qui semblerait être le résultat d'une paralysie.

Nous avons terminé le parcours, long et fatigant, de l'examen d'une controverse théorique qui, pendant ce dernier demi-siècle, a été au centre de la théorie psychologique des affects et a déterminé de façon significative tout le développement de la pensée scientifique et des connaissances scientifiques dans ce domaine. Les conclusions auxquelles nous aboutissons à l'issue de notre recherche sont claires et limpides. Elles sont totalement exemptes d'ambiguïté. Nous avons vu que la théorie ancienne, périphérique, des affects non seulement ne peut résiter à la pression écrasante des recherches critiques qui, de tous côtés, lui portent des coups mortels, mais est déjà depuis longtemps terrassée.

Si l'on rassemble tous les arguments avancés à l'encontre de cette théorie pendant un demi-siècle, ils rendront, unis par leur force de conviction et par leur force probante, inutile et ridicule l'entreprise qui, selon la piquante expression de Bentley, consiste à inhumer la théorie James-Lange avec un cérémonial compliqué. La combattre signifierait combattre des morts. Et nous n'aurions jamais eu l'idée d'entreprendre notre recherche si, pour tout résultat, on avait pu constater la mort historique de cette théorie paradoxale et brillante. Nous voyons ailleurs la justification de nos fatigantes investigations.

En examinant et vérifiant, point après point, cette théorie ancienne et moribonde, nous avons pu, pas à pas, suivre en même temps la naissance d'une nouvelle théorie, observer ce qu'il y avait de viable chez sa devancière et expliquer de façon adéquate l'énorme richesse des faits nouveaux accumulés grâce aux efforts inlassables menés pendant un demi-siècle par la pensée scientifique. Par elle-même, et aussi fructueuse soit-elle, la critique faite à une théorie passée de mode ne peut pas encore signifier la fin de toute une époque historique dans le développement de la pensée scientifique. Ce n'est que lorsque, sur les débris du passé, commencent à percer les pousses d'une nouvelle vie que s'achève une époque dans l'histoire de la pensée scientifique et que commence une nouvelle. Découvrir une telle frontière historique séparant deux époques dans la théorie des passions fut précisément le but direct et immédiat de notre recherche.

Mais parallèlement, comme imperceptiblement, nous aboutissons encore à une autre conclusion qui, manifestement, contredit notre attente. Nous avons entrepris l'étude de la théorie James-Lange uniquement parce qu'il est admis d'y voir la vivante incarnation scientifique des idées de Spinoza. S'il est exact que la théorie spinozienne des passions est indissolublement liée aux noms de Lange et de James et à leur célèbre et paradoxale théorie des émotions, la théorie de Spinoza, pour autant qu'elle reste une partie vivante de la psychologie scientifique contemporaine, doit partager le sort des idées qui ont dominé pendant plus d'un demi-siècle et qui meurent sous nos yeux. Est ainsi justifiée la thèse que nous ne voulions pas approuver et qui postule que, pour un psychologue de notre temps, la partie de l'*Ethique* qui traite des passions ne peut présenter tout au plus qu'un intérêt historique.

Mais peut-être convient-il de mettre en doute la thèse selon laquelle il existe une parenté spirituelle interne entre la grande théorie philosophique des passions et le paradoxe psychophysiologique qui a représenté pendant un demi-siècle la pensée scientifique sur la nature des émotions humaines ? Peut-être sont-ils liés entre eux non par un signe d'identité, mais par un signe d'opposition ? Peut-être ce qui les unit n'est-il pas tant l'héritage historique que les alternatives ondulatoires de la thèse et de l'antithèse, nécessaires et inévitables dans l'histoire de la pensée ? Alors il peut s'avérer que le renvoi de la fameuse hypothèse dans le domaine du passé historique non seulement ne signifie pas la même chose pour le destin de la théorie de Spinoza, mais, au contraire, ouvre la voie à son développement futur dans la sphère de la science psychologique. Voyons s'il en est ainsi.

La théorie James-Lange, si l'on étudie attentivement sa genèse idéologique et sa nature philosophique, n'est, en fait, aucunement liée à la théorie des passions de Spinoza, mais aux idées de Descartes et de Malebranche. L'opinion selon laquelle la théorie James-Lange prend ses racines dans l'*Ethique* est fondée sur une erreur. En réalité, elle n'est tout au plus qu'une opinion, au sens où ce mot est employé par la gnoséologie spinozienne, qui désigne ainsi le mode premier et inférieur de la connaissance, parce que celle-ci est exposée à l'erreur et n'a jamais sa place là où nous avons acquis une conviction, mais seulement là où il est question de conjectures et de suppositions. Cette erreur a pour origine d'une part la négligence philosophique de Lange lui-même, et en partie de James, qui se souciaient peu de la nature philosophique de la théorie qu'ils avaient créée. Lange a formulé, en la fondant sur une méconnaissance absolue de la théorie de Spinoza, la supposition qu'il convenait de considérer la célèbre définition spinozienne de l'affect, à la limite, comme l'unique anticipation de sa propre théorie, et en tout cas comme ce qui se rapprochait le plus de sa conception. Tout le monde a cru à cette supposition, elle s'est enracinée et a acquis le caractère d'une vérité scientifique à partir du moment où elle est entrée dans les manuels et est devenue l'apanage de la sagesse scolaire.

D'autre part, cette opinion erronée pouvait être acceptée

par tous comme la vérité — sans l'intervention de la critique, de la recherche et de la vérification — uniquement grâce au fait qu'en partie dans l'histoire de la philosophie, mais avant tout dans celle de la psychologie, règne jusqu'à présent une erreur d'une nature beaucoup plus vaste : l'idée d'une parenté interne et d'un héritage historique entre la théorie des passions de Descartes et celle de Spinoza. Alors que dans le domaine de la métaphysique on a suffisamment pris conscience de l'opposition des idées de Descartes et de Spinoza, dans le domaine de la psychologie, et avant tout dans celui de l'étude des passions, une certaine ressemblance externe et une proximité formelle des deux théories cachent jusqu'à présent aux yeux des chercheurs l'opposition très profonde et fondée sur la substance même de ces dernières qui existe en réalité entre ces deux théories.

Bien sûr, il est un fait que la conception du monde de Spinoza s'est historiquement développée dans la dépendance directe de la philosophie de Descartes. Cependant, en ce qui concerne l'esprit général de la conception de Spinoza, personne ne met en doute que les deux systèmes soient liés entre eux, comme peuvent l'être l'affirmation et la négation, la thèse et l'antithèse. Un grand génie, dit H. Heine [62], se développe avec l'aide d'un autre grand génie non pas tant par assimilation que par le combat. Un diamant en façonne un autre. Ainsi, la philosophie de Descartes n'a nullement engendré la philosophie de Spinoza, mais a plutôt exigé son apparition. Conformément à cette idée, Heine trouve à juste titre, en qualité d'élément commun aux deux penseurs, la méthode que l'élève a empruntée au maître. Le contenu proprement dit de la conception même du monde, sa signification interne et l'esprit qui l'anime sont, chez les deux penseurs, plutôt opposés que semblables.

Mais, quand il s'agit de la théorie des passions, la majorité des chercheurs ont tendance à ne voir en Spinoza qu'un disciple développant et transformant en partie les idées du maître. Les chercheurs sont portés à ne voir qu'une simple évolution et une simple réforme là où, en réalité, a lieu l'une des des plus grandes révolutions de l'esprit, un bouleversement catastrophique de l'ancien système de pensée. C'est K. Fischer qui développe ce point de vue de la façon la plus radicale et la plus logique [63].

« Il fut un temps, dit ce chercheur, où Spinoza fut cartésien au sens de disciple ayant soif de connaissance. Nous devons ajouter : d'un certain point de vue, Spinoza est toujours resté cartésien et, pour nous, ne peut jamais cessé de l'être. L'opposition entre la pensée et l'étendue, exprimée sous une forme si précise et de façon totalement incontestable comme objet de la connaissance la plus claire et la plus nette, constitue le noyau de la doctrine de Descartes... Celui qui affirme cette opposition dans cette forme même, celui-là est et reste cartésien dans l'un des aspects les plus essentiels de sa conception du monde. Celui qui nie cette opposition, celui-là n'est pas cartésien. » [K. Fischer, 1906, t. 2, p. 274].

En donnant une réponse définitive à la question de l'origine et des sources de la théorie de Spinoza, Fischer se trouve de nouveau face à la question de savoir si, à un moment ou à un autre, Spinoza a été cartésien. Pour toute réponse, le chercheur propose de distinguer une façon étroite et une façon plus large de poser la question. Sinon la question elle-même reste vague et indécise. Que Spinoza ait été disciple de Descartes au sens étroit du terme, on ne peut le prouver sur la base des documents de la littérature, mais il est plus naturel de supposer que, dans son évolution, il y eut un stade où ce point de départ constituait précisément sa conception du monde. Si, au contraire, on comprend dans un sens plus large la façon cartésienne de voir les choses, notre réponse sera : Spinoza non seulement a été cartésien, mais (dans ce sens) il n'a jamais cessé de l'être.

Il est peu probable que l'on puisse douter du fait qu'affirmer que Spinoza a une façon cartésienne de voir les choses se rapporte en premier lieu à l'étude des passions, car le critère d'une telle classification de la conception du monde de Spinoza se trouve, pour Fischer, dans l'idée d'une opposition de la pensée et de l'étendue, c'est-à-dire dans l'idée d'un parallélisme psychophysique. Où donc cette idée peut-elle se manifester de manière plus claire et plus directe, si ce n'est dans la théorie psychologique de Spinoza, dans sa recherche sur la nature des affects ? Si, effectivement, Spinoza, dans la doctrine de l'origine et de la nature des affects, dans la doctrine de la servitude humaine, ou de la force des affects, et dans celle de la puissance de la raison (exercée sur les affects), ou de la liberté de l'homme, développe logiquement l'idée d'un parallélisme psychophysique, il est alors impossible de ne pas être d'accord avec Fischer quand il dit que Spinoza n'a jamais cessé d'être cartésien. Si, au contraire, notre recherche nous a amenés à la ferme conclusion que, dans cette doctrine, Spinoza a développé l'antithèse du parallélisme et, par conséquent, du dualisme de Descartes, nous devrions inévitablement reconnaître comme fausse l'opinion de Fischer. C'est précisément ce qui constitue le noyau fondamental de tout le problème de la présente recherche.

Il est vrai que Fischer, en parlant, apparemment, non pas tant du contenu principiel de la théorie des passions que de son expression concrète, qualifie cette théorie de chef-d'œuvre de Spinoza et de partie la plus originale de tout son système. Il dit : « La théorie des passions humaines est le chef-d'œuvre de Spinoza... Nous savons dans quelle mesure Descartes, dans son ouvrage sur les passions, a frayé la voie à notre philosophe et à quel point ce dernier a été dépendant de son prédécesseur dans son premier travail sur ce thème, bien que, déjà à cette époque, il niait la théorie cartésienne de la liberté. Dans l'*Ethique*, on peut encore relever des traces de ce travail préalable et riche en contenu, mais, du point de vue de la méthode, l'argumentation concernant les affects est si indépendante et si originale que le philosophe révèle ici toute sa personnalité. » [K. Fischer, 1906, t. 2, p. 432 à 435].

Il en résulte que Fischer ne voit l'originalité de Spinoza que par rapport à sa méthode d'argumentation concernant les affects, manifestement, sans étendre cette affirmation à l'essence même des conceptions principielles. Par rapport au contenu principiel de la théorie des passions, Fischer, apparemment, contrairement à ce qui concerne l'argumentation, s'en tient à son point de vue général selon lequel Spinoza développe de façon logique l'idée principale de la doctrine de Descartes et transforme ses propres principes en fonction de cette doctrine. C'est précisément dans cet esprit évolutionniste et réformiste que Fischer comprend la dépendance historique de Spinoza à l'égard de Descartes : « Aux témoignages biographiques tout à fait incontestables et précis qui ont été cités et qui montrent que les ouvrages de Descartes ont ravi Spinoza et ont éclairé sa pensée, viennent s'ajouter des raisons internes qui révèlent clairement et nettement comment le spinozisme découle de la doctrine de Descartes. Pour cela, il fallait seulement admettre les problèmes que Descartes a posés à la philosophie, admettre la méthode pour résoudre ces problèmes et pour élucider les contradictions dans lesquelles, lors de cette opération, s'est embrouillé le système du maître. Ces contradictions ne furent pas dissimulées, mais bien mises en évidence, et le moyen de les résoudre fut indiqué par

Descartes lui-même de façon si claire qu'il ne restait plus qu'à y recourir sans hésitation. » [ibid, p. 276].

De cette façon, du point de vue de Fischer, même là où il existe entre la théorie de Descartes et celle de Spinoza un désaccord évident et définitif, Spinoza reste tout de même le premier disciple de son maître, et un disciple conséquent, un pur cartésien qui résout les contradictions par le moyen que Descartes a lui-même indiqué. Il est difficile d'exprimer plus clairement l'idée que Spinoza, tout en niant Descartes, n'en demeure pas moins cartésien.

Comme nous avons affaire ici non pas à une question secondaire, mais au point central de notre recherche, nous devons nous efforcer de déterminer de la façon la plus précise ce que vaut cette opinion selon laquelle Spinoza, dans sa théorie des passions, est un authentique cartésien, et nier cette opinion constitue à nos yeux notre tâche principale. Cette explication ne présente pas beaucoup de difficultés, il suffit tout simplement de s'en rapporter à l'histoire de la théorie des affects de Spinoza. Fischer y voit deux époques. A l'époque du *Court Traité* [64], Spinoza se trouve sous la dépendance directe de Descartes. Dans l'*Ethique*, il a développé de façon autonome une méthode d'argumentation concernant les affects et a révélé par là même une originalité absolue. Ainsi le *Court Traité* s'oppose à l'*Ethique* comme étant deux époques, l'une cartésienne et l'autre originale, de l'histoire du développement de la théorie spinozienne des passions. Examinons à présent ces ouvrages.

Dans le *Court Traité*, comme Fischer le note à juste titre, « Spinoza, en énumérant et en définissant les passions, a suivi pleinement Descartes et, manifestement, s'est laissé guider par son ouvrage. Nous trouvons avant tout ces six passions primaires [65], que Descartes a considérées comme étant les formes fondamentales des passions... Viennent ensuite, presque absolument dans le même ordre, les groupes et genres de passions particulières, tels que les a déterminés Descartes. » [ibid., p. 232]. Fischer en conclut que Spinoza, en développant le thème des passions, suit Descartes et s'appuie sur lui. « Nous pourrions nous étonner, dit-il, que Spinoza n'évoque pas son prédécesseur, auquel il a fait tant d'emprunts. Cependant, nous devons aussi prendre en considération à quel point Spinoza s'éloigne de Descartes dans sa façon d'évaluer les passions. Il ne les explique pas comme le fait son prédécesseur, à partir de l'unité du corps et de l'esprit, mais les considère seulement comme des phénomènes psychiques qui sont exclusivement conditionnés par notre mode de connaissance. Il nie la liberté de la volonté humaine, que Descartes affirmait en l'opposant aux passions, si bien que, selon lui, les passions peuvent et doivent être soumises à la liberté et devenir son instrument. C'est pourquoi l'appréciation de l'utilité et de la valeur des passions, globalement comme dans le détail, devait, chez Spinoza, être tout autre que chez Descartes. » [ibid., p. 234].

Il nous semble qu'on ne peut pas dire plus clairement que ce n'est le cas dans cet extrait ce que nous avions en vue plus haut quand nous parlions du critère dont se sert Fischer lorsqu'il qualifie la théorie de Spinoza de cartésienne. L'originalité de Spinoza se limite à une méthode d'argumentation concernant les affects et à quelques différences particulières qui, globalement, donnent une autre allure à toute la théorie des passions, même dans le *Court Traité*. Toute la discussion revient précisément à savoir ce qu'il faut considérer comme contenu principiel et ce qui est méthode d'argumentation. Il nous semble — et, dans ses grandes lignes, notre recherche est consacrée à le démontrer — que les choses sont complètement à l'opposé de ce qui en est dit chez Fischer. Il nous semble que, même dans le cas du *Court Traité*, le fait que Spinoza marche sur les pas de Descartes quand il énumère les passions primaires et particulières, est plutôt affaire de méthode d'argumentation concernant les affects que de substance principielle de sa théorie, tandis que le fait que Spinoza entre ouvertement en contradiction avec Descartes quand il nie la liberté de la volonté, quand il étudie l'influence et la destinée des passions, leur dynamique dans la vie générale de la conscience, les rapports de ces passions avec la connaissance et la volonté, enfin quand il examine leur nature psychophysique, est précisément la question de la substance principielle de la théorie de Spinoza.

Nous essaierons ultérieurement de montrer ceci : bien que le *Court Traité* ne comporte pas encore les éléments principaux de la théorie des passions, telle qu'elle est développée dans l'*Ethique*, il n'en est déjà pas moins, du point de vue du contenu principiel de la théorie, une antithèse effective de la théorie de Descartes. Mais, au fond, cela découle directement des propos mêmes de Fischer, si on les compare avec ses propos cités ci-dessus. Répétons-le, Fischer voit la différence entre le *Court Traité* et la théorie de Descartes en premier lieu dans le fait que Spinoza n'explique pas, comme son prédécesseur, les passions par l'union de l'âme et du corps, mais il les considère simplement comme des phénomènes psychiques qui sont conditionnés exclusivement par le mode de notre connaissance.

Quelle que soit l'explication donnée à ces propos, il est évident que Fischer voit la divergence entre Spinoza et Descartes d'abord dans la façon de comprendre la nature psychophysique des passions, c'est-à-dire dans le rapport de la pensée et de l'étendue chez l'être humain, puisque nous examinons ses affects. Le problème de l'union de l'âme et du corps, de la pensée et de l'étendue dans la nature psychologique des passions constitue le point fondamental de la divergence entre le *Court Traité* et la doctrine de Descartes. Or c'est bien dans la solution de ce problème, comme on l'a mentionné ci-dessus, que Fischer voit la raison pour laquelle Spinoza, selon notre manière de voir, est toujours resté cartésien (faisons des réserves : uniquement dans ce sens-là). Qui résout la question du rapport de la pensée et de l'étendue dans l'esprit de Descartes, celui-là, disait Fischer, est et demeure cartésien. Celui qui nie cette opposition, celui-là n'est pas cartésien. Mais Fischer lui-même affirmait que, dans le *Court Traité*, Spinoza était en désaccord avec Descartes précisément du fait qu'il niait cette solution qu'a donnée Descartes du problème psychophysique appliqué à la nature des passions. Par conséquent, si l'on veut être logique et cohérent jusqu'au bout, il faut reconnaître que Spinoza, déjà dans son *Court Traité* et en développant sa théorie des affects, n'a pas été cartésien.

Il est vrai que Fischer tombe ici dans une interprétation de la divergence entre Spinoza et Descartes qui dénature radicalement le sens même de la solution que Spinoza donne à la question du rapport de l'âme et du corps au problème des affects. Nous aurons encore à rencontrer cette interprétation au cours de notre recherche. Fischer voit la différence entre la pensée de Spinoza et celle de Descartes dans le fait que Spinoza rejette l'explication des passions hors de l'unité de l'âme et du corps, et les considère simplement comme des phénomènes psychiques qui sont exclusivement conditionnés par notre mode de connaissance ; Fischer affirme que Spinoza fait, par rapport à Descartes, un pas en direction du spiritualisme, en transformant la psychologie des passions en pure phénoménologie de la connaissance.

Une telle interprétation de la pensée de Spinoza se

rencontre chez de nombreux chercheurs non seulement à propos du *Court Traité*, mais aussi à propos de l'*Ethique*. C'est précisément dans cette erreur qu'est tombé J. Petzoldt [66] [1909], comme le signale V. F. Asmus [67]. Les interprètes idéalistes de Spinoza se contentent habituellement de constater un parallélisme. Les nombreux représentants de la théorie du monisme psychophysique, si populaire parmi les positivistes contemporains, ne font pas autre chose. Mais cette approche est insuffisante. S'en tenir au parallélisme signifie ne pas comprendre totalement Spinoza. Sous l'apparence de la théorie du parallélisme, Spinoza développe essentiellement une conception matérialiste du monde. Si Spinoza s'était limité au parallélisme, il n'y aurait eu pour lui aucun obstacle principiel à ce que la connaissance de l'âme et de tous les états qui la caractérisent se fasse uniquement au moyen de la pensée, en considérant le lien des états mentaux comme totalement indépendant de celui des états corporels. Alors Spinoza aurait pu construire sa psychologie comme une phénoménologie des liens purs de la conscience, même sans recourir à l'analyse des processus corporels. Il est peu probable que l'on puisse imaginer quelque chose de plus étranger à l'esprit du spinozisme.

Mais c'est précisément cette interprétation phénoménologique étrangère à l'esprit du spinozisme que nous donne Fischer à propos du *Court Traité*. C'est en cela qu'il va dans le même sens que Petzoldt, qui ne voit dans la psychologie de Spinoza que le parallélisme. Comme le note Asmus, « toute personne qui, pour expliquer Spinoza, ne va pas au-delà du parallélisme, doit obligatoirement se ranger à l'avis de Petzoldt. » [1929, p. 54]. Asmus voit le mérite de Petzoldt en ce que, « soulignant nettement les conclusions de ses recherches, il a montré l'absurdité de toutes les interprétations idéologiques du spinozisme. » [ibid.].

Si l'on veut, la signification de l'interprétation donnée par Fischer et Petzoldt a aussi un autre côté positif. La seule possibilité d'une telle interprétation de Spinoza nous oblige à prêter attention à un fait remarquable, et qui, jusqu'à présent, n'a pas encore trouvé une appréciation convenable : déjà dans la première esquisse de la théorie spinozienne des passions, dans le *Court Traité*, il n'y a rien qui vienne du *Traité des passions* de Descartes [68] au niveau du contenu principiel, mais il y a quelque chose d'absolument nouveau. Le problème lui-même est résolu chez Spinoza d'un tout autre point de vue. Si, chez Descartes, le problème des passions est avant tout un problème physiologique et celui de l'interaction de l'âme et du corps, chez Spinoza, en revanche, ce même problème est, dès le départ, celui du rapport existant entre la pensée et l'affect, le concept et la passion. C'est, au sens absolu du terme, l'autre face de la lune, qui reste invisible tout au long de la théorie de Descartes. Cela suffit à nous obliger à reconnaître que le contenu principiel de la toute première esquisse de Spinoza et le *Traité des passions* de son maître non seulement ne coïncident pas, mais révèlent les différences les plus profondes, différences qui ne sont possibles que si l'on aborde le même problème à partir de deux extrémités opposées.

Sur ce point, les théories de Descartes et de Spinoza sont en complète opposition. En effet, elles représentent deux pôles opposés d'un seul et même problème, qui, comme nous le verrons plus loin, ont toujours été opposés tout au long de l'histoire de la pensée psychologique. Une telle polarisation des idées scientifiques constitue précisément le contenu fondamental de la lutte actuelle des courants psychologiques dans la théorie des passions. Si l'on exprime cette situation en concepts et en termes propres à la présente période historique de la psychologie, on peut dire que, dans la divergence entre le *Court Traité* et le *Traité des Passions,* se profile dans toute sa netteté celle qui existe entre le courant naturaliste et le courant antinaturaliste dans l'étude des affects, entre les psychologies des émotions explicative et descriptive, et qui représente la divergence fondamentale et principale qui divise, de nos jours, la pensée psychologique en deux parties irréconciliables. Dans cette divergence, Descartes était du côté de la psychologie naturaliste et explicative, Spinoza du côté de la psychologie antinaturaliste et descriptive.

L'explication du sens concret et de la signification de la thèse que nous avançons sera donnée dans le développement ultérieur de notre étude. On peut même dire que ce sera son pivot central, car, sans la mise en lumière de la véritable opposition existant entre les psychologies des affects cartésienne et spinozienne, il n'y a pas et il ne peut y avoir de compréhension correcte de la théorie de Spinoza dans son rapport à la psychoneurologie contemporaine, ni de représentation fidèle des prochaines voies de développement de la science même de la conscience de l'homme.

Mais, dès maintenant, on ne peut pas ne pas dire que, dans la situation que nous avons indiquée, se trouve un élément qui ne peut pas ne pas paraître à première vue extrêmement paradoxal. En réalité, son caractère paradoxal se trouve dans l'état objectif des choses, et non dans la formulation de nos pensées. En effet, il y a quelque chose de paradoxal dans le fait que le nom de Descartes soit lié au courant naturaliste, causaliste, explicatif, et, par ses tendances spontanées, le plus matérialiste de la pensée psychologique, tandis que celui de Spinoza reste lié au courant phénoménologique, descriptif et idéaliste de la psychologie contemporaine. Mais il en est véritablement ainsi. A certains égards, ce qui vient d'être dit correspond à l'état objectif des choses que nous avons à constater, et cette constatation contient la part de vérité qui est présente dans l'interprétation que donnent Fischer et Petzoldt. Nous chercherons plus loin l'explication de ce caractère paradoxal, mais notons dès à présent que la théorie spinozienne des passions n'a pas commencé à partir de la continuation et du développement des idées de Descartes, mais à partir de l'étude du même problème par l'extrémité opposée. Le fait est en lui-même assez important, puisqu'il explique l'origine et l'évaluation générale de la théorie spinozienne. N'est également pas moins remarquable le fait que, dès le départ, Spinoza place au centre du problème cet aspect qui, comme la face cachée de la lune, restait invisible pour toutes les théories naturalistes de la psychologie, et qui, pour cette raison, et sur presque tout son parcours historique, a été le plus souvent étudié d'un point de vue idéaliste.

Peut-être est-ce précisément parce qu'on trouve dès le début, comme centre de la théorie de Spinoza, le problème qui, plus brutalement que d'autres, a, en psychologie, séparé les courants idéalistes et matérialistes, que cette théorie n'a pas conservé jusqu'à présent une signification seulement historique, mais vivante, si bien qu'en la discutant, il faut continuellement évoluer dans la sphère des problèmes les plus aigus et les plus actuels de la psychologie contemporaine. Car le but d'un matérialisme authentique n'est pas de contourner les problèmes posés par la pensée idéaliste et de se cacher la tête dans le sable, comme le fait l'autruche, en déclarant qu'ils sont inexistants. L'objectif est de résoudre ces mêmes problèmes d'un point de vue matérialiste. C'est précisément en cela que résidait la tâche historique directe de Spinoza. Une fois de plus se trouve ainsi justifiée la remarque bien connue, selon laquelle un idéalisme intelligent est plus proche d'un matérialisme authentique que ne l'est un matérialisme stupide.

Quelle que soit la solution du problème auquel nous parviendrons ultérieurement et quelle que soit l'explication que nous donnerons au paradoxe que nous indiquons plus haut, nous pouvons, dès à présent, tirer une conclusion solide et apparemment incontestable, contraire à celle avancée par Fischer. Nous pouvons affirmer que, dès l'émergence de sa théorie, Spinoza a suivi entièrement Descartes, dont l'ouvrage sur les passions lui a visiblement servi de façon exclusive dans sa méthode d'argumentation concernant les affects, dans le dispositif extérieur de leur description, dans l'ordre de leur classification. Son indépendance et son originalité se sont révélés, dès le début, dans l'opposition principielle de son idée à celle de Descartes. Déjà, dans le *Court Traité*, Spinoza non seulement n'était pas un cartésien développant et transformant le système du maître, et mettant en lumière ses contradictions, mais s'est affirmé d'emblée comme anticartésien. L'aspect anticartésien de la doctrine spinozienne apparaît encore plus nettement dans l'*Ethique.*

Dans l'introduction à *De l'origine et de la nature des affections* [69], Spinoza oppose son point de vue non seulement à ceux qui « ont écrit sur les affections et la conduite de la vie humaine [et qui] semblent, pour la plupart, traiter non de choses naturelles qui suivent les lois communes de la Nature mais de choses qui sont hors de la Nature. En vérité, on dirait qu'il conçoivent l'homme dans la Nature comme un empire dans un empire. Ils croient, en effet, que l'homme trouble l'ordre de la Nature plutôt qu'il ne le suit, qu'il a sur ses propres actions un pouvoir absolu et ne tire que de lui-même sa détermination... Certes n'ont pas manqué les hommes éminents pour écrire sur la conduite droite de la vie beaucoup de belles choses, et donner aux mortels des conseils pleins de prudence ; mais, quant à déterminer la nature et les forces des affections, et ce que peut l'âme de son côté pour les gouverner, nul, que je sache, ne l'a fait. A la vérité, le très célèbre Descartes, bien qu'il ait admis le pouvoir absolu de l'âme sur ses actions, a tenté, je le sais, d'expliquer les affections humaines par leurs premières causes et de montrer en même temps par quelle voie l'âme peut prendre sur les affections un empire absolu ; mais, à mon avis, il n'a rien montré que la pénétration de son grand esprit comme je l'établirai en son lieu. » [Spinoza, 1933, p. 81]

Ainsi Spinoza comprenait lui-même quel était le rapport

entre sa théorie et le système de Descartes. Dans sa théorie des passions, Spinoza a consciemment cherché à développer un point de vue opposé et exclusif qui prouverait que le célèbre*Traité* de Descartes ne manifeste pas autre chose que la grande finesse d'esprit de son auteur. Là-dessus, il est peu probable qu'il existe encore l'ombre d'un doute quand on dit que l'originalité de la théorie de Spinoza se fait sentir non pas dans la méthode d'argumentation concernant les affects, mais dans le contenu principiel.

Dans l'introduction à *De la puissance de l'entendement, ou de la liberté de l'homme* [70], Spinoza oppose de nouveau de la façon la plus nette sa pensée à celle de Descartes. Descartes, déclare Spinoza, favorise beaucoup, dans sa théorie de l'union de l'âme et du corps par l'intermédiaire de la glande pinéale, cette opinion erronée selon laquelle les affects dépendent totalement de notre volonté et que nous pouvons les gouverner de façon illimitée. Spinoza dit qu'il ne saurait « assez s'étonner qu'un philosophe, après s'être fermement résolu à ne rien déduire que de principes connus d'eux-mêmes, et à ne rien affirmer qu'il ne le perçût clairement et distinctement, après avoir si souvent reproché aux Scolastiques de vouloir expliquer les choses obscures par des qualités occultes, admette une hypothèse plus occulte que toute qualité occulte. » [ibid., p.194]. En contestant cet enseignement de Descartes, Spinoza conclut : « Je laisse de côté enfin tout ce qu'affirme Descartes sur la volonté et sa liberté, puisque j'en ai assez et surabondamment montré la fausseté. » [ibid.].

Comme on le voit, Spinoza oppose ici son point de vue à celui de Descartes, précisément sur ce point que Fischer propose comme critère permettant de juger si Spinoza fut et est resté cartésien : il s'agit de la théorie de la nature psychophysique de l'affect. Ici nous voyons un fait qui se répète souvent dans l'histoire de la psychologie et qu'examine H. Höffding [71] à propos de l'analyse des sentiments effectuée par J. W. Nahlovsky [J. Nahlovsky, 1862] [72], psychologue de l'école herbartienne [73]. « Nous voyons ici, dit l'auteur, comment la théorie spiritualiste du rapport entre le corps et l'âme peut intervenir dans une question particulière de psychologie. » [H. Höffding, 1904, p. 186]. Ces mots sont entièrement applicables au débat entre Spinoza et Descartes que nous étudions actuellement, et qui apparaît comme le prototype de tous ces débats de la psychologie des émotions dans lesquels la théorie spiritualiste du rapport entre le corps et l'âme intervient dans la solution d'un problème particulier de psychologie.

Il nous semble que l'on a dit suffisamment de choses pour élucider la première question qui nous intéresse, et qui concerne le cartésianisme fictif de Spinoza. Nous avons trouvé le véritable rapport entre ces deux théories en révélant leur opposition interne. A l'instar de Hegel qui a, plus tard, développé les fondements métaphysiques et rationalistes de la philosophie spinozienne en donnant la seule réfutation du spinozisme qui vaille, c'est-à-dire en transformant la substance spinozienne en idée absolue, en esprit absolu, et qui a ainsi opposé une antithèse à la thèse spinozienne, Spinoza, en son temps, a opposé une antithèse à la doctrine de Descartes, mais il s'agit d'une antithèse matérialiste. Derrière ce rapport — que nous avons mis en lumière — entre ces deux théories philosophiques, se profile une lutte millénaire entre deux courants fondamentaux de la pensée philosophique — l'idéalisme et le matérialisme —, lutte qui a trouvé à cette occasion son expression la plus complète et la plus concrète dans la solution de ce qui semblerait être une question psychologique particulière, et qui a cependant une signification principielle des plus importantes.

Malgré l'inexplicabilité d'un certain nombre d'éléments essentiels de la genèse de la théorie spinozienne des passions, malgré les sérieuses contradictions internes de cette doctrine, elle ne se présente pas moins à nous, pour l'essentiel, comme une thèse entièrement contraire à la théorie cartésienne des passions. Cela doit servir de point de départ et de point de conclusion — d'alpha et d'oméga — à toute notre recherche. Les deux théories sont opposées l'une à l'autre comme seules peuvent l'être la vérité et l'erreur, la lumière et l'obscurité : c'est ce qui reste à démontrer. On peut avoir, il est vrai, une autre impression, vu que les deux penseurs étudient le même problème, avec, semble-t-il, le même but : résoudre la question de la liberté humaine. Mais, comme nous l'avons vu, Spinoza lui-même conteste en premier lieu la thèse cartésienne de la liberté de la volonté. Il dit dans une de ses lettres : tu vois que je ne considère pas la liberté dans un acte de décision libre, mais dans une libre nécessité. Et, en effet, il suffit de mettre en lumière le concept de liberté chez Descartes et chez Spinoza pour voir qu'il s'agit de concepts complètement différents et, pour parler comme Spinoza, qu'ils ne pourraient avoir qu'une similitude de nom, comme sont semblables entre eux le Chien, constellation, et le chien — animal qui aboie [74].

Il n'empêche que cette opposition est encore mal perçue par de nombreux historiens de la psychologie, en particulier par ceux qui font l'analyse de la théorie de James et de Lange. En s'appuyant sur l'opinion qui, conformément à la gnoséologie de Spinoza, est exposée à l'erreur et n'a jamais trouvé sa place là où nous avons acquis une conviction, mais là où il est question de suppositions et d'avis, ces historiens citent souvent l'un à côté de l'autre les noms de Descartes et de Spinoza comme étant ceux des véritables pères fondateurs de la théorie organiciste des affects. Comme tous ceux qui utilisent ce premier genre de connaissance, et qui est inadéquat, ils savent d'un objet, selon l'expression de Spinoza, autant que ce que les aveugles savent des fleurs.

Mais, dans cette confrontation entre ces deux grands noms, il y a justement un sens quand il s'agit du destin historique de l'actuelle connaissance scientifique des affects, cependant ce sens n'est pas celui qui est habituellement attribué à cette confrontation. Moins que tout, comme on l'a montré plus haut, Spinoza pouvait être, pareillement à Descartes, le fondateur du point de vue scientifique sur la nature des émotions humaines qui a dominé au cours du dernier demi-siècle. Ce point de vue peut être considéré soit comme cartésien, soit comme spinozien. Par la force même des choses, il ne peut être les deux à la fois. Et si nous avons, dans ce chapitre, avancé la thèse qu'il nous revient de démontrer, et selon laquelle la théorie James-Lange n'a aucun rapport avec la théorie des passions de Spinoza, mais qu'elle en a avec les idées de Descartes et de Malebranche, nous défendons par là même l'idée que cette théorie est antispinozienne. Mais il serait tout à fait inutile et absolument dépourvu de sens d'accorder, comme nous l'avons fait, tant d'attention à cette théorie dans cette interrogation sur le sort des thèses spinoziennes au plan de la connaissance scientifique contemporaine si nous pouvions, en conséquence, nous borner à constater que cette théorie n'a rien de commun avec la théorie considérée.

C'est précisément en raison du fait que la théorie James-Lange peut être considérée comme la vivante incarnation de la doctrine cartésienne que l'étude de sa véracité et de sa destinée historique ne peut pas ne pas prendre place en tête d'une recherche sur la théorie spinozienne des passions. Comme nous l'avons vu, c'est au début même du développement de cette théorie et en son centre que se situe la lutte contre l'idée cartésienne. Ce qui s'est produit dans la psychologie des émotions au cours de ce dernier demi-siècle, et que nous avons essayé d'examiner dans les chapitres précédents, ne représente pas autre chose que la suite historique de cette lutte, dont nous trouvons le prototype dans l'opposition entre les deux théories — la cartésienne et la spinozienne. Sans l'élucidation de cette opposition, on ne saurait comprendre correctement la théorie de Spinoza, et de la même façon, sans l'explication de la destinée des idées antispinoziennes dans la psychologie des affects, on ne saurait correctement définir la signification historique de la pensée spinozienne pour le présent et l'avenir de toute la psychologie.

De même que Spinoza ne pensait pas avoir découvert la meilleure philosophie, mais savait qu'il avait conçu la vérité, de même, dans cette lutte entre les théories psychologiques contemporaines, nous nous efforçons de trouver non pas celle qui répond le plus à nos goûts, qui nous satisfait le plus et qui, de ce fait, nous semble être la meilleure, mais celle qui est la plus adéquate à son objet et qui doit par là même être reconnue comme la plus véridique, car le but de la science, comme celui de la philosophie, est la vérité. La vérité, effectivement, témoigne d'elle-même et de l'erreur. En élucidant les erreurs historiques de la pensée psychologique, nous frayons ainsi la voie qui mène à la connaissance de la vérité sur la nature psychologique des passions humaines.

CHAPITRE 11

Nous avons maintenant à déterminer si la théorie James-Lange prend réellement sa source dans la théorie des passions de Descartes. Autrement dit, nous avons à découvrir la nature cartésienne de cette théorie. Ainsi, nous espérons, derrière la lutte des hypothèses psychologiques concrètes et particulières, découvrir celle qui est menée, au plan des principes, par les différentes conceptions philosophiques de la nature de la conscience humaine, en particulier la lutte de l'idée cartésienne et de l'idée spinozienne dans le savoir scientifique moderne vivant.

L'idée que ce n'est pas Spinoza, mais Descartes, qui est le véritable fondateur de la théorie viscérale des émotions commence à pénétrer de plus en plus profondément dans la psychologie contemporaine, bien qu'elle ne soit pas appréhendée dans sa véritable signification. On ne lui attribue habituellement que la valeur d'un correctif factuel, d'un aménagement apporté à la thèse concernant le lien historique existant entre l'hypothèse James-Lange et la doctrine de Spinoza sur les passions, mais non la signification qui lui est propre en réalité, et qui revient à changer toute l'évaluation principielle de la nature philosophique de notre théorie. L'idée que cette théorie est cartésienne déjà du fait de son origine et de sa base méthodologique, et qu'elle ne peut par là même être reconnue comme spinozienne, est entièrement étrangère à la psychologie contemporaine.

Ainsi, si la psychologie s'est rendu compte du caractère erroné de cette opinion traditionnelle, par l'exposé de laquelle nous avons commencé notre étude et selon laquelle Spinoza est le prédécesseur de James et de Lange, cette prise de conscience doit être reconnue comme n'étant que partielle et insuffisante. On voit habituellement le caractère erroné de cette opinion dans le fait que, parmi les prédécesseurs de notre théorie, à côté de Spinoza et avec lui, on doit aussi nommer Descartes. Personne encore, autant que nous le sachions, n'a exprimé l'idée que la théorie périphérique des émotions, étant cartésienne par nature, est, en raison de ce seul fait, antispinozienne. C'est justement pourquoi nombre de chercheurs, comme on l'a déjà mentionné plus haut, désignent Descartes à côté de Spinoza en qualité de fondateurs de la théorie que nous examinons.

Ainsi Titchener, énumérant les précurseurs de la théorie périphérique des émotions, dit que, chez Descartes et chez Spinoza, on trouve des définitions allant dans le même sens. Il invoque les recherches de D. Irons [1895], qui élucident la dépendance des nouvelles théories des émotions par rapport à Descartes. Irons, apparemment le premier, parvint à établir une conclusion objectivement exacte sur le fait que la théorie de James représente, dans la connaissance scientifique contemporaine, la même idée que celle que Descartes défendait plus de deux cents ans avant qu'apparaisse la nouvelle hypothèse. Quoi qu'on dise à notre époque sur la science contemporaine, le *Traité des passions* permet, d'après Irons, de comparer la théorie qui y est exposée avec tout ce qui a été fait au cours de ces dernières années. Il est difficile de trouver un traité sur les émotions qui surpasserait cette idée en originalité, en profondeur, en importance. Descartes a la même position que James, mais il ne se contente pas de soutenir l'opinion, en termes généraux, que l'émotion est provoquée par une modification physique. Etant arrivé à la conclusion qu'il existe six passions primordiales, il tente de prouver l'existence d'un ensemble particulier d'états organiques qui contribuent à la survenue de chacune d'entre elles.

A la suite d'Irons [75], J. Larguier des Bancels [76] affirme que la théorie James-Lange est déjà contenue en entier dans la doctrine de Descartes. Selon la remarque de Th. Ribot [77], dès que fut développée la théorie de Lange et de James, furent retirées certaines attaques injustes contre les idées que Descartes avait exprimées dans le *Traité des passions de l'âme* [Th. Ribot, 1897, p. 106 à 107]. De cette façon, Ribot remarque à juste titre que la théorie viscérale des émotions a non seulement été l'incarnation scientifique de la doctrine cartésienne, mais encore a amené à ressusciter et à réhabiliter cette doctrine devant le tribunal de la pensée scientifique. La théorie James-Lange a ressuscité dans la conscience scientifique contemporaine la vieille doctrine cartésienne injustement condamnée, l'ayant transformée en thèse prouvée au plan empirique et l'ayant placée par là même au centre de la psychologie scientifique des émotions. C'est ainsi que l'on pourrait formuler la pensée de Ribot. D'après lui, la supériorité de James et de Lange consiste dans le fait qu'ils ont clairement exposé la théorie de Descartes, s'étant efforcés de la consolider par des preuves expérimentales.

Des recherches historiques plus précises ont montré

que, du point de vue de la genèse des idées, la théorie James-Lange manifeste, outre un lien direct avec la doctrine de Descartes, également un lien par l'intermédiaire de représentants ultérieurs du cartésianisme qui ont développé et mené à leur terme logique les idées de leur maître. En premier lieu est ici mentionné le nom de Malebranche, avec la théorie duquel l'hypothèse James-Lange manifeste effectivement une indubitable convergence dans des aspects fondamentaux et essentiels. A proprement parler, le nom de Malebranche, à cet égard, comme prédécesseur de la théorie organiciste des émotions, ne peut aucunement être opposé à Descartes. Au contraire, la convergence de la théorie scientifique empirique de James et de Lange avec la théorie des émotions de Malebranche rend encore plus indubitable et évident son lien avec Descartes, et, une fois de plus, révèle son essence cartésienne.

G. Dumas qui, comme nous l'avons vu, avait correctement élucidé la tendance antianglaise, antiévolutionniste de la théorie de Lange, le qualifie de dernier disciple des adeptes français de la conception mécaniciste du monde. La décomposition de la joie et de la tristesse en phénomènes moteurs et psychiques, l'élimination des entités illusoires, des forces mal définies, tout cela est fait selon la tradition de Malebranche et de Spinoza. Dans l'ouvrage du premier, *La Recherche de la vérité*, Lange a trouvé sa théorie vaso-motrice, et il cite le passage avec un étonnement évident. Il aurait pu également y trouver d'autres passages confirmant tout aussi clairement son analyse des éléments psychiques et moteurs de l'émotion.

Malebranche qualifie de passions toutes les émotions que l'âme éprouve naturellement en cas de mouvements extraordinaires des esprits vitaux et du sang.

Eliminez l'expression théologique sur les rapports entre le corps et l'âme, et vous aurez, au fond, la théorie de Lange : l'émotion est seulement la conscience des modifications neurovasculaires.

On pourrait mener cette comparaison beaucoup plus loin, et prouver sans peine particulière que, malgré la différence de langue, le même esprit est inhérent aussi bien au philosophe cartésien qu'au physiologiste danois. Même par ses erreurs, remarque plus loin Dumas, Lange rappelle les cartésiens. Sa critique trop sévère de Darwin et de la psychologie évolutionniste n'est rien d'autre que l'aversion consciente ou inconsciente que tout adepte de la conception mécaniciste du monde, y compris Descartes, éprouve naturellement à l'égard des explications historiques.

Dans cette thèse de Dumas, nous semble-t-il, est établi quelque chose de beaucoup plus important que la simple convergence du contenu empirique concret de la théorie de Lange et de celle de Malebranche. Cette convergence elle-même dans la description du mécanisme psychophysiologique de la réaction émotionnelle est non un fait primaire, mais dépendant et dérivé. Elle se manifeste comme conséquence nécessaire du fait que, dans la science, la même conception du monde, mécaniciste et antihistorique, anime le philosophe cartésien et le physiologiste danois. La tendance à expliquer la psychologie des passions de façon purement mécaniciste comme l'aversion consciente ou inconsciente à l'égard des explications historiques, tous les deux — et le philosophe cartésien et le physiologiste danois — les ont également héritées de Descartes, ce véritable père de la conception mécaniciste du monde dans la science contemporaine, et en particulier en psychologie.

Ainsi Dumas, apparemment pour la première fois, ramène la question de ce lien entre la théorie James-Lange et la théorie cartésienne des passions à l'explication de la convergence des deux doctrines dans les définitions concrètes et dans les descriptions du mécanisme psychophysiologique des émotions et de la représentation effective de sa structure et de son activité, mais à la recherche de la base méthodologique commune, la commune conception scientifique du monde, de la nature philosophique commune de ces doctrines, séparées l'une de l'autre par plus de deux siècles. La coïncidence même des définitions concrètes et des descriptions factuelles du mécanisme émotionnel est seulement le résultat, seulement la conséquence nécessaire de cet esprit philosophique commun aux deux théories.

Une telle façon de poser la question doit, nous semble-t-il, être acceptée intégralement. Indépendamment des voies historiques et biographiques concrètes par lesquelles a pu, en fait, se réaliser ce lien entre les fondateurs de la conception mécaniciste du monde et ceux de la théorie scientifique, indépendamment de la mesure dans laquelle les créateurs mêmes de la théorie comprenaient et acceptaient la parenté spirituelle et idéologique de leur œuvre avec les traités de Descartes et de Malebranche, leur théorie est objectivement l'incarnation scientifique de l'esprit cartésien et doit être considérée comme telle.

C'est seulement en suivant cette voie que nous pouvons arriver à poser correctement la question du rapport d'un système philosophique déterminé avec une conception scientifique concrète et trouver le dénominateur commun qui permet d'examiner leur dépendance interne. Le dénominateur commun entre n'importe quel système philosophique et une hypothèse empirique concrète est toujours, comme dans le cas présent, la conception scientifique du monde que l'on trouve dans toute généralisation plus ou moins étendue et s'élevant quelque peu au-dessus du niveau d'une simple constatation et description des faits. Selon la célèbre expression d'Engels [cf. K. Marx, F. Engels, *Œuvres*, t. 20, p. 366], que le veuillent ou non les naturalistes, ce sont toujours les philosophes qui les dirigent. Mettre en lumière l'idée philosophique régissant toute la construction de la théorie James-Lange signifie aussi trouver un moyen sûr d'élucider son lien avec l'un des deux systèmes philosophiques intrinsèquement opposés.

Les conclusions de Dumas contiennent encore une thèse de première importance. Elle établit, à l'opposé de la première, les points de divergence entre la vieille doctrine philosophique et sa dernière incarnation scientifique. En premier lieu, Dumas constate la différence de langage entre Malebranche et Lange. En soi, la différence concerne justement le domaine de la description factuelle du mécanisme émotionnel. Cette description, nous l'avons déjà dit, doit être considérée comme le résultat d'une convergence dans les prémisses méthodologiques de l'un et de l'autre auteur. Il est tout à fait naturel que si la même idée guidait le philosophe cartésien et le physiologiste danois elle amène aussi les deux chercheurs à faire, dans la langue de la physiologie de l'époque des deux savants, une description analogue et presque identique du mécanisme de la réaction émotionnelle. Mais il y a aussi derrière cela quelque chose de plus important qu'une simple différence de langue : une différence des représentations physiologiques concrètes. Dans le premier cas, on pourrait se borner, comme le fait Dumas, à la simple traduction d'une langue dans l'autre et remplacer le mouvement des forces vitales de Malebranche par les modifications neurovasculaires de Lange. Mais, en procédant à une telle traduction, non seulement nous mettons à la place des vieilles notions physiologiques du XVIIe siècle des conceptions du XXe siècle, contemporaines de Lange, mais aussi nous admettons une certaine modification des principes dans l'esprit même de l'ancienne doctrine. Pour que la traduction soit possible, il est nécessaire, selon la formule de Dumas, d'éliminer l'expression théologique concernant les relations entre le corps et l'âme. Ce n'est qu'après avoir fait cette opération sur la thèse de Malebranche que nous obtiendrons la théorie de Lange. Mais la faire signifie non seulement remplacer certains mots par d'autres, mais aussi apporter des modifications substantielles à l'idée même qui est exprimée dans des mots anciens.

Ainsi Dumas, en notant la différence existant entre la nouvelle et l'ancienne théorie, indique, à côté de divergences factuelles, également des divergences principielles, comme il l'a fait en élucidant les points de convergence des deux doctrines. En ce sens, Dumas conserve dans toute sa pureté la seule façon possible et correcte de poser la question. D'autre part, il indique dans toute sa plénitude l'ensemble des problèmes auxquels se heurte le chercheur qui désire découvrir le rapport réel existant entre la théorie cartésienne des passions et la théorie organiciste des émotions. Les deux thèses avancées par Dumas — convergence et divergence des théories examinées — ont connu un développement dans la littérature récente. L'une et l'autre ont chacune leur aspect factuel et principiel. De plus, le premier ne peut être considéré autrement que comme le résultat du second. S'il existe entre les deux doctrines une convergence ou une divergence dans une situation factuelle essentielle pour chacune d'elles, il faut toujours, après cela, chercher les convergences ou les divergences des mêmes doctrines dans une des raisons principielles, si, bien sûr, nous n'avons pas affaire à une erreur particulière et déterminée de la pensée, à une erreur concernant la logique ou les faits.

Nous nous bornerons, dans l'examen de la suite du développement de la thèse de Dumas, à ne prendre en considération que les principaux représentants de ces recherches historiques, vu que leurs conclusions ne peuvent nous intéresser que dans la mesure où elles serviront à élucider les problèmes de notre étude. La grande majorité des chercheurs arrivent à des conclusions analogues à la thèse de Dumas sur la convergence de l'esprit philosophique des deux doctrines. Aussi est-il d'une importance essentielle que le rapport entre les théories se présente toujours comme se faisant à travers une commune conception mécaniciste du monde. En particulier, c'est précisément ce rapport que G. Brett [78] avance comme fondamental quand il étudie le développement historique de la théorie des émotions.

« Descartes, dit cet auteur, désirant ardemment développer sa physiologie, a ranimé la méthode d'Aristote qui avait comparé les animaux à des machines mues par des forces internes, comme les marionnettes que l'on met en mouvement à l'aide d'un fil. C'était une voie facile pour éviter des problèmes nombreux et ardus et donner la possibilité de ramener les émotions aux lois de la mécanique. La dynamique de la dilatation et de la contraction paraissait adéquate pour expliquer les états affectifs ou passifs. Ce point de vue se mit à se répandre rapidement parce que toute la théorie était liée, en raison de son époque, à la clarté et à la netteté des idées formulées par Galilée. C'était une simplification trompeuse, mais une simplification de ce genre est souvent accueillie avec un grand succès. Elle pouvait être facilement reliée à des formules qui s'étaient conservées dans la tradition aristotélicienne. Hobbes, enthousiasmé par Galilée, s'efforçait de ramener tous les phénomènes psychiques à différentes sortes de mouvements et a reproduit textuellement sa propre traduction de la *Rhétorique* d'Aristote. Malebranche, intoxiqué par le vin cartésien, soulignait le rôle de la constriction et de la dilatation avec une telle insistance qu'il fut déclaré prédécesseur de James et de Lange, ce qui n'est pas une découverte très remarquable si l'on se souvient que Lange lui-même invoque Malebranche comme ayant effectivement anticipé sur sa théorie. Celle-ci demeure une théorie stérile, un témoignage de l'inutilité de toutes les tentatives de réduire l'expérience psychique aux constructions artificielles de la mécanique. » [G. S. Brett, 1928, p. 392].

Ainsi G. Brett arrive, au fond, à la même conclusion que Dumas au sujet du lien direct existant entre le vin cartésien et l'ivresse d'un demi-siècle de la pensée psychologique, paradoxe célèbre, comme au sujet de ce qui se trouve à la base de ce lien : l'idée grandiose qui englobe tout, l'idée d'expliquer tout ce qui existe, y compris même les passions humaines, à l'aide des lois mécaniques. Un autre aspect des conclusions de Dumas est développé, parmi les auteurs plus anciens, par Höffding, parmi les auteurs contemporains, par Dunlap. Le premier éclaire plus spécialement l'aspect principiel de la divergence entre l'ancienne et la nouvelle théorie, Dunlap de son côté éclaire leur désaccord factuel qui découle de cet aspect.

H. Höffding signale le rapport inverse existant entre la qualité du sentiment et la force des modifications organiques qui l'accompagnent. Lors d'une forte agitation mentale, la particularité qualitative du sentiment disparaît souvent et fait place à une agitation générale. Un état qui était d'abord principalement conditionné par le caractère de l'excitation, de l'événement ou de la représentation dépend maintenant exclusivement des influences organiques sur le cerveau. Il commence au plan de l'idée et se termine au plan de la sensibilité. Dans de nombreux cas, lors de l'introspection, on peut distinguer deux stades dans la survenue du sentiment : le premier lorsque se manifeste clairement l'influence des éléments cognitifs et, par conséquent, la qualité particulière du sentiment, et le second correspondant à une influence organique sur l'encéphale. Cependant il n'y a pas de raison, comme l'ont fait certains auteurs du camp spiritualiste, de séparer ces deux stades de façon tranchée en supposant que seul le dernier, mais non le premier, est lié à des états physiologiques. C'est ainsi que Descartes et Malebranche décrivaient ce processus circulaire comme l'interaction de l'âme et du corps. A l'époque actuelle, en totale opposition avec le point de vue spiritualiste, on affirme que, lors de chaque agitation mentale, ne sont effectivement présentes que les sensations correspondant à l'effet des organes sur l'encéphale [H. Höffding, 1904, p. 227].

Ici, Höffding a en vue la théorie James-Lange, qu'il considère comme invraisemblable en raison du fait que, dans certains cas, on observe un développement du sentiment passant par plusieurs stades. Il conteste aussi l'argument de Lange, selon lequel les agitations mentales peuvent être provoquées non seulement par des représentations, mais aussi par des procédés purement physiques. Mais, tout compte fait, n'est-ce pas la même chose, pense Höffding, si, dans le sentiment, se font ou non sentir des représentations. Dans le premier cas, le sentiment reçoit un caractère précis et une orientation, dans le second, il n'est qu'un processus d'excitation indéterminé. Pour l'introspection, cette différence a une grande importance, bien qu'elle ne saute pas aux yeux de celui qui y est étranger.

Ainsi, Höffding lui-même part d'une thèse plutôt opposée que semblable à l'hypothèse James-Lange. Alors que cette hypothèse réduit l'ensemble du sentiment à des sensations sensibles, Höffding établit un rapport inverse : «...plus fort est l'élément de sentiment, et plus disparaît l'élément perceptif ou cognitif proprement sensible... Dans ses formes les plus élémentaires, le sentiment est principalement déterminé par la force de l'excitation et par le degré avec lequel elle intervient dans le cours de la vie organique. Il en est ainsi particulièrement des excitations provoquant des mouvements instinctifs. Leur particularité qualitative est éclipsée par l'impulsion sensible et par l'ardeur qu'ils suscitent. Mais là où la particularité qualitative de la sensation peut se manifester avec la force qui convient à l'organe des sens, le sentiment, en conformité avec la sensation, reçoit une forme et un caractère déterminés. Ce qu'il perd en force, il le gagne en richesse et en nuances diverses, ainsi qu'en indépendance par rapport à la lutte directe pour la vie. La même somme d'énergie qui, dans le sentiment de vie, se condense dans la seule et unique question « être ou ne pas être », dans un bien être organique est en revanche répartie en sensibilités qualitatives et se répand en différents flux. C'est pourquoi le gain et la perte de sensibilité causés par cette différenciation qualitative se trouvent dépendre de la croissance de l'énergie de la vie des sensibilités, énergie prise globalement avec sa gamme de nuances qualitative. » [H. Höffding, 1904, p. 196].

En soulignant que l'élément de cognition psychique joue le rôle principal dans le développement des sensibilités, des formes élémentaires aux supérieures, et en notant la diminution de la signification de l'élément purement organique, Höffding devint l'un de ceux qui, dès le début, occupa, dans la lutte autour de la nouvelle théorie, la position bien définie d'adversaire de celle-ci. Nous aurons encore à revenir ultérieurement sur ces considérations de Höffding. D'autre part, il ne peut pas ne pas constater que la théorie James-Lange est tout l'opposé du point de vue spiritualiste de Descartes et de Malebranche, qui décrivaient le processus circulaire de la passion comme une interaction de l'âme et du corps. Il est facile de voir que Höffding pense à la même divergence entre les deux théories que celle dont parlait Dumas, qui comprenait la nécessité d'éliminer le point de vue théologique sur le rapport entre l'âme et le corps pour que, de la formule de Malebranche, on puisse passer à la formule de Lange. Ainsi, cette fois divisant les deux théories, est désigné un deuxième principe de la conception scientifique du monde : un point de vue spiritualiste sur l'interaction de l'âme et du corps dans le mécanisme de la passion, une conception théologique du problème psychophysique des émotions. Avec le principe mécaniciste précédemment mentionné, il constitue toute la base méthodologique de la théorie cartésienne des passions.

Mais, tout aussi exactement que de la tendance générale à vouloir expliquer les passions de façon mécaniciste découle inévitablement une convergence de la théorie cartésienne avec la théorie organiciste dans la description factuelle du mécanisme psychophysique de la réaction émotionnelle, de leur divergence principielle dans les idées sur la nature psychophysique des émotions découle aussi, comme conséquence nécessaire, une divergence dans la description réelle, concrète, de la structure et de l'évolution du processus émotionnel. L'aspect de la question qui vient d'être décrit est, comme on l'a déjà dit, particulièrement souligné ces derniers temps par Dunlap, qui voit, dans ce point essentiel, s'opposer la doctrine de Descartes et celle de James, et qui est enclin à accuser la nouvelle théorie centrale des émotions de revenir au point de vue cartésien.

« James pensait que H. Münsterberg [79] en avait fini avec la vieille théorie proposée par Descartes, et selon laquelle les influx afférents provoquent les processus intellectuels et les influx efférents provoquent les passions de l'âme. Apparemment, James se trompait. » [K. Dunlap, 1928, p. 154]. De l'avis de Dunlap, l'ancienne théorie renaît dans la nouvelle doctrine, qui oppose à l'hypothèse périphérique l'hypothèse centrale de l'origine des émotions. Cette question, dit Dunlap, est la ligne de partage qui sépare la théorie cartésienne (selon laquelle l'émotion survient grâce aux processus de décharge qui partent du cerveau, c'est-à-dire grâce aux sensations innervées au sens ancien du terme), et la théorie James-Lange (qui considère l'émotion, ainsi que la perception, comme le résultat des sensations périphériques) [ibid., p. 159 à 160].

K. Dunlap est du nombre de ces adeptes de la théorie organiciste qui tentent de la réformer de manière à la mettre en accord avec les faits nouveaux. Il pense qu'avec une interprétation correcte des faits nouveaux habituellement avancés à titre d'arguments contre cette théorie, nous saurons y voir plutôt sa confirmation que son désaveu. Dunlap reconnaît que James n'a jamais pleinement accepté sa propre théorie et, non seulement s'en tenait au parallélisme psychophysique, mais aussi avait conservé pas mal de sensations spirituelles qu'il ne voulait pas soumettre à un grossier déterminisme corporel. Comme les autres adeptes de la théorie organiciste,

Dunlap souligne à juste titre la divergence effective des théories cartésienne et périphérique, et ce qui est dit par C. Spearman 80 à propos d'une autre tentative de ressusciter la théorie de James, c'est-à-dire à propos de la théorie de McDougall, le concerne entièrement. Spearman désigne non seulement les précurseurs immédiats de cette théorie, Word, James et autres, mais aussi son fondateur direct, Malebranche [C. E. Spearman, 1928, p. 40].

K. Dunlap tente effectivement de conserver la théorie James-Lange en considérant l'émotion comme le fond dynamique de tous les processus psychiques. La question des modifications viscérales ne lui paraît pas importante pour la psychologie, et c'est pourquoi il est enclin à considérer la nouvelle théorie comme un développement anatomique ultérieur de la théorie James-Lange. Dunlap s'attribue le mérite d'avoir prédit, sur la base de cette théorie, l'uniformité, découverte par la suite en laboratoire, des modifications viscérales lors de certains états émotionnels. Toutes les émotions auxquelles a eu affaire Cannon constituent des émotions stimulantes, et c'est la raison pour laquelle elles doivent nécessairement avoir entre elles plus de ressemblances que de différences [K. Dunlap, 1928, p.159].

Quoi qu'il en soit, les résultats des recherches de Dunlap ne peuvent pas ne pas être pris en considération pour résoudre la question qui nous intéresse. Ces résultats nous paraissent doubles. D'une part, Dunlap, dans la mesure où il conserve, au fond, l'hypothèse périphérique, est, bien qu'il n'en ait pas conscience, lui-même enivré, selon l'expression de Brett, par le vin cartésien, d'autre part il signale un point essentiel où l'hypothèse qu'il défend s'oppose avec une totale netteté à la théorie cartésienne. Sur ce point — sur le problème des sensations innervées — nous devrons encore revenir au cours de notre étude, mais, pour l'instant, nous voudrions seulement remarquer que cette divergence objective existant, assurément, entre l'hypothèse de James et la doctrine de Descartes est la conséquence directe de la divergence principielle des deux doctrines, et sur laquelle Höffding a attiré l'attention. En effet, on ne peut pas ne pas voir que l'hypothèse émise par Descartes sur la possibilité d'une survenue des émotions par voie centrifuge dépend directement de toute sa conception du processus circulaire psychophysique de la passion, conception fondée sur un point de vue spiritualiste des rapports entre l'âme et le corps.

Cette conclusion nous suffit maintenant, dans la mesure où elle met un point final à une série de problèmes qui incombait à cette partie de notre étude. Nous pourrions rassembler toute la série. Elle comprend deux problèmes fondamentaux, et chacun se divise en deux : en une partie principielle et une partie factuelle. Au total, ces quatre questions que nous avons pu tirer de l'étude des sources épuisent, au fond, tout le cercle des problèmes liés à l'élucidation du véritable rapport entre la doctrine cartésienne et la théorie psychologique qui s'éteint sous nos yeux. Voici cette série : principe mécaniciste de l'explication des émotions — description factuelle du mécanisme psychophysiologique des réactions émotionnelles — conception spiritualiste de la nature psychophysique des émotions — question de la survenue des émotions par voie centrifuge. Les deux premiers éléments de notre série sont communs aux deux doctrines, les seconds les séparent.

Nous pourrions terminer là-dessus ce chapitre de notre étude, chapitre dont le seul but est de poser de façon concrète le problème du rapport idéologique de la doctrine cartésienne et de la théorie James-Lange. Nous avons trouvé tout ce que nous cherchions. Mais, avant de conclure le présent chapitre, nous estimons nécessaire de nous arrêter sur l'opinion des auteurs mêmes de cette théorie sur ses ancêtres spirituels.

W. James, comme nous l'avons vu précédemment, ne les reconnaissait en aucune façon. On peut considérer, bien qu'il ne le dise nulle part directement, que, premièrement, il avait peu réfléchi à la nature philosophique de son hypothèse et que, deuxièmement, il était enclin à l'opposer, comme conception scientifique empirique, à toutes les conceptions philosophiques métaphysiques qui existaient auparavant. A cet égard, il ne faisait pas de différence, même entre des doctrines philosophiques ayant sur les passions des positions opposées. Il les rejetait dans une égale mesure et n'admettait pas l'idée qu'elles puissent avoir la moindre importance pour le sort de son hypothèse. Il dit que, sur la question qui l'intéresse, la littérature purement descriptive constitue, de Descartes à nos jours, la partie la plus ennuyeuse de la psychologie. Son hypothèse, James l'oppose à toutes les anciennes théories prises ensemble, et dans lesquelles il ne voit aucun principe directeur, aucun point de vue fondamental, aucune généralisation logique. Il accuse l'ancienne littérature d'avoir considéré chacune des émotions comme une entité spirituelle éternelle, intangible, à la manière des espèces, autrefois considérées en biologie comme immuables.

Si l'on ajoute à cela que James protestait contre une interprétation matérialiste de son hypothèse et que ce n'est pas sans hésiter qu'il consentait à reconnaître la différence principielle de la nature psychologique des émotions fines par rapport aux émotions grossières, nous aurons presque tout ce qui a été dit par James à propos des bases méthodologiques de son hypothèse. Comme on le voit, tout ceci est très peu de chose. L'insouciance méthodologique de James est en rapport direct avec la tendance générale qui était la sienne en psychologie, et elle peut être définie comme un empirisme radical. A ses yeux, la psychologie ne représente rien d'autre qu'un « amas de matériau factuel à l'état brut, une considérable divergence d'opinions, une série de faibles tentatives de classification et de généralisations empiriques à caractère purement descriptif... Mais elle ne représente aucune loi dans le sens où nous employons ce mot dans le domaine des phénomènes physiques, aucune thèse dont des conséquences pourraient être tirées de façon déductive... Bref, la psychologie n'est pas encore une science, c'est quelque chose promettant de devenir une science dans l'avenir. » [W. James, 1902, p. 412 à 413].

Ainsi, James considérait la recherche psychologique comme le fait de réunir un amas de matériau factuel à l'état brut et des généralisations empiriques à caractère descriptif. A cet égard, apparemment, il ne faisait pas d'exception, même pour sa théorie des émotions. C'est pourquoi il resta aveugle à l'égard de sa nature philosophique et de son origine idéologique. Il n'indique nulle part qu'il connaissait les coïncidences de son hypothèse avec la doctrine cartésienne ou avec quelque autre doctrine philosophique, ni au sens d'une identité principielle de ses fondements, ni au sens d'une constatation factuelle du mécanisme émotionnel.

A cet égard, Lange, anatomiste et physiologiste, s'est montré plus perspicace que James, philosophe de profession et de vocation. Cependant, même la perspicacité de Lange ne lui a pas donné la possibilité de se rendre pleinement compte de sa dépendance vis-à-vis des doctrines philosophiques du passé. Mais il n'a pas échappé à son attention que ces dernières contiennent une description du mécanisme émotionnel qui coïncide avec sa propre description. Il écrit : « Il est tout à fait extraordinaire qu'une théorie vaso-motrice ait été complètement édifiée, il y déjà plus de deux cents ans, pour l'expression physique des émotions. Ce fut Malebranche qui, dans une époque qui manquait totalement de connaissances physiologiques, où l'on ignorait l'existence des muscles et des nerfs vasculaires, entrevit, par une vue de génie, le véritable enchaînement des faits. » [G. Lange, 1896, p. 86].

Ayant cité l'explication des émotions, dans laquelle Malebranche suit Descartes, Lange conclut : « Traduite dans le langage de la physiologie moderne, la théorie de Malebranche signifie que toute impression émotionnelle forte détermine l'augmentation de l'innervation vaso-motrice et par suite la constriction des artères. Cette constriction frappe-t-elle les artères cérébrales, le cerveau n'a pas assez de sang, le reste du corps en a trop ; l'anémie du cerveau produit les phénomènes de la paralysie. Si, au contraire, dans des émotions d'un genre différent, ce sont les artères de la tête qui restent libres, pendant que les autres artères du corps se rétrécissent, le cerveau et le visage se congestionnent. Dans le temps où l'on ne savait absolument rien de la constriction active des vaisseaux sanguins, la théorie de Malebranche devait naturellement passer pour une hypothèse assez en l'air ; aussi n'a-t-elle pas attiré l'attention de ses successeurs. Incomplète comme elle devait l'être nécessairement, erronée dans les détails, elle est cependant très remarquable à cause de cette vue de génie de l'auteur, qui fait des troubles circulatoires le seul phénomène primitif de toutes les expressions physiques qui accompagnent l'émotion. » [ibid., p. 87 à 88].

C. G. Lange, à la différence de James, voyait clairement que, deux cents ans avant lui, on avait réussi à créer une théorie vaso-motrice complète sur les manifestations corporelles des émotions. Mais il ne se montra qu'à moitié clairvoyant, et porta son attention sur la coïncidence, au plan des faits, de sa propre théorie et de celle de Malebranche. L'aspect principiel de la question est resté pour lui obscur et confus. Nous avons déjà cité, dans un des premiers chapitres, la remarque de Lange sur Spinoza, lequel, à son avis, est plus près que tous les autres de la conception qu'il développe, vu que Spinoza non seulement ne considère pas les manifestations corporelles des émotions comme dépendant des mouvements de l'âme, mais les place au même rang, et les met presque au premier plan. Sa parenté effective avec la théorie cartésienne des passions et sa complète opposition à la doctrine de Spinoza, Lange, tout comme James, ne les soupçonnait même pas. Selon l'expression imagée de Brett, c'est l'ivresse provoquée par le vin cartésien qui, comme dans le cas de Malebranche, a ici produit son effet.

Commençons par l'examen détaillé d'une question plus particulière, de celle-là même qui était claire pour Lange, malgré son enivrement par le vin cartésien et par le triomphe de la conception mécaniciste du monde dans sa propre théorie, de celle-là même qui a avant tout sauté aux yeux des chercheurs et des critiques et a amené à établir une parenté entre la théorie mécaniciste-spiritualiste et la théorie des passions du XVIIe siècle et son incarnation tardive au XIXe. L'identité des faits saute toujours aux yeux avant l'identité des principes. Derrière le langage physiologique différent des XVIIe et XIXe siècles, il a été relativement facile d'examiner et de discerner le mécanisme, identique à la base, de la réaction émotionnelle. Nous pouvons nous appuyer sur une série de recherches qui, avec un accord étonnant, nous rapprochent de la même conclusion. Nous ne trouverons malheureusement ni un pareil appui, ni une pareille unanimité d'opinion lors de la solution du problème de la convergence principielle des deux conceptions. Là, il nous faudra nous frayer un chemin nous-mêmes. C'est pourquoi, en premier lieu, nous allons nous armer d'une claire compréhension de l'aspect factuel de la question.

G. Sergi, à qui nous devons l'étude la plus solide et, peut-être, la plus définitive de cette question, s'indigne à juste titre contre James et Lange en raison du fait qu'ils ne connaissaient pas ou qu'ils ont méconnu le véritable fondateur de la théorie physiologique des émotions, Descartes. Alors que Ch. Sherrington, dans ses recherches sur les réflexes, fait mention en détail des pressentiments de Descartes, James ne le nomme pas du tout et Lange le méconnaît ouvertement. Il cite Spinoza parce que cet oubli scandaliserait les lecteurs. Et chez Descartes, il va chercher la phrase la plus antiphysiologique, la plus intellectualiste de tout le *Traité des passions*, qui contient les bases de sa doctrine [81].

A cet égard, Lange, ouvertement, de façon manifeste et évidente, n'avait pas raison. Déjà la définition générale des passions chez Descartes ne laisse aucun doute sur le fait que sa théorie, à un degré infiniment plus grand que celle de Spinoza, doit être considérée comme s'approchant le plus de la théorie vaso-motrice. Descartes range les passions dans ce groupe des processus psychiques qu'il réunit dans sa classification sous le nom de perceptions, et qui se caractérisent en premier lieu par leur nature passive. Parallèlement aux perceptions concernant seulement les corps — qu'il s'agisse des corps extérieurs ou de notre propre corps —, telles que les sensations, les sens (couleur, ton), les affects corporels comme le plaisir et la douleur, et les besoins corporels comme la faim et la soif ; parallèlement, ensuite, aux perceptions qui concernent seulement l'esprit, comme la perception involontaire de notre pensée et de notre vouloir, Descartes distingue aussi des perceptions d'une troisième catégorie. Elles se caractérisent avant tout par le fait qu'elles concernent simultanément et l'esprit et le corps : lors de ces perceptions, par suite de l'influence et du concours du corps, c'est l'âme elle-même qui souffre.

Descartes appelle passions ce genre de processus psychophysiques passifs. La passion, par conséquent, est pour lui l'expression directe de la double nature humaine, spirituelle et corporelle. Elle concerne l'homme de la même façon que le mouvement concerne le corps. La passion, pour Descartes, se caractérise par une double nature, spirituelle et corporelle. A l'exception des passions, Descartes ne trouve pas d'autres données factuelles qui nous offriraient la possibilité de connaître la vie commune de l'âme et du corps. À cet égard, les passions représentent un troisième phénomène fondamental de la nature humaine, parallèlement à la pensée et au mouvement. L'esprit et la volonté ne sont possibles que dans la nature spirituelle, le mouvement seulement dans la nature corporelle, et les passions seulement dans la nature humaine, qui réunit en elle l'esprit et le corps. La double nature de l'homme est le seul fondement réel des passions, et ces dernières, à leur tour, sont le seul fondement de la connaissance de la nature humaine.

Si l'on se souvient que, pour Descartes, il n'existe dans toute la nature qu'un seul corps lié à un esprit, à savoir le corps humain, que tous les autres corps sont dépourvus d'esprit et d'âme, que tous, même les corps des animaux, sont simplement des machines, il sera clair que les passions humaines représentent pour Descartes non seulement la seule manifestation de la vie commune de l'âme et du corps dans la nature humaine, mais aussi, d'une façon générale, une chose unique en son genre, le seul phénomène dans tout l'univers, dans tout ce qui existe réellement, où s'unissent deux substances qui ne peuvent être réunies nulle part ailleurs. On comprend, qu'à cause de cela, la théorie des passions occupe une place tout à fait exceptionnelle dans le système de Descartes : premièrement, les passions constituent le seul phénomène dans lequel nous sommes susceptibles de concevoir dans toute sa plénitude la double nature de l'homme, la vie commune de l'âme et du corps ; deuxièmement, cette théorie représente, dans tout le système, l'unique point d'intersection de la doctrine spiritualiste de Descartes concernant l'esprit et de sa doctrine mécaniciste concernant les corps. On comprend aussi que, grâce à une telle façon de poser la question, les passions humaines, dans le système de Descartes, sont, nous dit-on, non seulement quelque chose ne pouvant absolument pas être comparé à toutes les autres manifestations de la vie humaine, mais aussi quelque chose n'ayant rien qui lui ressemble, quelque chose d'absolument unique dans tout l'univers.

Conformément à une telle conception, Descartes définit les passions comme des perceptions, comme des sensations ou comme des mouvements de l'âme qui lui appartiennent en propre et qui sont provoqués, entretenus et fortifiés par l'activité des esprits vitaux. Si l'on se souvient que les esprits vitaux ne sont pas, chez Descartes, des intermédiaires entre la matière et l'esprit, que ce sont, selon sa propre définition, seulement des corps, de très fines particules de sang, très mobiles et très chaudes, produites dans le cœur en quelque sorte par distillation, nous comprendrons d'emblée l'affinité de cette définition classique des passions avec les formules de Lange et de James. Descartes compare les esprits vitaux à un vent léger, à une flamme pure et vive s'élevant sans cesse en grande masse du cœur au cerveau, et, de là, par les nerfs, entrant dans les muscles et communiquant le mouvement à tous les membres. Ces particules de sang, très mobiles et très légères, toujours matérielles, se meuvent selon les lois mécaniques, produisant dans les organes sensations et mouvements, gérant les authentiques fonctions vitales. Elles constituent, dans la physiologie de Descartes, une notion générale et assez vague dans laquelle la circulation du sang et le flux de l'excitation nerveuse sont encore non différenciés. Mais, en tout cas, il ne fait aucun doute que, sous le nom d'esprits vitaux, Descartes entendait un très subtil mécanisme physique mis en action par la chaleur du cœur et se mouvant selon les pures lois de la mécanique, qui sont identiques aux lois de la nature ; un mécanisme qui, avec la structure de nos organes, détermine toutes les actions et les fonctions communes à l'homme et aux animaux, tout comme le mouvement d'une montre est produit seulement par la force de ses ressorts et par la configuration de ses rouages.

Nous n'allons pas citer ici en détail la conception physiologique de Descartes. Elle n'a véritablement rien de plus qu'un intérêt historique. Pour nous, ce qui est plus important, c'est la structure générale de la construction de ce mécanisme spirituel et corporel que Descartes met à la base de l'explication des passions humaines. Selon la juste remarque de Sergi, les idées physiologiques de Descartes doivent être remplacées par de nouvelles, et ses esprits vitaux doivent laisser la place aux nerfs moteurs. L'unique petit centre nerveux de Descartes, la glande pinéale, doit, de façon indéterminée, être remplacé par une énorme hiérarchie de nombreux centres pour voir qu'à la suite d'une telle traduction dans la langue de la physiologie moderne, la théorie de Descartes reste cette doctrine dont nous vivons jusqu'à présent. Pour s'en convaincre, il suffit de se souvenir de ceci : l'essentiel de toute l'argumentation de Lange consiste à dénoncer la faiblesse de l'hypothèse de la nature psychique des émotions, l'inutilité de cette hypothèse, et à démontrer que les émotions peuvent survenir de façon purement physique, par la seule mécanique des troubles de notre appareil vaso-moteur.

L'affirmation de Lange, selon laquelle c'est au système vaso-moteur que nous devons toute la partie émotionnelle de notre vie psychique, nos joies et nos tristesses, nos jours heureux et malheureux, est, au fond, la traduction dans la langue de la psychologie moderne de la formule de Descartes disant que les passions ne sont rien d'autre que des perceptions de l'âme qui sont provoquées, entretenues et fortifiées par l'action d'esprits vitaux, c'est-à-dire de particules de sang très légères et très mobiles. La même chose, comme le remarque Sergi, concerne entièrement un autre point de cette doctrine. Descartes distingue les passions de deux autres catégories de perceptions dans la mesure où nous les rapportons, non aux objets extérieurs et à notre corps, mais, de façon exclusive, seulement à notre âme.

Cette thèse concorde entièrement avec l'idée qui s'est établie dans la psychologie contemporaine, et qui a comme source la théorie James-Lange. Lange cite la thèse de Bard, selon laquelle les phénomènes affectifs sont purement subjectifs et ne peuvent en aucune manière être utilisés pour la connaissance de la réalité extérieure, qu'ils sont toujours éprouvés comme un état actuel de notre "moi", et non comme la propriété d'objets déterminés.

Comme le remarque Sergi, entre 1650 et 1923, date à laquelle furent écrits ces mots, le "moi" et les phénomènes purement subjectifs ont remplacé l'âme. A d'autres égards, la différence entre l'ancienne et la nouvelle théorie est plus significative. Ici, elle a un caractère uniquement verbal, et la pensée de Descartes demeure notre pensée.

Dans cette définition générale des passions, encore deux éléments méritent notre attention : la caractéristique de perception passive des émotions et la particularité et l'originalité de ce mouvement des esprits vitaux qui éveille dans l'âme l'émotion.

Il est peu probable que puisse apparaître un doute quelconque sur le fait que Lange et James, au fond, réduisent l'émotion à la sensation ou à la perception des modifications organiques. Et c'est en cela que se trouve aussi le côté le plus faible de toute la théorie, si on envisage celle-ci sous l'aspect purement phénoménal. En effet, il est difficile de comprendre, d'après cette théorie, de quelle façon le sentiment peut être identifié aux sensations corporelles, à la sensation de tremblement, à l'augmentation des palpitations cardiaques, aux larmes qui coulent ; devant nous, dans ces cas-là, se manifestent, absolument nettes ou plus vagues, des sensations en tant que telles. Et de quelle mystérieuse façon, un ensemble de sensations restant, au sens strict de la théorie, constamment des sensations, se transforme-t-il en sentiment, on ne le sait absolument pas, et il est douteux que cela permette une explication rationnelle et intelligible du point de vue purement phénoménal. Tout récemment, E. Claparède a signalé cette difficulté : « Si l'émotion n'est que la conscience des modifications périphériques dans l'organisme, pourquoi est-elle perçue comme une émotion et non comme une sensation organique ? Pourquoi, si je suis effrayé, éprouverai-je de la peur au lieu d'avoir simplement conscience d'impressions organiques déterminées : tremblement, palpitations cardiaques, etc.? Je ne me souviens pas que quelqu'un ait, jusqu'à présent, tenté de répondre à cette objection. Cependant, cette réponse — de l'avis de Claparède — ne présente pas de grandes difficultés. L'émotion n'est rien d'autre que la conscience de la forme, de la structure de ces diverses impressions organiques. En d'autres termes, l'émotion est la conscience de l'orientation globale de l'organisme » [E. Claparède, 1928, p. 28]. De telles perceptions d'un tout, générales et vagues, présentant la forme la plus primitive de la perception, Claparède les appelle perceptions syncrétiques. Mais, justement, cette réponse révèle toute l'inconsistance de la théorie perceptive des émotions envisagée sous l'aspect phénoménal. Toute la question est que, selon la théorie James-Lange, l'émotion est une formation totalement non structurée du point de vue psychologique, constituée d'un ensemble de sensations tout à fait hétérogènes au plan psychique et se formant selon les lois de la mécanique physiologique.

Nous sommes enclins à affirmer que la théorie James-Lange est une théorie des émotions non structurée au plan des principes. En effet, comment peut apparaître la peur en qualité de structure psychique unique, cohérente, d'émotion entière, à partir de sensations d'un ralentissement de la respiration, de palpitations cardiaques, de sueur froide, de piloérection, de tremblement, de sécheresse dans la bouche, de bâillement et d'autres manifestations corporelles que James, à la suite de Darwin, énumère comme modèle de la meilleure description des symptômes des émotions ? C'est que le sens même de cette théorie réside dans le fait que la peur, la colère et les autres émotions, comme structures entières, indivisibles, sont une simple illusion, et que si l'on en soustrait, l'un après l'autre, les éléments des sensations corporelles, ces structures cesseront d'exister. Ainsi, la construction de l'émotion à partir d'atomes séparés, à partir d'éléments de sensations corporelles, est typique de cette théorie et l'apparente à ces théories atomistiques antistructurelles qui interprétaient les perceptions comme la somme des sensations. Cette théorie pourrait être qualifiée de structurelle seulement au cas où elle partirait de la reconnaissance de la primauté phénoménale et objective de la peur, de la colère en tant que telles, et ce n'est que dans la composition d'une expérience émotionnelle intégrale qu'elle attribuerait une place et une signification à des sensations organiques particulières. Mais notre théorie suit le chemin inverse. Elle reconnaît la réalité phénoménale et objective, la primauté seulement des éléments et, à partir d'eux, tente de construire un ensemble absolument non structuré, apparaissant de façon véritablement syncrétique, c'est-à-dire par n'importe quel assemblage de tout avec tout.

Car James considérait la plupart des réactions émotionnelles comme fortuites et ni biologiquement ni, à plus forte raison, psychologiquement unies par un indispensable lien interne. Dans un organisme aussi complexe, disait-il, qu'est le système nerveux, il doit exister beaucoup de réactions fortuites. Ainsi, l'appel de Claparède à un principe explicatif tout-puissant, aussi répandu dans la psychologie contemporaine que le principe de structure, s'avère accablant pour la théorie que, ne serait-ce qu'en partie, il est porté à défendre.

Le signe d'égalité qui est tracé entre émotions et perceptions met, à son tour, sur le même plan la théorie James-Lange et la doctrine cartésienne. Etant donné que ce point est central par sa signification pour toute la théorie James-Lange, la coïncidence de deux doctrines ne peut être le simple fait du hasard : car les théories scientifiques, à la différence de l'émotion dans l'idée que s'en fait James, ne peuvent survenir de façon purement fortuite, comme une réunion chaotique d'éléments hétérogènes ; et si deux doctrines coïncident sur un point central pour toutes les deux, cela ne peut pas ne pas témoigner d'une parenté structurale, si ce n'est d'une identité de structure des deux. James insiste sur le fait qu'il n'existe pas de centres spécialisés dans lesquels pourraient être localisés les processus émotionnels, que ces derniers se réalisent dans les centres moteurs et sensoriels généraux du cortex et que, par conséquent, ils sont en principe identiques aux processus sensoriels habituels provoquant des sensations ou des perceptions. Dunlap, à la suite de James, insiste sur la possibilité d'expliquer les émotions à partir du même mécanisme que celui qui est à la base de la perception habituelle. En relation directe avec cela, on trouve cette particularité de la théorie en cause, et à laquelle McDougall a prêté attention, reprochant à ses fondateurs de ne considérer que l'aspect sensoriel des émotions sans tenir compte de leur caractère impulsif. Pour Descartes aussi, ce point a une signification centrale. Les émotions sont pour lui des perceptions ou des sensations, c'est-à-dire des états passifs par nature, et c'est pourquoi il les appelle passions.

Descartes enseigne que les passions apparaissent dans l'âme de la même façon que les objets des organes externes des sens, et qu'elles sont ressenties par elle exactement de la même manière. Tant que ne cesse pas l'agitation du cœur, du sang et des esprits vitaux, les passions sont représentées dans notre pensée de la même façon que les objets perçus, lorsqu'ils agissent sur les organes de nos sens externes. A ce propos, Sergi fait la remarque suivante : nous ne trouvons rien de plus précis, rien de plus clair chez les imitateurs involontaires de Descartes. Il a posé les bases de la théorie viscérale des émotions avec une pleine conscience de ce qu'il faisait.

Si Descartes, ainsi, apparaît comme le véritable fondateur de la théorie viscérale dans la mesure où il réduisait l'émotion à la sensation des modifications viscérales, il mérite de la même façon d'être aussi reconnu comme le véritable fondateur de la théorie du point de vue de la conception de la dimension viscérale proprement dite de l'émotion. Sergi attire l'attention sur le fait que Descartes attribue la survenue, le maintien et le renforcement de l'émotion à un mouvement particulier des esprits vitaux. Derrière ces mots énigmatiques, se cache la théorie organiciste des passions. Le caractère propre de l'émotion, manifestement, possède, en qualité de source, le caractère propre des processus vitaux correspondants. Nous sommes capables de percevoir les objets grâce à un mouvement déterminé des esprits. Exactement de la même manière, c'est à un mouvement particulier des esprits que nous devons la naissance des souvenirs. Mais en quoi consiste la particularité de ce mouvement des esprits qui détermine la survenue des passions ? Cette particularité, pour Descartes, est que ce mouvement a une origine viscérale et un conditionnement viscéral.

Lors de l'étude des passions, l'originalité de la méthode de Descartes consiste, comme on sait, dans le fait qu'il essaie d'abord de considérer le mécanisme des passions comme s'il agissait dans un automate ou dans une machine insensible. Les passions, bien entendu, seraient réduites exclusivement aux mouvements qui les caractérisent, ne contiendraient rien de psychique et devraient s'appeler d'un autre nom. C'est seulement après avoir élucidé le mécanisme automatique, émotionnel, que Descartes ajoute à l'automate fictif, dépourvu d'âme, une âme capable d'éprouver des passions.

Une telle façon d'examiner les faits représente quelque chose de beaucoup plus important pour toute la conception cartésienne qu'un simple procédé méthodique d'analyse et de décomposition d'un problème complexe. Elle a une signification méthodologique et principielle. Pour évaluer la théorie cartésienne des passions dans son ensemble, elle a de ce fait une importance primordiale. Mais, eu égard au but que nous poursuivons, voici la chose la plus instructive que nous apprenons de l'examen de cette analyse originale qui décompose la double nature de la passion en un mécanisme automatique et en perceptions mentales des fonctions de ce mécanisme : nous voyons de nos propres yeux combien la dimension principielle de la théorie est intimement et indissolublement liée à sa dimension physiologique et factuelle. L'analyse physiologique des passions de l'automate sans âme acquiert, de cette façon, une très profonde signification principielle.

« Une telle explication des passions de la nature spirituelle et corporelle de l'homme, dit Fischer, est très caractéristique de la doctrine de Descartes, tant par l'hypothèse qu'elle admet que par son orientation principielle. A l'aide des esprits vitaux et des organes de l'âme tels que la glande pinéale, le philosophe tente de prouver l'origine de la passion de façon purement mécanique. C'est là que se situent le centre de gravité et la nouveauté de sa tentative. » [K. Fischer, 1906, t. 1, p. 381].

Pour examiner ce point du problème, central pour toute la théorie, nous devons brièvement rappeler la plus importante des hypothèses psychophysiques de Descartes. Descartes considère le corps humain comme une machine compliquée dont les différentes parties se trouvent en interaction complexe les unes par rapport aux autres et, de ce fait, constituent un tout unique et, d'une certaine façon, indivisible. C'est pourquoi, pour Descartes, l'organisme n'est rien d'autre qu'une machine articulée, une espèce particulière de mécanisme compliqué. Dans cette machine complexe, il y a un élément qui a une importance tout à fait exceptionnelle. Il est le siège de l'âme, c'est-à-dire l'organe qui est plus spécialement lié à l'âme et à travers lequel l'âme communique avec tout l'organisme. Descartes tient pour organe de l'âme la glande pinéale, située au milieu de l'organe central des nerfs et constituant cet endroit dans lequel a lieu une véritable interaction entre l'âme et le corps. Ici les mouvements des esprits vitaux se transforment en sensations et en perceptions de l'âme. Ici a également lieu la transformation inverse des mouvements de l'esprit en mouvements corporels de la glande qui s'étendent de là à tous les organes. Les esprits vitaux sont les facteurs de la sensation et du mouvement, médiatisant la communication entre l'âme et le corps.

A l'aide de ce mécanisme psychophysiologique localisé dans la glande pinéale en raison de sa position centrale et de son unicité, comme partie non double du cerveau, Descartes explique l'origine mécanique naturelle des passions. Si l'on imagine que l'automate perçoit un objet terrifiant, les esprits vitaux mettent la glande en mouvement ; à son tour, elle détermine l'orientation de leur cours en sens inverse, grâce auquel apparaît le tableau bien connu des mouvements caractérisant la peur et la fuite. En même temps que ces mouvements, le cours des esprits vitaux provoque aussi dans les organes internes une série de mouvements qui, au total, caractérisent un automate se trouvant dans un état de menace et de fuite. Telle passion de la machine, tel état viscéral.

A chaque passion correspond son tableau particulier et bien défini de modifications des organes internes — dans le cœur, l'estomac, les poumons, etc. Sergi résume cette thèse de Descartes dans les termes suivants : telle passion, telle formule viscérale ; telle formule du sang, telle orientation des esprits vitaux ; ou, si nous traduisons dans notre langue : telle émotion, telle formule du sang, telle formule corticale.

Cependant, Descartes ne se contente pas de cette conclusion significative. Avant d'ajouter une âme à sa machine et de considérer les passions au point de vue psychologique, il doit développer encore une étape de sa conception physiologique. Il a dit : telle passion, telle orientation des esprits. Il lui revient de dire : telle orientation des esprits, telle passion. Et Descartes fait effectivement cet autre pas, ce pas décisif. La dépendance entre un genre de passion déterminé et un état organique déterminé est réversible. Un processus circulaire complet de la passion s'avère possible. Dans un exemple examiné antérieurement, la glande pinéale était mise en mouvement du dehors, l'objet extérieur agissait sur les esprits à leur sortie de la glande. Maintenant, les esprits, lorsqu'ils entrent dans la glande et non lorsqu'ils en sortent, la poussent tantôt ici, tantôt là. La cause de son mouvement n'est plus l'objet qui agit sur les esprits, mais le sang qui détermine ces mouvements et, encore avant, l'état général de l'organisme. Les perceptions de danger ont créé dans la machine un état organique de peur, et les esprits qui ont surgi de cet état le maintiennent et le renforcent. Si l'on traduit dans la langue d'une physiologie plus moderne et si l'on remplace les esprits et la glande par les termes correspondants, nous aurons le tableau suivant : l'image de l'objet menaçant sur la rétine provoque des réflexes de fuite et certains réflexes viscéraux. Telle est, conclut Sergi, l'idée cartésienne, dépouillée de son expression extérieure surannée. En présence d'une émotion, un état viscéral déterminé provoque, par l'intermédiaire des voies sensitives viscérales, des réflexes qui prolongent et maintiennent cet état.

Tel est le mécanisme de la passion considéré exclusivement sous son aspect physique. C'est encore une passion se déchaînant dans un automate absolument sans âme, et selon des lois purement mécaniques. A la suite de Descartes, nous devons examiner ce qu'il adviendra donc de l'action de ce mécanisme si on lui adjoint une âme capable d'éprouver les sensations des modifications viscérales et de l'émotion. Ici, au point crucial de l'analyse cartésienne, nous nous heurtons à une chose inouïe, inattendue et susceptible de décontenancer tout lecteur prêt au revirement de l'ensemble de la théorie. Il se trouve, qu'ayant examiné l'aspect physique de la passion, nous avons épuisé par là même presque tout son contenu. L'adjonction d'une âme n'apporte rien d'essentiellement nouveau, comme il faudrait s'y attendre, au processus circulaire des passions, à l'activité du mécanisme émotionnel.

C'est étonnant, mais le chercheur doit le constater : la différence entre les passions de la machine privée d'âme et les passions de l'âme elle-même n'est pas toujours suffisamment nette chez Descartes. Descartes, semble-t-il, reste fidèle à son intention première dont il nous fait part dans le préambule de son traité : « Mon intention est de traiter les passions non comme un orateur et non comme un philosophe moraliste, mais comme un physicien. » [Descartes, 1914, p. XIV]. Cette approche physicaliste et mécaniciste des passions constituait manifestement dès le début l'idée dominante de Descartes, et qu'il maintient pendant presque toute son étude. C'est justement cette idée qui l'a forcé à traiter son sujet comme si personne avant lui ne l'avait effleuré et à opposer son étude à l'enseignement des Anciens sur les passions. Auparavant, les passions humaines étaient envisagées sous leur aspect psychologique. Leur nature corporelle, mécanique, restait non établie. Descartes a concentré toute son attention précisément sur cet aspect du problème, mais, de façon étrange, cet aspect a épuisé par lui-même presque tout le problème dans son ensemble.

Si nous analysons l'exemple cité par Descartes sur la façon dont les passions sont éveillées dans l'âme, nous verrons que, dans le tableau de la peur et de la fuite que nous avons examiné plus haut, il y a peu de choses qui varient. En fait, déjà auparavant, en parlant de l'équation entre émotion et perception, nous avons effleuré cette chose nouvelle qui apparaît dans ce cas. La nouveauté consiste seulement en ce que l'âme ressent et perçoit les changements qui se produisent dans le corps. Dans ce cas, les esprits vitaux, en mettant en mouvement la glande pinéale, qui constitue l'organe de l'âme, appellent à la vie non seulement les modifications motrices et viscérales bien définies dont il a été question auparavant, mais aussi des sensations de l'âme bien définies. Reste fondamentale pour Descartes sa propre thèse, selon laquelle les passions prennent naissance dans l'âme de la même façon que les objets perçus par les sens externes et sont compris par elle exactement de la même manière.

Dans l'analyse de son exemple, Descartes en arrive à la conclusion que, dans une situation de peur, les esprits vitaux provoquent un certain mouvement d'une glande qui, par sa nature, est destinée à conditionner l'âme pour ressentir cette passion. Un fait analogue se produit lors de la manifestation de toutes les autres passions causées par le mouvement des esprits vitaux qui, eux seuls, sont capables de provoquer l'aspect corporel et l'aspect mental des émotions. L'orientation des esprits vers les nerfs du cœur est suffisante pour communiquer à la glande un mouvement par lequel la peur est éveillée dans l'âme.

Il était difficile, en effet, de s'attendre à une plus grande coïncidence avec la théorie viscérale des émotions. Descartes voit la source de la passion de l'âme dans le même mouvement des esprits vitaux qui provoque aussi des modifications des organes internes, déterminées pour chaque passion. Nous revenons ainsi au point de départ de toute la théorie, à la définition des passions comme des sensations ou perceptions de l'âme provoquées par l'action des esprits vitaux qui, en même temps, provoquent une série de modifications à caractère viscéral représentées par l'âme exactement de la même façon qu'elle représente les objets perçus à l'aide des organes supérieurs des sens. La passion n'est rien d'autre que la perception des modifications viscérales.

Si nous trouvons ainsi une coïncidence frappante entre les thèses fondamentales de la théorie cartésienne et la théorie périphérique des émotions, nous devons aussi nous attendre à ce que ces difficultés auxquelles se heurte cette dernière, ces contradictions insolubles dans lesquelles elle s'empêtre, ces inconséquences qui y sont poussées jusqu'à l'absurde et qui, dès sa fondation, règnent sur elle, soient aussi extrêmement proches de la doctrine de Descartes. Et c'est ainsi qu'il en est en réalité. Dumas a montré à juste titre que la théorie de Lange est redevable à la théorie cartésienne de tous ses points forts et de toutes ses faiblesses. D'après Dumas, même par ses erreurs, Lange rappelle les cartésiens. La tendance antiévolutionniste de cette théorie, Dumas la met en relation avec l'aversion que tout adepte de la conception mécaniciste du monde, y compris Descartes, éprouve naturellement pour les explications historiques.

Arrêtons-nous brièvement sur l'élucidation des erreurs, des contradictions, des inconséquences dans lesquelles, de façon étonnamment semblable, s'empêtrent les deux théories. En premier lieu, nous mentionnerons leur stérilité factuelle au moment de l'explication et de la description réelles des passions à l'aide de cette méthode de recherche que nous pouvons définir sans crainte comme mécaniciste dans son principe. En effet, les deux théories font preuve d'une impuissance totale absolument identique lorsqu'il faut promouvoir la connaissance scientifique concrète des passions humaines et l'enrichir au plan factuel.

C. G. Lange, comme on sait, a soumis à l'analyse sept émotions fondamentales. Il pensait, cependant, que c'était seulement un brillant début auquel devait faire suite l'examen scientifique de toute l'énorme diversité des réactions émotionnelles. Il semblait qu'en avançant pas à pas sur le chemin qu'il avait indiqué nous pourrions, à l'aide de la clé qu'il nous avait donnée, découvrir tout le domaine des sensations humaines. Les possibilités de la nouvelle théorie paraissaient à Lange immenses et inépuisables. Il argumente en disant que l'ancienne hypothèse fait violence aux faits en schématisant les émotions de façon totalement arbitraire, en établissant des formes déterminées là où il existe une quantité innombrable d'imperceptibles transitions. En nous servant de l'ancienne hypothèse, nous sommes souvent embarrassés pour définir sous quelle rubrique habituelle il convient de ranger tel état d'esprit momentané.

Nous nous contentons souvent d'expressions tout à fait vagues, disant que l'on éprouve dans son âme une certaine émotion, mais sans être en mesure de reporter ce que nous ressentons sous l'une des émotions pour laquelle la langue a une appellation. Lange espérait faire sortir la recherche de cet état stérile en lui assignant un objectif véritablement scientifique pour une série donnée de phénomènes, objectif qui consistait à définir de façon précise la réaction émotionnelle du système vaso-moteur à différentes sortes d'influence. Il comprenait qu'on était encore loin d'atteindre ce but et ne voyait son problème que dans le fait d'indiquer où il convenait de chercher sa solution.

Plus d'un demi-siècle s'est écoulé depuis cette époque. Les chercheurs spécialiés dans le domaine des émotions humaines ont avant tout voulu trouver la solution du problème dans la direction indiquée par Lange. Le bilan des recherches a été effectué dans les expérimentations de Sherrington et de Cannon, dans les observations cliniques de Wilson, Dana et Head. Ce bilan a été formulé par Cannon : on peut estimer que les conditions corporelles qui, comme le supposaient certains psychologues, peuvent permettre de distinguer certaines émotions des autres ne conviennent pas à cet effet, et qu'il faut chercher ces conditions n'importe où, mais pas dans les organes internes [W. B. Cannon, 1927].

La diversité des modifications corporelles lors de la survenue des différentes émotions paraissait à Lange véritablement énorme. Il pensait que de là prenait naissance la série des différentes combinaisons présentées par les différentes émotions. « Puisque nous avons affaire à trois systèmes musculaires différents, dont chacun peut être sans doute affecté de trois manières différentes, alors que souvent un ou deux seulement présentent des troubles fonctionnels, il semble qu'on puisse calculer sur le papier cent vingt sept combinaisons différentes d'expressions physiques, rien qu'en ce qui concerne les troubles de l'innervation. » [G. Lange, 1896, p. 46].

Ces espérances, comme nous l'avons vu, ne devaient pas se réaliser. Des efforts continuels, menés pendant soixante ans, axés sur la recherche des diverses combinaisons, non seulement n'ont pas découvert ces cent vingt sept combinaisons dont Lange supposait l'existence, mais ont montré que, pour les émotions grossières fondamentales qu'il a décrites, il existe apparemment, une formule standard, stéréotypée, plus ou moins uniforme, des manifestations émotionnelles du corps. Les émotions les plus opposées du point de vue psychologique ont des manifestations corporelles étonnamment analogues. Il apparaît, comme le disent les modernes adeptes de la vieille théorie, par exemple Dunlap, qu'il fallait s'y attendre dès le début. On pouvait prédire l'uniformité des modifications organiques sur la base de la théorie James-Lange elle-même, à l'aide d'une étude purement analytique. La différence entre les émotions devait, en effet, se révéler moins importante que leur ressemblance. L'émotion, selon la nouvelle version de la théorie organiciste, ne manifeste aucunement cette infinie diversité de formes et de transitions dont parlaient les créateurs de l'hypothèse. Elle apparaît, ni plus ni moins, comme un simple fond dynamique, comme un arrière-plan uniforme sur lequel se produisent les processus psychiques.

La théorie de James a eu, elle aussi, exactement le même sort : les mêmes immenses espoirs et autant de complète stérilité ; James n'était pas modeste dans ses espérances. Il pensait avoir attrapé l'oiseau de feu aux plumes d'or, ou, dans la langue de la fable anglaise, l'oie qui pond des œufs d'or [ndt : en effet, en anglais, la poule aux œufs d'or est « the goose that laid golden eggs »]. A tous ses prédécesseurs avait manqué l'essentiel : un principe directeur fécond, un point de vue fondamental, une généralisation logique. La nouvelle théorie donnait cela dans une seule formule. La recette de la survenue de l'émotion était identique, et pour tous les cas d'une égale simplicité. Il semblait que, dans le domaine des émotions, les découvertes factuelles devaient se succéder, devaient jaillir du principe directeur fécond que l'on avait enfin trouvé. Mais, comme le figuier biblique, le principe fécond s'avéra stérile.

W. James n'attachait pas une grande importance à l'établissement d'une différence entre les émotions et à leur classification. Cela prenait à ses yeux la signification de simples moyens auxiliaires qui devaient apparaître d'eux-mêmes une fois trouvé le principe général. Il se moquait même de l'élaboration respectueuse de catalogues des diverses particularités des émotions, de leurs degrés et des effets provoqués par elles : tout cela avait été nécessaire jusqu'à ce qu'arrive entre nos mains une recette générale pour toutes les émotions. James, répétons-le, n'était pas modeste dans ses espérances. Il pensait que sa théorie devait jouer dans la doctrine des émotions le même rôle qu'avait joué en biologie l'idée d'évolution, vu que l'une et l'autre considèrent la diversité des espèces comme le produit de causes plus générales. Sa propre hypothèse lui paraissait être une affaire aux dimensions darwiniennes. C'est pourquoi il est naturel que l'analyse concrète des émotions, la description factuelle de leurs particularités, ne pouvaient l'intéresser. C'était l'affaire de l'avenir. L'essentiel est dans le principe. « Du moment que nous tenons une oie pondant des œufs d'or, la description de chaque œuf pondu est une affaire mineure. » [W. James, 1902, p. 303].

Sur le principe aurifère de James, on peut répéter textuellement la même chose que ce que nous avons déjà dit à propos des espérances liées à la théorie de Lange. Des efforts continuels, menés pendant soixante ans, n'ont abouti à rien. Décrire séparément chaque œuf pondu s'est avéré chose impossible. Nous aurions été embarrassés de citer une autre hypothèse aussi stérile au plan factuel qui se soit maintenue autant d'années dans la science. Déjà sans parler des affects supérieurs, complexes, subtils, spécifiquement humains, même dans la connaissance de ces formes les plus grossières des émotions que sont la colère, la peur, l'amour, la haine, la joie, la tristesse, la honte, la fierté (pour ne mentionner que la liste établie par James lui-même), nous n'avons pas avancé d'un pas à l'aide du nouveau principe aurifère. Jusqu'ici, tout tourne autour de la discussion du principe lui-même. Le chemin allant de l'oie pondant des œufs d'or à la description de chaque œuf pondu s'est avéré impossible. En réalité, il n'y a eu aucun œuf. Jusqu'ici, sont décrits de différentes façons les qualités et les avantages de l'oie la plus extraordinaire.

W. James avait promis, qu'à l'aide de son hypothèse, nous parviendrions, lors de l'analyse des émotions, à nous élever au-dessus du niveau des descriptions concrètes. Il pensait que le point de vue qu'il proposait expliquerait l'étonnante diversité des émotions, qu'il donnerait la possibilité de sortir du domaine des simples descriptions et de la classification. Au lieu de décrire les signes extérieurs, la recherche scientifique pourra s'occuper d'élucider les causes des émotions. « De l'analyse superficielle des émotions, disait-il, nous passons de la sorte à une recherche plus approfondie, à une recherche d'ordre supérieur. Classification et description sont des degrés inférieurs dans le développement d'une science. Dès qu'entre en scène la question du rapport de causalité dans un certain domaine scientifique de la recherche, classification et description reculent au second plan et ne gardent leur importance qu'autant qu'elles nous facilitent la recherche du rapport de causalité. » [ibid., p. 314].

Il n´y a sans doute actuellement aucun adepte de la théorie qui se chargerait de défendre l'idée que, pendant les soixante ans qui se sont écoulés depuis le jour de la publication de cette théorie, nous avons avancé de façon tant soit peu considérable dans l'analyse des rapports de causalité dans la sphère de la vie émotionnelle, que nous sommes réellement passés à une recherche d'ordre supérieur, que nous avons su expliquer ne serait-ce qu'une parcelle de cette infinie diversité d'émotions dont James attendait que l'on découvre la nature, bref que le fameux volatile a pondu au moins un seul œuf d'or. Pis que cela, même dans le domaine d'une recherche d'ordre inférieur, dans le domaine si méprisé par James des descriptions concrètes, de l'élucidation des traits particuliers et de l'action spécifique de chaque émotion, dans celui de la classification et de la nomenclature, n'est apparue, à l'aide du nouveau principe, aucune possibilité de progression dans le développement de la connaissance scientifique.

Cela ne peut pas ne pas avoir une cause générale. Nous pensons qu'il faut la chercher dans le manque de structure principielle et l'inadéquation du principe aurifère. En effet, dès le début, celui-ci propose à titre d'explication quelque chose de si hétérogène par rapport à la nature psychique des émotions, quelque chose de tel qu'il se trouve sur un tout autre plan méthodologique et qui, par conséquent, n'est en aucun cas susceptible de servir de réponse à la question du rapport de causalité des processus émotionnels. Le principe avancé par Lange et James n'est, par lui-même, capable de découvrir aucun lien logique entre la nature psychique d'une émotion donnée et les sensations organiques qui la provoquent. La grande idée fondamentale de la doctrine consiste à reconnaître la complète absurdité principielle de l'émotion humaine, l'impossibilité principielle non seulement de concevoir et de comprendre la structure de l'expérience émotionnelle qui lui correspond, le lien fonctionnel de l'émotion avec tout le reste de la vie de la conscience, sa nature psychique, mais même de poser la question de savoir ce que représente une émotion donnée comme état psychique déterminé.

Ici, nous avons effleuré la question la plus essentielle, la plus fondamentale de toute la critique de la théorie James-Lange et aussi, par là même, de la doctrine cartésienne, une question dont, jusqu'à présent, il n'a pas été tenu compte. C'est aussi, d'autre part, la question principale de notre étude et la question principale de toute la théorie de Spinoza sur les passions. C'est pourquoi nous devons nous arrêter sur son élucidation.

W. James disait : « Si nous n'éprouvons pas une excitation corporelle à la vue d'un acte juste ou magnanime, il est douteux que notre état d'âme puisse être qualifié d'émotion.

De facto a simplement lieu ici la perception intellectuelle d'un phénomène qui est rangé par nous dans la catégorie des faits justes, magnanimes, etc. De pareils états de notre conscience contenant un simple jugement sont plutôt à rapporter aux processus mentaux cognitifs qu'aux processus émotionnels. » [ibid., p. 317]. Il est difficile de soutenir de façon plus claire la thèse de la complète absurdité de tout sentiment. Car, conformément à la théorie de James, l'excitation corporelle périphérique perçue par notre conscience constitue la substance de l'émotion. Sans elle, le sentiment cesse d'être un sentiment et se transforme en simple jugement. La question se pose : que signifie donc affirmer que le sentiment de justice et de magnanimité, pour autant qu'il est précisément un sentiment et non un simple jugement, ne serait rien d'autre que la sensation d'une excitation corporelle périphérique d'une certaine espèce et dans une certaine combinaison d'éléments, si ce n'est de rendre absurde au plan des principes le sentiment de justice et de magnanimité ? Que peut nous expliquer, dans le sentiment de justice morale, le fait que, d'après James, il se reflète dans les sons de la voix ou dans l'expression des yeux ?

W. James avait promis que son hypothèse nous mènerait à une recherche d'ordre supérieur. De l'ancien point de vue, les seules tâches possibles, lors de l'analyse des émotions, étaient la classification (à quel genre ou à quelle espèce appartient une émotion donnée) ou la description (par quelles manifestations extérieures se caractérise une émotion donnée). Mais maintenant il s'agit d'élucider les causes des émotions : quelles modifications provoque précisément en nous tel ou tel objet, et pourquoi provoque-t-il en nous justement celles-là et non telles autres. Laissons de côté les émotions subtiles comme la justice et la magnanimité, et prenons ces formes grossières dont James parle sans cesse. Demandons-nous quelle valeur psychologique peut avoir une explication causale établie par nous à partir des propres paroles de James et conformément au sens absolument précis de son exemple : « Pourquoi éprouvons-nous un sentiment d'effroi à l'idée de perdre un être cher ? » — « Parce que nous éprouvons un sentiment lié à des battements de cœur plus rapides, à une respiration courte, au tremblement des lèvres, à un affaiblissement des membres, à la chair de poule et à une agitation dans les viscères. »

Personne n'a encore jamais réfléchi comme il convient à la nature philosophique de la célèbre formule de James donnant le prototype classique de toute explication causale des sentiments humains. Sinon sa monstrueuse absurdité aurait été remarquée depuis longtemps. En effet, que signifie, du point de vue de l'explication causale, la thèse suivante : nous sommes affligés parce que nous pleurons ; mis en fureur parce que nous portons des coups ; nous éprouvons de la peur parce que nous tremblons ? N'est-il pas parfaitement clair que, du point de vue d'une réelle explication des faits psychologiques, cette formule a la même valeur cognitive que l'affirmation : Socrate était en prison parce que les muscles de ses jambes s'étaient contractés et s'étaient relachés et, de cette façon, l'y avaient amené ?

Ce célèbre exemple platonicien de la monstrueuse absurdité de l'explication causale est cité par un des plus éminents représentants de la psychologie descriptive contemporaine, E. Spranger [82], pour montrer l'inconsistance de la prétendue psychologie explicative causale des sciences naturelles. Comme tout le courant psychologique qu'il représente, il part du fait que la psychologie explicative elle-même, mieux que ne pouvaient le faire n'importe lesquels de ses adversaires, a prouvé l'impossibilité des explications causales dans la recherche psychologique, vu qu'elle a oublié cette thèse fondamentale : la psychologie doit être élaborée par la méthode psychologique.

Aussi évidente que soit la totale inconsistance de la conclusion purement idéaliste établie par la psychologie descriptive sur la base des très profondes erreurs de l'analyse psychologique explicative, elle ne peut diminuer à nos yeux l'importance et la justesse de l'objection critique fondamentale de Spranger à l'adresse d'une psychologie explicative du genre de celle qui est présentée dans la théorie de James, objection concernant l'impossibilité logique des explications causales dont les exemples sont cités plus haut.

Nous reviendrons encore sur le problème de la psychologie explicative et descriptive des sentiments — dans un certain sens, le problème central de toute notre étude — et nous examinerons quelle solution principielle à notre question nous trouvons dans la théorie spinozienne des passions. Mais, dès maintenant, nous ne pouvons pas ne pas tirer quelques conclusions très importantes. On ne peut pas ne pas être d'accord avec le fait que l'explication causale des faits psychologiques telle qu'elle est habituellement développée en psychologie, telle qu'elle est présentée dans la théorie de

James, telle qu'elle découle directement du sens même de la théorie cartésienne des passions, ne peut mener à rien d'autre qu'à reconnaître la totale inconsistance et l'impossibilité d'une pareille psychologie explicative. Si en psychologie n'est pas possible une explication causale d'un autre genre que l'explication citée plus haut, c'est alors la psychologie explicative elle-même qui est impossible en tant que science.

W. Dilthey [83], un des premiers à s'être rendu compte de la monstrueuse absurdité d'une pareille psychologie explicative et un des premiers à avoir pris le chemin d'une psychologie purement idéaliste comme science des phénomènes sans cause, dit à juste titre : « Par là même, cependant, on déclare la faillite d'une psychologie explicative indépendante. Ses tâches passent aux mains de la physiologie. » [1924, p.34]. Mais, exactement dans la même mesure où Dilthey, Spranger et les autres partisans d'une psychologie téléologique descriptive ont indiscutablement raison dans leur critique d'une psychologie explicative du genre de la psychologie des émotions de James, ils n'en révèlent pas moins aussi toute la précarité et l'inconsistance de l'idée, défendue par eux, d'une psychologie purement descriptive, dépourvue de toute explication causale.

Ils montrent non seulement avec une parfaite clarté, mais même avec un certain cynisme idéologique et une certaine impudence, que la psychologie descriptive ne se nourrit que des échecs de la psychologie explicative. L'examen téléologique des faits psychologiques prend naissance comme conclusion logique tirée des erreurs de l'analyse causale. La psychologie idéaliste est nécessaire en premier lieu parce que la psychologie matérialiste ne s'est pas acquittée des tâches qui lui incombaient, a fait faillite et remet ses problèmes entre les mains de la physiologie. Ainsi les partisans de la psychologie descriptive, qui s'en tiennent, on pourrait le penser, à un point de vue diamétralement opposé et qui raillent à juste titre les inconséquences de l'analyse causale de la psychologie cartésienne, au fond, explicative, eux-mêmes non seulement ne se sont pas beaucoup éloignés de ces prémisses principielles qui, inévitablement, conduisent à ces absurdités, mais partagent et acceptent entièrement ces mêmes prémisses.

Au fond, par ses prémisses explicatives, la psychologie descriptive est beaucoup plus proche de la vieille psychologie explicative qu'il peut le sembler à première vue et que, probablement, ne l'auraient voulu Dilthey et Spranger. Qui plus est, leur psychologie repose entièrement sur les mêmes positions principielles que la psychologie causale qu'ils rejettent. Ce ne sont nullement des adversaires, mais plutôt des jumeaux. C'est que la psychologie descriptive part aussi de l'idée que la seule explication possible en psychologie est celle qui voit la cause du fait que Socrate était en prison dans les contractions musculaires de ses jambes. Les représentants de la psychologie descriptive reconnaissent même, jusqu'à un certain point, la justesse de ce genre d'explication, à vrai dire pour le domaine plus restreint des phénomènes psychiques élémentaires. Ils demandent seulement le complément naturel d'une explication de ce genre, à savoir l'analyse descriptive téléologique des manifestations supérieures de l'esprit humain. Non seulement ils ne nient pas le droit à l'existence d'une telle psychologie explicative, mais ils reconnaissent même sa nécessité à côté de la psychologie descriptive. « La nature, nous l'expliquons, la vie de l'âme, nous la concevons. » [W. Dilthey, 1924, p. 8], cette thèse de Dilthey, fondamentale pour toute la psychologie de la compréhension, détermine la nécessaire démarcation des sphères d'influence et le domaine de la coopération réciproque des psychologies causale et téléologique, explicative et descriptive [84].

La vie de l'âme a un aspect naturel et est du ressort des sciences naturelles et de l'analyse causale. C'est aussi la tâche de la psychologie explicative, ou physiologique. Mais aucune psychologie explicative existant à l'heure actuelle ne peut être prise pour base des sciences de l'esprit. Elle n'est pas en mesure de donner non seulement une explication, mais même une description adéquate des complexes processus psychiques supérieurs, spécifiques de l'homme. C'est pourquoi il doit exister à côté d'elle une psychologie de la compréhension, structuraliste, téléologique, descriptive. La psychologie explicative, en tant que système, ne peut ni maintenant ni à l'avenir amener à une connaissance objective des rapports entre les phénomènes psychiques. C'est précisément l'absence de tout rapport pourvu de sens, compréhensible, entre un sentiment réduit à une sensation de chair de poule et de narines dilatées et tout le reste de la vie de l'âme qui, comme nous l'avons vu, constitue le trait le plus distinctif de la psychologie explicative des émotions développée par James. C'est la raison pour laquelle la connaissance des liens entre ces phénomènes psychiques doit aussi faire l'objet d'une science particulière. Mais cette science particulière non seulement signifie la suppression de l'ancienne psychologie explicative, mais encore, selon la pensée de Dilthey, lui assure la possibilité d'avoir par la suite un développement fécond. Entre la psychologie explicative et la psychologie descriptive s'établit ainsi une coopération étroite sur la base de la division du travail et de la sphère de la connaissance.

La parenté intrinsèque de deux conceptions, semble-t-il, opposées, n'est pas du tout fortuite. L'une suppose nécessairement l'autre. L'une ne peut exister sans l'autre. Ce n'est qu'ensemble qu'elles constituent un tout achevé. Celui qui a dit “a” doit aussi dire “b”. Celui qui ne reconnaît que la seule possibilité d'une explication causale anecdotique de la psychologie doit inévitablement arriver à la négation de la psychologie causale et à la création d'une psychologie téléologique. Les deux viennent de la même racine : la philosophie de Descartes. Celle-ci est construite sur une totale symétrie, sur un absolu équilibre idéologique des principes mécanistes et spiritualistes. Nulle part cette dualité ne se manifeste aussi nettement que dans la théorie des passions, considérées comme unique manifestation de la vie commune de l'esprit et du corps, et, par conséquent, comme des phénomènes devant être expliqués du point de vue des lois de la mécanique et des principes de la téléologie. Le corps n'est rien d'autre qu'une machine complexe, et dans la mesure où les passions reflètent la nature corporelle de l'homme, elles doivent être expliquées selon les lois de la mécanique. Quant à l'âme, elle est chose divine, et c'est pourquoi sa vie doit être traitée de façon téléologique : à César ce qui est à César, et à Dieu ce qui est à Dieu.

Ainsi l'idée d'une psychologie explicative et descriptive est déjà contenue a priori dans la théorie cartésienne des passions. La reconnaissance d'une complète absence de structure et l'absurdité absolue d'une passion considérée de façon purement mécanique ont, comme nous l'avons vu, nécessairement conduit la théorie James-Lange à une série de difficultés et d'inconséquences insurmontables, mais, en fait, elles existent également dans la doctrine cartésienne. Naturellement, si la nouvelle et l'ancienne théorie concordent sur ce point très important et qui concerne les principes, elles doivent inévitablement se heurter à des difficultés absolument identiques au fur et à mesure de leur développement logique. Effectivement, il est profondément instructif d'apprendre que l'histoire s'est répétée deux siècles plus tard, et à cet égard avec une exactitude étonnante.

Le *Traité des passions* est plein de descriptions des différents mouvements des esprits et des organes : dilatation et rétrécissement du cœur, différences dans la grandeur, le nombre et la vitesse des particules du sang et des esprits, modifications dans l'estomac et les poumons, Descartes, selon l'expression de Sergi, jongle avec tout cela, exactement comme James jonglait avec la description de la chair de poule et des narines dilatées. Il est vrai que Descartes se rend compte de la difficulté de sa tâche. Il fait part de ses doutes à la princesse Elisabeth [85]. Il n'est pas facile, dit-il, d'étudier les phénomènes organiques correspondant à chaque passion, parce qu'ils se trouvent habituellement mêlés.

Il est nécessaire de décomposer les faits et de rechercher des résultats précis en s'appuyant sur la statistique, les comparaisons, les éliminations. Si, par exemple, on se tourne vers les cas où l'amour se trouve uni à la joie, on ne peut concevoir ni l'une ni l'autre de ces passions. Mais si l'on compare l'amour-joie avec l'amour-tristesse, la différence doit apparaître de façon précise. Le *Traité*, ainsi, suppose directement un prolongement expérimental, que Descartes lui-même a tenté, et, par manque de moyens, de laboratoires et de collaborateurs, n'a pu réaliser. Il a été contraint de se servir des faits accessibles à son observation. Comme le remarque délicatement Sergi, en dépit du fait que Descartes a apporté une série de précisions à nos connaissances sur le pouls, connaissances qui se sont quelque peu enrichies grâce aux sphygmogrammes modernes, il vaut mieux passer sous silence ce qu'il dit à propos du tableau viscéral correspondant à chaque émotion.

Mais la question n'est pas là, dans ces tableaux. Descartes creuse plus profondément. La question est dans l'orientation principielle de la recherche. Descartes doit découvrir la cause des mouvements des esprits qu'il décrit lors de la manifestation des passions fondamentales. Cette cause est très simple. Dans l'amour et la tristesse, l'estomac manifeste une activité considérable lors de la digestion. Dans la haine et la joie, cette activité est, au contraire, diminuée. Pourquoi ? Parce que nos premières passions ont une origine alimentaire. Ce sont des passions liées à l'allaitement, elles se sont formées autour du tube digestif. Leur sublimation ultérieure, leur histoire constituent seulement une superstructure au-dessus de cette base physiologique fixe des premiers jours de notre existence : le mécanisme des passions de l'homme adulte a son prototype dans la structure et le fonctionnement de la machine du fœtus. C'est peut-être le seul endroit de la théorie des passions où Descartes s'engage sur la voie de la recherche d'une explication historique. Aussi naïves que paraissent ces recherches au regard contemporain, la signification principielle de ce recours à l'histoire du développement, utilisée comme source d'explication parallèlement à la mécanique physiologique, mérite une grande attention. Plus loin, nous nous arrêterons encore sur cet aspect de la question, mais on ne peut pas ne pas noter dès le début, qu'en ce qui concerne les passions, Descartes pose le problème de causalité absolument de la même façon que James. Nous devons nous occuper, dit James, d'élucider comment a pu avoir lieu telle ou telle expression de la peur ou de la colère, et cela constitue, d'une part, la tâche de la mécanique physiologique, de l'autre celle de l'histoire du psychisme humain. On pourrait penser que James, tout comme Sergi, énonce ici simplement la solution du problème de causalité, qu'il a trouvée toute prête chez Descartes.

Mais, avec l'histoire du psychisme humain tout comme avec les lois de la mécanique physiologique, la question apparaît pareillement sans issue. Le caractère fortuit, l'absence de structure et l'absurdité des rapports existant entre les émotions et les modifications organiques viennent tout de suite au premier plan et se manifestent dès que la question concerne les moyens méthodologiques mêmes d'une recherche factuelle découlant de ces principes. Descartes relie la faim à la tristesse et l'anorexie à la joie. Elisabeth proteste, Descartes cède et consent à un regroupement totalement opposé : un estomac plein engendre la tristesse, un estomac vide, la joie.

Le malheur n'est pas que les considérations de Descartes concernant les faits soient dépourvues de tout fondement empirique, et pour cette raison, avec légèreté, au premier caprice de la princesse, aient pu être remplacées par leur contraire, le malheur, c'est qu'au plan méthodologique, en admettant la complète absurdité du rapport entre une émotion et son expression organique, n'importe quel rapport devienne pareillement possible. L'un n'est pas plus compréhensible que l'autre. Le contraire est tout aussi vraisemblable que le rapport réel. Sergi le comprend. Il remarque mélancoliquement que si la joie est liée tantôt à l'anorexie, tantôt à la faim, nous ne pouvons déjà plus dire : tel état viscéral, telle passion. Toute la construction se trouve compromise. Il n'entre pas dans notre intention d'étudier les points forts et les faiblesses de la théorie viscérale des passions. Notons seulement que James, Lange et Cannon se heurteront aussi à des difficultés de ce genre, difficultés que l'on rencontre seulement sur le chemin des théories bien développées et non pas sur celui des intuitions d'anticipateurs.

Ainsi les lois de la mécanique se refusent à servir la nouvelle théorie. Elles la trahissent à la toute première tentative de leur confier la direction de la découverte des faits. Elles ne donnent même pas la possibilité de construire une hypothèse factuelle. Elles peuvent, avec la même facilité et le même arbitraire, expliquer une chose comme une autre. Les lois de la mécanique physiologique, auxquelles ont pareillement fait appel Descartes et James, sont tout à fait semblables aux règles de droit, au sujet desquelles le proverbe dit brutalement : la loi, c'est comme un timon, où on le tourne, c'est là qu'il va. Mais, dans cette stérilité des lois mécanicistes dans l'explication des passions humaines, il n'est pas difficile de prévoir la stérilité qui frappera, plus de deux cents ans plus tard, l'oie qui avait promis de pondre des œufs d'or et qui n'en a pas pondu un seul. Mais, peut-être, les lois de l'histoire du psychisme humain se montreront-elles plus bienveillantes à l'égard de la théorie viscérale ? Peut-être trouverons-nous là une explication causale mieux fondée, et que l'on ne pourra pas tourner, comme un timon, dans des directions opposées ?

Nous savons déjà par Dumas que Lange a développé sa théorie pour faire contrepoids à la psychologie évolutionniste et que, tout comme Descartes, il éprouvait de l'aversion pour les explications historiques, et néanmoins nous trouvons chez lui une tentative profondément instructive de répondre, ne serait-ce qu'au plan des principes, à un des problèmes fondamentaux de toute la théorie des passions, c'est-à-dire au problème du développement. Nous sommes de nouveau en présence d'un problème d'une très grande importance.

C. G. Lange commence et termine son étude en faisant mention d'E. Kant, plaçant ainsi tout son traité en quelque sorte dans des limites philosophiques. Et, effectivement, dans ce début et cette fin, nous trouvons, nettement exprimée, la deuxième idée philosophique de la théorie viscérale qui, tout comme la première (tout comme les principes d'une conception scientifique mécaniciste), définit le fondement philosophique de toute la théorie. Mais, d'étrange façon, Lange commence par une vive critique de Kant et termine en complet accord avec lui [G. Lange, 1896, p. 80]. Il est véritablement étonnant que Lange lui-même n'ait pas remarqué la contradiction criante entre le début et la fin de son raisonnement. Pour ainsi dire sans qu'il s'en aperçoive lui-même, il en arrive à nier ce qu'il avait commencé par affirmer. La théorie qu'il développe a, en quelque sorte, sa propre logique, qui ne dépend pas de la logique de son auteur. Elle l'amène dans la direction précisément opposée à celle qu'il avait envisagé de prendre. Ainsi se répète l'histoire de l'ours qui conduit le chasseur qui l'a attrapé là où lui, l'ours, veut aller. Ainsi se répète l'histoire de Descartes et de la princesse. Mais, cette fois-ci, le caractère accommodant doit être manifesté non dans le domaine des faits souples et malléables, dociles et davantage soumis aux règles de la politesse mondaine qu'aux véritables lois de la mécanique, mais dans celui de la prise de conscience philosophique de ces faits, de leur interprétation au plan des principes.

« Kant, dans un passage de son *Anthropologie* [86], appelle les émotions des maladies de l'âme » — c'est ainsi que Lange commence son étude psychophysiologique *Les mouvements de l'âme* [ibid., p. 13]. « Pour ce grand penseur, l'âme n'est saine qu'autant qu'elle demeure sous l'autorité absolue et incontestée de la raison ; tout ce qui peut ébranler cette autorité lui paraît nuisible et anormal.

Une science plus réaliste, qui ne veut pas connaître l'homme abstrait et idéal, mais les hommes tels qu'ils sont, taxera de bizarrerie une pareille psychologie, de pauvreté cette conception qui réduit la tristesse et la joie, l'orgueil et la timidité, la colère et la pitié à de purs états morbides, anomalies dont le philosophe doit détourner les yeux s'il veut connaître l'essence propre de notre nature. » [ibid.].

C. G. Lange pense que se ranger à l'avis de Kant signifie fixer des limites à la sphère de notre vie mentale, si la capacité d'admirer le sublime, de s'extasier sur ce qui est beau, d'éprouver de la compassion à l'égard des malheureux doit être considéré comme un phénomène morbide, et si l'homme bien portant, l'homme normal ne doit être pour nous qu'une machine à compter impassible pour laquelle chaque nouvelle impression donne seulement lieu à une déduction. Lange trouve étonnante une telle conception du rapport réciproque des forces de l'âme, conception qui veut voir quelque chose de fortuit dans un phénomène jouant dans la vie mentale des gens un rôle beaucoup plus considérable que la saine raison et, à un degré plus élevé que cette dernière, décidant du destin non seulement des individus isolés, mais aussi de peuples entiers et de toute l'humanité.

Si, comme le supposait Kant, les affects ne sont réellement que des maladies de l'âme, qui voudra soigner son âme malade, demande Lange, si le traitement doit priver l'homme de toutes ses émotions qui le rendent capable de sympathiser avec ses semblables, de partager avec eux les joies et les peines, de les admirer ou de les haïr ? Non ! Il semble indubitable à Lange que « nous ne pouvons réputer pour un homme, dans le sens normal et complet du mot, celui qui ne serait capable que de penser, de connaître, de juger, celui qui ne pourrait éprouver ni tristesse, ni joie, ni crainte, dussent ces sentiments nuire parfois à son intelligence et à son jugement.

Les émotions ne sont pas seulement les facteurs les plus importants de la vie individuelle, ce sont encore les forces naturelles les plus puissantes que nous connaissions. Chaque page de l'histoire des peuples, comme de celle des individus témoigne de leur invincible empire. Les tempêtes des passions ont coûté plus de vies humaines et dévasté plus de pays que les ouragans ; leurs torrents ont submergé plus de villes que les inondations. » [ibid., p. 14]. C'est pourquoi Lange, à la suite de Kant, refuse de voir dans les affects (ces forces les plus grandes de toutes et ayant en même temps une immense importance pour notre vie intérieure) simplement un état anormal et une maladie [ibid.].

On pourrait penser qu'après ces claires, limpides, pathétiques et, à proprement parler, magnifiques paroles, il fallait s'attendre à ce que, dans son étude, Lange nous dévoile la nature de ces plus puissantes des forces naturelles connues de nous et ayant une si immense importance dans l'histoire de peuples entiers et de la personne humaine, décidant du destin non seulement des individus isolés, mais aussi de toute l'humanité, et montre par là même, en premier lieu, en vertu de quoi et comment précisément les passions peuvent avoir une telle importance primordiale dans la vie de l'homme et, deuxièmement, comment, chez l'homme complet et véritable, non seulement ne disparaît pas, à titre de phénomène accidentel et anormal, la capacité de souffrir, de se réjouir et d'avoir peur, mais comment elle s'accroît et se développe avec l'histoire de l'humanité et le développement de de la vie intérieure de l'homme. Mais Lange, tout aussi clairement et de façon tout aussi pathétique qu'il les avait d'abord suscités, trompe nos attentes et nos espoirs.

Comme on sait, le principal résultat des recherches de Lange est la thèse selon laquelle tous les éléments émotionnels de notre vie psychique, nos joies et nos peines, nos jours heureux et malheureux, nous les devons au système vaso-moteur, plus exactement à ses modifications réflexes périphériques. Cette idée principale s'accompagne de deux idées accessoires qui mettent en lumière son contenu méthodologique. Il apparaît que, du point de vue des lois de la mécanique physiologique et du point de vue du développement du psychisme humain, il existe un antagonisme entre la vie intellectuelle et la vie affective de l'homme. Cet antagonisme nous permet d'élucider plus en détail le destin de l'affect dans la vie et le développement de la personnalité. La vie intellectuelle elle-même se trouve aussi sous la dépendance des fonctions vaso-motrices, bien que d'une façon quelque peu différente de celle du sentiment. L'activité intellectuelle suppose un plus grand afflux de sang vers le cerveau et est conditionnée par lui, en outre le sang afflue, bien sûr, vers d'autres parties du cerveau que celles qui sont plus spécialement stimulées par les émotions.

Le caractère du rapport entre l'activité vaso-motrice et la vie de l'esprit d'une part, et, de l'autre, les affects est, dans un certain sens, opposé. La première influe sur la seconde, au sens littéral du terme, par dérivation du sang, et quand Hermann de Brême compte jusqu'à vingt, par ce petit travail intellectuel il retire tant de sang à la partie motrice de son cerveau que lui passe toute envie de se battre avec sa femme. Telle est la première idée complétant la thèse principale de Lange [ibid., p. 79]. La seconde idée établit le même antagonisme entre vie de l'esprit et vie affective au cours du développement.

« L'éducation, dit Lange, agit dans le même sens ; le but de l'éducation est toujours d'apprendre à l'individu à dominer, à dompter, à anéantir les impulsions qui sont l'effet immédiat de son organisation physique, mais qui ne sont pas de mise dans les rapports sociaux. Prise au sens physiologique, on pourrait dire que l'éducation a pour but de supprimer les réflexes simples et originaux ou de les remplacer par de plus élevés. Aussi, dès notre première enfance, sommes-nous dressés à dominer nos réflexes émotionnels comme ceux qui ne sont pas admis dans une société polie. » [ibid., p. 79]. De ce point de vue, Lange assimile le sort de la réaction émotionnelle à celui des réflexes de la vessie : les verges font, de la même manière, perdre à l'enfant l'habitude de crier de dépit par suite du spasme émotionnel des vaisseaux sanguins ainsi que de se conduire de façon malpropre en raison des fonctions spontanées des réflexes [ibid.].

Dans l'opposition entre intellect et affect et dans l'évincement progressif du sentiment avec le progrès du développement mental, Lange voit une loi fondamentale trouvant sa confirmation non seulement dans l'ontogénèse, mais aussi dans l'évolution de l'humanité dans son ensemble. « L'histoire elle-même condamne la vie du sentiment à un dépérissement progressif et à une disparition presque définitive. Les émotions, c'est une tribu en voie d'extinction qui est peu à peu évincée de la scène de l'histoire avec le développement de la civilisation et de la culture.

L'excitabilité de l'appareil vaso-moteur est très différente selon les individus. Ce ne sont pas seulement des différences individuelles, la plupart du temps héréditaires, que l'on rencontre sur ce point ; des circonstances plus générales jouent ici un rôle de la plus haute importance. Les femmes, dont le système nerveux, et particulièrement le système vaso-moteur, apparaît en tant de façons comme plus excitable que celui des hommes, sont pour les émotions une proie plus facile que le sexe fort ; et il en est de même de l'enfant comparé à l'adulte. C'est que les individus comme les peuples en général, sont d'autant moins accessibles aux émotions qu'ils sont plus civilisés.

Les peuples appelés sauvages sont plus violents, plus indociles, plus exubérants dans leur joie, plus abattus dans leur tristesse que les peuples civilisés ; la même différence apparaît entre les générations d'une même race ; nous sommes paisibles et doux à côté de nos barbares aïeux, dont le plus grand plaisir était de se mettre sans raison dans des fureurs batailleuses, mais qui se laissaient si facilement abattre par le malheur qu'ils s'enlevaient la vie pour une bagatelle. » [ibid., p. 77 à 78].

Parmi des personnes d'une seule génération, Lange trouve une manifestation de la même loi : le signe le plus évident de la culture est cette tranquille maîtrise de soi avec laquelle sont supportés des coups du sort qui provoquent chez les gens peu instruits des explosions effrénées des passions. Et en quelque sorte pour qu'il ne reste pas le moindre doute sur le fait que le développement historique du psychisme humain conduit à la disparition des émotions, Lange formule la loi du rapport causal entre l'un et l'autre : « Ce recul de la vie affective devant la civilisation croissante des individus et des races n'est pas seulement proportionné au développement de la vie intellectuelle, mais c'est en grande partie la conséquence de ce développement. » [ibid., p. 78].

En établissant cette thèse, Lange, de façon inattendue pour lui-même, se trouve devant un bilan définitif qui est en contradiction absolue avec son point de départ. En vérité, il a bien commencé et termine mal. Il a commencé par de vives objections contre les thèses de Kant, dont il a qualifié les conceptions des affects comme maladies de l'âme de représentation pitoyable de l'être humain ; il termine par une capitulation complète devant ces thèses, devant une conception des rapports réciproques des forces de l'âme qui veut voir quelque chose de fortuit dans un phénomène qui joue dans la vie mentale de la grande masse des gens un rôle beaucoup plus considérable que la saine raison, et qui, à un beaucoup plus grand degré que cette dernière, décide du destin non seulement des individus isolés, mais aussi de peuples entiers et de toute l'humanité.

La logique de la recherche s'est avérée plus forte que celle du chercheur. L'ours conduit obstinément le chasseur. Lange n'a plus qu'à le reconnaître et à accepter une complète capitulation devant Kant, ce qu'il fait dans les dernières lignes de son étude. « Dans le cours des années, par suite de cette domination et du manque d'exercice, le centre vaso-moteur perd de plus en plus d'énergie dans son activité émotionnelle ; et comme nous le vérifions si souvent pour les qualités acquises, les résultats de l'éducation et de la vie intellectuelle sont transmis par l'hérédité aux générations suivantes ; elles viennent ainsi au monde avec une excitabilité vasculaire émotionnelle de plus en plus faible, avec une excitabilité vasomotrice plus forte pour ce qui concerne les organes de l'intelligence.

Si notre évolution continue d'aller dans la direction qui a été prise, nous atteindrons, au bout du compte, l'idéal de Kant : apparaîtra un homme purement réfléchi, pour lequel toutes les émotions : la joie et le chagrin, la tristesse et la peur — s'il est encore sujet à de telles tentations — deviendront seulement des maladies ou des troubles de l'esprit, pour lui également inconvenants. » [ibid., p. 77 à 80]. C'est par cette note de désespoir que prend fin toute l'étude de Lange.

Le résultat auquel nous sommes arrivés est, à nos

yeux, considérable. Nous nous représentons maintenant avec une parfaite netteté comment est résolu le problème du développement des affects dans la théorie considérée. Lange a eu le courage de suivre jusqu'au bout la logique du développement de son idée principale, de la mener jusqu'à son terme, et par là même de mettre en lumière sa véritable nature philosophique. James, plus négligent à cet égard, laisse aussi une grande obscurité sur ce point. Cependant, lui aussi, comme nous l'avons vu, en appelle, parallèlement aux lois de la mécanique physiologique, à l'histoire du psychisme humain. Par conséquent, non seulement il ne peut éluder le problème du développement, mais fait un mérite à sa théorie que ce problème y soit mis au premier plan. Comme on se souvient, James compare le principe fondamental de sa théorie, cette oie fameuse pondant des œufs d'or, à l'idée évolutionniste de Darwin. C'est pourquoi ne peut nous être indifférente la réponse que fait James à la question de l'origine des réactions émotionnelles.

En considérant cette question, James cite « les conjectures de Spencer... qui ont trouvé une confirmation de la part des autres savants. Autant que je sache, écrit James, il a été aussi le premier savant à avoir émis l'hypothèse que de nombreux mouvements, lors de la peur et de la colère, peuvent être considérés comme des vestiges rudimentaires de mouvements qui étaient initialement utiles. » [W. James, 1902, p. 336]. Vont dans cette même direction les explications, citées par James, de Darwin, P. Mantegazza [87], W. Wundt [ibid., p. 337 à 338]. De la même façon, James invoque aussi un autre principe, développé par Wundt et Piderit [88] [Th. Piderit,1886], principe auquel Darwin ne rend peut-être pas pleinement justice. Il consiste en une réaction analogue à des stimuli sensibles analogues [W. James, 1902, p. 338]. Selon ce dernier principe, on peut considérer, comme le fait, par exemple, Wundt, « beaucoup de réactions, parmi les plus expressives, à des motifs moraux comme des manifestations d'impressions gustatives employées symboliquement. Ce sont tous ces états d'âme que, de façon métaphorique, la langue désigne comme amers, âpres, suaves, et qui se caractérisent par des mimiques de la bouche présentant une analogie avec les manifestations des impressions gustatives correspondantes. » [ibid., p. 338].

Mais les deux principes, même pris ensemble, ne peuvent satisfaire James. Sa propre réponse à la question de l'origine des réactions émotionnelles, quelque peu sous un autre aspect, mais de façon étonnante, coïncide avec la solution de ce problème du développement que nous avons trouvé chez Lange.

Si certaines de nos réactions émotionnelles, dit James, « peuvent être expliquées à l'aide de deux principes que nous avons indiqués (et le lecteur a sans doute déjà eu l'occasion de se convaincre, en outre, du caractère problématique et artificiel de l'explication de très nombreux cas), il reste tout de même beaucoup de réactions émotionnelles qui ne peuvent absolument pas être expliquées et que nous devons considérer à l'heure actuelle comme des réactions purement idiopathiques à des irritations extérieures.... De l'avis de Spencer et de Mantegazza, le tremblement observé non seulement lors de la peur, mais aussi lors de beaucoup d'autres états d'excitation, est un phénomène purement pathologique. Tels sont aussi les autres grands symptômes de l'épouvante — ils sont nuisibles pour l'être qui les éprouve. Dans un organisme aussi complexe que le système nerveux, il doit exister beaucoup de réactions fortuites. Ces réactions n'auraient pas pu se développer de façon totalement indépendante en raison de la seule utilité qu'elles pouvaient présenter pour l'organisme. Le mal de mer, la délicatesse, la timidité, l'amour de la musique, le penchant pour les différentes boissons enivrantes ont dû apparaître de façon fortuite. Il serait absurde d'affirmer qu'aucune des réactions émotionnelles n'aurait pu survenir de façon fortuite. » [ibid., p. 339].

De quelque façon que diffèrent, par leur contenu concret, l'explication de James et la théorie de Lange sur l'antagonisme entre vie intellectuelle et vie affective, elles coïncident totalement sur deux points essentiels et décisifs, comme deux figures géométriques égales lorsqu'on les applique l'une sur l'autre.

La première coïncidence est dans cette contradiction entre la prémisse fondamentale et la conclusion finale dans laquelle, de la même manière et dans une égale mesure, tombent les deux auteurs. La manifestation de cette contradiction chez Lange, nous venons d'avoir l'occasion de l'élucider. Chez James, elle est tout aussi évidente et se manifeste sous un aspect tout aussi peu masqué, et c'est pourquoi la discerner ne demande aucun effort. Au contraire, il faut une grande part de confiance optimiste envers sa théorie pour ne pas remarquer cette contradiction criante.

W. James, comme on se souvient, promettait d'élever,

à l'aide de son hypothèse, l'étude scientifique des émotions au niveau d'une recherche approfondie, d'une recherche d'ordre supérieur. Il rejette dédaigneusement la classification et la description comme des degrés inférieurs dans le développement d'une science. Grâce à son fécond principe directeur, il promet d'ouvrir la voie à l'élucidation de la dépendance causale des réactions émotionnelles. La source d'une telle explication causale, il la voit dans la mécanique physiologique. A cet égard, il s'est cruellement trompé, s'étant heurté, dans les faits, à la stérilité absolue de l'explication causale et de la distinction des émotions sous cet aspect. Reste une autre source : l'histoire du psychisme humain. Le problème de l'explication causale historique des émotions, James le considère, au fond, comme pouvant être résolu, bien qu'il soit difficile de trouver sa solution. Cependant, nous venons d'avoir la possibilité de nous en convaincre : à peine en arrive-t-on à la réalisation effective de cet espoir que celui-ci éclate comme une bulle de savon. Les explications partant des principes de Spencer, de Darwin et de Wundt s'avèrent problématiques et artificielles. Mais surtout, il reste beaucoup de réactions émotionnelles qui ne peuvent aucunement être expliquées. Ce sont là, textuellement, les propos de James lui-même.

Ainsi, en dépit d'espérances optimistes, le problème de l'explication historique des émotions s'avère insoluble, ce qui était clair déjà pour James. Les soixante années qui se sont écoulées depuis sa conclusion pessimiste ont entièrement confirmé ce fait. Il est douteux que, sur un autre point, la théorie de James se soit autant avérée que précisément en cela. Les réactions émotionnelles, dit James, doivent être considérées comme des réactions purement idiopathiques, c'est-à-dire inexplicables, comme des réactions à une irritation extérieure. Leur signification biologique est non seulement problématique, mais, très souvent, doit absolument être rejetée. Ce sont des réactions accidentelles qui, d'une façon générale, ne sont pas susceptibles d'une explication causale et historique. On s'interroge : que reste-t-il donc alors des illusions sur une recherche d'ordre supérieur ? Que reste-t-il, si ce n'est une classification et une description, si ce n'est une analyse superficielle des émotions et la description de leurs indices extérieurs ? La plus ingénieuse théorie, apparemment, ne peut donner plus que ce qu'elle contient.

La seconde convergence des deux variantes d'une

seule théorie, qui ont pris naissance de façon indépendante, concerne la nature de la solution du problème du développement. Lange a dû se rendre à la merci du vainqueur, Kant, et reconnaître à sa suite que les affects ne sont rien d'autre que des maladies de l'âme. James, de même, incline à considérer les affects comme des phénomènes pathologiques nuisibles pour les êtres qui les éprouvent. Lange parle mélancoliquement du destin de la tribu des passions en voie de disparition. James est également obligé de les considérer comme des vestiges rudimentaires qui étaient initialement utiles, mais dégénérèrent au cours de l'évolution, se transformant en appendices inutiles et absurdes de notre appareil psychique, sans aucun rapport avec le reste de son activité. Celui qui a commencé par rendre les émotions absurdes au plan des principes, celui-là doit, de ce fait, inévitablement en venir à reconnaître l'absurdité de leur seul droit à l'existence. Mais, du début à la fin de la recherche, l'absurdité de toute la vie émotionnelle va croissant, augmentant graduellement à chaque nouveau pas du développement de la théorie et atteignant en dernier lieu une force véritablement pathétique, lorsqu'on reconnaît les émotions comme des phénomènes rudimentaires, pathologiques, accidentels et inexplicables. Celui qui sème le vent, celui-là récoltera nécessairement la tempête.

Il nous reste à élucider la dernière circonstance liée au problème du développement des émotions, tel qu'il est posé et résolu par la théorie James-Lange : il ne reste à élucider que la nécessité interne, la fatalité logique précisément d'une telle façon de poser le problème, et précisément d'une telle solution.

La question, assurément, n'est pas dans cette aversion pour les explications historiques que, d'après Dumas, doit éprouver tout représentant de la conception mécaniciste du monde qui suit les traces de Descartes. A la fin du XIXe siècle, après Darwin, il est douteux qu'une telle aversion puisse nous expliquer l'incapacité d'une théorie empirique à résoudre le problème du développement. Comme on l'a vu, Lange et James auraient bien voulu trouver la clé de l'explication historique des émotions. Cependant, ils n'ont pu le faire, comme aurait voulu et n'a pu répondre à cette question le fondateur de la théorie viscérale des émotions, le grand Descartes. Manifestement, il y a dans la logique de la théorie elle-même une tendance antihistorique qui a paralysé tous les efforts des chercheurs allant dans cette direction. Leurs bonnes intentions se sont chaque fois brisées contre le noyau impénétrable de leur propre théorie.

Ce noyau est, en effet, absolument antihistorique. Il exclut totalement, par son essence même, toute possibilité d'une histoire des émotions humaines. Le noyau de l'ensemble de la théorie est constitué, comme nous le savons, par l'idée selon laquelle les modifications réflexes, périphériques, des organes internes et du système musculaire sont la source et la cause effective des émotions. Par là même, le noyau de la théorie se recouvre aussitôt de deux membranes idéologiques compactes, impénétrables, et inséparables de lui. La première survient d'elle-même du fait indiscutable que les manifestations corporelles, qui sont prises pour la véritable cause, pour la nature réelle de la réaction émotionnelle, sont d'autant plus perceptibles que nous avons affaire à une émotion plus grossière. Par conséquent, plus l'émotion est primitive, plus bas elle se trouve dans son degré de développement, plus elle est archaïque, et plus elle manifeste les caractéristiques de la véritable passion.

Ainsi les émotions, selon l'esprit de la thèse fondamentale de la théorie, doivent être reportées à la période préhistorique la plus éloignée, à la période préhumaine de l'évolution psychique. Chez l'homme, elles jouent seulement le rôle de rudiments, d'absurdes survivances du sombre héritage d'ancêtres animaux. Dans l'histoire du psychisme humain, non seulement n'est possible aucune perspective de développement des émotions, mais, au contraire, elles sont condamnées à une régression continue, et, en fin de compte, à la mort.

Les manifestations corporelles, qui constituent la substance des émotions, sont infiniment plus riches, plus nettes et plus sensibles chez les animaux que chez l'homme, chez le primitif que chez l'homme cultivé, chez l'enfant que chez l'adulte. De quel développement, si ce n'est d'un développement en sens inverse, si ce n'est d'une réduction, peut-il donc être question à l'égard des émotions ? Leur évolution n'est rien d'autre qu'une involution. Leur histoire est celle de leur atrophie et de leur perte. Ainsi, la notion même de développement s'avère inapplicable aux émotions et impossible dans le domaine de leur étude si l'on admet la principale supposition de l'hypothèse viscérale. A cela, comme nous l'avons vu, et Lange et James sont pareillement contraints d'aboutir en suivant la logique de leur propre théorie.

La deuxième membrane dont se recouvre le noyau de

leur théorie naît de cette séparation des émotions de toute notre conscience, et qui se trouve déjà dans le noyau même de la théorie. En séparant les émotions du cerveau et en les reportant à la périphérie, en les ramenant aux modifications périphériques des organes et des muscles internes, la théorie, par là même, crée pour elles de façon hypothétique un substrat organique différent et séparé du substrat matériel du reste de la conscience. Car les organes internes — le cœur, l'estomac et les poumons — constituent cette partie de l'organisme humain qui, du point de vue de sa participation au développement historique de l'homme, ne peut égaler en aucune manière le système nerveux central, en particulier le cortex de l'encéphale.

Le développement historique de la conscience humaine est lié en premier lieu à celui du cortex de l'encéphale. Cela, bien sûr, ne signifie nullement que l'organisme dans son ensemble et tous ses autres organes n'ont pas participé à l'évolution. Cependant, il est peu probable que puisse éveiller quelque doute le fait que, lorsque nous parlons de développement historique de la conscience humaine, nous avons affaire, en premier lieu et surtout, précisément au cortex de l'encéphale en tant que base matérielle du développement et qui, à cet égard, se distingue qualitativement de toutes les autres parties de l'organisme en étant, de façon immédiate et directe, lié au développement psychique de l'homme. En tout cas, cette thèse est universellement admise pour toutes les fonctions supérieures, spécifiquement humaines, de la conscience.

La théorie périphérique des émotions, qui voit leur source dans l'activité des organes internes, c'est-à-dire de ces parties de l'organisme historiquement les plus fixes, les plus immuables, les plus éloignées de la base organique directe du développement historique de la conscience, par là même arrache les émotions au contexte général du développement psychique de l'homme et les met dans une situation isolée. Elles sont comme une île séparée du continent principal de la conscience et entourée de tous côtés par un océan de processus purement végétatifs et animaux, purement organiques, dans le contexte desquels elles reçoivent leur véritable signification. Est-il étonnant, après cela, que les manifestations corporelles qui, selon la théorie viscérale, sont l'essence même de la réaction émotionnelle, s'avèrent plus apparentées aux troubles végétatifs que nous observons lors du froid, de la fièvre, de l'asphyxie, qu'à des états émotionnels comme la peur et la colère ? La localisation même de cette source des émotions, de laquelle, hors du cerveau, sur la périphérie, prend naissance la qualité spécifique du sentiment, suppose déjà de détacher les affects de tout ce complexe de liens, de tout ce système de rapports, de toute cette structure fonctionnelle qui constituent le véritable objet du développement psychique de l'homme.

Ainsi, cette thèse, contenue dans le noyau même de la théorie, se recouvre d'une nouvelle enveloppe dans la même mesure que la première, c'est-à-dire que la thèse qui sépare la théorie du problème du développement. Aussi étrange que cela soit, on a très peu prêté attention à cette circonstance. L'apparence biologique de la théorie inspirait l'illusion que non seulement elle ne contredit pas l'idée évolutionniste en psychologie, mais qu'elle la suppose directement. Seules quelques voix critiquant la théorie sous cet aspect se font entendre dans la psychologie contemporaine.

Ainsi, Brett dit à juste titre que « dans toute la littérature sur les émotions, on accorde la plus grande attention aux réactions endosomatiques, et par là même il est absolument évident que n'est souligné qu'un seul aspect de l'émotion dans son ensemble.

Lorsque, de la recherche expérimentale, nous nous tournons vers la recherche clinique, il nous semble que nous nous trouvons dans un monde complètement différent. Nous avons l'impression qu'il est indispensable de distinguer rigoureusement les émotions, telles qu'elles sont habituellement représentées, et cette catégorie d'expériences émotionnelles que décrit la psychologie clinique. L'influence de la zoopsychologie et des écoles physiologiques obscurcit terriblement la question de la possibilité du développement des émotions. Il n'existe aucune donnée a priori qui nous expliquerait pourquoi les émotions ne doivent pas se développer. Cette hypothèse semble être un simple malentendu. Donc, si les émotions se développent, l'erreur la plus manifeste est dans le non-discernement des niveaux particuliers de développement. Cela constitue aussi le pire résultat de l'interprétation qui est habituellement donnée dans des théories semblables à celles de James et de Lange. C'est précisément parce que, jusqu'à un certain point, ils ont indiscutablement raison, qu'ils tombent dans l'erreur dès qu'ils dépassent cette limite. De nombreux auteurs abusent du mot "biologique". Il est parfaitement exact que les instincts et leurs corollaires viscéraux sont ce qu'ils sont à cause de leur signification biologique. Mais, à proprement parler, cette signification n'est connue que du théoricien. L'animal, bien sûr, ne manifeste pas sa peur ou sa fureur pour ce motif que l'instinct de conservation est la première loi de la vie. Le mot biologique, si nous voulons lui donner un sens particulier, signifie un rapport entre un acte et ses conséquences pour l'individu ou pour l'espèce. Ce rapport ne constitue pas encore une part du comportement tant que nous n'admettons pas que celui-ci est commandé par la mémoire ou par une aspiration. Le comportement n'est biologique que pour le savant qui l'observe. Pour l'animal lui-même, qui agit, il est psychologique.

A cet égard, il serait nécessaire d'essayer de développer une étude comparée des émotions. Il est possible que toutes les théories soient justes, mais elles doivent être sélectionnées du point de vue du principe évolutionniste. A une extrémité de cette échelle comparative, le type de réaction se rapprochera de celui de la réponse réflexe complexe. Instinct et émotion apparaîtront encore non différenciés, à tel point qu'il ne devra même plus être question d'une discussion sur ces termes. Une excitation générale et diffuse sera pareillement caractéristique de toutes les formes de comportement à ce degré de développement. L'émotion ne se manifestera comme facteur différencié qu'à l'endroit de cette échelle du développement où il sera possible d'établir que la situation a un sens, si l'on peut employer ce mot pour désigner toute forme de rapport entre une situation donnée et d'autres situations, peu importe qu'elles soient remémorées ou anticipées. Au niveau supérieur, déterminé en fin de compte par le développement du cerveau, doivent avoir lieu des formes modifiées de la réaction primitive. Les manifestations corporelles et la tension psychique doivent ici apparaître comme émotionnelles au sens propre du terme... Le rapport entre les idées doit passer au premier plan et, pour cette raison, le caractère des émotions doit changer...

Le tour d'horizon historique de la théorie des émotions se termine par un tableau confus qui exige instamment une complète reconstruction de la psychologie des émotions. Tous les efforts les plus récents allant dans cette direction nous conduisent sur la voie indiquée par la méthode évolutionniste. L'homme a atteint son état actuel d'évolution par un lent processus de développement et d'intégration, dans lesquels nous voyons l'explication des fonctions particulières de cognition. Il n'y a aucune raison de détacher ces fonctions des états organiques généraux, mais il n'y a également aucun sens à méconnaître la possibilité de très grandes différences dépendant du degré de développement cérébral et d'intégration. Ici, apparement, se trouve l'élément véridique de la théorie de James, lequel saisit les différences entre émotions grossières et émotions plus fines. Mais, sous cette forme, cette différence ne répond pas pleinement à l'esprit de la psychologie scientifique. Au lieu d'opposer une catégorie d'émotions à une autre, il faut admettre que chaque émotion peut avoir diverses formes, comme peuvent différer, par exemple, la fureur d'un animal et une juste indignation. Etant donné qu'une forme se développe à partir d'une autre, selon l'évolution générale de l'homme, elle peut facilement conserver un lien avec un type d'émotions plus primitif ou avec d'autres réactions liées à cette forme.

En tout cas, le rapport entre l'émotion et son expression devient moins fixe et moins immuable au fur et à mesure que l'organisme se développe en s'éloignant des formes de réaction instinctives et stéréotypées. Les réactions plus complexes (plus fines), qui ne sont pas liées à une réaction spécifique (laquelle est caractéristique de la conduite de l'animal), admettent différentes expressions, et l'expression perd sa relation directe avec l'élément conscient de l'émotion, circonstance qui peut aider la théorie à expliquer pourquoi nous pleurons aussi bien de joie que de chagrin. » [G. S. Brett, 1928, p. 393 à 396].

C'est à dessein, afin de nous appuyer sur les témoignages objectifs d'un historien de la science sur l'état du problème du développement dans la psychologie des émotions contemporaine, que nous avons cité la conclusion, qui a quelque peu traîné en longueur, de l'aperçu historique de l'évolution des idées psychologiques sur la nature des émotions. Succinctement, le sens de cette longue déclaration est que la psychologie des émotions ne dispose même pas actuellement des rudiments les plus élémentaires d'une théorie du développement, qu'elle constitue un tableau embrouillé dans lequel il n'est pas fait de distinction entre émotions supérieures et inférieures, animales et humaines, instinctives et conscientes, tableau qui, selon l'expression de Brett, nous transporte en un tour de main d'un monde dans un autre.

Des premières et timides tentatives d'une étude génétique des émotions dans leur ontogénèse, nous apprenons quelque chose de plus important que la simple constatation du fait que l'ancienne théorie excluait a priori la possibilité d'un développement émotionnel. Par elles nous est aussi révélé le contenu du noyau, a priori antihistorique, de la théorie. Ce contenu peut, à la lumière de l'étude que nous avons mentionnée, être caractérisé par deux traits fondamentaux, c'est-à-dire par l'hypothèse de la nature sensorielle et réflexe de la réaction émotionnelle et par la négation de sa relation avec les états intellectuels. La première hypothèse exclut le développement en raison du fait que les réactions réflexes représentent l'élément le plus stable, le plus immuable de l'ensemble du comportement, et que ramener les émotions à de simples sensations à l'intérieur des modifications organiques les prive de tout rôle efficient, de tout rôle actif dans la conscience humaine. Si la substance de la peur consiste en des sensations de tremblement et de chair de poule, il n'y a pas de raisons d'admettre que ces phénomènes seront essentiellement différents chez l'enfant et chez l'adulte. De même, nier les rapports entre états émotionnels et états intellectuels excluait d'avance toute participation des émotions au développement général de la conscience, dans lequel les modifications de l'intellect occupent une place centrale, une place très importante. Ce refus supposait déjà par avance une façon de poser la question de la nature de l'émotion qui excluait entièrement la possibilité même d'un problème de l'émotion de l'homme envisagée comme différente de l'émotion de l'animal. L'animal et l'homme, ce qui est animal et ce qui est humain dans l'homme même ont été dissociés, émotions grossières et émotions fines se sont trouvées appartenir, selon l'expression de Brett, à deux mondes différents [ibid., p. 393], et seul un aveugle n'aurait pas vu là l'incarnation la plus immédiate, la plus directe et la moins déguisée des vieilles idées qui sont à la base de la doctrine cartésienne.

De façon, pour ainsi dire, invisible, Descartes est présent à chaque page des ouvrages de psychologie sur les émotions qui ont été écrits au cours des soixante dernières années. S'il est exact que nous sommes en ce moment les témoins d'un tournant radical du chemin suivi pendant soixante ans par la psychologie des émotions, les témoins de la faillite complète des idées qui ont déterminé son orientation et son issue, la crise actuelle de la théorie des émotions et, se dessinant en elle, le tournant radical vers une recherche scientifique et vers la compréhension même de la nature des émotions ne peut avoir d'autre sens qu'un sens anticartésien. Cette conclusion résulte nécessairement de chaque pas que fait la pensée scientifique dans la nouvelle direction. Chaque question concrète de la nouvelle théorie des émotions bute sur la nécessité de surmonter les principes cartésiens qui pèsent sur toute cette branche de la psychologie. Bornons-nous à un seul exemple de ce genre.

Dans la nouvelle psychologie des émotions passe de plus en plus au premier plan le problème de la nature dynamique de l'affect. Dans l'étude de K. Lewin et M. Prince [89], l'aspect dynamique, actif, énergétique de l'émotion est proposé comme l'unique moyen de comprendre l'affect qui permette une explication réellement scientifique, déterministe et véritablement causale de tout le système des processus psychiques. Avec une nécessité logique, une telle conception suppose surmonter l'approche dualiste de la vie affective et propose de comprendre l'affect comme une réaction psychophysiologique achevée incluant une expérience émotionnelle et un comportement d'une catégorie déterminée, et présentant une unité des aspects phénoménal et objectif.

L'étude de l'aspect dynamique des émotions ne pouvait pas ne pas entrer en conflit avec la théorie James-Lange, qui exclut par son essence même une conception moniste des émotions comme impulsions énergétiques et motivationnelles déterminant l'expérience émotionnelle et le comportement. « Considérer les émotions comme des processus dynamiques exclut en soi la conception de leur rôle comme de "simples perceptions sensorielles" des fonctions viscérales... comme cela est supposé par la théorie James-Lange, selon laquelle leurs décharges doivent, par elles-mêmes, déterminer une certaine forme de comportement. C'est pourquoi l'émotion ne peut être considérée comme un épiphénomène lié aux réflexes — ce que font les behavioristes —, mais elle doit elle-même être comprise comme un élément indispensable participant aux décharges nerveuses et, d'une manière ou d'une autre, déterminant le caractère de la réaction.

L'émotion, par conséquent, ne peut jouer le rôle passif d'épiphénomène. Elle doit faire quelque chose. A ce point de vue, la fonction de l'émotion par rapport à l'organisme devient plus compréhensible que lorsque l'émotion ne représente rien d'autre que la conscience d'une décharge nerveuse d'énergie ou que la prise de conscience sensorielle passive d'une activité viscérale. De ce dernier point de vue, nous pourrions parfaitement nous passer de l'émotion, de la colère ou de la peur ou de tout autre sentiment, vu que nous agirions comme des automates. » [M. Prince, 1928, p. 161 à 162].

A l'appui de cette thèse, Prince avance plusieurs considérations. « En premier lieu, l'observation de tous les jours nous convainc du fait que l'émotion est intrinsèquement liée à une décharge d'énergie dirigée vers les organes internes et vers la musculature volontaire. Mais comment lui est-elle liée ? Il y a lieu de penser que l'émotion suit son cours de façon synchrone avec la décharge, laquelle dure tant que dans la conscience dure l'émotion elle-même. Du point de vue de la théorie de James et de Lange, qui considèrent l'émotion comme une perception sensorielle passive, l'émotion doit résulter de la réaction viscérale. Si l'émotion est ce pur épiphénomène superflu et qui n'est capable de rien déterminer dans notre réaction à une situation donnée, devient incompréhensible le fait même du synchronisme, fait qui constitue un problème important, attendant sa solution. C'est là le deuxième argument.

Le troisième est que, considérée comme un épiphénomène, l'émotion serait une chose absolument inutile au plan biologique et que l'évolution, de même, ne tolère pas en tant que «nature du vide». Enfin, le dernier argument est le témoignage de l'expérience directe : celle-ci nous convainc que nous sommes mus par la passion, qu'elle donne de l'énergie à nos pensées et à nos actes. Nous avons conscience que l'émotion et le sentiment nous activent. Cette conscience est un fait direct, ne dépendant pas de son interprétation ultérieure. Toutes ces considérations prises ensemble obligent l'auteur à considérer l'émotion comme indissolublement liée, de façon intrinsèque, aux processus énergétiques qui ont lieu dans l'organisme, car, sans la notion d'énergie, le comportement, d'une façon générale, ne peut être expliqué. » [ibid., p.162 à 164].

Sans que nous en soyons surpris, Prince, à cette occasion, fait mention de Descartes et invoque la théorie cartésienne des passions, car la question passe effectivement du domaine de l'étude particulière au plan du problème philosophique de la nature psychophysique des émotions. Mais véritablement inattendue apparaît l'affirmation de Prince selon laquelle la conception qu'il défend contre la théorie James-Lange est par essence cartésienne. C'est déjà la deuxième fois que nous rencontrons une tentative de considérer la théorie James-Lange comme l'antithèse de la doctrine cartésienne. Nous avons rencontré pour la première fois cette idée chez Dunlap, qui opposait l'hypothèse centripète de la théorie périphérique à la théorie centrifuge de la survenue des émotions développée par Descartes. Ici, de cette façon, l'opposition des deux théories concernait la question concrète du mécanisme physiologique constituant le substrat de l'émotion. Nous reviendrons encore sur cette question.

Mais maintenant il s'agit de quelque chose de plus important. La doctrine cartésienne s'oppose à la théorie James-Lange du point de vue de la conception principielle du rapport existant dans l'émotion entre processus corporels et processus psychiques. Les deux théories se trouvent ainsi en contradiction, non plus du point de vue d'une description pratique particulière, mais de celui des principes sur lesquels elles se fondent. Cette question mérite d'être élucidée avec la plus grande rigueur au plan des principes. C'est pourquoi nous allons continuer de suivre Prince.

Dans sa conception, qui considère l'émotion comme une énergie, Prince, opposant ce point de vue à la théorie James-Lange et le reliant à la doctrine cartésienne, applique le point de vue de l'évolution émergente [90], nouvelle doctrine idéaliste qui s'efforce de sortir de l'impasse de l'alternative mécanisme ou vitalisme sur laquelle butent toutes les sciences naturelles d'aujourd'hui. L'évolution émergente part de l'hypothèse de brusques bonds, prétendument dialectiques, dans le développement, de l'apparition soudaine de nouvelles qualités, de la transformation inexplicable de certaines qualités en d'autres. De ce point de vue, Prince explique deux possibilités existant pour sa conception. Soit nous devons admettre que les décharges émotionnelles d'énergie sont liées aux électrons de la structure atomique, complexe au plus haut point, du système nerveux. Ces décharges émergent en tant qu'émotions, étant donné qu'elles-mêmes contiennent une énergie non constatée objectivement, mais qui est le résultat de l'organisation extrêmement complexe d'un nombre énorme d'unités d'énergie nerveuse. Soit nous devons admettre que l'énergie nerveuse cinétique centripète, étant immatérielle, se transforme en la même énergie psychique immatérielle qui, lors d'un courant inverse, comme un maillon dans la chaîne de tout le processus, se transforme de nouveau en une énergie immatérielle, centrifuge, conformément à la loi physique de transformation de l'énergie. Ce qui est inconnaissable à l'aide des méthodes objectives émerge comme quelque chose d'accessible à la connaissance psychologique, comme un état de la conscience [ibid., p. 166].

Il suffit de citer ces thèses pour que devienne clair le sens du rapport existant entre la théorie de Prince et la doctrine cartésienne. L'hypothèse d'une énergie immatérielle, psychique, qui agit cependant absolument comme une énergie matérielle, physique, et se trouve avec elle en simple relation mécanique de réciprocité, représente, comme nous le verrons plus loin en détail, une composante essentielle de la théorie cartésienne des passions, théorie qui est double par son principe même. Prince oppose ainsi un principe de la doctrine cartésienne, le principe spiritualiste, à un autre principe de la même doctrine, le principe mécaniciste. Nous avons déjà rencontré cela auparavant. En indiquant l'ensemble des problèmes soulevés par la recherche contemporaine sur la relation entre la théorie James-Lange et la doctrine cartésienne, nous avons, en nous référant à Dumas, aussi fait mention de ce problème. Dumas l'appelait principe théologique, pris par Malebranche chez Descartes et séparant l'ancienne et la nouvelle doctrine. Dans la lutte que Prince mène contre James, nous avons, de cette façon, pour ainsi dire deux parties inconciliables, intrinsèquement contradictoires, de la doctrine cartésienne qui ont été polarisées par la psychologie contemporaine et qui se sont dressées l'une contre l'autre comme conceptions des émotions, l'une logiquement spiritualiste, et l'autre logiquement mécaniciste.

C'est incontestable. On ne peut pas ne pas être d'accord avec cela. L'esprit de la doctrine cartésienne se manifeste non seulement dans des théories mécanistes semblables à celle de James, mais aussi dans les nouvelles théories qui tentent de surmonter l'imperfection des hypothèses précédentes à l'aide d'un autre aspect de cette même doctrine qui a donné naissance aux idées de leurs adversaires. Par là même, ils ne soupçonnent pas qu'ils chassent le démon au nom de Belzébuth, et non seulement ne sortent pas des limites de ce cercle fermé dans lequel tourne toute l'actuelle psychologie des émotions, mais ferment ce cercle encore plus étroitement en s'efforçant de réaliser intégralement la vieille doctrine cartésienne. Leur mérite est que c'est tout à fait consciemment qu'ils luttent pour le triomphe des principes cartésiens de la psychologie contemporaine. Ils ne font que compléter un Descartes quelque peu démodé par la théorie on ne peut plus moderne de l'évolution émergente. Mais même elle, comme nous le verrons plus loin, non seulement n'est pas étrangère à l'esprit de la doctrine cartésienne, mais lui est directement liée, ce que d'ailleurs Prince lui-même reconnaît aussi.

Avec cette constatation, tout le tableau de la lutte idéologique dans la psychologie des émotions contemporaine s'éclaire définitivement. C'est assurément du monisme, dit Prince de sa conception, la seule hypothèse alternative étant le dualisme et le parallélisme, c'est-à-dire l'épiphénoménisme et l'automatisme humain [ibid., p. 166 à 167]. On ne peut pas ne pas être d'accord avec cela. Toute l'erreur consiste seulement dans le fait que les deux hypothèses sont considérées comme alternatives. En réalité, dans la doctrine de Descartes, elles se supposent mutuellement, et ce n'est qu'ensemble qu'elles constituent le véritable noyau de sa théorie des passions. Il y a là, bien sûr, une certaine inconséquence logique, mais seulement du genre auquel se heurte inévitablement toute doctrine idéaliste aspirant à se transformer en explication scientifique de faits réels ayant lieu dans la réalité matérielle et ne voulant pas rompre avec ces faits. Un tel monisme (spiritualiste) et un tel dualisme (paralléliste) non seulement ne présentent pas une véritable alternative, mais plutôt se supposent mutuellement, en tout cas dans la doctrine de Descartes et de ses continuateurs, James et Prince.

On se souvient que la méthode de recherche employée par Descartes pour connaître la nature des passions fut exactement la même. Il considère d'abord l'homme comme un automate insensible et étudie le mécanisme des passions, la façon dont, tout à fait indépendamment de la conscience qu'elle peut en avoir, il agit dans cette machine complexe. Ainsi Descartes a anticipé sur la théorie de James. Ensuite il adjoint une âme à l'automate en prédéterminant à l'avance que ses perceptions qui naissent de l'activité automatique du mécanisme insensible ne peuvent être autre chose que des épiphénomènes, et en introduisant le principe spiritualiste d'une action inverse de l'âme sur l'automate corporel, ce qui institue de la sorte une action réciproque mécanique entre l'âme et le corps ; ainsi il a anticipé sur la théorie de Prince. Il n'est pas difficile de voir que l'émergence, supposée par Prince, du psychique à partir du physique et la transformation inverse de l'énergie spirituelle en énergie corporelle ont lieu à tout moment dans cet agrégat monstrueux, constitué d'un pur esprit et d'une machine complexe, qui est construit par Descartes dans sa théorie. Seulement il n'appelait pas émergence ce miracle de chaque instant et reconnaissait franchement qu'il constitue le point le plus obscur, le plus confus et le plus difficile de sa doctrine.

Tout se développe de façon conséquente et logique dans cette théorie dualiste tant que l'esprit et le corps sont considérés séparément. Ils sont pour Descartes deux substances qui s'excluent mutuellement. Mais dès que se pose le problème de la réunion de ces deux substances dans l'être humain, et en outre en ce point où la dualité de la nature humaine se fait directement sentir, c'est-à-dire dans la passion, les ténèbres de l'inexplicabilité envahissent la doctrine rationaliste, harmonieuse et pénétrée de la lumière de la raison. Ce point de la doctrine de Descartes a, comme on s'en souvient, été attaqué en premier lieu par Spinoza, qui qualifie d'obscure l'hypothèse de l'union de l'âme et du corps dans la glande pinéale, « plus occulte que toute qualité occulte... Je voudrais bien qu'il eût expliqué cette union par sa cause prochaine. Mais il avait conçu l'Ame distincte du Corps, de telle sorte qu'il n'a pu assigner aucune cause singulière ni de cette union ni de l'Ame elle-même, et qu'il lui a été nécessaire de recourir à la cause de tout l'Univers, c'est-à-dire Dieu. » [1933, p.199]. C'est aussi en cela que consiste ce principe théologique d'explication des passions dont parlait Dumas.

Descartes lui-même, répondant à la question de la princesse Elisabeth qui lui demandait comment s'explique l'union de l'âme et du corps, a invoqué le caractère inconnaissable de cette union. Mais l'évolution émergente n'a-t-elle pas en vue la même chose ? Descartes invoque un miracle inconnaissable. La nouvelle théorie en appelle à une inexplicable émergence. En trois cents ans, c'est seulement le mot qui a changé, mais non l'idée. Mais qu'est-ce qu'un mot ? Un son creux.

L'esprit humain, dit Descartes en réponse à la fatale question, est incapable de concevoir de façon précise la différence de nature de l'âme et du corps, ainsi que de leur union, de la façon dont il devrait les comprendre : comme un être unique et par ailleurs comme deux substances différentes, et cela est contradictoire. C'est pourquoi on peut affirmer que le problème des passions a été, pour tout le système de Descartes, la seule pierre d'achoppement. S'il n'y avait pas cette maudite question, s'il n'existait pas dans la nature l'homme avec ses passions (pour Descartes, les animaux ne sont que des automates), la théorie des deux substances — la spirituelle et la matérielle — s'excluant mutuellement se développerait harmonieusement et de façon conséquente et logique. Mais les passions, ce fait fondamental de l'âme humaine, sont les manifestations directes de la double nature de l'homme, nature qui réunit un esprit et un corps dans un seul être. Qui plus est, les passions constituent, dans tout l'univers, l'unique phénomène de la vie commune de l'esprit et du corps. C'est pourquoi, pour être expliquées, elles exigent nécessairement la réunion des principes spiritualiste et mécaniciste, théologique et naturaliste. Malgré ce qu'il dit lui-même, Descartes devait traiter les passions non seulement comme un physicien, mais aussi comme un théologien. Mais du moment que, sur ce point du système, devait avoir lieu le mélange de deux principes contraires, le système tout entier non seulement devait perdre sa pureté, mais aussi prendre le chemin de l'interpénétration ultérieure de ses deux fondements polaires. Selon la pittoresque expression de K. Fischer, l'étendue est importune. Si, pour parler de façon imagée, l'âme lui donne le petit doigt, elle prendra toute la main. Si la substance pensante a son siège quelque part, son autonomie et sa différence par rapport à la substance corporelle sont déjà perdues, et pas seulement d'une façon, mais à tous égards. Si l'âme est localisée, par là même elle se matérialise et se mécanise. Le principe spiritualiste commence lui-même à avoir besoin d'être complété par le principe mécaniciste, vu que l'âme est entraînée dans le tourbillon mécanique des passions et vu qu'elle ne peut pas participer à l'activité de ce mécanisme sans se manifester en tant que force mécanique [K. Fischer, 1906, t.1, p. 446].

Mais, d'autre part, l'inverse doit aussi avoir lieu. Ce qui est importun, c'est non seulement l'étendue, mais aussi l'esprit. Si un seul organe corporel, le plus insignifiant, la glande pinéale, est susceptible de se mettre en mouvement sous l'influence d'une force purement spirituelle, l'automate humain sera inévitablement le simple instrument de la substance pensante, le jouet de l'énergie spiritualiste.

Ainsi la doctrine cartésienne s'avère dualiste non de façon fortuite, mais dans son principe même, et le dualisme de la théorie des passions n'est que la manifestation du dualisme général, ontologique et gnoséologique, de Descartes. Comme Fischer le remarque à juste titre, dans la doctrine de Descartes sont réunis les systèmes théologique et naturaliste [1906, t.1, p. 439]. En anticipant, nous dirons que la dualité de la doctrine cartésienne contient déjà entièrement le dualisme de la psychologie explicative et descriptive. Ici, ne peut nous intéresser la question de savoir à quel point les deux parties du système sont unies logiquement, solidement et harmonieusement, nous n'examinerons cette union que dans la théorie des passions. C'est là qu'elle se manifeste avec la plus grande force et dévoile pleinement sa nature.

D'une part, Descartes reporte entièrement sur les passions humaines sa thèse générale selon laquelle la pensée et l'étendue diffèrent par leur substance. L'essence des substances, dit Descartes, consiste précisément dans le fait qu'elles s'excluent mutuellement. « En réalité, dit Fischer, l'esprit et le corps sont totalement séparés l'un de l'autre, et il n'y a entre eux aucune relation : je conçois cela à la lumière de la raison. » [ibid., p. 443]. Le corps agit comme un automate insensible, entièrement soumis aux lois de la mécanique. L'âme possède un libre arbitre absolu et illimité qui fait notre ressemblance avec Dieu. La volonté ou libre arbitre, dit Descartes, est la seule de toutes nos facultés qui, d'après mon expérience, est si grande que je ne peux m'en représenter une plus grande. Cette faculté est aussi principalement ce grâce à quoi je me considère comme l'image de Dieu. Est entièrement applicable à ces deux thèses ce que Fischer a dit à propos de la conception ontologique de Descartes. Dans la première affirmation s'exprime le caractère naturaliste du système, dans la seconde son caractère théologique. La nature dualiste du système est provoquée par un principe, et c'est pourquoi elle a valeur de principe.

Tout se passe bien dans la mise en œuvre de ce principe dualiste tant que Descartes ne se heurte pas au fait irréfutable de l'union des deux substances s'excluant mutuellement dans un même phénomène, les passions de l'homme. Comme on l'a vu, elles montrent avec certitude le fait indiscutable de l'unité de l'esprit et du corps dans un même phénomène, dans un seul être. Ici, la logique du système dualiste doit nécessairement subir un échec définitif.

« La nature ne m'enseigne rien si nettement, dit Descartes, que le fait que j'ai un corps qui se sent mal lorsque j'éprouve une douleur, et qui a besoin de nourriture et de boisson lorsque je ressens la faim et la soif. Je ne peux pas douter du fait que, dans ces sensations, il y a quelque chose de réel. Mes affects et mes instincts me montrent clairement que je me trouve dans mon propre corps, non pas comme le marin dans sa barque, mais lié à lui de la manière la plus étroite et comme mêlé à lui, de sorte que d'une certaine façon, nous formons pour ainsi dire un seul être. Autrement, en raison de ma nature spirituelle, je ne ressentirais pas de douleur lors d'une lésion du corps et ne ferais qu'identifier cette lésion comme un objet de connaissance, à l'instar du navigateur qui observe quelque chose qui se rompt dans le navire. Lorsque le corps a besoin de nourriture et de boisson, je connaîtrais ces états même sans avoir de vagues sensations de faim et de soif. Ces sensations sont en effet des représentations confuses provenant de l'union et, pour ainsi dire, d'un mélange de l'esprit et du corps. » [ibid. p. 371] [91].

Par leur parfaite et transparente clarté et leur énergie, les thèses énoncées ici par Descartes pourraient, au fond, rivaliser avec son célèbre cogito, ergo sum et prétendre à devenir le point d'Archimède, le seul point d'appui solide de toute la connaissance philosophique. Comme on sait, la philosophie de Descartes commence par un doute principiel et par la recherche d'un principe d'authenticité. Archimède, dit-il, demandait seulement un point d'appui fixe pour soulever la terre. De même, nous pouvons espérer beaucoup de choses si l'on trouve ne serait-ce que l'élément le plus minime, mais établi solidement et de façon inébranlable [ibid., p. 305] [92]. Ce point d'appui fixe, Descartes, comme on sait, le trouve dans la thèse : « Je pense, donc je suis », dans une thèse qui, au moment où je l'énonce ou je la pense, est nécessairement vraie. Pourquoi me forger d'autres chimères, se demande Descartes, je ne suis pas cet organisme qui s'appelle le corps humain, de même que cette subtile substance éthérée qui pénètre les membres, je ne suis pas une brise, pas un feu, pas une vapeur ou un souffle, rien de tout ce que je suis dans mon imagination [93].

Mais, comme nous l'avons vu, Descartes lui-même est forcé de reconnaître que la nature ne nous enseigne rien si nettement que le fait que nous avons un corps. Nous ne pouvons pas douter de la réalité de la douleur que nous ressentons, de la faim ou de la soif. Nos affects nous montrent clairement que nous ne faisons qu'un seul être avec notre corps. Ce sont précisément les passions qui constituent le phénomène fondamental de la nature humaine.

En elles l'homme se manifeste dans sa plus grande plénitude, vu que la pensée n'est possible que dans la seule nature spirituelle et le mouvement dans la seule nature corporelle. Apparemment, si la théorie des passions était non pas à la fin, mais au début de la philosophie cartésienne, son point d'Archimède devrait se trouver dans l'évidence immédiate et l'authenticité de l'unité de la nature corporelle et spirituelle qui se manifeste dans les affects. De cette façon, l'indiscutable vérité contenue dans les paroles de Descartes citées plus haut s'éclaire elle-même mieux que ne le ferait n'importe quelle apologie et éclaire mieux que n'importe quelle objection critique les erreurs fondamentales du système cartésien.

Ainsi, les passions représentent pour Descartes non seulement le phénomène fondamental de la nature humaine, mais aussi un phénomène absolument impossible, inconcevable du point de vue de son système et donc inexplicable, l'union dans un seul être de substances contraires s'excluant mutuellement. Les passions humaines sont impossibles du point de vue du système de Descartes : c'est là un fait fondamental et central par sa signification, et duquel, comme conséquence inévitable, découle la thèse selon laquelle aucune psychologie des passions n'est possible en tant que science.

Mais si l'opposition ou la séparation entre l'esprit et le corps sont, dans la doctrine de Descartes, imaginables de façon claire et précise, la réunion des deux doit, à la lumière naturelle de la raison, paraître déjà inconcevable et impossible, et si une telle chose existe effectivement, elle contredit les bases du système et son explication soumet la doctrine de Descartes à l'épreuve la plus difficile. Il faut vérifier si le philosophe supporte cette épreuve sans renier ses principes. Le résultat d'un tel examen montre qu'elle est fatale pour tout le système de Descartes et que le dualisme de ce système vient se briser contre l'idée et le fait de l'existence de l'homme. La contradiction est tellement évidente qu'elle est admise par le philosophe lui-même.

Nous n'allons pas citer les déclarations de Descartes dans lesquelles se manifeste la contradiction de ses points de vue. Déclarations dans lesquelles tantôt il admet l'union chez l'homme de l'âme et du corps comme unité substantielle et reporte la propriété fondamentale de l'une sur l'autre, une fois considérant l'âme comme relevant de l'étendue, d'autres fois tenant le corps humain comme indivisible en affirmant que l'âme et le corps, considérés en soi, ne constituent pas un tout, de la même façon que la main n'est pas tout le corps humain, et c'est pourquoi, étant des substances incomplètes, ont besoin l'un de l'autre pour se compléter ; et tantôt il nie que leur réunion constitue une unité naturelle, y voyant seulement une unité d'addition et conservant intégralement le dualisme de son système.

Pour nous, c'est autre chose qui présente un intérêt, à savoir l'interpénétration nécessaire et forcée des principes théologique et naturaliste dans la théorie des passions, principes qui se supposent mutuellement, comme la droite suppose la gauche, et qui, de même, ne peuvent exister l'un sans l'autre, comme le haut sans le bas. Pour nous, il importe de montrer que la séparation des deux principes que la psychologie scientifique d'aujourd'hui aspire à réaliser dans l'existence indépendante d'une psychologie explicative et d'une psychologie descriptive, dans l'opposition de la théorie émergente des émotions de Prince et dans l'hypothèse mécaniciste de James n'est rien de plus qu'une illusion. L'un et l'autre apparaissent inséparables dans la doctrine cartésienne et dans la science psychologique.

Les passions humaines, comme nous l'avons vu, sont impossibles dans le monde que Descartes a construit dans son système. Pour les expliquer, il doit trahir ses propres principes et admettre le mélange de la pensée et de l'étendue. Ici commence la chute de sa philosophie, ici commence le mélange de la théologie et du naturalisme. Descartes est obligé d'admettre que l'âme doit être en contact avec le corps, et il trouve le lieu de ce contact dans la glande pinéale, par laquelle le corps influe sur l'âme et l'âme sur le corps. Le point où elle est en contact avec le corps ou entre en relation avec lui doit être spatial, local et corporel : à ce moment, l'âme se localise et, à cet égard, devient elle-même spatiale. On ne voit pas sous quel aspect elle reste encore non spatiale ou non matérielle. Prend maintenant une autre signification la thèse cartésienne selon laquelle seuls les corps sont capables de se mouvoir et, indépendamment de la première cause motrice, ne peuvent être mis en mouvement que par des corps. A en juger par cette thèse (chose mobile mise en mouvement par le corps), l'âme doit elle-même être corporelle, et devient objet matériel en dépit de toutes les assurances qu'elle est une substance pensante absolument différente du corps. L'influence mécanique et la relation, qui n'ont lieu qu'entre les corps, s'étendent maintenant et à l'âme et au corps.

L'addition des deux substances, comme l'a fait remarquer à juste titre la princesse Elisabeth, ne peut être imaginable sans l'étendue et la matérialité de l'âme.

L'anthropologie cartésienne contredit non seulement les principes dualistes de la métaphysique, mais aussi les principes mécanistes de la philosophie de la nature selon lesquels la quantité de mouvement demeure constante dans le monde, et action et réaction sont égales. Ces thèses fondamentales de la théorie du mouvement perdent leur force si, dans les corps, les mouvements peuvent être provoqués par des causes non matérielles. Nous avons beau imaginer l'union des deux substances dans la nature humaine comme une unité ou comme une addition, dans l'une comme dans l'autre conception elle contredit le dualisme principiel et amène nécessairement à son contraire.

Il est impossible de dire de quel côté penchent davantage les thèses fondamentales du système : vers la théologie pure ou vers le pur naturalisme. Ayant admis la parfaite interaction de l'âme et du corps dans le petit secteur de la glande pinéale, Descartes, dans une égale mesure, entraîne l'âme dans la circulation mécanique des passions et soumet le corps à l'influence spiritualiste d'une énergie immatérielle. De la même façon que dans la doctrine ontologique, il semble parfois que, dans la théorie cartésienne des passions, l'élément théologique atteint une signification si exclusive, si prédominante, qu'ici l'augustinisme remporte la victoire sur le naturalisme : parfois, au contraire, il paraît indubitable que les principes naturalistes pénètrent entièrement le domaine de la théorie de l'âme. L'un et l'autre se réalisent absolument dans une égale mesure, parce que l'un et l'autre représentent seulement deux conséquences de la même thèse sur la possibilité d'une interaction mécanique de l'âme et du corps dans les passions humaines.

C'est pourquoi il faut considérer comme une erreur des chercheurs, en particulier de Fischer, le fait que, dans la doctrine de Descartes, ils surestiment la victoire du principe naturaliste sur le principe théologique. Considérant la lutte de ces principes dans la doctrine ontologique de Descartes, Fischer dit que plus l'élément naturaliste recule et disparaît devant l'élément théologique, « plus l'indépendance des choses se dissout dans l'indépendance de Dieu, et plus, dans l'élément théologique, apparaît de nouveau l'élément naturaliste, plus le Dieu cartésien cesse d'être un être surnaturel, plus le concept de Dieu se naturalise et s'éloigne du concept augustinien, se transformant même en son contraire absolu. De la formule dualiste : Dieu et la nature découle la formule moniste : Dieu ou la nature. Descartes se contente de l'effleurer, Spinoza en revanche lui attribue une signification prédominante. Apparemment, en se rapprochant de saint Augustin [94], Descartes, en réalité, se rapproche de Spinoza. Il va à sa rencontre et se laisse entraîner si loin qu'il énonce déjà la formule qui contient en soi le spinozisme.

Se sentant, par ses dispositions personnelles, attiré vers le père de l'Eglise et vers le théologien d'esprit augustinien, et se réjouissant du fait que l'on remarque dans sa doctrine un accord avec l'augustinisme, Descartes, par l'esprit de sa doctrine, prépare un courant qui parachève le naturalisme et l'oppose de la façon la plus nette au système théologique. La destinée de la philosophie est plus forte que ceux qui sont ses représentants et ses instruments. Descartes est sur la voie qui mène à Spinoza, tout en pensant avoir apporté des preuves à l'appui de la doctrine religieuse de l'Eglise. La thèse fondamentale de son système, thèse qui pénètre entièrement et se subordonne le système théologique, est le courant naturaliste. » [K. Fischer, t.1, p. 439 à 440].

L'incontestable justesse de ces thèses de Fischer consiste dans le fait que les principes naturaliste et augustinien sont, dans le système de Descartes, à tel point mutuellement liés dans la commune contradiction qu'ils constituent que, constamment et sans discontinuer, ils font osciller devant nos yeux toutes les notions fondamentales du système, à la manière de certaines images qui nous apparaissent tantôt en perspective directe et tantôt dans la perspective inverse. Le caractère erroné des thèses de Fischer se trouve dans le fait qu'est souligné de façon unilatérale le triomphe du principe naturaliste et que sont sous-estimées la force et la vitalité du système théologique dans la doctrine de Descartes. L'erreur vient de ce que Fischer restreint l'examen de cette question à une très courte perspective historique. Il est exact que le développement objectif de la pensée philosophique a mis au premier plan, non pas le système théologique, tourné vers le Moyen Age, mais le système naturaliste de Descartes, et a appelé à la vie un courant qui parachève le naturalisme et l'oppose de la façon la plus nette au système théologique. Mais il est tout à fait inexact que le développement ultérieur de la pensée philosophique ait été prédéterminé par la doctrine même de Descartes. La victoire historique du courant naturaliste a eu lieu non seulement indépendamment de Descartes, mais encore malgré lui. A l'intérieur même de son système, cette victoire ne se dessine nullement. En aucune façon, à l'intérieur de son système, le courant naturaliste ne pénètre entièrement et ne se subordonne le système théologique. Dans la doctrine cartésienne, ce dernier n'est pas un simple appendice théologique comme dans le système de Spinoza. A cet égard, entre Spinoza et Descartes, il n'existe pas tant un rapport de succession qu'une rupture. Le courant qui parachève le naturalisme et l'oppose de la façon la plus nette au système théologique s'oppose simultanément, et avec la même netteté, au système théologique de Descartes lui-même. Mais ici, de nouveau, nous revenons à un point déjà étudié par nous, et où nos voies se sont brusquement séparées de celles des chercheurs voulant, comme Fischer, voir en Spinoza un penseur qui était et est toujours resté cartésien. En fonction de cette erreur fondamentale, Fischer évalue aussi de façon unilatérale les résultats de la lutte des principes mécanicistes et théologique dans la théorie cartésienne des passions. Il attire l'attention sur le fait que, grâce au mélange de l'esprit et du corps dans la passion humaine, l'âme se localise et se mécanise. Mais, comme on se souvient, ce n'est pas contre ce point de la doctrine cartésienne que Spinoza a émis sa principale objection. C'est le principe spiritualiste que, dans la théorie cartésienne des passions, il aspirait à surmonter.

Il est vrai que Descartes tente d'atténuer la netteté de cette contradiction dans laquelle il tombe avec les principes de sa philosophie de la nature lorsqu'il affirme que les mouvements de la glande pinéale, et aussi, à travers eux, les mouvements de l'ensemble du corps, peuvent être provoqués par l'influence directe de la volonté sur cet organe privilégié et unique de notre corps. Il tente de réduire à presque rien cette action de l'esprit sur l'activité automatique du corps, de l'affaiblir, de l'atténuer, de la diminuer au plan quantitatif. Il lui semble que, de cette façon, la signification principielle de son hypothèse d'interaction sera paralysée. Il commence par ce qui, territorialement, restreint le mélange, chez l'homme, de la substance spirituelle et de la substance corporelle. De cette façon, lui semble-t-il, il ne trahit ses propres principes que dans un secteur limité, en conservant leur signification pour tout le reste du vaste territoire du corps humain. Selon l'expression imagée de Fischer, il ne donne au corps que le petit doigt de l'âme, en oubliant avec cela que si le territoire anatomique où a lieu ce mélange est, au plan spatial, un point extrêmement petit et limité, la signification de principe de son hypothèse conserve toute sa dimension universelle et absolue [ibid., p. 446]. Selon l'expression de Höffding, si l'on admet que la pensée en tant que telle est capable de déplacer ne serait-ce qu'un seul atome du cerveau sur une millionième partie de millimètre, toutes les lois de la nature sont déjà transgressées.

Descartes tente de présenter la question de telle façon que, dans cet infime point spatial, l'âme, de même, communique au corps des mouvements d'une force infime. La glande pinéale, à son avis, et comme le dit Spinoza, « est suspendue au milieu du cerveau de telle façon qu'elle puisse être mue par le moindre mouvement des esprits animaux.» [Spinoza, 1933, p. 197]. La glande peut tourner facilement et de différentes manières, étant donné qu'elle se trouve dans une position suspendue. Qui plus est, Descartes admet que l'âme ne fait que changer la direction du mouvement physique sans provoquer le mouvement lui-même. Cette idée de Descartes, reprise ces derniers temps par Maxwell 0[95], le célèbre physicien, permet en apparence de faire concorder l'idée d'une influence mécanique de l'âme sur le corps avec la loi de conservation de l'énergie qui « enseigne que lorsqu'une force exerce une action perpendiculaire à la direction du mouvement d'un corps, elle n'accomplit pas un travail et ne fait que modifier la direction, mais non l'importance de la vitesse. C'est pourquoi l'énergie réelle, mesurée par le carré de la vitesse, reste la même. Mais, dit Höffding, ne peuvent tirer profit d'une telle conclusion que ceux qui sont en mesure de trouver un sens à l'affirmation selon laquelle l'âme fonctionne perpendiculairement à la direction du mouvement des particules du cerveau, et, en tout cas, nous ne nous débarrasserons pas de la difficulté qui résulte du fait de la loi d'inertie, si l'on comprend cette loi de telle façon que, pour chaque modification dans la direction du mouvement, il faille une cause extérieure, c'est-à-dire physique. Tout le problème, au bout du compte, se ramène à la question de savoir si la loi d'inertie a, dans le sens où nous la comprenons ici, également une signification pour ces processus ayant lieu dans le cerveau auxquels sont liés les phénomènes de la conscience. De la solution de ce problème dépend la reconnaissance de l'une ou l'autre hypothèse. Et lorsqu'on pense que l'on peut éluder cette question, on rejette aussi par ailleurs tout le problème de l'âme et du corps. » [1904, p. 60].

Enfin, allant dans la même direction, Descartes essaie d'atténuer la contradiction venant du fait qu'il place l'âme au milieu du cerveau, dans le conarion [glande pinéale, ndt], où, à la fois, elle perçoit et produit le mouvement des esprits vitaux, ce par quoi elle met le corps en mouvement et est, par lui, elle-même mise en mouvement. L'âme et le corps ne sont pas mêlés en réalité, mais le sont seulement d'une certaine façon. Ils sont simplement additionnés, mais non unis au véritable sens du terme. Leur différence est beaucoup plus importante que leur réunion. Il n'est pas difficile de voir que toutes ces tentatives de masquer la réelle signification de la thèse d'une interaction mécanique de l'âme et du corps disent seulement la profonde inquiétude qu'inspirait à Descartes ce point de sa propre doctrine, sa totale impuissance à en venir à bout d'une façon tant soit peu satisfaisante, à venir à bout de la naïveté, impardonnable de la part de ce grand penseur, avec laquelle, par des atténuations quantitatives de ses affirmations, il a tenté de réduire à néant leur signification principielle, et dit l'impossibilité absolue de concilier ce point avec les principes fondamentaux de l'ensemble de son système. Il ne reste plus à Descartes (comme il a en effet répondu à la question d'Elisabeth qui lui demandait comment s'explique l'union de l'âme et du corps) qu'à reconnaître que nous ne sommes pas capables de concevoir de façon précise la différence des substances de l'âme et du corps et, d'autre part, leur réunion, vu que les deux choses se contredisent.

Nous pouvons maintenant considérer comme entièrement élucidées deux des quatre questions que nous avons indiquées à propos de la relation existant entre la théorie cartésienne des passions et la théorie périphérique des émotions : 1) la question de la presque complète identité, dans les deux doctrines, du schéma descriptif factuel du mécanisme même de la réaction émotionnelle et 2) celle de la commune utilisation du principe mécaniciste comme principe explicatif fondamental des deux théories. Mais, au cours de la solution de ces deux questions, nous avons dû nécessairement aborder aussi une troisième question, directement liée à la deuxième, précisément celle de savoir à quel point le principe spiritualiste, directement lié, dans la doctrine cartésienne, au principe mécaniciste, unit ou sépare les deux théories. Pour résoudre cette question, nous devons élucider de façon plus précise le rapport présenté dans l'une et l'autre doctrine entre l'émotion et les autres processus psychiques.

Commençons par la théorie de Descartes, dans laquelle la place centrale est occupée par le problème du rapport entre les passions et la volonté. Nous l'avons déjà vu, Descartes admet l'existence d'un libre arbitre absolu et illimité comme une force purement spirituelle, conditionnant notre ressemblance avec Dieu. L'idée fondamentale qui, comme nous le verrons par la suite, sera le point où la doctrine spinozienne s'oppose à la doctrine cartésienne, Descartes l'énonce sous la forme d'une thèse disant que la volonté est, pour ce motif, plus importante que la raison. La raison, pour Descartes, paraît limitée, étant donné que bien des choses sont inaccessibles à sa compréhension et qu'elle en conçoit beaucoup de façon vague et confuse. Mais il n'y a rien que la volonté ne puisse accueillir affirmativement ou négativement, ou avec indifférence. C'est pourquoi rien ne limite la sphère de son action. Elle s'étend à ce qui est inconnu comme à ce qui est connu, déterminant par ses décisions tout le destin de la vie spirituelle et corporelle de l'homme. Elle représente une dimension absolue, ne connaissant absolument pas de limites naturelles et constituant la dernière et véritable cause de tout ce qui s'accomplit dans notre âme.

De l'idée d'une volonté originelle, absolue, que rien ne

limite et qui n'obéit à aucune loi naturelle, découle aussi son rapport aux passions. Descartes, comme nous l'avons vu, explique l'origine de la passion de façon purement mécanique. Il oppose sa doctrine aux anciennes erreurs qui considéraient les passions comme des phénomènes psychiques et ne savaient pas discerner en elles leur nature corporelle. Ce n'est qu'avec la constatation de la double nature, spirituelle et corporelle, de la passion que devient compréhensible pourquoi les passions peuvent envahir l'esprit et asservir sa liberté. Ainsi les passions contredisent la nature même de notre esprit. Habituellement, pour expliquer ce fait, on divisait l'âme en deux parties : « en une âme raisonnable et déraisonnable, en une âme supérieure et inférieure, et l'on attribuait les passions seulement à cette dernière. De ce fait, se perdait l'unité de l'âme, son indivisibilité, l'âme était en quelque sorte dissociée en différentes parties, se composait de différentes personnalités ou âmes, ce par quoi c'est précisément sa nature même qui se trouvait niée. » [K. Fischer, 1906, t.1, p.381].

Descartes pose de façon nouvelle la question du combat de la raison ou de la volonté avec les passions. Il reconnaît la signification centrale de ce fait, mais pense, écrit Fischer, que ce combat n'a pas lieu dans la nature spirituelle de l'homme qui, en quelque sorte, se révolterait contre elle-même. En réalité, la lutte se déroule entre deux mouvements de direction contraire qui se communiquent à la glande pinéale, cet organe de l'âme : l'un par le corps, à travers les esprits vitaux, l'autre par l'âme par l'intermédiaire de la volonté ; le premier mouvement est spontané et est exclusivement déterminé par les impressions corporelles, le second est volontaire et est motivé par une intention établie par la volonté. Les impressions corporelles que les esprits vitaux suscitent dans l'organe de l'âme et, à travers lui, dans l'âme elle-même, se transforment dans cet organe en représentations sensorielles. Si elles appartiennent à la catégorie des perceptions ordinaires, elles laissent la volonté en paix, et c'est pourquoi l'âme n'a aucune raison de les combattre. Mais si elles inquiètent et éveillent notre volonté par leur relation directe avec notre être, elles constituent des passions, qui s'en prennent à la volonté et provoquent de sa part une réaction.

L'action résulte de causes corporelles. Elle a lieu avec la force naturellement nécessaire et s'accomplit selon les lois mécaniques ; la force des passions réside dans son intensité ; la réaction est libre, elle agit avec une force spirituelle, impassible par nature. C'est pourquoi elle peut combattre et vaincre les passions : c'est l'importance de cette force qui conditionne son pouvoir sur ces dernières. L'âme, assiégée par les impressions des esprits vitaux, peut commencer à éprouver de la peur, mais, réconfortée par sa propre volonté, peut garder courage et vaincre la peur que la passion lui inspirait initialement. Elle peut donner une direction contraire à l'organe de l'âme et, avec lui, aux esprits vitaux, ce par quoi les membres sont poussés à combattre, tandis que la crainte les incitait à fuir. On voit maintenant quelles forces luttent entre elles dans les passions. Ce que l'on prenait pour un combat entre la nature inférieure et la nature supérieure de l'âme, entre la convoitise et la raison, l'âme sensible et l'âme pensante, est en réalité un conflit entre le corps et l'âme, entre la passion et la volonté, la nécessité naturelle et la liberté raisonnable, la nature (la matière) et l'esprit. Même les âmes les plus faibles peuvent, en agissant sur l'organe de l'âme, maîtriser le mouvement des esprits vitaux, et par là même diriger les passions de façon à être en mesure de parvenir à les dominer totalement. La double nature de l'homme conditionne la double nature des passions. Elles surgissent et influent sur la volonté comme des forces mécaniques, mais elles peuvent être vaincues par l'énergie spirituelle de la volonté dirigée de façon contraire. Le principe fondamental sur lequel, dans le système cartésien, s'appuie la théorie des passions est maintenant tout à fait clair [ibid., p. 282 à 283].

Il est parfaitement clair que, dans l'explication des passions, les principes naturaliste et théologique ne sont pas en contradiction chez Descartes, qu'ils se complètent mutuellement et que, si on les met ensemble, ils peuvent servir de fondement à sa théorie de l'interactivité du corps et de l'esprit, dans laquelle les passions sont le maillon intermédiaire traduisant l'énergie mécanique en énergie spirituelle et inversement. A cet égard, dans la théorie de Descartes la passion joue, dans le système des forces psychiques, le même rôle que la glande cérébrale dans le système des organes. La passion est le représentant du corps dans l'âme, tout comme la glande cérébrale est le représentant de l'âme dans le corps.

L'idée fondamentale de Descartes, et qui donne le ton à toute la musique de sa théorie des passions, consiste ainsi à admettre le pouvoir absolu de notre volonté sur les passions. Cela est tout à fait suffisant pour refuser une fois pour toute l'idée, défendue par Fischer, que, dans le système de

Descartes, le principe naturaliste place sous son autorité le système théologique. La thèse d'une domination inconditionnelle et absolue de la volonté sur les passions dit précisément le contraire, c'est-à-dire que, dans l'explication des passions, le principe naturaliste est entièrement assujetti à l'arbitraire quasi-divin et absolu de l'esprit. Cela suffit pour voir, qu'une fois pour toutes, les lois de la nature se trouvent transgressées dans la vie de l'être humain. Le surnaturel dispose du naturel, et le principe du naturalisme est définitivement compromis.

C'est précisément sur ce point que Spinoza oriente toute la force de sa critique et, ce qui paraît le plus remarquable si l'on veut bien comprendre sa théorie, c'est qu'il commence par rejeter l'idée d'un pouvoir absolu de la volonté sur les passions en se référant à l'expérience. « Les Stoïciens, à la vérité, ont cru qu'elles dépendaient absolument de notre volonté et que nous pouvions leur commander absolument. Les protestations de l'expérience, non certes leurs propres principes, les ont cependant contraints de reconnaître la nécessité pour réduire et gouverner les affections d'un exercice absolu et d'une longue étude. » [Spinoza, 1933, p. 197]. L'opinion de Descartes coïncide parfaitement avec cet enseignement des stoïciens. Il admet que, grâce à sa liaison avec la glande pinéale, l'âme perçoit par son intermédiaire tous les mouvements suscités dans le corps, et peut mettre le corps en mouvement uniquement à l'aide de la volonté. « Enfin, Descartes affirme que, bien que chaque mouvement de cette glande paraisse lié par la Nature au commencement de la vie à telle pensée singulière parmi celles que nous formons, il peut cependant, en vertu de l'habitude, être joint à d'autres... Descartes conclut de là que nulle Ame, pour faible qu'elle soit, n'est incapable, avec une bonne direction, d'acquérir un pouvoir absolu sur les Passions. Elles sont en effet, suivant sa définition, des perceptions, ou des sentiments, ou des émotions de l'Ame, qui se rapportent exclusivement à elle et qui sont produites, entretenues et fortifiées par quelques mouvements des esprits. Mais, puisque nous pouvons joindre à une volonté quelconque un mouvement quelconque de la glande et conséquemment des esprits, et que la détermination de la volonté dépend de notre seul pouvoir, si nous déterminons notre volonté par des jugements fermes et assurés suivant lesquels nous voulons diriger les actions de notre vie, et joignons à ces jugements les mouvements des passions que nous voulons avoir, nous acquerrons un empire absolu sur nos Passions. » [ibid., p. 197 à 198].

Spinoza conteste cet exemple de Descartes relatif au pouvoir de la volonté sur les passions. Il dit ceci : « Je voudrais, de plus, savoir combien de degrés de mouvement l'Ame peut imprimer à cette glande pinéale et avec quelle force la tenir suspendue. Je ne sais en effet si cette glande est mue par l'Ame de-ci de-là plus lentement ou plus vite que par les esprits animaux, et si les mouvements de Passion que nous avons joints étroitement à des jugements fermes ne peuvent pas en être disjoints par des causes corporelles ; d'où suivrait qu'après s'être fermement proposé d'aller à la rencontre des dangers et avoir joint à ce décret des mouvements d'audace, à la vue du péril la glande se trouvât occuper une position telle que l'Ame ne pût penser qu'à la fuite ; et certes, n'y ayant nulle commune mesure entre la volonté et le mouvement, il n'y a aucune comparaison entre la puissance — ou les forces de l'Ame et celles du corps ; conséquemment les forces de ce dernier ne peuvent être dirigées par celles de la première. » [ibid., p. 198].

La valeur de l'objection spinozienne nous semble incontestable. Si l'on admet que la volonté triomphe des passions en devenant force mécanique, se pose naturellement la question de savoir si cette force peut vaincre celle des esprits vitaux et communiquer à la glande un mouvement opposé uniquement dans le cas où — précisément comme force mécanique — elle est plus grande que celle des esprits vitaux. On n'y peut rien : si l'âme est entraînée dans le tourbillon mécanique de la passion et agit comme force mécanique, elle doit se soumettre aux lois générales de la mécanique. Il faut, par conséquent, admettre que, toujours et quelles que soient les circonstances, la volonté, même celle de l'âme la plus faible, agit avec une énergie supérieure à la force des esprits vitaux. Mais là survient une autre objection, tout aussi incontestable que la première. Le fait est que la volonté elle-même est incitée à lutter contre les passions par les esprits vitaux, dont le mouvement produit la passion, et, par conséquent, face au danger, la glande peut se retrouver dans une telle situation que l'âme sera en état de ne penser qu'à la fuite. Une fois de plus, on n'y peut rien : si les passions surviennent dans l'âme de façon purement mécanique, elles déterminent par conséquent l'activité de l'âme elle-même et la privent de la liberté absolue qui lui est propre d'accepter telles ou telles déterminations et décisions de la volonté.

Mais aussi incontestables que puissent paraître ces objections, elles manquent, à proprement parler, leur cible. Elles ne gardent leur force que tant que, conservant la manière spinozienne de poser la question, nous restons sur le plan d'une explication naturelle et logique. Mais si seulement, comme le fait Descartes, nous mettons à la base de l'explication des passions le surnaturel et l'irrationnel, alors l'absurdité monstrueuse de son explication devient naturellement inhérente à ce miracle quasi-divin que manifeste notre âme chaque fois qu'elle triomphe des passions.

Que Descartes recoure consciemment au miracle lorsqu'il explique le pouvoir absolu de la volonté sur les passions, qu'il évite consciemment toute élucidation naturelle et rationnelle de la question et que, de cette façon, il subordonne consciemment le principe naturaliste au principe théologique, tout cela ressort nettement de la distinction qu'il établit, au sujet du pouvoir de la volonté sur les passions, entre une explication naturelle possible et l'explication surnaturelle qu'il admet. Lointaine et confuse, la possibilité d'une pareille explication naturelle perce dans différentes parties de la théorie cartésienne. Sans doute s'est-elle présentée plus d'une fois à Descartes, mais, chaque fois, il l'a rejetée résolument.

Au fond, la vague possibilité d'une telle explication naturelle est contenue dans l'exemple que nous avons déjà cité, et où la volonté, stimulée par la peur pour l'amener à prendre la décision de la fuite, donne une orientation opposée à l'organe de l'âme, incitant le corps au combat alors que la crainte l'incitait à la fuite.

Rappelons ce point de la théorie des passions où Descartes délaisse l'examen des passions, telles qu'elles se produiraient chez un automate sans âme, et entreprend l'examen des passions réelles de l'homme en associant à la machine complexe, produisant les passions, une âme capable d'éprouver les sensations ou les perceptions des mouvements des esprits vitaux. Lors de la perception d'un danger, les mouvements des esprits vitaux agissent, comme on s'en souvient, de deux façons : d'une part, ils font tourner le dos et mettent en mouvement les jambes qui servent à fuir, d'autre part, ils provoquent des modifications cardiaques, qui, à leur tour, à l'aide des esprits vitaux, éveillent dans la glande l'émotion d'effroi, en provoquant aussi un mouvement qui correspond à cette émotion et qui est destiné par la nature elle-même à produire dans l'âme cette passion. Ainsi, lors de l'éveil de toute émotion, l'âme est entraînée dans son tourbillon. Lors de la perception d'un danger, en même temps qu'est représenté l'objet, apparaît aussi la représentation du danger. La volonté cherche spontanément à défendre le corps en fuyant ou en luttant ; c'est pourquoi est mis spontanément en mouvement l'organe de l'âme et est donnée au courant des esprits vitaux l'impulsion qui prédispose les membres soit à la fuite, soit au combat. La volonté de combattre est la bravoure, le désir de fuir la lâcheté. Bravoure et lâcheté ne sont pas de simples sensations, mais des stimulations volitives. Elles ne sont pas simplement une représentation, mais le mouvement de l'âme ou de la passion [K. Fischer, 1906, t.1, p. 380 à 381]. Ainsi la volonté intervient dans toute émotion. Aussi, est-il naturel d'admettre que, dans le cas examiné, quand la volonté triomphe de la peur inspirée par la passion et incite le corps au combat alors que la crainte l'incitait à la fuite, nous avons simplement affaire à une lutte entre deux passions : car la bravoure et la lâcheté sont, de façon identique, des passions qui peuvent être pareillement suscitées par la perception d'un danger. La volonté semble simplement mettre en conflit deux passions — bravoure et lâcheté — en triomphant de l'une par la force de l'autre.

Ailleurs dans son étude, Descartes s'approche encore davantage de cette possibilité d'explication naturelle. Il distingue, comme on sait, six passions originelles ou primitives, desquelles on peut déduire, en tant que formes dérivées ou combinées, toutes les autres passions particulières. Les six passions primitives, à la base de toutes les autres, sont les suivantes : l'étonnement [l'« Admiration » chez Descartes, qui précise que « l'étonnement est un excès d'admiration qui ne peut jamais être que mauvais », ndt], l'amour, la haine, le désir, la joie et la tristesse. Dans cette liste des passions originelles, l'une, précisément l'étonnement, occupe une place tout à fait exceptionnelle. Toutes les passions originelles sont positives ou négatives dans la mesure où, conformément à la théorie de Descartes, la passion n'est pas provoquée par l'objet en tant que tel, mais par sa valeur, c'est-à-dire par l'avantage ou le préjudice qu'il entraîne pour nous. Mais il y a des objets qui, avec une force irrésistible, attirent notre âme par la puissance et la nouveauté de l'impression sans éveiller nullement notre concupiscence [ou encore « désir» chez Descartes, ndt]. Ce sont justement ces objets qui éveillent en nous l'étonnement lequel, ainsi, apparaît comme l'unique passion qui n'est ni positive ni négative. « De toutes nos passions, aucune n'est aussi théorique et aussi favorable à la connaissance que l'étonnement. Descartes partage l'opinion d'Aristote [96] pour dire que la philosophie commence par l'étonnement, qui dirige notre volonté de connaître. L'étonnement donne spontanément à la volonté une orientation théorique et l'incline à la connaissance. Aussi, aux yeux de notre philosophe, n'est-il pas seulement la première des passions primitives, mais la plus importantes d'entre elles. » [ibid., p. 394 à 395].

« Les autres passions, dit Descartes, peuvent servir pour faire qu'on remarque les choses qui paraissent bonnes ou mauvaises, mais nous n'avons que l'admiration pour celles qui paraissent seulement rares » [97]. Ainsi, Descartes s'approche de très près d'une explication naturelle de l'aspect supérieur, non mécanique, de la vie des passions. Non seulement il admet que la volonté elle-même vise initialement la connaissance par l'étonnement, c'est-à-dire par une passion, et, par conséquent, se détermine à l'action, non pas elle-même à partir d'elle-même, non pas en vertu de sa liberté absolue, mais selon les lois nécessaires de la nature somato-spirituelle de l'homme, auxquelles sont soumises toutes les passions, y compris l'étonnement. En outre, il admet la possibilité vague et confuse d'une explication de la nature supérieure de l'homme, voie qu'empruntera ultérieurement Spinoza.

Certains chercheurs, plus perspicaces que Fischer, ont précisément relevé ce point de la théorie cartésienne des passions comme étant un maillon interne réel reliant les théories de Descartes et Spinoza, maillon qui, à un degré beaucoup plus fort que ne le fait le schéma classificateur externe des passions, rapproche les deux théories. Ces chercheurs passent à un autre extrême en pensant à tort que, sur ce point, les deux théories coïncident entièrement, et sans prendre en considération le fait que, premièrement, l'idée même d'une explication naturelle de l'action de la volonté sur les passions appartient encore chez Descartes au nombre des idées vagues et confuses, et, deuxièmement, que Descartes lui-même est résolument passé à côté de la possibilité d'une explication naturelle et a pris ouvertement position pour le principe théologique.

Ainsi, précisément là où la théorie des passions s'approche naturellement de l'explication de l'aspect supérieur de la vie de nos sensibilités et où la psychologie rejoint directement l'éthique, S. F. Ketchekian [98] voit un rapport de succession directe entre Descartes et Spinoza. En formulant la solution de la question que nous examinons dans la doctrine de Descartes, ce chercheur dit ceci : « Etudier le mécanisme des passions de l'homme en expliquant leur signification pour libérer l'esprit signifie accomplir une tâche éthique. L'éthique coïncide avec la psychologie précisément au point où se présente la tâche de trouver la caractéristique mentale, la passion qui déterminerait par elle-même un mode de vie moral. Comme Spinoza qui, plus tard, enseignera que les affects peuvent être réprimés uniquement par d'autres affects, Descartes affirme que, dans le mécanisme même des passions, on peut trouver celle qui mène au bien suprême — le libre arbitre de l'homme. Il est important de noter que, chez Descartes, la morale revêt la signification d'une science et, comme toute science, se conforme à la seule méthode correcte, la méthode déductive, laquelle est reconnue comme étant celle de la connaissance naturelle. » [S. F. Ketchekian, 1914, p. 8 à 9].

Il est vrai que l'auteur ne peut pas ne pas voir que, dans la théorie du libre arbitre, Spinoza se trouve sur des positions opposées à celles de Descartes, mais, selon lui, se fait seulement sentir ici, sans plus, l'incohérence de Descartes. « Spinoza en vient nécessairement à nier le libre arbitre, et il est de nouveau plus cohérent que Descartes. L'idée d'identifier la volonté à l'affirmation ou à la négation appartient à Descartes. Mais ce dernier n'en a pas tiré des conclusions qui mettraient en danger le libre arbitre, et a maintenu l'indépendance de la volonté vis-à-vis de la connaissance et l'arbitraire infini des décisions de cette même volonté. Au contraire, Spinoza, s'étant assimilé la pensée de Descartes, a trouvé utile d'unifier la volonté et la connaissance, et il a vu en cela un nouvel argument en faveur du déterminisme qu'il défendait.

Ainsi ne peut-il être question de libre arbitre dans le système de Spinoza. La liberté, considérée comme opposée à la nature, ne peut y trouver sa place. La liberté peut être seulement un élément de cette même nature, elle ne peut pas être le contraire de la nécessité naturelle, mais seulement l'un des aspects de cette nécessité. « La liberté n'élimine pas la nécessité, mais la présuppose », dit Spinoza [99] [ibid., p. 111]

Ainsi, la convergence entre les deux théories semble plus que douteuse, parce qu'en leur point central elles divergent radicalement, pour autant que peuvent diverger le déterminisme et l'indéterminisme, le spiritualisme et le matérialisme, l'explication naturelle et surnaturelle de la domination de la volonté sur l'affect. Au total, la question est de savoir si ce qu'il y a de supérieur dans l'homme, sa volonté libre et raisonnable, sa domination sur ses propres passions, autorise ou non une explication naturelle qui ne réduise pas ce qu'il y a de supérieur à ce qui est inférieur, ce qui est raisonnable à l'automatique, ce qui est libre au mécanique, mais qui préserve toute la signification de la dimension supérieure de notre vie psychique dans toute sa plénitude ; ou bien, pour expliquer cet élément supérieur, doit-on inévitablement avoir recours à la négation des lois de la nature et faire appel au principe théologique et spiritualiste d'une volonté absolument libre, non assujettie à la nécessité naturelle. En d'autres termes, il s'agit de savoir s'il est possible ou non de connaître scientifiquement ce que sont les formes supérieures de l'activité consciente, si la psychologie de l'homme est possible ou non comme science, et non pas comme métaphysique appliquée, caractère qui est celui de cette psychologie chez tous les idéalistes successifs, en commençant par Descartes, en continuant par Lotze et en terminant par Bergson.

Il est indiscutable que, bien que d'une façon très vague et très confuse, une telle possibilité d'expliquer scientifiquement et naturellement la nature supérieure de l'homme s'est présentée à Descartes, mais qu'il la rejeta totalement et accepta définitivement la seconde possibilité de notre alternative. Spinoza a développé la première. Ainsi, même après s'être rapprochés, dans une certaine mesure, en un certain point de leur parcours, les deux penseurs se sont ensuite séparés en prenant des directions opposées, aboutissant, sous une forme classique, à deux pôles d'une pensée humaine qui s'efforce de comprendre sa propre nature. C'est pourquoi nous devons considérer comme une erreur le développement ultérieur donné à la thèse selon laquelle il y eut transmission d'héritage entre les théories de Descartes et de Spinoza. En examinant la solution donnée au problème de la liberté dans la théorie de Spinoza, Ketchekian en vient à conclure que « la voie tracée par Spinoza n'est pas celle qui mène de l'esclavage à la liberté, mais, selon son point de vue, d'une forme d'esclavage à une autre. » [ibid., p. 146]. Ici, de façon étonnante, notre chercheur répète presque mot à mot la pensée de Descartes, en identifiant toute nécessité naturelle à l'esclavage et n'admettant qu'une solution métaphysique de ce problème, au sens d'une reconnaissance de la nécessité naturelle, absolument opposée, du libre arbitre.

« Sous ce rapport, Spinoza répète l'erreur de Descartes. Selon ce dernier, le bien supérieur doit, en un certain sens, devenir l'objet de notre convoitise, et c'est la raison pour laquelle il doit exister une passion qui détermine par elle-même un mode de vie moral. Voilà le point où la psychologie et la morale s'imbriquent étroitement. Comme nous l'avons vu, c'est la même chose chez Spinoza. La raison doit agir comme un affect pour garantir la vie morale. Selon Descartes, la magnanimité est cette passion qui tient entre ses mains la bride de la vie morale. Tant que l'âme s'abandonne à la convoitise, elle est le jouet des passions et elle ne peut surmonter certaines passions qu'en se soumettant à d'autres. Ainsi, n'importe quelle passion domine immanquablement dans l'âme. C'est la magnanimité qui ouvre la voie à la liberté. Descartes semble ignorer que la magnanimité est bel et bien une passion, il est vrai d'une autre espèce que les autres, mais passion tout de même; c'est pourquoi, en fait, au lieu de jouir de la liberté, nous tombons dans un nouvel esclavage, nous allons de Charybde en Scylla ; nous ne recouvrons pas définitivement la liberté, nous ne faisons que changer de maître. » [ibid., p. 146 à 147].

Nous reviendrons sur cette tentative de compromettre la théorie spinozienne de la liberté et de démontrer que, chez ce penseur, la liberté n'est rien d'autre qu'une forme différente d'esclavage, tentative fondée sur le fait d'admettre le parallélisme psychophysique comme point de vue fondamental de la théorie spinozienne et sur une définition purement cartésienne des concepts de liberté et d'esclavage. Pour l'instant, laissons cela de côté. Ce qui doit nous intéresser à présent, c'est autre chose : Descartes en personne a développé son idée exactement de la même façon que le font actuellement les critiques cartésiens de la théorie spinozienne. Cette tentative de se rapprocher de l'explication naturelle des passions humaines ne fut effectivement pour Descartes rien de plus qu'une simple faute qu'il s'efforce sur-le-champ de réparer tout en restant fidèle à l'esprit de sa théorie.

Le fondement de la vie morale consiste, selon Descartes, à réguler nos désirs. Etant donné que les passions nous poussent à l'action par l'intermédiaire du désir qu'elles suscitent, il convient de réguler nos désirs — tel est le bénéfice principal de la morale. Rappelons que Descartes admet deux moyens pour lutter contre nos vains désirs : le premier consiste à éprouver un sentiment de soi supérieur et authentique, et le second consiste en un raisonnement portant sur la détermination préétablie et éternelle du cours des choses par la providence divine. Le premier de ces moyens se rapporte au domaine des passions, le second à la connaissance. Ainsi apparaît cette possibilité illusoire d'une explication naturelle du libre arbitre comme produit du développement supérieur de l'esprit et de la passion. Descartes termine sa dissertation sur les passions de l'âme en indiquant le moyen de réprimer nos passions et de les transformer en source de vie heureuse. Cet unique moyen est la sagesse. Mais la voie qui conduit à la sagesse passe par la sombre et dangereuse vallée des passions. Comme on se souvient, parmi toutes les passions primitives, Descartes a mentionné l'étonnement comme étant la toute première passion supérieure par rapport à toutes les autres. Cette émotion, théorique par nature, est l'impulsion naturelle nous obligeant à suivre un parcours dont le but est la sagesse [100].

« Tant que nous sommes excités par la force d'une impression nouvelle et inhabituelle, nous ne sentons absolument pas l'utilité ou la nocivité d'un objet, ce qui constitue le sujet fondamental de toutes les autres passions. C'est pourquoi l'étonnement les précède, il est la première des passions et n'a rien de commun avec la nature des autres, qui admet un contraire. » [K. Fischer, 1906, t.1, p.389]. Parmi les formes dérivées ou particulières des passions, Descartes distingue des aspects caractéristiques de l'étonnement, dépendants de l'objet dont la rareté nous surprend selon que son caractère saillant tient de sa majesté ou de sa nullité, selon que nous (ou d'autres êtres libres) constituons cet objet. Ainsi, l'étonnement nous amène à évaluer les autres, ce qui se manifeste par l'estime ou le mépris, et à s'auto-évaluer, ce qui se manifeste sous forme de magnanimité et orgueil ou de bassesse et d'humilité.

Descartes attribue une signification tout à fait particulière à l'auto-évaluation (dans le Traité « l'estime de soi-même », « l'opinion de soi », ndt). « Rien dans le comportement de l'homme, dans l'expression de son visage, dans ses gestes et sa démarche, ne saute autant aux yeux que le sentiment d'exaltation ou d'abattement inahituels qu'il manifeste vis-à-vis de sa personne. L'un comme l'autre peut être vrai ou faux. La magnanimité est la véritable estime de soi et, au contraire, l'orgueil est une fausse estime de soi. Ce qu'il appelle faiblesse de l'esprit est la véritable résignation, ce qu'il appelle humilité, est la fausse résignation. Le critère qui, dans notre auto-appréciation, permet de séparer le vrai du faux se trouve uniquement dans l'objet de ces passions. Seuls les êtres libres peuvent être l'objet d'estime et de dédain, et il n'y a qu'un seul objet véritablement digne d'estime : c'est notre libre arbitre, grâce auquel, dans notre nature, domine la raison et auquel se soumettent les passions. Qui atteint cette liberté de la volonté et par là même la maîtrise de soi, celui-là possède une grandeur d'âme d'où découle un sentiment de soi véritablement élevé et le seul dont nous puissions être sûrs — l'état de magnanimité... Est fausse toute estime de soi ne découlant pas d'un sentiment de magnanimité et de liberté, tout comme toute résignation fondée sur des sensations autres que le sentiment d'impuissance de sa volonté. » [ibid., p. 389 à 390].

Ainsi le libre arbitre, qui conduit à la maîtrise des passions, est l'unique objet capable d'éveiller en nous cette passion supérieure de la magnanimité qui est une forme dérivée de l'étonnement et un cas particulier de notre auto-évaluation. Mais Descartes admet aussi la dépendance inverse. Dès que le libre arbitre est admis comme source unique et cause de la passion vraiment supérieure, Descartes est aussitôt prêt à reconnaître que cette passion supérieure est elle-même source et cause de notre liberté. Ce cercle logique vicieux que décrit ici sa pensée trouve une solution tout à fait inattendue en délaissant subitement l'explication naturelle des relations entre la volonté et les passions et en revenant à l'explication surnaturelle à l'aide du principe théologique.

Nous n'oublions pas que l'étonnement est, selon Descartes, une passion purement théorique qui nous contraint à suivre la voie qui nous mène à la sagesse. Cette passion libère de ses liens l'instinct de la connaissance, l'obligeant à s'orienter vers la véritable connaissance de soi et la véritable auto-évaluation. Ainsi, de l'instinct d'étonnement naît l'inclination à la connaissance, de cette dernière découle le doute sur l'authenticité de soi, et de là, à la lumière de la raison, résulte cet étonnement, dont l'objet est le bien le plus majestueux et vraiment supérieur — le libre arbitre. De là provient ce mouvement de l'âme que Descartes a qualifié de grandeur d'âme et qui tient entre ses mains la bride de la vie morale.

Ce cercle logique et vicieux est absolument évident : d'une part, de l'étonnement naît l'inclination à la connaissance, naissent l'autoconnaissance et l'auto-évaluation, laquelle ouvre la voie menant au libre arbitre ; d'autre part, du libre arbitre découle la magnanimité — cette passion vraiment supérieure. L'étonnement fraye la voie au libre arbitre, le libre arbitre suscite cette forme particulière d'étonnement qui est qualifiée de grandeur d'âme. En d'autres termes, une première fois la passion ouvre la voie menant au libre arbitre, une deuxième fois le libre arbitre engendre la passion.

Il ne reste plus, pour en sortir, qu'à détruire d'un seul coup ce cercle vicieux. C'est ce que fait Descartes dans sa théorie des armes propres de l'âme, grâce auxquelles elle vainc les passions. Tant que l'âme se livre aux passions, elle est leur jouet, elle peut en surmonter certaines tout en se soumettant à d'autres, et ainsi elle change de maître. Ce n'est pas l'âme qui, de façon illusoire, célèbre un tel triomphe, mais l'une de ses passions ; elle-même reste sans liberté. Si, au contraire, par la force de sa volonté et de sa liberté, par une connaissance claire et nette, l'âme s'élève au-dessus de ses convoitises, alors elle l'emporte grâce à ses propres armes, et c'est pourquoi sa victoire est véritable. Une telle victoire est le triomphe de la liberté de l'esprit. « Ce que je nomme ses propres armes, explique Descartes, sont des jugements fermes et déterminés touchant la connaissance du bien et du mal, suivant lesquels elle a résolu de conduire les actions de sa vie. Et les âmes les plus faibles de toutes sont celles dont la volonté ne se détermine point ainsi à suivre certains jugements, mais se laissent continuellement emporter aux passions présentes, lesquelles, étant souvent contraires les unes aux autres, la tirent tour à tour à leur parti, et l'employant à combattre contre elle-même, mettent l'âme au plus déplorable état qu'elle puisse être. Ainsi, lorsque la peur représente la mort comme un mal extrême, et qui ne peut être évité que par la fuite, si l'ambition, d'autre côté, représente l'infâmie de cette fuite comme un mal pire que la mort : ces deux passions agitent diversement la volonté, laquelle obéissant tantôt à l'une, tantôt à l'autre, s'oppose continuellement à soi-même, et ainsi rend l'âme esclave et malheureuse. » [ibid., p. 397 à 398 ; cf R. Descartes, *Les passions de l'âme*, 1e partie, § 48].

Dans cette conception philosophique affirmant que la volonté vainc les passions avec ses propres armes, mais le fait sans mettre ces passions en conflit, ce n'est pas à l'aide de la passion de la magnanimité, qualifiée par Descartes de source de toutes les autres vertus et de moyen essentiel de lutter contre l'ivresse des passions, que notre philosophe, selon la juste remarque de Fischer, « revient à ses principes fondamentaux » [1906, t.1, p. 398], c'est-à-dire à la thèse d'une totale opposition entre la nature spirituelle et la nature corporelle de l'homme et à l'idée d'une volonté absolument indépendante. Descartes considère de nouveau la victoire de la volonté sur les passions comme la victoire de l'esprit sur la nature ; il aurait pu répéter une fois encore la thèse qui fut l'objet des attaques de Spinoza : il n'existe pas d'âme à ce point impuissante qu'elle ne puisse être en état, lorsqu'elle est correctement gouvernée, d'acquérir un pouvoir absolu sur ses passions ; même les âmes les plus faibles, en agissant sur l'organe de l'âme, peuvent maîtriser le mouvement des esprits vitaux et par là même orienter les passions de façon à être en mesure de les dominer totalement.

La possibilité d'une explication naturelle de ce qu'il y a de supérieur en l'homme, la liberté humaine, s'est avérée réellement illusoire. Comme une très fine toile d'araignée, comme l'ombre immatérielle du principe naturaliste de l'auteur, elle transparaît à travers les fils solides qui constituent la base de son système et se rompt, ne pouvant être menée jusqu'au bout. Voilà pourquoi Descartes, comme nous l'avons vu, ne peut pas toujours faire une différence précise entre les passions de l'âme et celles de la machine sans âme. La victoire de la volonté sur les passions est de ce fait, selon la juste remarque de Fischer, non pas une victoire de la nature supérieure de l'âme sur sa nature inférieure, des passions supérieures sur les passions inférieures, mais celle de la volonté sur la passion, de la liberté sur la nécessité, de l'esprit sur la nature [ibid., p. 398 à 399].

Le rapport entre les passions et la volonté, tel qu'il se présente dans la théorie cartésienne, nous apparaît maintenant sous son jour véritable. Pour pouvoir élucider tout le problème, il reste encore à examiner le rapport entre les passions et la pensée, entre les éléments émotionnels et cognitifs de notre vie psychique.

Les chercheurs les plus divers se sont longtemps figuré la théorie cartésienne des passions comme le triomphe suprême de l'intellectualisme, réduisant les sentiments à des processus purements cognitifs. Effectivement, dans la théorie des passions, Descartes réserve une telle place au rôle des éléments intellectuels que, selon la juste remarque de Sergi, un chercheur comme Lange ne peut remarquer dans son *Traité des Passions* autre chose que ces éléments, et se considérera en toute conscience comme l'inventeur de la théorie viscérale. Sergi, en essayant de le présenter comme le véritable fondateur de cette théorie, est même prêt à regretter quelque peu que Descartes dissémine un peu partout dans son *Traité* des thèses selon lesquelles les perceptions, les souvenirs, les opinions, l'idée d'un objet aimé, abhorré ou effrayant sont cause de l'amour, de la haine, de la colère ou de la peur. Ainsi la joie, selon Descartes, provient de l'idée que nous possédons un bien.

G. Sergi s'efforce de calmer son angoisse et note ceci : un lecteur capable de réfléchir à des questions de physiologie ne peut avoir aucune objection contre l'affirmation de Descartes selon laquelle l'opinion est cause de l'émotion. Mais Sergi doit reconnaître que tout était simple et sans détours tant que nous ne voyions en l'homme, constitué d'un corps et d'une âme, qu'une machine capable d'éprouver des passions grâce au seul jeu des organes internes. La voie de la théorie viscérale devient pénible et difficile dès lors qu'il lui faut prendre en considération toutes les autres parties de la machine et tous les autres aspects de l'âme, en particulier quand elle doit, parallèlement aux passions, tenir compte du rapport des passions avec les autres phénomènes psychologiques. Et, effectivement, notre théorie se heurte là à des difficultés inouïes.

La théorie commence manifestement à hésiter entre

deux explications causales des émotions. D'une part, la cause des émotions est examinée dans l'état organique particulier qui, à travers les esprits vitaux et la glande cérébrale, est perçu par l'âme comme passion. D'autre part, comme cause des émotions, on trouve la sensation, la perception, l'opinion, l'idée. L'interprétation viscérale et l'interprétation intellectualiste de l'émotion semblent s'équilibrer sur les plateaux de la balance cartésienne. Mais ce n'est qu'un équilibre apparent. En réalité, le plateau contenant l'explication viscérale l'emporte nettement par le poids.

Descartes introduit une différence entre les causes immédiates, ou dernières, et les causes médiates, ou premières. Est à considérer comme cause dernière (immédiate) des passions de l'âme, dit Descartes, uniquement le mouvement que les esprits produisent dans cette petite glande logée au milieu du cerveau. Il est nécessaire d'étudier les sources des passions et d'examiner leurs causes premières. Les causes premières sont les sensations et les idées. Selon Sergi, face à cette différence, la théorie viscérale ne cède pas à l'intellectualisme le moindre pouce de son territoire. Il en voit la démonstration dans le fait que la théorie est capable de se passer totalement des causes médiates, lesquelles peuvent être absentes dans certains cas conditionnés seulement par la cause immédiate, c'est-à-dire par le jeu des esprits, déterminé par l'état général de l'organisme. Quand nous sommes vraiment en bonne santé, nous éprouvons un sentiment de joie qui n'est suscité par aucune fonction, mais l'est exclusivement par des impressions produites dans le cerveau par le mouvement des esprits. De même, nous nous sentons tristes quand nous sommes un peu souffrants, bien que nous ne sachions absolument pas ce que nous avons.

Ainsi Descartes maintient dans toute sa pureté son explication initiale et trace une démarcation nette entre d'une part les états sensoriels et intellectuels qui précèdent les émotions, et les passions d'autre part. La sensation et le sentiment lui paraissent à tel point séparés que, même là où ils fusionnent tellement que, comme nous l'avons vu, ils donnent l'occasion à beaucoup de chercheurs de désigner, à la suite de Stumpf, une catégorie particulière d'expériences des sensations d'un sentiment (par exemple, la sensation de la douleur), il ne trouve aucun lien interne entre l'un et l'autre de ces éléments de la conscience.

Fidèle à son principe selon lequel l'expérience

émotionnelle est dénuée de sens, Descartes ne trouve aucun lien intelligible, explicable, simplement possible et psychologiquement éprouvé entre l'émotion en tant que telle et les états sensoriels ou intellectuels que nous éprouvons, au plan des phénomènes, comme des éléments fusionnant directement avec le sentiment qui les accompagne. En opérant à l'aide d'abstractions d'une pâleur mortelle, délimitées selon une logique formelle, Descartes considère comme également possible, également intelligible pour la conscience, toute combinaison mathématique entre les sensations et les sentiments, toute transposition des liens, connus par l'expérience directe, de la sensation et du sentiment en une seule et même expérience de vie.

Ainsi, Descartes établit de rigoureuses différences entre la joie et la tristesse d'une part, le plaisir et la douleur d'autre part. Les premières, en tant que passions, non seulement se distinguent des autres, qui sont des sensations, mais peuvent en être totalement séparées. On peut aisément se figurer que la douleur la plus vive peut être éprouvée avec la même indifférence émotionnelle que peut l'être la sensation la plus banale. Si l'on se laisse imprégner du sens de la méthode cartésienne, on peut même s'étonner de voir que la douleur s'accompagne si souvent de tristesse, et le plaisir de joie, que les sensations de faim et de désir, qui se manifestent dans l'appétit, représentent des phénomènes concomitants et liés intérieurement entre eux.

On ne peut formuler plus clairement et plus nettement la thèse de la complète absurdité, du hasard absolu, de l'absence totale de structure et de liaison qui règnent dans le domaine des rapports entre les passions et les processus cognitifs. Toute combinaison s'avère pareillement absurde et, pour cette raison, pareillement possible. Même le lien entre la faim et l'appétit s'avère incompréhensible et absurde, provoquant notre étonnement, comme, d'ailleurs, tout lien entre la sensation et le désir, entre la perception et le sentiment. Là où l'on voit l'affirmation de l'absurdité des passions atteindre son apogée, n'importe quelle liaison de tout avec tout devenir le seul principe directeur de l'explication psychologique, les combinaisons algébriques des abstractions sans vie célébrer leur triomphe suprême, le dernier souffle de la véritable vie psychique être anéanti, la musique des passions, pour parler comme le Salieri de Pouchkine, être décomposée comme un cadavre [101], c'est seulement là, qu'à proprement parler,

Descartes mène à son terme logique l'idée fondamentale de l'origine mécanique des passions.

Il est vrai que, comme nous l'avons déjà noté, il ne réussit pas, en même temps, à éluder ce qu'il redoute le plus — l'explication, au fond, sensualiste des émotions. Sergi doit en convenir quand il s'efforce de démontrer à tout prix le triomphe de la théorie viscérale dans la théorie cartésienne des passions. Il estime même, qu'en ce point critique, les voies de Descartes et de James partent dans des directions opposées. Ce point critique de toute la théorie se révèle à nous au moment où, après avoir, de façon plus nette, séparé les passions de la perception et de la sensation des objets extérieurs, nous devons, malgré nous, reconnaître en fin de compte que la passion n'est pas autre chose que la sensation vague, indifférenciée, globale d'un état général de l'organisme. Alors il apparaît qu'il n'existe plus de passions ou d'émotions, mais seulement des sensations. Effrayé par ce résultat, pense Sergi, James tombe dans la théorie spinozienne et s'écarte de la voie tracée par Descartes. Qu'il n'en est point ainsi, nous l'avons vu plus haut en établissant, à la suite de Claparède, que la théorie de James, également, nous amène inévitablement à une pareille dissolution des émotions dans les sensations. En s'efforçant de sauver cette situation, Claparède met en avant le concept, créé par lui, de perception syncrétique. Si l'émotion n'est que la conscience des modifications organiques périphériques, pourquoi est-elle appréhendée comme émotion, et non pas en tant que sensations organiques ? Pourquoi, lorsque je suis effrayé, vais-je éprouver un sentiment de peur, et non pas les simples sensations organiques des battements de cœur, du tremblement, etc... ?

Ainsi, c'est sur cet écueil sensualiste que, tout comme celle de Descartes, vient se briser la théorie de James. Claparède essaie de sauver la situation à l'aide du principe structural actuellement à la mode — cette nouvelle oie qui pond des œufs d'or. L'émotion apparaît comme une structure unissant des sensations organiques diverses. Elle n'est pas autre chose que la perception vague et générale d'une série de sensations unifiées, que l'auteur définit comme une perception syncrétique. En d'autres termes, l'émotion est la conscience d'un état général de l'organisme. Comme on le voit, l'interprétation de Descartes et celle de James ne se différencient que sur un point : la reconnaissance du caractère structural ou non structural des sensations, auxquelles, contre leur gré, les deux penseurs sont contraints de réduire l'émotion. Si l'on se rappelle que James lui-même se passait superbement du correctif structural ajouté par Claparède à sa théorie et que, pour le reste, Sergi et Claparède, en interprétant chacun la théorie de son prédécesseur, convergent complètement, jusqu'à faire littéralement coïncider leur formule finale, qui réduit l'émotion à la sensation globale d'un état organique général, on peut considérer que l'accord entre James et Descartes, que Sergi a tenté d'ébranler en ce point, se trouve rétabli. Ils suivent la même voie, et il n'y a rien d'étonnant de voir qu'ils se heurtent aux mêmes difficultés.

La divergence entre James et Descartes existe réellement, mais elle ne se produit pas là où veut la voir Sergi : elle ne se produit pas par rapport à l'explication sensualiste des émotions, mais dans un certain détail, essentiel il est vrai, de la description factuelle du mécanisme émotionnel lui-même. Sur ce point, la théorie de Lange respecte la ligne de la théorie cartésienne de façon plus rigoureuse et plus conséquente que ne le fait l'hypothèse de James. Comme on le sait, parmi les manifestations corporelles de l'émotion, qui sont source et cause véritables de l'émotion, James range aussi, parallèlement aux modifications viscérales, les manifestations motrices : mimiques, pantomimes et expression des émotions dans les actes et les conduites. Comme Sergi le remarque à juste titre, Descartes est, sous ce rapport, proche de James. Dans les mouvements où se manifeste l'émotion, Descartes distingue toujours un mouvement interne (il est cause de l'expérience émotionnelle elle-même) et un mouvement externe (il est l'expression de l'émotion, ou bien il sert les intérêts de la machine qui éprouve les passions). Pour Descartes comme pour le point de vue ordinaire, la fuite n'est pas cause de la peur et l'agressivité n'est pas cause de la colère.

Nous pouvons continuer à éprouver de la colère et de la peur après avoir interrompu volontairement le mouvement de fuite et d'agression. Les passions restent représentées dans l'âme jusqu'à ce que cesse l'état organique qui les provoque, et la seule chose que puisse faire la volonté, c'est de ne pas consentir à exécuter les actions découlant de ces passions. Comme nous le savons, la volonté peut imposer à l'organe de l'âme une orientation opposée à celle qui est déterminée par la peur, grâce à quoi le corps est incité au combat, alors que la peur l'inciterait à la fuite.

La mimique qui accompagne nos émotions survient,

selon Descartes, par hasard, à cause du lien des nerfs qui la gouvernent avec l'appareil digestif et respiratoire et en raison du fait que le nerf facial et la sixième paire de nerfs prennent naissance dans des parties du cerveau contiguës et sont mis en mouvement par les esprits vitaux de façon simultanée. Sergi remarque avec satisfaction que, même dans l'explication de la mimique, Descartes reste totalement fidèle à son idée fondamentale, puisqu'il n'y trouve ni expression, ni cause, ni corollaires utiles de l'émotion, et que, d'une façon générale, il n'y trouve aucun sens et y voit juste une sorte d'accompagnement fortuit et indifférent, associé au jeu des réactions émotionnelles. Il voit le mérite de Descartes dans le fait qu'il reste plus fidèle au point de vue du physiologiste, du physicien, que Darwin, Wundt et Spencer.

Il n'y a qu'un point sur lequel, apparemment, les théories de James et de Lange divergent radicalement de la doctrine cartésienne. La question de la possibilité d'émotions dans le cas d'une absence totale de changements périphériques, en particulier viscéraux, est posée à part égale par les deux théories. Cette question est directement liée à la possibilité de l'existence de sensations centrifuges. Comme on le sait, James s'opposait nettement à la théorie de Wundt, qui admettait une telle possibilité sous la forme de la présence de sensations innervées.

Descartes, lui aussi, admet précisément cette possibilité. Dans sa théorie, l'orientation physiologique, comme le dit Sergi, croise à chaque pas les autres orientations et on n'a aucune peine à extraire de son *Traité* une théorie des émotions intellectualiste ou finaliste, c'est-à-dire, téléologique. Si ces embranchements partant de la route principale ne peuvent, pour l'essentiel, ébranler la conception générale de Descartes, en un point donné, l'opposition de la théorie viscérale avec la théorie intellectualiste est à ce point manifeste qu'il est impossible de la contourner. Ces deux théories s'opposent précisément dans la question de la possibilité d'états émotionnels survenant autrement que par voie viscérale. Est-il possible d'admettre, parallèlement aux émotions-sensibilités, l'existence d'émotions intellectuelles, libres de tout mélange avec un état corporel ? L'expérience vécue de la passion est-elle possible quand les organes internes se taisent totalement ?

Descartes répond à cette question de façon affirmative. Il admet que toutes les perceptions, y compris les émotions, peuvent survenir non seulement par voie centripète, mais aussi par voie centrifuge. Il répète bien des fois que la cause matérielle dernière de la perception est un mouvement spécifique des esprits au moment où ils sortent de la glande en partant du centre vers les nerfs. La cause matérielle immédiate de la perception n'est pas un mouvement centripète, mais centrifuge. Il y a ainsi dans la doctrine cartésienne, sous la forme la plus générale, une théorie centrifuge des phénomènes psychiques. Habituellement, pour inciter les esprits à sortir de la glande, comme il se doit pour la perception, une modification est nécessaire dans la rétine, dans l'oreille, dans la peau, dans les organes internes. Mais les hallucinations, les rêves, les illusions des amputés montrent que la chose peut se produire autrement et que les esprits peuvent provoquer des sensations sans être excités par un quelconque objet. Descartes, parfois, généralise tout cela et fait croire que les mouvements des esprits, qui provoquent toutes les perceptions, peuvent avoir d'autres causes que celles qui les conditionnent dans les cas normaux.

Les idées du mouvement de nos membres, dit Descartes, consistent uniquement en ce que les esprits sortent de la glande en se dirigeant vers l'extérieur d'une certaine façon. Les mouvements des membres et leurs idées peuvent être réciproquement cause l'un de l'autre. Il suffit que les esprits sortent de la glande et s'orientent vers le nerf optique pour que nous percevions un objet quelconque. Il suffit aux esprits de s'orienter vers le nerf moteur pour que nous puissions ressentir le mouvement. Il suffit aux esprits de s'orienter vers le nerf cardiaque et d'être capables de le contracter pour que nous éprouvions un sentiment de tristesse. Les passions sont causées par les esprits dans la mesure où ils s'orientent vers la sixième paire.

Afin que se réalise le mouvement des membres, il est nécessaire que les esprits atteignent les muscles, mais, pour que survienne la perception de ce mouvement, il suffit que les esprits sortent de la glande de la façon qui convient. Aussi, pour que se manifeste l'émotion, il n'est pas nécessaire que les esprits suscitent à la périphérie, dans la cage thoracique et dans la cavité abdominale, le tumulte viscéral correspondant. Il suffit que les esprits quittent la glande comme ils doivent le faire. Le résultat en est que la passion est possible quand les organes viscéraux se taisent totalement.

Cependant, Descartes lui-même n'a pas conscience de toute la signification et de toute l'importance de la théorie centrifuge des émotions. Il n'en tire pas les conclusions qui s'imposent. Selon la remarque de Sergi, on peut, à cet égard, totalement appliquer à Descartes les propos sévères qu'il a lui-même tenus au sujet d'Aristote : ce n'est que fortuitement qu'il réussit à dire quelque chose qui s'approche de la vérité. La conséquence essentielle de la théorie centrifuge, à savoir la possibilité d'émotions en l'absence de modifications viscérales, n'a été relevée que par des disciples de Descartes. Lui-même est passé à côté de cette conclusion. Malgré tout, une fois, il l'a pour ainsi dire ressentie. Nous trouvons cette remarque faite, comme en passant, par Descartes : quand l'objet de l'amour, du désir, de la haine, de la tristesse ou de la joie envahit l'âme à tel point que tous les esprits se trouvant dans la glande participent au processus de sa représentation dans l'âme et, pour cette raison, ne peuvent pas servir à une quelconque manifestation motrice, le corps reste inerte. C'est l'extase, ce sont de grandes émotions sans aucune manifestation interne et externe.

Cette seule remarque suffit pour faire éclater toute la construction antérieure. Elle agit comme une étincelle sur la poudre contenue dans la théorie centrifuge des émotions. Elle provoque une catastrophe. « Que signifie cela ? » demande solennellement Sergi, décontenancé. Nous sommes en présence d'une émotion qui se déploie dans toute sa splendeur, non seulement sans la moindre participation des organes viscéraux, mais même sans l'intervention des neurones moteurs, sans même la possibilité de recourir à la théorie centrifuge. C'est la destruction totale de la théorie viscérale, nous précipitant dans le pur sensualisme ou dans l'intellectualisme pur. Nous revenons à la distinction classique entre les passions, considérées comme des sensibilités, et les émotions intellectuelles, qui ne dépendent pas du corps. On voit s'ouvrir là de nouveaux horizons, de nouveaux points de vue se présentent, le chemin devient plus tortueux et plus difficile.

La théorie centrifuge des émotions, qui ouvre la possibilité de nier totalement son contraire, la théorie centripète, noyau de la théorie cartésienne des passions, a aussi trouvé ses héritiers et ses adeptes dans la psychologie expérimentale contemporaine, qui, jusqu'à présent, est de telle façon entièrement imprégnée des idées de Descartes et en tire à tel point son existence qu'elle peut, à bon droit, être considérée comme son propre enfant. On peut montrer — c'est en cela que réside notre tâche dans cette partie de notre étude — que toutes les principales contradictions de la psychologie contemporaine, celles qui sont à l'origine de sa crise comme celles qui concernent certains de ses problèmes particuliers, sont des contradictions présentes dans la théorie cartésienne des émotions. En ce sens, nous ne connaissons pas d'autre ouvrage dont l'étude puisse être, par sa signification, aussi centrale pour comprendre le véritable sens historique de tout le passé de la science psychologique et de sa crise actuelle, que ce dernier travail de Descartes — son *Traité des passions*. On peut, à juste titre, affirmer que ce *Traité*, peu connu de nos jours et qui est loin d'être l'ouvrage central de Descartes, se trouve à l'origine de toute la psychologie contemporaine et de toutes les contradictions qui la déchirent.

Toutes les contradictions du système cartésien, rassemblées, focalisées dans sa théorie des passions, sont — si l'on emploie des termes de musique — le thème fondamental, par rapport auquel toute la psychologie contemporaine ne représente rien d'autre que des variations qui portent et développent ce thème. Au cours du développement de la science psychologique, la théorie cartésienne s'est divisée en un certain nombre de conceptions et tendances particulières qui, apparemment, selon l'élaboration qu'elles connaissent chez tels chercheurs ou dans tels systèmes psychologiques, semblent représenter des courants autonomes de la pensée scientifique, logiquement bien construits, séparés, s'opposant nettement aux autres courants qui prennent aussi leur source dans l'œuvre de Descartes et engageant souvent avec eux une lutte implacable. Se contredisant intérieurement à sa base même, le système des idées psychologiques de Descartes ne pouvait pas ne pas se diviser, au cours du développement scientifique, en courants théoriques de la pensée psychologique qui seraient séparés, autonomes et hostiles l'un à l'autre. C'est la raison pour laquelle nous ne rencontrerons dans aucun des systèmes psychologiques contemporains l'incarnation parfaite de la doctrine cartésienne. Partout, il n'y a que des morceaux, partout, il n'y a que des parties de la construction grandiose, intrinsèquement scindée, de cette doctrine.

Mais si l'on sort des limites des courants psychologiques particuliers ou de ce que représentent des chercheurs isolés, si l'on prend de la hauteur et si l'on analyse, au plan de la recherche historique, les sources et les racines de ces systèmes opposés les uns aux autres, si, à l'aide d'une étude théorique, essentiellement philosophique, des problèmes fondamentaux de la psychologie contemporaine, on met en lumière leur unité et leur liaison internes et l'on montre, qu'au-delà de ce conflit d'opinions, il y a des contradictions se trouvant dans la doctrine cartésienne elle-même, alors souvent les théories polaires apparaîtront moins comme des ennemies que comme des jumelles, moins comme des contraires s'excluant l'un l'autre au plan de la connaissance empirique que comme des concepts corrélatifs se présupposant mutuellement et impossibles l'un sans l'autre, comme est impossible la droite sans la gauche. Nous avons déjà vu cela avec l'exemple de la contradiction fondamentale de toute la crise psychologique contemporaine, à savoir le problème des psychologies explicative et descriptive. A présent, nous avons l'occasion de nous en convaincre une fois de plus en faisant l'analyse de la théorie cartésienne (déjà citée) des causes premières et dernières, immédiates et médiates des passions, car le problème de l'explication causale est le problème fondamental de la possibilité d'une psychologie en tant que science, et celui qui a engendré la division historique en psychologie explicative et psychologie descriptive. Sous ce rapport, le problème de la causalité devient la pierre angulaire de toute la crise psychologique.Une véritable connaissance n'est possible qu'en tant que connaissance causale. La psychologie est-elle possible comme science causale et, d'une façon générale, est-il possible, au plan des principes, d'appliquer au monde de la vie psychique supérieure de l'homme une explication causale qui est à la base même de la connaissance scientifique des lois et des déterminations de tout ce qui s'accomplit ? Par conséquent, la connaissance scientifique de ce qu'il y a de supérieur dans l'homme est-elle possible ? D'une façon générale, la psychologie de l'homme est-elle possible comme science ou seulement comme métaphysique appliquée ? C'est de cette question, et exclusivement d'elle, qu'il s'agit dans les discussions entre la psychologie explicative et la psychologie descriptive. En ce sens, on peut dire que le contraste évident entres les deux jumelles de la connaissance psychologique contemporaine se trouve déjà en germe dans l'unité contradictoire de la théorie de Descartes sur les causes premières et les causes médiates des passions.

Mais de même qu'au-delà de ce problème principiel général, dont dépend toute l'existence, tout le destin de la psychologie en tant que science, il y a les contradictions, non résolues dans la doctrine cartésienne, d'un système qui, d'une part, pose le principe mathématique, rigoureusement logique, absolu, de l'explication causale mécanique, et qui, d'autre part, dément ce même principe en un seul point insignifiant de l'étendue infinie, dans la glande cérébrale de l'homme, de même les contradictions non résolues de la théorie cartésienne des émotions, en l'occurrence de caractère factuel en tant que contradictions — que nous venons de constater — entre théories des passions centripète et centrifuge, se manifestent au-delà de la controverse psychologique concrète et particulière entre les théories qui n'admettent que l'origine périphérique des sensations, survenant sous l'effet du monde extérieur sur nos organes des sens, et les théories qui, parallèlement à l'origine périphérique des sensations, admettent aussi leur origine centrale, permettant à l'esprit de savoir directement quelle activité se déroule dans son organe principal, dans le cerveau de l'homme.

A cet égard, il nous semble que la conclusion à laquelle aboutit Dunlap dans l'étude historique de l'aspect théorique de la psychologie est irréfutable et fondamentale par sa signification. Descartes qui, nous dit ce chercheur, est universellement reconnu comme le premier des fondateurs de la théorie psychologique contemporaine, crée de sa main droite l'objet de la psychologie, alors que de sa main gauche, peut-être sans préméditation, il détruit ses bases et confère à toute la structure de cette science une inclinaison décisive à droite, qui se maintient pendant la longue période de son développement ultérieur. Dans son *Traité des passions de l'âme*, il pose la pierre angulaire de la psychologie physiologique et de toute la théorie réactologique contemporaine, bien que sa propre théorie réactologique ait été précisément rejetée. Cependant, dans ses réflexions sur la méthode, de même que dans ses *Principes*, il est enclin à fonder l'objet de la psychologie conformément au bon sens et prépare ainsi la voie aux funestes théories du parallélisme psychologique et du dualisme épistémologique, théories qui furent directement développées par Malebranche et empruntées à celui-ci par J. Locke, et qui servirent de plan architectural au développement de la psychologie pendant les trois siècles suivants.

Nous assistons à une convergence étonnante entre deux recherches qui, à partir de deux points opposés, conduisent à constater que tout le débat portant sur le sort réservé à la théorie périphérique des émotions est, à proprement parler, engendré par la contradiction qui existe entre les théories périphérique et centrale des passions, lesquelles sont pacifiquement unies dans la doctrine cartésienne, et pas le moins du monde seulement en raison d'un manque d'attention de la part du grand auteur. Nous avons déjà eu l'occasion de citer l'une de ces études. Comme nous l'avons déjà vu, elle montre de façon probante que, sous un certain rapport, le débat ancien ou actuel entre les théories périphérique et centrale de l'origine des sensations et des émotions, c'est-à-dire ce débat ancien entre James et Wundt et ce nouveau débat entre les disciples de James et les fondateurs de l'actuelle théorie centrale des émotions, comme Cannon, Dana, Head, etc., est en réalité, sous une forme nouvelle et à une nouvelle étape du développement de la science psychologique, une répétition de la controverse qui est contenue dans la théorie cartésienne des passions.

G. Sergi en vient à établir ce fait en étudiant le sort de la doctrine cartésienne dans la psychologie des émotions contemporaine. Parlant de la théorie centrifuge des passions contenue dans la doctrine cartésienne parallèlement à la théorie centripète, Sergi mentionne à juste titre le nom de Wundt et sa célèbre théorie des sensations innervées. Conformément à la thèse de Wundt, on admet, en dehors des sensations motrices périphériques, l'existence de sensations motrices d'origine centrale, survenant grâce à l'interactivité des centres moteurs et sensoriels et permettant à la conscience de ressentir directement les impulsions motrices au moment où elles sont générées. Cette connaissance directe de l'engendrement de l'impulsion motrice est précisément la sensation de l'innervation. Dans les cas de paralysie et en l'absence de toute excitation des nerfs sensitifs de notre musculature, par conséquent en l'absence complète ou même dans l'impossibilité de tout mouvement corporel, nous pouvons tout de même conserver la sensation de nos impulsions motrices, de nos intentions motrices. C'est pour cette raison que l'hémiplégique peut avoir une hallucination motrice.

La signification principielle de la théorie des sensations innervées n'a été totalement évidente ni pour Wundt ni pour ses adversaires. Elle n'a éveillé chez son auteur que la conscience d'un principe absolument nouveau qu'elle introduit dans la psychologie physiologique, principe qui contredit nettement une théorie universellement reconnue et indiscutablement soutenue par les faits, c'est-à-dire celle de la survenue périphérique de toute sensation, principe enfin permettant de représenter sous une forme plus complexe le rapport entre les processus psychiques et physiologiques dans l'acte de l'intention volitive.

Cette théorie ouvrait, bien qu'extrêmement confus, de nouveaux horizons. Elle permettait vaguement d'espérer, qu'avec son aide, les processus volitifs complexes sauraient recevoir une explication naturelle, causale, psychophysiologique, qu'ils ne seraient pas, d'un côté, réduits au simple mécanisme d'une habitude construite sur la circulation des éléments centraux et périphériques de quelque acte moteur et ne seraient pas, d'un autre côté, entièrement remis à la discrétion de théories spiritualistes excluant toute possibilité d'explication naturaliste. C'est pourquoi cette théorie a rencontré de leur part une aussi violente critique, critique qui ne peut être comparée à celle adressée à la théorie périphérique de James. Les adversaires, comme l'auteur même de la théorie, ont peu pris conscience de sa signification principielle et se sont battus avec des arguments de nature plus factuelle que philosophique.

Ce n'est que plus tard qu'il fut parfaitement clair que la théorie des sensations innervées, qui n'est nulle part opposée ouvertement, de façon visible, à la théorie périphérique des émotions, est au fond son antagoniste au plan des principes, étant donné qu'elle exprime une tendance philosophique opposée, qui se manifeste en elle. Derrière Wundt et sa théorie des sensations innervées, il y avait Descartes et sa théorie centrifuge des passions, de la même façon que derrière James et sa théorie périphérique des émotions, il y avait toujours le même Descartes et sa théorie centripète de l'origine mécanique des mouvements de l'âme comme sensations et perceptions des modifications viscérales.

Il s'est produit ici ce dont nous parlions plus haut : le système contradictoire de la théorie cartésienne s'est divisé en ses éléments constitutifs, et à chacun de ces adversaires est échu en partage l'honneur de développer et de défendre l'un de ses éléments contre l'autre. James a combattu Wundt et la théorie des sensations centrales, qui lui parut chimérique. Wundt rejetait la théorie périphérique des émotions de James. Dans les deux cas, une partie de la théorie de Descartes se révoltait contre l'autre, le système cartésien éclatait sous l'effet des contradictions qui le déchiraient, mais, ni dans un cas ni dans l'autre, la psychologie physiologique n'est sortie du cercle vicieux d'un système qui semblait être la limite fatale imposée au développement de la pensée psychologique ; cette limite, on ne la franchit pas.

G. Sergi s'efforce sans cesse de démontrer que la théorie James-Lange se trouve entièrement, par son contenu principiel et factuel, dans celle de Descartes. Cela réussit tant que Sergi n'examine qu'un aspect de la doctrine cartésienne. Dès qu'il lui faut aborder l'autre aspect, celui qui comporte la théorie de l'origine centrifuge des émotions, il doit, comme il l'avoue lui-même, oublier un certain temps James et Lange et s'adresser à la thèse opposée à tout l'esprit de leur théorie (thèse que n'aimait pas James et qu'il combattait), pour retrouver les traces de cette partie à moitié oubliée de la doctrine cartésienne, et qui s'est égarée dans la psychologie contemporaine. Cette thèse, dit Sergi, a subi une violente critique, mais l'auteur l'a développée à la perfection, et elle aurait pu renaître. La prédiction, comme nous le verrons, s'est effectivement réalisée. Mais avant d'en parler, il convient d'examiner de plus près le lien qui existe entre la théortie de Wundt et celle de Descartes.

Ce que nous trouvons chez Descartes, dit Sergi à propos de la théorie des sensations innervées, a une signification beaucoup plus générale et inclut, parallèlement aux sensations motrices, toute la catégorie des perceptions, qui englobe aussi les passions. Descartes répète que la cause matérielle dernière de la perception est chaque fois un mouvement particulier des esprits au moment de leur sortie, de leur écoulement hors de la glande, quand ils la quittent en se dirigeant du centre vers les nerfs. La cause matérielle immédiate de toute perception n'est pas pour lui le mouvement centripète, mais le mouvement centrifuge, et ainsi la théorie centrifuge des phénomènes psychologiques est entièrement contenue dans sa théorie des passions, et, outre cela, sous la forme la plus générale.

Dans son désir de faire une totale apologie de la théorie cartésienne, désir si typique pour un courant bien défini de la psychologie contemporaine, pour un courant qui souhaite voir dans cette théorie la possibilité d'appliquer à l'âme humaine les approches naturaliste et téléologique, Sergi défend l'idée suivante : quand James apparaît comme l'adversaire de Descartes, quand il s'écarte de la théorie centrifuge des passions, la vérité se trouve du côté du grand philosophe et des continuateurs de son œuvre, c'est-à-dire des créateurs de la théorie des sensations innervées, cette incarnation tardive de l'idée cartésienne. Sergi trouve même des confirmations factuelles. Il lui semble que la conséquence naturelle de l'idée d'une origine centrale des sensations est la reconnaissance du fait que l'existence de la passion est possible quand les organes internes sont absolument muets, étant donné que les esprits provoquent la passion, même si, dans certains cas, ils n'atteignent pas ces organes et s'ils n'y produisent aucune modification. Cette affirmation nous amène directement aux expériences de Sherrington : quand un chien est, d'une certaine façon, comme séparé de ses organes viscéraux, il conserve toutefois la capacité d'éprouver et de manifester une émotion.

La théorie de James n'est en mesure d'éviter les objections faites par Sherrington qu'en faisant référence à la possibilité d'hallucinations affectives. De même que la perception hallucinatoire est possible sans être nullement d'origine périphérique, les émotions hallucinatoires sont, elles aussi, possibles, c'est-à-dire, en l'absence de ces modifications dans la réalité, des perceptions hallucinatoires des changements corporels, par lesquels se manifeste habituellement l'émotion. Descartes rejette définitivement une telle possibilité, bien que, semble-t-il, sa théorie centrifuge des émotions nous conduise directement à la nécessité d'admettre les hallucinations affectives. Sans chercher à s'y référer, en restant fidèle à la logique interne de son système, la théorie du XVIIe siècle s'accommode de la connaissance expérimentale actuelle moins difficilement que ne le font ses compagnons de succès plus jeunes.

Ce serait cependant une grande erreur de considérer, dans le cas présent, que James se trouve au pôle opposé par rapport à la théorie cartésienne. Il est facile de se convaincre précisément du contraire, à savoir que, même en prenant ses distances par rapport à une certaine partie de cette théorie, il reste entièrement enfermé dans le système. Pour le prouver, nous souhaiterions nous référer à deux circonstances. La première n'est pas sans rapport avec la théorie de James (déjà mentionnée) relative aux hallucinations affectives, et qui semble représenter l'équivalent théorique de la théorie centrifuge des passions, une autre variante de la solution du même problème qui a contraint Descartes en personne à refuser une application conséquente de la théorie périphérique mécaniciste de l'origine des émotions. La seconde est liée à la signification méthodologique de la théorie centrifuge de Descartes. Nous allons examiner ces deux circonstances.

G. Dumas, en étudiant l'histoire du développement de la théorie des hallucinations affectives, dit que l'expérimentation physiologique se contente de ne pas confirmer la théorie Lange-James, mais qu'elle ne sert pas à la réfuter directement ; quant à l'observation psychologique et clinique, elle permet d'avoir une position plus négative par rapport à cette théorie, étant donné qu'elle dispose d'un certain nombre de faits que la théorie périphérique paraît totalement impuissante à expliquer. Il convient de citer en premier lieu le problème des émotions supérieures, ou fines, dont James a essayé de se débarrasser par l'affirmation peu fondée, selon laquelle elles se réduisent soit au plaisir et à la souffrance physiques, soit à des jugements, tandis que, grâce à l'absence ou à l'insignifiance des manifestations périphériques, elles nous apparaissent comme des émotions d'origine centrale.

Il convient de placer en second lieu les manifestations pathologiques de la joie qui ne ressemblent ni à une excitation joyeuse, ni même à un sentiment de joie vécu calmement, parce que ces manifestations pathologiques sont tout à fait passives : c'est la joie extatique, la béatitude des saints. On peut tirer de ces faits une conclusion importante contre la théorie périphérique de la joie. L'auto-observation permet habituellement de remarquer en pareil cas des états pseudo-cataleptiques. Sainte Thérèse [102] décrit ses états physiques de la façon suivante : « Durant cette extase, le corps est comme mort, sans pouvoir le plus souvent agir en aucune façon et elle le laisse en l'état où elle le trouve ; ainsi, s'il était assis, il demeure assis ; si les mains étaient ouvertes, elles demeurent ouvertes ; et si elles étaient fermées, elles demeurent fermées. Il m'est arrivé ainsi de ne pas avoir du tout de pulsations. C'est du moins ce qu'assurent les sœurs qui se tenaient à ce moment-là près de moi. »

P. Janet [103] a décrit de façon particulièrement détaillée les états pathologiques de l'extase, quand l'expérience psychique de la joie s'accompagne d'un ralentissement de toutes les fonctions vitales. Les mouvements disparaissent, la respiration est affaiblie, la circulation du sang est ralentie, le corps est absolument immobile. Mignard a étudié sur le plan clinique l'état de joie passive (qu'il a observé même chez des idiots, chez des malades caractérisés par une débilité sénile, chez des sujets atteints de paralysie générale progressive). Il en arrive à la conclusion que la joie, en ce qui concerne les modifications psychiques, peut s'accompagner d'un ralentissement de toutes les fonctions conscientes, intellectuelles, affectives et actives, parfois avec une inertie totale, tandis qu'en ce qui concerne les modifications physiques, la joie peut se combiner avec tous les symptômes qui, d'ordinaire, sont considérés comme les indices caractéristiques de la dépression : ralentissement de la respiration et de la circulation du sang, baisse de la pression artérielle, chute de la température et arrêt de la digestion. Enfin, sous une forme encore plus générale, la joie peut s'unir à des états nettement caractérisés, ceux de cachexie et de démence, c'est-à-dire à des états de déchéance physique et morale.

Mignard donne une explication particulièrement vraisemblable de ces états en les associant, de la même façon que pour la joie active, à l'absence d'inhibition et à une réalisation totale des tendances. Il y a des tendances à rester calme, tout autant que des tendances à s'activer, et le rêve est un besoin dont la réalisation ne cesse pas d'être agréable. La béatitude passive décrite et expliquée par Mignard se rapproche de très près des desseins des épicuriens.

W. James, voyant toutes les difficultés auxquelles se heurtait sa théorie, ne pouvait passer sous silence l'objection fondée sur l'existence de la joie extatique. Il cite lui-même d'autres exemples d'états de joie, apparemment encore plus riches et cependant peu caractéristiques du point de vue organique. « S'il existe réellement, dit-il, une émotion purement spirituelle, je serais enclin à la limiter à la sensation cérébrale de la plénitude et de la légèreté de l'esprit, à la sensation de l'activité d'une pensée qui ne rencontre aucun obstacle. S'il existe des cas d'émotions indépendantes, je supposerais qu'il conviendrait de les chercher dans ces transports de la pensée pure. » [1902, p. 317].

Cette proposition de James contient la même explication des émotions indépendantes faisant appel à une réalisation totale des tendances, mais en même temps, elle inclut aussi l'idée d'une synesthésie cérébrale, qui, au fond, va à l'encontre de la théorie purement périphérique des émotions. On peut, sans aucun doute, admettre que, dans des cas semblables, nous avons affaire à des phénomènes hallucinatoires. James avance cette hypothèse pour expliquer l'exception que représente, du point de vue de sa théorie, l'état d'extase, mais dans la mesure où l'hypothèse n'a d'autre fondement que la défense d'une opinion théorique préconçue, elle n'a que la signification d'une simple référence.

Il est facile de voir que, dans la théorie des émotions indépendantes, des affects purement spirituels, que nous les considérions comme des hallucinations affectives ou comme des affects absolument réels dans toute la plénitude de leur nature psychologique, James, à proprement parler, en vient littéralement au même point que Descartes, c'est-à-dire qu'ils admettent des émotions d'origine purement centrale. Manifestement, la logique d'un système déterminé, la logique des faits qui ont survécu au système lui-même, a son propre développement interne nécessaire. Celui qui accepte un de ses éléments doit, inévitablement, aussi accepter l'autre, quel que soit l'effort qu'il fasse pour éliminer la moindre de ses traces dans la psychologie scientifique et aussi brillant psychologue qu'il soit.

Nous pouvons à présent affirmer à juste titre que l'application conséquente du principe mécaniciste dans la théorie périphérique des passions a obligé Descartes, dans sa doctrine de l'origine centrale des émotions, à développer son contraire, le principe spiritualiste. Dans la théorie de James également, si on la prend dans son intégralité, les lois de la mécanique physiologique, auxquelles il a fait appel en tant que source dernière de l'explication de la nature des sentiments humains, présupposent nécessairement comme complément l'idée d'émotions indépendantes, l'idée de sensations cérébrales, c'est-à-dire centrales, l'idée d'une émotion purement spirituelle, qui rendait insupportable à James la théorie des sensations innervées de Wundt. De nouveau, le mécanicisme et le spiritualisme se sont retrouvés réunis dans une seule théorie, comme ils le furent autrefois dans la théorie cartésienne des passions de l'âme.

C'est la raison pour laquelle il nous semble que Dunlap se trompe quand, examinant le débat qui divise les psychologues contemporains sur la conception centrale ou périphérique de l'origine de la sensation des émotions, il ne relie à Descartes qu'une partie de cette alternative ; Dunlap, ce fidèle disciple de James, dit ceci : je considère l'émotion comme un processus, et, quand j'essaie de savoir comment il survient, la seule chose que je puisse trouver, c'est une modification dans les organes viscéraux. Il est sûr que James n'a jamais pleinement accepté sa propre théorie. Non seulement il s'en tenait au parallélisme psychologique, mais il a aussi conservé une multitude de sentiments spiritualistes qu'il ne voulait pas soumettre à un grossier conditionnement corporel. Vous savez que nous percevons habituellement notre estomac et nos intestins comme quelque chose de bas et de vulgaire. Il est curieux que nous n'acceptions pas l'idée que notre cerveau qui, sur le plan biologique, ne s'élève pas au-dessus d'eux de façon vraiment notable, serait quelque chose de bas par rapport à nos sentiments. L'ancienne théorie, proposée par Descartes, et selon laquelle les courants afférents causent l'état intellectuel, et les courants efférents les passions de l'âme, semblait à James définitivement réfutée par Münsterberg. Evidemment, James se trompait. [K. Dunlap, 1928, p. 159].

Dunlap voit la renaissance de l'ancienne théorie de Descartes dans l'actuelle hypothèse thalamique de l'origine des émotions. Ainsi, le débat contemporain entre théorie viscérale et théorie thalamique ne lui semble remonter qu'en partie à la doctrine cartésienne. Le critère qui permet à Dunlap de mettre d'un côté la théorie cartésienne, qui autorise le sentiment innervé, et de l'autre celle de James et Lange, est pour lui la question du mécanisme de la survenue des émotions — mécanisme centrifuge ou mécanisme centripète.

L'inexactitude d'une telle représentation est due à deux causes. Premièrement, Dunlap ignore le fait que, dans la théorie de Descartes, est mentionnée une origine des émotions non seulement centrifuge, mais aussi centripète. Nous avons pu suffisamment nous en convaincre au cours de tout ce qui précède. Ainsi, l'alternative origine centrale ou périphérique des émotions est déjà totalement contenue dans la doctrine cartésienne. Certains chercheurs, comme Sergi, mettent au premier plan, dans la théorie cartésienne des émotions, précisément la théorie périphérique. D'autres, comme Dunlap et Prince, attribuent la première place dans cette théorie à l'hypothèse centrale. Enfin d'autres, comme Spearman, voient en Malebranche, continuateur direct de la ligne cartésienne, le père fondateur de toutes les modernes théories de la vie émotionnelle — celles de McDougall, A. Bain [104], James et Wundt [C. E. Spearman, 1928, p. 40]. En effet, comme nous l'avons vu, Malebranche fut, aux yeux de Lange lui-même, la seule personne qui ait réussi à créer, deux cents ans avant lui, une théorie vasomotrice complète relative aux manifestations corporelles des émotions, grâce au fait qu'il avait découvert, avec la perspicacité du génie, le lien véritable entre les phénomènes. Deuxièmement, Dunlap, dans un autre étude, est parfaitement fondé à voir aussi en Malebranche le véritable père de toute la psychologie introspective contemporaine. Nous savons déjà que Malebranche a hérité cette dualité de Descartes. Ainsi, le correctif indispensable à l'analyse de Dunlap citée plus haut doit être l'affirmation selon laquelle les deux termes de l'antithèse — les théories centrale et périphérique des émotions — sont, dans une égale mesure, redevables de leur origine à Descartes, puisque, dans la théorie cartésienne, ils ne sont nullement présentés comme une alternative, comme une antithèse, comme des conceptions opposées s'excluant mutuellement.

Le second correctif est, au fond, apporté par Dunlap lui-même. Comme on l'a vu, il doit approuver ce que James n'a jamais pleinement admis dans sa propre théorie, à savoir que, parallèlement à la théorie périphérique des émotions, il maintenait intégralement une conception purement spiritualiste par rapport aux sensibilités spirituelles en admettant leur origine centrale et aussi, en même temps, la possibilité de sensations centrales. Ainsi James, également, après avoir rejeté avec tant de résolution la théorie des sensations innervées, a, en réalité, uni, ne sachant comment les concilier, les deux parties opposées de la théorie cartésienne. La convergence entre James et Descartes n'est pas seulement remarquable là où Sergi l'a démontrée et argumentée aussi brillamment, c'est-à-dire dans l'hypothèse viscérale de l'origine des émotions, mais aussi là où Sergi voit — en l'occurrence en même temps que Dunlap — une opposition entre les deux chercheurs. Comme on se souvient, Descartes essaie, à l'aide d'une différence établie entre les passions-sensibilités, survenant à la suite de modifications dans les organes internes, et les émotions intellectuelles, tout à fait indépendantes du corps, de concilier les points de vue opposés, présents dans sa théorie. James, presque avec les mêmes mots, parle d'émotions indépendantes ayant leur origine dans la sensation de l'activité d'une pensée pure qui ne rencontre aucun obstacle.

Si l'on y ajoute ces deux correctifs essentiels, on peut, au fond, considérer comme exacts l'analyse historique et le tableau de Dunlap. Son mérite est qu'il a su, en partant d'un point opposé à celui à partir duquel Sergi a commencé ses recherches, aboutir aux mêmes résultats. Sergi venait de Descartes et est parvenu à une psychologie contemporaine en proie à une contradiction déchirante entre des conceptions opposées des émotions. Dunlap venait de cette controverse scientifique contemporaine et est parvenu à Descartes avec sa théorie contradictoire des passions. Ainsi ces deux études, en partant de deux extrémités opposées, se rencontrent en un même lieu et convergent en des conclusions et résultats définitifs. Cela peut servir à démontrer encore davantage à quel point les principaux problèmes cartésiens ne sont pas des réminiscences fortuites et accessoires dans la psychologie des émotions contemporaine, mais bien ses seuls fondements authentiques et réels ; à démontrer aussi à quel point toute la psychologie des émotions contemporaine, avec toutes ses réalisations et ses contradictions, est bien cartésienne au sens véritable du terme, non seulement à cause de son lien historique avec la doctrine de Descartes, mais aussi en raison du fait que, jusqu'à présent, elle vit, respire, lutte et souffre dans le cercle vicieux de cette doctrine. Descartes, pour la psychologie des émotions contemporaine, n'est pas un lointain passé, mais la réalité la plus vivante d'aujourd'hui. Comme le célèbre héros de Molière faisait de la prose sans le soupçonner, la psychologie des émotions contemporaine s'exprime, sans en être elle-même consciente, dans la prose classique et pure du *Traité des passions de l'âme* de Descartes.

Mais les deux études — celle de Sergi et celle de Dunlap — coïncident encore en un point de première importance. Dunlap, comme nous l'avons vu, est obligé de reconnaître que James, en admettant l'existence d'émotions purement spirituelles et indépendantes, et en complétant sa théorie périphérique par une conception spiritualiste, s'en tenait, en fait, à un parallélisme psychophysique. Indépendamment de James, Sergi établit le même lien entre la théorie centrifuge des émotions chez Descartes et le parallélisme. Ainsi, la convergence effective entre Descartes et James se transforme en une parenté philosophique très profonde entre les deux penseurs. La théorie centrifuge des perceptions, dit Sergi, occupe une place bien définie dans l'histoire du parallélisme cartésien. Ce qui unit la théorie cartésienne des passions et la théorie de James, c'est non seulement l'existence des hypothèses périphérique et centrale sur l'origine des émotions, mais quelque chose de plus important, à savoir précisément la solution générale du problème psychophysique, la réponse générale qu'elles donnent à la question du rapport de la pensée et de l'étendue, de l'âme et du corps dans le sentiment humain. Sans ce point, notre analyse des deux théories serait incomplète. C'est pourquoi, en conclusion à ce chapitre, nous allons examiner ce dernier point de la présente partie de notre étude.

Jusqu'ici, selon le cours de notre recherche, nous avons souligné unilatéralement un seul aspect de la solution cartésienne du problème psychophysique appliquée à la théorie des passions. Nous nous sommes efforcés d'étudier l'hypothèse de l'interaction qui a lieu dans la glande cérébrale entre l'esprit et le corps, et les conséquences découlant de cette hypothèse. Mais, comme nous l'avons déjà dit, le fait d'admettre une action directe de l'esprit sur le corps et du corps sur l'esprit est plutôt l'exception que la règle dans le système de Descartes ; ce fait se trouve en totale contradiction avec les thèses fondamentales de tout son système, selon lequel la pensée et l'étendue représentent des substances opposées, s'excluant mutuellement. Le fondement véritable de la psychologie cartésienne est, de ce fait, non pas l'hypothèse de l'interaction, mais la théorie du parallélisme psychophysique.

L'opposition du corps et de l'esprit est pour Descartes le point fondamental de tout son système. Rien de pensant n'a d'étendue. Rien d'étendu n'est pensant. La pensée et l'étendue sont différentes, selon l'expression de Descartes dans sa discussion avec Hobbes [105].

Mais si l'opposition ou la division entre corps et esprit peuvent être nettement et clairement concevables, l'union du corps et de l'esprit, à la lumière naturelle de la raison, doit paraître inconcevable et impossible ; et si une telle union existe en fait, elle contredit les fondements du système et son explication expose la théorie de Descartes à l'épreuve la plus difficile. Il faut examiner si le philosophe est capable de subir cette épreuve sans renier ses principes.

Nous avons déjà vu que le système de Descartes ne supporte pas l'épreuve et est obligé, dans l'hypothèse d'une interaction, de se trahir dès lors qu'il se met à renier ses propres principes. Rappelons seulement ceci : c'est précisément en raison du fait que le problème psychophysique s'est révélé totalement insoluble du point de vue du dualisme absolu du système cartésien que Descartes fut contraint d'admettre l'interactivité, s'efforçant par tous les moyens de la limiter à un point unique dans l'univers, ce territoire insignifiant de la glande cérébrale, et conservant à tout le reste infini de l'univers, avec toute sa force, le principe du dualisme.

Ainsi l'hypothèse de l'interaction apparaît non seulement comme le principe fondamental du système, mais comme sa pierre d'achoppement, non pas son fondement, mais le lieu de sa défaite et de sa perte absolues. Il n'y a pas d'objection plus forte à ce système que les faits incontestables de la nature même. Vu qu'il est à la fois de nature spirituelle et corporelle, c'est l'homme qui constitue l'instance négative du dualisme intégral de la nature spirituelle et corporelle. Le philosophe donne l'explication suivante : en réalité, l'esprit et le corps sont totalement séparés l'un de l'autre, il n'y a aucune communication entre eux, et je comprends cela à la lumière de la raison. La nature de l'homme nous persuade du contraire, puisqu'elle représente une telle communication. Selon les concepts du dualiste, les choses naturelles sont ou bien des esprits, ou bien des corps. L'homme est la vivante démonstration du contraire : c'est un être naturel, qui est à la fois l'un et l'autre. La voix de sa propre authenticité dit à l'homme : tu es un esprit ; la voix de ses besoins et penchants naturels lui dit de façon tout aussi claire : tu es un corps. La substantialité de la nature spirituelle et corporelle, et en même temps leur dualisme, volent en éclats au contact du concept et du fait de l'existence de l'homme. La contradiction est à ce point évidente que le philosophe l'admet lui-même.

Nous avons vu que l'hypothèse de l'interaction se trouve en nette contradiction avec tous les principes du système cartésien. Si elle est bien comprise, elle entraîne leur négation complète. L'âme se localise, et par là même se matérialise et se mécanise. L'âme, qui se meut par elle-même et qui est mise en mouvement par le corps, doit être elle-même corporelle, elle se fait chose matérielle malgré toutes les assurances qu'elle est bien une substance pensante, absolument différente du corps.

L'anthropologie cartésienne contredit non seulement les principes dualistes de la métaphysique, mais aussi les principes mécanistes du naturalisme. Que la quantité de mouvement reste constante dans le monde, que l'action et la réaction, l'action et la résistance soient égales, ces thèses fondamentales de la théorie du mouvement perdent leur force si, dans le corps, les mouvements peuvent être engendrés par des causes immatérielles. Quelle que soit la manière dont on se représente la liaison des deux substances dans la nature humaine — comme une union ou comme une addition —, dans un cas comme dans l'autre elle contredit le dualisme principiel et aboutit inévitablement à son contraire.

Si nous avons rappelé ces thèses que nous avons déjà examinées, c'est exclusivement pour montrer dans quelle mesure l'hypothèse de l'interaction contredit tout le système cartésien et, par conséquent, ne peut être considérée comme la solution fondamentale, pour ce système, du problème psychophysique. Nous le répétons, c'est vraiment quelque chose d'unique, la seule exception au monde à la loi générale relative au rapport entre la pensée et l'étendue.

Quelle est donc cette loi générale ? La réponse ne peut laisser planer aucun doute. Cette loi générale est celle de l'existence parallèle et indépendante des deux substances de la pensée et de l'étendue, substances qui ne se rencontrent jamais et n'entrent jamais en contact, sont absolument opposées et s'excluent mutuellement. En effet, que représente le parallélisme, si ce n'est l'affirmation (contenue dans la formule de Descartes) selon laquelle, dans la réalité, l'esprit et le corps sont absolument séparés l'un de l'autre, et ne communiquent point ? Que peut exprimer d'autre l'hypothèse paralléliste, si ce n'est un dualisme absolu des processus psychiques et physiques ?

Deux éléments directement liés à la théorie des passions nous intéressent à présent. On pourrait penser que Descartes garde l'hypothèse du parallélisme pour tout le système, à l'exclusion de sa partie psychologique, où il rejette le parallélisme et reste entièrement sur les positions de l'hypothèse de l'interaction. Mais le penser signifierait tomber dans une erreur grossière. Pour le démontrer, nous allons, comme on l'a déjà dit, nous limiter à l'examen de deux éléments liés à l'application de l'hypothèse du parallélisme à l'explication des passions humaines. Le premier, déjà relevé par Sergi, est lié à la théorie centrifuge de l'origine des émotions. Le second est directement lié au problème des sensations dans la théorie de Descartes et à la définition de leur nature. Examinons les.

Si, d'une part, comme l'admet la théorie centrifuge cartésienne, sont possibles des passions de nature purement spirituelle, sans le moindre rapport avec les états corporels, s'il existe des émotions intellectuelles, de pures extases de l'esprit, des sentiments élevés sans aucune manifestation extérieure ou intérieure, et si, de l'autre, sont possibles des passions sensibles, survenant, comme elles le feraient chez un automate sans âme, de manière purement mécanique, des passions de nature strictement corporelle que Descartes lui-même ne pouvait, de façon conséquente et rigoureuse, distinguer des passions de l'âme, on ne peut en tirer d'autre conclusion que celle de l'indépendance et du parallélisme absolus des aspects spirituel et corporel des passions humaines. Dans les passions sensibles, qui se déchaînent selon les lois mécaniques, absolument de la même façon chez un automate sans âme que chez un être humain doué de conscience, et dans les émotions intellectuelles, absolument indépendantes du corps, le corps et l'esprit, pour employer les termes de la formule cartésienne, sont, dans la réalité, totalement séparés l'un de l'autre et ils ne communiquent point. C'est précisément ce qu'on appelle le parallélisme pur.

Mais, dans la théorie cartésienne des passions, le parallélisme s'étend beaucoup plus loin. L'interaction entre le corps et l'esprit autorisée par cette théorie ne représente qu'une infraction momentanée à la loi relative au parallélisme, au moment où les esprits vitaux obligent l'âme à éprouver la passion, chute instantanée de l'âme qui entre en rapport avec le corps. Jusqu'à cet instant négligeable et après lui, le corps et l'esprit qui éprouvent la passion vivent d'une vie absolument autonome, indépendante, soumise à des lois opposées. Pour s'en convaincre, il suffit d'évoquer les trois exemples concrets mentionnés ci-dessous, et qu'utilise Descartes pour développer sa pensée.

Le premier concerne la réaction émotionnelle, telle qu'elle se produit dans la machine sans âme. Comme on se souvient, Descartes examine la figure terrifiante qui produit un effet sur l'automate sans âme et qui provoque en lui un certain nombre de modifications motrices dans les muscles et dans les organes internes. On a le tableau d'une machine vivante effrayée et prenant la fuite. Ainsi, la passion n'a en elle rien de psychique. Elle se produit selon des lois purement mécaniques et peut être expliquée à l'aide du seul principe naturaliste. Tout se passe comme si l'âme n'était absolument pas nécessaire et comme si le corps représentait un automate fonctionnant parfaitement.

Cet exemple nous amène directement au deuxième, dans lequel Descartes restitue à l'automate vivant l'âme dont on l'avait dépossédé auparavant. Rattacher l'activité psychique à l'activité corporelle ne change rien, au fond, à l'automatisme de la passion. Simplement, on rattache à une série de phénomènes se produisant dans le corps une série de phénomènes se produisant dans l'esprit et constituée de sensations corporelles survenant de la même façon que les sensations des objets extérieurs. Réduire les passions à des sensations et des perceptions les transforme en états mentaux passifs qui ne changent rien au processus de la passion automatique. Descartes, en toute clarté, développe l'idée des effets doubles en affirmant que le mouvement des esprits vitaux provoqué par la perception de la figure terrifiante produit deux effets indépendants l'un de l'autre : d'une part il met en mouvement l'automatisme corporel de la passion, d'autre part il provoque, soutient et renforce l'émotion dans l'âme. Ici, le parallélisme atteint sa forme complète et achevée.

Enfin, de ces deux exemples où l'on voit

l'épiphénoménalisme de l'émotion psychique se détacher avec une netteté maximale, dans lesquels les effets psychique et corporel sont tellement disjoints que l'on peut les examiner tout à fait séparément, nous passons au troisième, c'est-à-dire à la lutte de la volonté contre les passions. Nous savons déjà que les passions mentales et corporelles surviennent en présence de la figure terrifiante comme deux séries de phénomènes autonomes, indépendants et parallèles. Deux lignes parallèles se sont rencontrées, se sont croisées en un point de façon tout à fait inexplicable et continuent à se développer de manière absolument autonome, chacune selon ses propres lois. Si l'automate vivant était parfaitement privé d'âme et de la capacité d'éprouver des passions, rien n'aurait changé dans la survenue et le sort des émotions. C'est la raison pour laquelle il apparaît que Descartes n'est pas en mesure de marquer une limite stricte entre les passions de l'automate et les passions de l'âme.

Dans un troisième exemple, Descartes incorpore à l'automate non seulement une dimension passive de notre âme, capable d'éprouver des perceptions et des émotions, mais aussi sa dimension active — la volonté. Ici nous avons la même situation, mais sous une forme inverse. L'âme, excitée par le mouvement des esprits vitaux, éprouve de la peur, mais la volonté peut l'inciter à vaincre cette peur et à donner à l'organe de l'âme une orientation opposée, et par là même aux esprits vitaux qui provoquent les mouvements du corps, à donner des directions opposées à celles qui ont été en premier lieu suscitées par la passion. Le corps n'est plus incité à fuir, mais à lutter. Une fois de plus, les lignes parallèles se croisent un instant, pour reprendre plus loin une direction parallèle et se développer selon leurs propres lois. Dans la théorie du pouvoir de la volonté sur les passions, la série corporelle, qui caractérise la passion, se transforme elle-même en épiphénomène.

Comme on se souvient, la lutte de la volonté contre les passions se produit, pour Descartes, non pas dans la nature spirituelle de l'homme — il n'y a place dans l'âme pour aucune lutte —, mais exclusivement entre les dimensions spirituelle et corporelle de la nature humaine. En réalité, il se déroule un conflit entre deux mouvements de direction opposée qui sont communiqués à l'organe de l'âme : l'un, par le corps, à travers les esprits vitaux, l'autre, par l'âme, à travers la volonté. Le premier mouvement est involontaire et est exclusivement déterminé par des impressions corporelles, le second est volontaire et est motivé par l'intention, établie par la volonté. L'âme triomphe des passions grâce à ses armes personnelles et, selon sa propre détermination, oriente le mouvement du corps.

Ces trois exemples atteignent leur achèvement dans la théorie des émotions purement spirituelles, qui peuvent survenir et évoluer indépendamment du corps. Ainsi, dans deux cas extrêmes, nous pouvons, conformément à la pensée de Descartes, considérer les passions soit comme le produit de l'automatisme corporel, soit comme le pur résultat de l'activité spirituelle. Dans deux cas intermédiaires, les deux choses se croisent un instant, pour revenir ensuite à la situation de départ, indépendante. Il suffit d'embrasser d'un coup d'œil ces exemples pris ensemble pour se convaincre du fait suivant : le parallélisme est à la base non seulement de tout le système de Descartes, mais aussi de la partie de ce système qui constitue la théorie des passions. Dans la passion, tout comme dans l'univers entier, l'étendue et la pensée sont totalement indépendantes l'une de l'autre, et elles ne communiquent nullement, en dehors de cet instant où se croisent les lignes parallèles. Et, dans la passion, rien d'étendu ne pense, rien de ce qui pense n'est étendu. Les parallèles se sont rencontrées un instant et sont de nouveau restées parallèles jusqu'à la prochaine intersection instantanée. Ce n'est que pour expliquer cet instant qu'est introduite l'hypothèse de l'interactivité, hypothèse qui n'est pas autre chose qu'une concession forcée par rapport au fait indiscutable de l'union de l'étendue et de la pensée dans l'homme. Mais cette concession est une faiblesse momentanée du système lui-même. Elle a beaucoup troublé son auteur, elle est comme une trahison et n'est nullement la base du système. La véritable base reste le parallélisme.

Nous trouvons une démonstration encore plus profonde du parallélisme, qui est à la base de la théorie des passions, dans l'étude de Descartes sur le rapport entre les passions et les sensations. L'examen de cette question constitue la dernière tâche de la présente partie de notre recherche.

Deux points, dans la théorie cartésienne des passions, sont, à cet égard, importants au plan des principes : d'abord, la réduction des passions à la sensation et à la perception des modifications des organes internes, ensuite la reconnaissance des passions comme apanage exclusif de la nature humaine et le refus d'admettre leur existence chez les animaux. On se souvient que Descartes rapporte les passions de l'âme aux états passifs de notre conscience, les considérant comme un cas particulier de la perception. Il évoque les passions comme des perceptions et des sensations de l'âme provoquées par la sensation des esprits vitaux ; dans d'autres passages du *Traité*, il revient plus d'une fois à cette idée, affirmant que les passions surviennent dans l'âme exactement de la même façon que les sensations des objets représentés par les organes externes des sens, et que l'âme en prend conscience exactement de la même manière. Les passions sont des sensations, seulement des sensations d'un genre particulier, vu qu'elles présentent à la conscience des modifications qui ne se produisent pas dans le monde extérieur, mais qui sont des modifications de son propre organisme.

Les animaux, selon Descartes, constituent aussi des automates vivants. Descartes fait une stricte distinction entre le concept de vie et le concept d'animé. Un corps vivant n'est pas un corps animé, l'âme n'est pas un principe physique. Le corps ne vit pas parce que l'âme l'anime et le réchauffe, et il ne meurt pas parce que l'âme le quitte. La vie n'est pas dans le lien de l'âme et du corps, la mort n'est pas leur séparation. La vie et la mort sont la conséquence inévitable de causes physiques. La vie est un simple mécanisme, la mort la suppression de ce mécanisme. Comme le dit Descartes lui-même, la mort n'intervient jamais à la suite de la destruction d'un des principaux organes du corps. C'est pourquoi l'on peut dire que le corps de l'homme vivant se différencie de celui d'un mort de la même manière qu'une montre (ou bien un automate d'un autre genre, c'est-à-dire n'importe quelle machine susceptible de se mouvoir par elle-même) qui aurait en elle, parallèlement à toutes les conditions nécessaires à son activité, le principe corporel des mouvements qu'elle doit accomplir, se différencie d'un mécanisme d'horlogerie complexe où le principe moteur a cessé d'agir.

Les animaux constituent des corps vivants, mais inanimés. Ce sont de purs automates. Cependant, ils sont doués de sensations sensibles et d'instincts qui doivent être considérés comme des mouvements corporels se produisant et s'expliquant selon les lois mécaniques. C'est pourquoi tout ce qui est commun à l'homme et aux animaux doit inévitablement être considéré comme un phénomène de nature purement corporelle. C'est pourquoi on n'a plus qu'à considérer les sensations, les penchants en général (donc relatifs aussi à l'homme) comme des phénomènes mécaniques n'ayant rien de commun avec l'activité psychique.

Le dualisme entre l'animal et l'homme pousse Descartes à conclure inéluctablement que les animaux sont dépourvus de passions, étant donné qu'il considère les passions comme des mouvements de l'âme. Là, apparaît l'une des contradictions les plus insolubles de tout le système qui englobe le problème des sensations. La théorie de Descartes est hésitante par rapport aux sensations et, à cause de ses principes dualistes et anthropologiques, elle a trois orientations tout à fait différentes. Les premières réflexions interprètent les sensations et les perceptions sensibles comme des faits psychiques et les rattachent seulement à l'esprit. Les dernières les considèrent comme des faits anthropologiques et les rattachent aux liens existant entre l'esprit et le corps, mais son étude sur les passions ne leur attribue que la signification de faits corporels psychiques et rattache les sensations et les instincts exclusivement au corps.

Notre tentative d'élucider le problème nous fait tomber dans le piège de l'antinomie et du dilemme. Soit l'on admet la sensation comme un fait purement corporel à expliquer de façon purement mécanique, soit on l'admet comme un fait purement spirituel, exigeant une analyse spiritualiste. Si l'on reste dans les limites du système, il est impossible d'admettre la sensation, tout comme il est impossible de la nier. En bref, du point de vue de la théorie de Descartes, le fait de la sensation n'est pas expliqué et n'est pas explicable. Cette contradiction nous intéresse à présent uniquement par rapport à la théorie des passions. Ici la contradiction paraît encore plus monstrueuse. On a, d'une part, un automate sans âme, pleinement capable d'éprouver des passions, et, d'autre part, des animaux privés de passions. D'une part, la passion ne représente rien d'autre qu'une sensation survenant dans l'âme, d'autre part, la sensation n'est pas autre chose qu'un phénomène purement corporel. La seule conclusion que l'on puisse tirer est la suivante : Descartes, pour autant qu'il se laisse guider, dans la théorie des passions, par le principe naturaliste, en vient inévitablement à admettre un pur épiphénoménalisme et un pur automatisme humain dans la survenue et le développement des passions, car, en définissant la passion comme une sensation et la sensation comme un phénomène corporel, il affirme, sans s'en rendre compte, que la passion ne peut exister comme phénomène fondamental de la nature humaine, c'est-à-dire d'une double nature, à la fois spirituelle et corporelle. D'une part, toutes les passions qui concernent le corps restent des phénomènes purement corporels, car même la sensation qu'est, au fond, la passion, considérée sous son aspect psychique, est propre à l'animal et représente un phénomène mécanique, survenant dans une machine mobile. D'autre part, il existe des passions purement spirituelles, indépendantes du corps. Le dualisme de la pensée et de l'étendue, le parallélisme pur et conséquent ont dit de façon décisive leur dernier mot sur ce point. Il y a des passions corporelles et il y a des passions spirituelles. Est impossible toute passion qui serait à la fois et corporelle et spirituelle, et dans laquelle seraient envisageables des rapports effectifs de réciprocité, un lien réel entre le corps et l'esprit, comme il est impossible que quelque chose ayant une étendue pense et que quelque chose qui pense ait une étendue.

Nous approchons ainsi du dernier point de toute la théorie cartésienne des passions, et il s'achève par une catastrophe impressionnante, par un effondrement complet de toute cette tentative héroïque d'expliquer la nature des passions humaines à partir des principes dualistes du système. La fin de la théorie est une négation totale de son début. Les passions se partagent entre la nature spirituelle et corporelle de l'homme, et chaque nature agit de façon totalement indépendante l'une de l'autre. Où reste-t-il donc place, dans cette théorie, à la passion comme phénomène fondamental de la double nature, spirituelle et corporelle, de l'homme, comme unique et réel fondement des passions ? Le spiritualisme et le naturalisme apparaissent, même dans la théorie des passions, comme deux pôles opposés. Le dualisme et le parallélisme jouent le rôle de fondement réel de la théorie des passions. L'épiphénoménalisme et l'automatisme humain deviennent commencement et fin, premier et dernier mot de toute la psychologie des passions.

Que le parallélisme fut réellement la pensée du philosophe, pensée qui couronnait toutes ses réflexions sur la nature des passions humaines, on peut s'en laisser convaincre par le dernier écrit de Descartes consacré à cette question — sa lettre sur l'amour. Dans cette lettre, il répond à la reine de Suède [106] en expliquant en quoi consiste l'essence de l'amour et ce qui est pire — l'amour démesuré ou la haine démesurée. Cette lettre constitue un bref exposé des dernières pensées de Descartes sur l'essence de l'amour, et, en même temps, sur l'essence de toute passion humaine. « Cette lettre est un petit chef-d'œuvre dont tout connaisseur de la philosophie de Descartes qui ignorerait le nom de l'auteur et les motifs de la lettre, mais serait seulement attentif au développement de l'analyse, au caractère des idées, au choix des expressions, dirait sur-le-champ : c'est là le vrai Descartes. Il n'existe pas d'autre œuvre d'une aussi petite dimension (car elle ne sort pas des limites d'une lettre) qui nous permettrait de mieux reconnaître ce penseur. » [K. Fischer, 1906, t. 1, p. 258].

Dans sa lettre, Descartes commence directement par faire la différence entre l'amour intellectuel et l'amour affectif, en posant, de cette façon, comme point de départ la différence qu'il y a entre les passions spirituelles et les passions corporelles, différence qui, dans le *Traité des passions*, n'était qu'un point de conclusion. Il y a un amour à considérer comme une passion spirituelle et un amour à considérer comme une passion sensible. Le premier vient du fait que nous nous représentons un objet dont la présence et la possession nous causent de la joie, et dont l'absence et la perte nous causent de la souffrance. C'est pourquoi nous désirons un tel objet avec toute l'énergie de notre volonté. Nous voulons nous unir à lui ou former avec lui un tout et n'être qu'une partie de ce tout. L'amour est nécessairement lié à la joie, au chagrin et au désir. Ces quatre visées de la volonté ont leurs racines dans la nature de l'esprit et sont inhérentes au lien spirituel établi avec le corps. Elles sont incluses dans le besoin cognitif de l'être pensant. La joie et la souffrance de l'amour intellectuel sont, pour cette raison, non pas des passions, mais des idées bien précises.

Quand bien même l'analyse du *Traité des passions* ne

nous permettrait pas de conclure que, dans sa doctrine, Descartes admettait des passions purement spirituelles, la lettre devrait nous convaincre de ce fait. En développant en toute logique l'idée de la nature purement spirituelle de la passion intellectuelle, Descartes établit que c'est seulement lorsque cette nature s'obscurcit que peut apparaître un amour affectif et sensible, provenant de la liaison de l'âme et du corps. Ce sont des états et des modifications du corps auxquels correspond une certaine aspiration dans notre âme, sans que se révèlent une similitude et un lien entre eux. C'est ainsi que se manifestent d'obscurs désirs affectifs sensibles qui visent des objets bien déterminés, qui éprouvent de la joie en possédant certains d'entre eux et une souffrance morbide à cause de l'absence de certains autres, qui aiment les objets de leurs visées, qui détestent les objets du dégoût : la joie et la tristesse, l'amour et la haine — telles sont les formes fondamentales des désirs sensibles, les passions élémentaires et principales à partir du mélange et de la modification desquelles se construisent toutes les autres ; ce sont les seules que nous avions avant la naissance, car elles se manifestent déjà pendant l'alimentation dans la vie fœtale.

L'amour intellectuel coïncide avec le besoin de connaître de la nature pensante, l'amour sensible s'enracine dans les besoins nutritifs de la nature organique. Il y a des représentations d'objets dignes de visées (l'amour intellectuel) sans excitation ni désir sensible, de même que ce désir peut se manifester sans la connaissance. Il y a de l'amour sans passion et de la passion sans amour. Au sens habituel, on peut dire que ces deux éléments sont réunis dans l'amour humain. Le corps et l'âme sont unis de telle façon que des états déterminés de la représentation et de la volonté accompagnent des états déterminés des organes corporels, et ils se suscitent mutuellement, comme le font le mot et la pensée. L'amour, de même, trouve dans l'excitation du cœur, lors d'une accélération de la circulation du sang, son expression corporelle involontaire. Cet amour spirituel et sensible, cette union de l'entendement et de la visée forment cette sensation sur laquelle s'interroge la reine de Suède.

Ainsi, cette indépendance originelle entre les passions intellectuelles et sensibles, spirituelles et corporelles, indépendance incompréhensible et inexplicable, puis le développement parallèle et concomitant des unes et des autres, l'entière possibilité de leur existence séparée, le caractère fortuit de leur union, laquelle ne conduit qu'à l'amour intellectuel, bref toutes les thèses fondamentales du parallélisme cartésien dans la théorie des passions, parallélisme qui amène à la séparation totale des principes spiritualiste et naturaliste que le philosophe a vainement essayé de réunir dans son *Traité*, se révèlent ici avec une clarté qui ne laisse aucun doute sur la véritable nature de la théorie cartésienne des passions.

Mais celui qui emprunte la voie cartésienne doit inévitablement aboutir à son point d'arrivée, c'est-à-dire à des conclusions cartésiennes. Nous avons déjà vu que James s'est non seulement engagé dans cette voie, mais qu'il a dû inévitablement compléter sa théorie des émotions automatiques par la thèse des sentiments intellectuels indépendants du corps. Il fut obligé d'admettre, dans un premier temps, la présence d'émotions et de sensations d'origine purement centrale pour expliquer la joie extatique. Mais, comme le remarque à juste titre Dumas, c'est exactement de la même façon que la question doit être posée en ce qui concerne non seulement la joie passive, mais aussi la joie active. Si, pour une fois, nous admettons la possibilité d'une synesthésie cérébrale pour expliquer l'extase, nous nous privons de toute possibilité d'affirmer qu'elle ne joue aucun rôle dans toutes les autres émotions. Si nous suivons jusqu'au bout, dit Dumas, la théorie de James et de Lange, nous pouvons affirmer que la joie active se réduit à la conscience d'un tonus musculaire et de toutes les réactions périphériques. Mais nous venons de le voir : l'existence d'une synesthésie cérébrale provoquant la joie a été admise pour expliquer l'extase, et c'est pourquoi, dans la joie active, nous devons distinguer la conscience d'une excitation organique et la conscience de cette synesthésie cérébrale; il en va de même en ce qui concerne la tristesse passive ou active.

Prolongeant, au fond, les idées de James, Dumas accepte, en s'appuyant sur les expériences de Sherrington, sur les faits de la joie passive et de la stupeur mélancolique, la notion de sentiments cérébraux de satisfaction et de souffrance, sentiments qui ne sont pas susceptibles d'une explication périphérique. Un fait, solidement établi en physiologie, va à l'encontre de cette hypothèse : c'est celui de l'absence de sensibilité consciente pendant des excitations électriques et traumatiques du cerveau. Mais il existe une grande différence entre ces excitations fonctionnelles grossières, aussi bien non spécifiques que spécifiques, et nous pouvons, sans entrer en contradiction avec la physiologie, postuler la synesthésie du cerveau. Comme nous l'avons noté, c'est ce à quoi aboutit aussi l'actuelle théorie thalamique des émotions, qui voit dans le thalamus la source réelle de la survenue du ton émotionnel spécifique. C'est précisément le point de vue que défendent un certain nombre d'autres chercheurs en s'appuyant sur les données de la chronaxie et en construisant un mécanisme hypothétique de cette synesthésie centrale.

Dumas lui-même considère qu'en postulant des émotions d'origine purement centrale, il ne fait que développer et compléter la théorie de James. En assignant une place à l'hypothèse de Lange et de James dans ce difficile problème de la nature des émotions, nous nous efforçons d'introduire dans cette théorie des précisions permettant de la rendre plus complexe et plus souple, et ainsi de rejeter les formules paradoxales et simplifiées par lesquelles James voulait frapper notre imagination.

Il ne nous reste qu'à montrer que James, en restant, selon la judicieuse remarque de Dunlap, un paralléliste conséquent, qui n'acceptait pas totalement sa propre théorie périphérique et admettait l'existence de sensibilités purement spiritualistes, a conservé en même temps, dans sa seconde théorie spiritualiste, tous les fondements principiels de son hypothèse de base. Nous nous souvenons que, dans cette hypothèse, James examine exclusivement l'aspect sensoriel et passif des réactions émotionnelles et aboutit à l'épiphénoménalisme et à l'automatisme. Les émotions représentent à ses yeux des rudiments inutiles d'adaptations animales depuis longtemps disparues ou bien des réactions fortuites de caractère pathologique ou idiopathique n'autorisant aucune explication rationnelle. Dans sa théorie des émotions purement spirituelles, James non seulement défend ouvertement le point de vue d'un pur spiritualisme, mais donne des dimensions colossales à la thèse de l'épiphénoménalisme de l'aspect psychique de notre émotion.

En développant son hypothèse fondamentale, James affirmait que, dépourvue de toute base corporelle, l'émotion humaine est un son creux. C'est ce son creux, selon l'opinion de James, que doivent être naturellement toutes les sensations supérieures qu'il n'arrive pas à soumettre entièrement aux lois de la mécanique physiologique. A un degré encore plus élevé, c'est ce même son creux que constituent les émotions les plus spirituelles, qui proviennent de l'activité de la pensée pure et que James considère comme indépendantes du corps. En défendant son hypothèse fondamentale, James n'affirme pas qu'une telle émotion contredit la nature des faits et que les purs esprits sont condamnés à une existence intellectuelle et dépourvue de passions. Il veut simplement dire que, libérée de toute sensation corporelle, l'émotion est quelque chose de non représentable. Plus nous analysons nos états mentaux et plus nous sommes convaincus que les passions et penchants grossiers que nous éprouvons sont, au fond, formés et provoqués par les changements corporels que nous désignons ordinairement comme leurs manifestations ou leurs résultats ; et, néanmoins, nous commençons à juger vraisemblable le fait que, si notre organisme devient anesthécinésique, la vie de nos affects, les agréables tout comme les désagréables, nous deviendra complètement étrangère et qu'il nous faudra traîner une existence à caractère purement cognitif ou intellectuel. Bien qu'une telle existence parût être un idéal pour les sages de l'Antiquité, pour nous, en revanche, séparés seulement par quelques générations de cette époque de la philosophie qui a mis au premier plan la sensibilité, elle doit sembler trop apathique, sans vie, pour que cela vaille la peine de la désirer aussi obstinément [W. James, 1902, p. 316 à 317].

Trois éléments peuvent nous intéresser en qualité de bilans définitifs, résultant de la confrontation de ces deux théories de James — la mécaniciste et la spiritualiste. Le premier consiste en ce que l'hypothèse fondamentale de James n'admet l'existence d'émotions dépourvues de toute base corporelle que dans le monde intellectuel et sans passions des purs esprits, et exclut cette existence de la vie de l'homme. Mais si, dans sa seconde théorie, James considère les émotions supérieures de l'âme comme le produit de l'activité de la pensée pure qui ne se heurte à aucun obstacle, comme un phénomène indépendant du corps, il adopte par là même les positions d'un spiritualisme pur, en admettant la présence, dans la conscience de l'homme, d'émotions appartenant exclusivement à une vie totalement spirituelle.

Le deuxième élément concerne l'appréciation du rôle que joue l'aspect spirituel de nos émotions. Si, dans l'hypothèse fondamentale de James, cet aspect apparaît comme un appendice inutile, un événement accessoire n'intervenant en rien dans la vie réelle de l'homme, comme une simple prise de conscience des changements périphériques, il doit être dévalorisé de façon si absolue que tout sentiment humain ne représentant pas autre chose que la simple prise de conscience d'un tremblement et d'une sensation de dilatation des narines doit donner l'impression d'être un son creux, une activité apathique et sans vie de la conscience, activité condamnée à traîner une existence pitoyable à caractère purement cognitif. Cet épiphénoménalisme de la théorie des émotions, atteint des dimensions homériques dans l'hypothèse de James, selon laquelle toutes les sensibilités supérieures, purement spirituelles et d'origine centrale, doivent être simplement considérées comme des hallucinations affectives. Déclarer que la vie supérieure du sentiment n'est qu'un simple entrelacement d'impressions hallucinatoires, déclarer que le sentiment supérieur n'est qu'une simple hallucination signifie pousser à l'extrême l'épiphénoménalisme déjà contenu dans l'hypothèse fondamentale de James. Si la joie supérieure, accessible à l'homme, n'est rien d'autre qu'une hallucination, on dit par là même le dernier mot susceptible de rendre absurde le sentiment humain.

Enfin, le troisième élément qui découle de la manière dont nous examinons les choses, quand une des théories de James explique l'autre, est l'étonnante convergence entre James et Lange lorsqu'il s'agit de déterminer une fois pour toutes le sort du sentiment dans l'histoire du développement de l'homme.

Nous nous sommes déjà efforcés de montrer que la théorie de James exclut toute possibilité de développement des émotions. Nous pourrions, à présent, compléter cette idée en montrant, qu'au fond, elle présuppose leur disparition complète comme seule véritable issue du développement historique de l'homme. James, comme Lange, commence par un hymne en l'honneur des émotions sensibles. L'individu dépourvu de sentiments lui paraît apathique et sans vie, et, sans ces sentiments, l'existence lui paraît pitoyable et impossible pour l'homme. Mais, si nous nous demandons ce que sont ces sentiments saturant notre vie de sens et de vivacité, il apparaîtra qu'ils ne représentent que des rudiments lamentables de la vie animale, de pâles métaphores de nos réactions sensibles, des habitudes problématiques et artificielles, idiopathiques et pathologiques du genre humain, tout simplement des réactions fortuites de l'organisme passivement reflétées dans la conscience, qu'il s'agisse du mal de mer ou de sensibilité au chatouillement, de timidité ou d'amour.

Comme un homme qui se noie, James s'accroche au brin de paille que représente la première impression corporelle qui lui tombe sous la main, pourvu qu'elle soit authentique, vivante, indubitable. C'est lui qui a fait naître, dans toute la psychologie la plus récente, l'attention particulière donnée aux moindres et infimes manifestations corporelles, à peine perceptibles. Il a inspiré l'idée selon laquelle il faut voir dans la tension des cordes vocales et de la langue le véritable fondement de la pensée humaine. Comme G. Stout [107] le note à juste titre, il identifie l'activité spirituelle à certaines sensations musculaires. En s'efforçant de montrer ce que représente le noyau central de cette activité que nous définissons comme étant la nôtre, James essaie encore, comme dans la théorie des émotions, de s'accrocher au brin de paille qui le sauverait de la noyade. Ce noyau, selon ses propres termes, il le trouve dans certains mouvements intracéphaliques que nous opposons habituellement, en les considérant comme subjectifs, à l'activité du monde supracorporel.

James justifie le fait qu'il s'est borné à soulever la question de savoir quelle activité mérite d'être considérée comme nous étant propre. Pour autant que nous sommes des personnalités opposées au milieu environnant, les mouvements qui se produisent dans notre corps passent pour notre activité, et James ne peut pas indiquer d'autres activités qui nous seraient propres, personnelles [relatives à notre personne (ndr)] au sens strict du terme. James avance une thèse parfaitement juste : puisque les pensées et les sensations ne peuvent être actives par elles-mêmes, elles ne le deviennent que si elles ont suscité l'activité du corps. Le corps est le centre du cyclone, le principe des coordonnées. Tout tourne autour du corps, tout est ressenti de son point de vue.

Tout cela est indiscutable. Tout cela est la vérité absolue. Ce qu'il y a de tragique dans la position de James, et, avec lui, de toute la psychologie contemporaine, c'est que, tout simplement, ils ne peuvent en aucune façon accéder à la compréhension d'une liaison réellement rationnelle entre nos pensées et nos sensations d'une part, et l'activité de notre corps d'autre part. En fin de compte, pour parler comme James, on peut dire que toute la question pourrait tenir dans une coquille de noix : comment sont liées notre conscience et notre existence vivante et réelle. Sans la compréhension de cette liaison, la conscience apparaît inévitablement comme un épiphénomène, un appendice piteux et inutile de l'activité automatique de notre corps, comme le reflet passif des changements qui s'y produisent, au mieux, comme l'enchaînement des hallucinations d'un esprit plongé dans le rêve. Mais le malheur, c'est que la question de la conscience, et en particulier celle des émotions, est posée et résolue par James et par toute la psychologie contemporaine de telle façon que l'impossibilité absolue de trouver quelque liaison rationnelle entre les passions de l'âme et la vie réelle de l'homme est décidée d'avance. C'est la raison pour laquelle James ne sait pas comment passer de nos pensées et de nos sensations, de notre activité spirituelle à la vie réelle de l'homme dans toute la richesse inépuisable de son contenu réel. Et, comme le fait celui qui se noie, il doit s'accrocher à une brindille, au témoignage de l'expérience interne, selon lequel l'activité spirituelle consiste en mouvements qui se produisent dans notre tête.

En effet, aucune approche intelligible et rationnelle ne nous conduit des émotions (au sens où les entend James, c'est-à-dire avec, à leur base, des sensations d'excitation dans les organes internes, d'affaiblissement des membres, de respiration courte) à des conduites et des actes de l'homme, à son combat interne et externe, à la vivacité de son amour et de sa haine, à sa souffrance et à son triomphe. Si l'essence de l'émotion de peur consiste réellement, comme l'affirme James, en des sensations de palpitations cardiaques plus intenses, de respiration courte, de tremblement des lèvres, d'affaiblissement des membres, de chair de poule et d'excitation des viscères, aucune psychologie, à l'exclusion de celle qui croit aux miracles, ne pourra jamais nous expliquer cette effroyable faiblesse de l'esprit humain que nous dénommons renoncement et trahison dûs à la peur. Si le sentiment de justice morale consiste, comme le dit James, en ce que change le son de la voix, l'expression du regard, etc., la psychologie ne saura jamais expliquer pourquoi Socrate est resté en prison au lieu de fuir, comme le lui conseillaient ses amis, et n'a pas éprouvé un sentiment de peur avec un affaiblissement des membres et une respiration courte.

Le résultat épouvantable auquel nous amène la psychologie des émotions contemporaine, c'est d'avoir totalement privé de sens les passions de l'âme et d'avoir supprimé tout espoir de comprendre un jour la signification vitale de la passion, et, avec elle, de toute la conscience humaine. Au fond, ce résultat est déjà intégralement contenu dans la théorie cartésienne que nous venons d'examiner.

Ce qu'il y a d'essentiel et d'épouvantable dans cette théorie, c'est que l'âme, d'un bout à l'autre, est supposée hors de la vie. Elle ne participe pas du tout à la vie du corps. Ce qu'il y a de commun chez les êtres humains et les animaux, c'est que la vie appartient entièrement à l'étendue et exclut par là même toute possibilité de cette intimité dont parle James, la possibilité de tout intéressement et participation de l'âme à l'existence réelle et au destin réel de cet automate que représente notre corps. Bien que, d'après ce qu'a déclaré Descartes, les affects nous rendent évident le fait que nous nous trouvons dans notre propre corps non pas comme un pilote sur un vaisseau, mais liés à lui de la façon la plus étroite et comme confondus, si bien que nous ne formons qu'un seul être [108], par toute sa théorie des passions il affirme le contraire. La volonté gère les passions à la manière du navigateur dont le navire subit une avarie.

Descartes, en prenant l'exemple de l'amour intellectuel et sensible, montre toute l'absurdité, l'étrangeté, l'inconcevabilité et l'inexplicabilité du lien existant entre l'une et l'autre des deux formes de la passion. Que peut-il y avoir de commun entre les formes fondamentales des passions sensibles, que nous avons éprouvées dès avant notre naissance et qui s'enracinent dans les besoins nutritifs de la période de la vie fœtale, et les passions sublimées de notre esprit, passions dont la source est le besoin de connaissance qui est à la base de notre nature pensante ? Nous comprenons l'affirmation de Descartes, selon laquelle elles peuvent et doivent exister séparément, mais nous ne comprenons absolument pas comment elles peuvent exister ensemble. Descartes lui-même affirme que la ressemblance et le lien qui existent entre elles ne sont pas évidents.

Ainsi, la solution paralléliste du problème psychophysique — dualisme du corps et de l'esprit, dualisme entre les animaux et l'homme — nous conduit inévitablement à la plus redoutable pensée de Descartes, à la séparation totale de la conscience et de la vie. La vie, selon Descartes, non seulement n'inclut pas la possibilité et la nécessité d'une conscience, mais exclut complètement cette possibilité. L'âme, dès le départ, se conçoit en dehors de la vie. Ce fait nous amène à considérer que, dans la solution que propose Descartes, le problème psychophysique qui est, semble-t-il, le plus abstrait des problèmes, devient ici la question du rôle et de la signification des passions de l'âme dans la vie de l'homme, question qui reçoit une réponse des plus désespérantes parmi toutes celles qui se sont jamais présentées à l'humanité : la vie est totalement absurde, et les passions absolument sans vie.

Mais n'est-ce pas à cela même que nous fait également aboutir la psychologie contemporaine ? D'un côté, nous avons une théorie des émotions innées, existant déjà avant notre naissance, s'enracinant dans la nature animale de l'homme, sensations organiques archaïques, rudimentaires, fortuites, tout à fait absurdes et inutiles. D'un autre côté, il y a la théorie des émotions indépendantes — ces hallucinations de l'esprit dépourvues de vie. M. Prince a raison quand il dit que la psychologie contemporaine se trouve devant un dilemme : ou bien arriver à une compréhension, même la plus vague et la plus confuse, de l'unité de la conscience émotionnelle et de la vie, ou bien accepter l'hypothèse alternative du dualisme et du parallélisme, c'est-à-dire celle de l'épiphénoménalisme et de l'automatisme humain [M. Prince, 1928, p. 167]. La psychologie actuelle, comme l'âne de Buridan, se tient entre ces deux hypothèses, incapable de choisir l'une d'entre elles, incapable de résoudre la question la plus fondamentale, le problème des problèmes, que McDougall formule en deux mots : l'homme ou l'automate.

Toute la psychologie des émotions contemporaine, et cela dit sans exagérer, est, exactement dans la même mesure que celle de Descartes, ou bien la psychologie des passions d'un automate sans âme, ou bien une psychologie des émotions autonomes d'esprits inertes. Toute la psychologie des émotions contemporaine doit, en conséquence, être entendue comme on voudra, mais surtout pas comme une psychologie de l'homme. Ce qui s'est produit dans la psychologie des émotions contemporaine peut être le mieux exprimé par cette exclamation désespérée d'un des héros du drame tchékhovien — ce vieillard décrépit, délaissé dans une maison abandonnée, où l'on est en train de condamner toutes les fenêtres (où « l'on entend fermer à clef toutes les portes », selon les remarques de Tchekhov, ndt) : « On m'a oublié. » [109]. Ce qu'il y a de pathétique dans cette totale absurdité des sensations organiques et dans cette absence absolue de vie des émotions hallucinatoires indépendantes ne peut alimenter qu'une psychologie d'automates sans âme ou la psychologie de cet homme purement rationnel qui constituait l'idéal de Kant et dont la venue était annoncée par Lange en vertu de sa théorie, psychologie de ces purs esprits qui sont condamnés à une existence intellectuelle et sans passions qui semblait être, selon James, l'idéal des sages de l'Antiquité.

La mort, tel est le dernier mot de toute la psychologie des émotions contemporaine qui, à la suite de Descartes, et dès le début, présume que l'âme est en dehors de la vie. Il ne reste plus qu'à clouer plus solidement les fenêtres de la maison vide et abandonnée où, selon l'affirmation de tous les véritables connaisseurs de l'esprit humain, la vie vivante et passionnée a toujours bruit, maison qui n'est plus maintenant que le dernier refuge d'un homme oublié.

Mais dans ce dernier acte du drame, devant le spectacle d'un final aussi désespéré de la psychologie classique des émotions, un sentiment d'étonnement nous saisit ; c'est à partir de ce sentiment que, selon Aristote et, à sa suite, selon Descartes, commence la philosophie. Ce sentiment d'étonnement, gros de réflexion philosophique, un poète russe l'a exprimé : il vit un lépreux qui mangeait des graines de jusquiame mûre, qui s'empoisonnait sous l'effet de son poison et éprouvait cet état de grande béatitude que Mignard avait observé chez les idiots, chez des malades souffrant de débilité, de cachexie et de démence, chez des paralysés et des faibles d'esprit dans un état de totale déchéance physique et morale. Si la finalité de la joie supérieure est d'être l'apanage des idiots et des simples d'esprit, s'impose alors l'idée que les passions humaines sont totalement absurdes et, en même temps qu'elles, toute la vie de la conscience.

CHAPITRE 17

Il nous reste à faire le bilan de cette analyse un peu longue de la nature philosophique de la psychologie des émotions contemporaine et à déterminer, par des conclusions concises, le sort réservé à la théorie cartésienne des émotions dans le développement de la connaissance psychologique et aussi à déterminer les problèmes fondamentaux qui se trouvent posés à la psychologie future en raison de la ruine définitive des idées cartésiennes qui prévalent dans ce domaine de la connaissance scientifique expérimentale.

Il nous semble que tout le développement de l'étude précédente a montré avec suffisamment de clarté la justesse de notre thèse principale : la théorie James-Lange et tout le système d'études critiques qui s'est déployé autour d'elle, études qui aboutissent, sous nos yeux, à la construction d'une nouvelle théorie des émotions, est directement liée, si l'on veut expliquer la genèse de ses idées et ses bases méthodologiques, non pas à la théorie des passions de Spinoza, mais aux idées de Descartes et de Malebranche. Il ne nous reste plus qu'à tirer les conclusions de cette situation et à évaluer, au plan théorique, la signification de ce fait pour un développement ultérieur de la psychologie considérée en tant que science. Nous allons évaluer avant tout le caractère métaphysique principiel de toute l'orientation philosophique et scientifique qui unit et relie en un seul courant les théories de Descartes et de James.

Nous avons déjà eu l'occasion d'expliquer en détail que la théorie de James et celle de Lange, quand bien même elles semblent être, au premier regard, des théories rigoureusement et conséquemment biologiques, et même, en un certain sens, le triomphe suprême de la conception biologique en psychologie, sont en réalité au fond antibiologiques, puisqu'elles sont caractérisées par deux traits principaux : 1) absence complète de l'idée de développement et impossibilité principielle de l'appliquer à la sphère d'activité qu'elles étudient ; 2) à la base de tout cela, une représentation épiphénoménologique de la signification des émotions. Nous n'allons pas répéter ce qui a déjà été dit à ce sujet. Nous devons seulement analyser les racines de cette conception métaphysique qui exclut toute possibilité de développement dans le domaine des émotions et toute liaison rationnelle et compréhensible entre les émotions et la conscience dans son ensemble, entre les émotions et la vie réelle de l'homme. Ces racines, comme il est facile de le comprendre, sont enfouies dans la théorie cartésienne des passions de l'âme.

Comme on le sait, l'idée de développement n'était pas du tout étrangère à Descartes. Malgré le fait que la cosmologie et la physique de Descartes sont, comme le note à juste titre V. F. Asmus, invariablement mécanicistes, et que Descartes entend par réciprocité, non pas une opposition dynamique, mais une transmission mécanique du mouvement d'un corps à un autre, il n'empêche que Descartes introduit dans la cosmologie l'idée d'un développement et que sa cosmologie est ainsi une cosmogonie. « Il est véritablement le premier, à l'époque moderne, à avoir construit une théorie cosmogonique grandiose par le vaste domaine qu'englobe sa synthèse. » [V. F. Asmus, 1929, p. 35]. Cependant, même dans le domaine du problème cosmologique, Descartes reste, à un degré beaucoup plus élevé, un adepte conséquent plutôt des principes théologique et mécaniciste que du principe de développement. Il reste en accord total avec l'enseignement de l'Eglise sur la création du monde, qui est pour lui une vérité intangible. « Il est indubitable, dit-il, que le monde à l'origine a été créé dans toute sa perfection, si bien que le soleil, la terre, la lune et les étoiles y existaient. Sur terre, il y avait non seulement les germes des plantes, mais les plantes elles-mêmes. Adam et Eve ont été créés non pas comme des enfants, mais comme des adultes. La foi chrétienne et la raison naturelle nous en convainquent clairement. » [Descartes, 1914, p. 7]. Descartes, exactement de la même façon, reste totalement fidèle au principe mécaniciste d'explication du monde, qu'il représente comme un agrégat infini de corps agissant les uns sur les autres de façon mécanique. La loi d'inertie reste pour lui la loi fondamentale. Tous les corps sont divisibles à l'infini. Comme le remarque judicieusement Fischer, l'explication cartésienne de la nature repose entièrement sur des principes mathématico-mécanistes.

L'explication de la vie et de la conscience est, dans la philosophie de Descartes, encore plus métaphysique, encore plus soumise au principe mécaniciste et théologique. Il est vrai qu'ici aussi nous trouvons de timides allusions au problème du développement, qui frappait de lui-même à la porte, mais qui a trouvé les portes de la théorie cartésienne hermétiquement closes. Pour mieux comprendre la nature des plantes ou des animaux, dit Descartes, il est bien préférable de raisonner comme s'ils étaient peu à peu engendrés à partir d'une graine, et non pas créés par Dieu au commencement du monde. Nous pouvons, dans ce cas, découvrir certains principes facilement compréhensibles. A partir d'eux comme à partir d'une graine, nous pouvons montrer l'origine des étoiles, de la terre et de tout ce que nous pouvons comprendre dans le monde visible.

Comme on le sait, Descartes s'est occupé du problème du développement du fœeus. Pour lui, la solution du problème anthropologique recouvrait les questions physiologique, psychologique et éthique. La question physiologique, relative aux organes et aux fonctions du corps humain, était pour lui étroitement liée à la question zoologique. L'organisation du corps humain doit être appréhendée à partir de son apparition, à partir de l'histoire du développement de l'embryon, et cela de nouveau à partir de l'histoire de la formation des organismes animaux. Avec un zèle infatigable, le philosophe essaie de pénétrer ce domaine à l'aide d'études d'anatomie comparée. Ici, il puise directement à la source de la nature. Il disséquait les animaux et, de la sorte, s'efforçait de trouver, par voie expérimentale, la solution d'un problème physiologique. Que Descartes ait cherché à percer les secrets de la vie à l'aide de l'anatomie et de l'embryologie comparées est le témoignage le plus étonnant de l'ordre méthodique de sa pensée qui, si l'on fait l'évaluation de ses travaux biologiques, doit être placée au-dessus de la valeur, grande ou petite, des résultats de ses activités.

Déjà très tôt, il s'est intéressé à l'apparition des animaux et a écrit un ouvrage sur le corps humain. C'est son traité de l'homme, où sont analysés la digestion, l'irrigation sanguine, la respiration, les mouvements des muscles, l'action des organes des sens et les sensations, les mouvements internes et les fonctions du cerveau. En remaniant ce traité, il a produit un nouvel ouvrage, qui englobe les animaux et l'homme : il s'agit de la description des fonctions de l'organisme humain et de l'explication de la formation de l'animal ou, comme l'indique le titre, du *Traité de la formation du fœtus* [110].

Que soit chère à Descartes l'idée de l'origine des animaux et du développement du fœtus est évident dans sa lettre à Elisabeth, où il effleure la question du remaniement dont on vient de parler. Il signale qu'il a même osé introduire et développer, dans la description des fonctions humaines et animales, l'histoire de la formation de l'animal depuis le début de son apparition. Il parle de l'animal en général, étant donné que ce qui concerne l'homme en particulier, il ne peut l'étudier faute d'avoir l'expérience nécessaire. Dans sa lettre, Descartes indique très nettement les limites de son idée du développement. Il n'y a aucun doute que le problème du développement des animaux et du fœtus se présentait vaguement à sa conscience. Cependant, même ici, il s'est occupé de ce problème par rapport aux animaux en général, et non à l'homme en particulier. Ce qui fit obstacle, ce n'est pas seulement l'insuffisance d'expérimentation, comme l'explique Descartes, mais précisément quelque chose de beaucoup plus principiel et essentiel. Le fondement même de la psychologie cartésienne exclut absolument la possibilité d'une expression, même vague, de l'idée de développement. Les animaux, c'est autre chose. On sait que Descartes considère l'organisme comme un mécanisme automoteur, entièrement soumis aux lois de la nature et exigeant de ce fait une explication naturaliste. Dans la problématique psychologique, Descartes, au contraire, est lié au principe théologique.

Du fait que Descartes, dès le départ, suppose l'âme en dehors de la vie et examine le problème de la vie sur un plan exclusivement mécaniciste, du fait qu'il établit un dualisme absolu de l'homme et de l'animal, et enfin du fait que, chez l'homme, il considère la pensée et l'étendue comme des substances absolument séparées et s'excluant mutuellement, découle ce qui suit : non seulement il se heurte à l'impossibilité principielle d'introduire dans sa théorie des passions de l'âme ne fût-ce que les éléments et les intuitions les plus vagues d'une explication historique, mais il est contraint de développer cette théorie sur le plan d'un antihistoricisme principiel, c'est-à-dire comme une théorie purement métaphysique.

Descartes, comme nous l'avons déjà vu, enseigne que nos passions primitives s'enracinent dans l'histoire du développement du fœtus. Ce sont des passions qui prennent leur source dans le besoin nutritif vital du fœtus. Quelle que soit leur complexité ultérieure, toute leur histoire n'est que la superstructure de la base physiologique invariable des premiers jours. Le mécanisme des passions d'un adulte a sa source dans la structure et le fonctionnement de la machine fœtale. On se souvient que c'est précisément cette circonstance qui a poussé Descartes à résoudre la question de l'explication causale de la nature viscérale de nos passions. A cet égard, Descartes fut simplement plus logique que ses tout derniers disciples. Si la passion n'est pas autre chose qu'une modification des organes internes (estomac, intestins, cœur), on doit se proposer comme but de rendre rationnel et compréhensible le lien qui existe entre eux, de trouver sa cause immédiate. Descartes trouve une solution en découvrant la cause et le sens de ce lien dans l'origine fœtale des passions. A la différence de continuateurs plus tardifs, il ne se satisfait pas d'une simple description du mécanisme des passions, mais il veut expliquer pourquoi, dans l'amour et la tristesse, l'estomac manifeste une activité digestive importante, alors que, dans la haine et la joie, cette activité diminue.

Il n'est pas important que Descartes admette aussi volontiers un lien opposé entre la digestion et les passions. A présent, la complaisance illimitée de sa pensée lui permet d'admettre que le fœtus éprouve de la tristesse parce qu'il reçoit une alimentation non conforme, et qu'il se livre à la joie parce que son estomac se dispose à recevoir une nourriture agréable. Quelles que soient la fermeté des explications et la force de persuasion des faits qu'elles concernent, la position principielle de la question n'en changera pas d'un iota. Ce qui est important, et de plus sur le plan des principes, c'est que Descartes essaie de donner une explication causale à l'origine stomacale de l'amour et de la haine, de la joie et de la tristesse, et qu'il trouve dans la vie fœtale cette cause des passions fondamentales de l'âme.

C'est dans cette thèse pleine de signification principielle que la théorie des passions trouve son achèvement et révèle ses fondements les plus profonds. Nous ne pouvons nous ranger à l'avis de Sergi qui considère que l'instabilité des explications factuelles de Descartes, sa facile complaisance, son empressement à remplacer les rapports établis entre les passions et les besoins nutritifs du fœtus compromettent tout son système. Au contraire, c'est sur ce point que le système acquiert tout son véritable sens. C'est là que Descartes s'affirme comme physicien, tel qu'il eût voulu l'être dans le *Traité des passions de l'âme*.

En ne prenant en considération que l'étude de l'origine fœtale des passions fondamentales de notre âme, nous pouvons évaluer avec certitude toute la conception de Descartes et comprendre son véritable rapport avec les actuelles théories viscérales des émotions. Les passions fondamentales de l'âme sont déjà présentes dans la vie fœtale de l'homme, c'est-à-dire qu'elles existent avant la naissance. Toutes les passions complexes et dérivées ultérieures ne représentent pas autre chose que des variations et des modifications des états du fœtus. Dans sa lettre sur l'amour, Descartes dit carrément que les formes fondamentales des désirs sensibles, les passions élémentaires et principales dont les mélanges et les modifications aboutissent à toutes les autres, se manifestent déjà lors de la nutrition de la vie fœtale, s'enracinent dans les besoins nutritifs de l'organisme. Voilà pourquoi ces passions ne sont précisément que le simple reflet dans la conscience d'états organiques complexes.

Il est impossible de développer une théorie des passions innées de façon plus claire et plus complète que ne le fait Descartes. Les réflexions portant sur cette question présentent une analogie directe avec sa théorie des idées innées. L'idée de Dieu, comme on le sait, figurait dans la théorie de Descartes comme une idée donnée originellement, non médiatisée ni par les sentiments ni par quoi que ce soit, c'est-à-dire comme une idée innée que Dieu a imprimée en nous comme le ferait un artiste dans une œuvre. Les passions fondamentales sont des particularités innées de la nature corporelle de l'homme dans la même mesure que les idées fondamentales sont des particularités innées de sa nature spirituelle. Je n'affirme pas, dit Descartes, que l'esprit d'un enfant dans le sein de sa mère réfléchit à des questions de métaphysique, mais il a une idée de Dieu, de lui-même et de toutes les vérités qui sont révélées en soi, telles qu'elles existent chez les adultes quand ils ne pensent pas à ces vérités.

De même qu'il admet que les idées fondamentales, révélées en soi, sont des idées innées et déjà inhérentes à l'esprit de l'enfant dans le sein de sa mère, Descartes admet que l'esprit du fœtus éprouve déjà les passions fondamentales de l'âme — l'amour et la haine, la joie et la tristesse — comme le font les adultes.

La théorie selon laquelle les passions fondamentales de l'âme s'enracinent dans les besoins nutritifs de la vie fœtale et, de ce fait, sont innées, non seulement n'éloigne pas Descartes de son but principal, non seulement n'est pas une trahison de sa conception fondamentale, mais, au contraire, est le point d'achèvement de sa recherche. Il aboutit au point vers lequel il s'était toujours orienté. L'idée des passions innées confère pour la première fois à toute la théorie la portée d'une conception principielle, d'un système philosophique achevé, fidèle aux principes fondamentaux de toute la doctrine de Descartes, et l'élève au-dessus du niveau des considérations et suppositions physiologiques ordinaires qui tombent inévitablement en désuétude. Aussi vagues que fussent chez Descartes les représentations de la réalité physiologique de l'organisme de l'homme, son idée philosophique de la nature des passions fut pour lui claire et limpide jusqu'au bout, et le demeure aussi pour nous. C'est uniquement pour cette raison qu'elle a pu traverser les siècles et se maintenir en qualité de partie vivante de toute la psychologie ultérieure. Cette idée, comme on l'a dit, attribue un seul sens possible à toute la théorie viscérale des émotions. Il n'y a qu'elle pour donner la possibilité de comprendre le lien rationnel existant entre les passions de l'âme et l'activité des organes internes. C'est la raison pour laquelle elle représente le dernier mot de la théorie viscérale, sans lequel, comme nous le verrons plus loin, toutes les autres variantes de cette hypothèse restent incomplètes. L'innéité des passions est le dernier fondement de la théorie viscérale.

Là, nous divergeons catégoriquement de la position de Sergi. Sergi passe à côté de cette idée sans comprendre sa signification principielle, et c'est pourquoi il est plutôt enclin à voir en elle un écart par rapport à la conception générale que son accomplissement. Il désigne Descartes comme le véritable fondateur de la théorie viscérale des émotions en s'appuyant exclusivement sur les représentations purement physiologiques du philosophe. Cependant, seule la théorie des passions innées, qui couronne tout le système, nous donne le droit de considérer Descartes comme le vrai père de toute la psychologie des émotions contemporaine, dans la mesure où celle-ci tourne, comme autour d'un axe, autour de l'hypothèse organiciste de la nature du sentiment humain.

Selon le résumé que fait Sergi du contenu de la théorie cartésienne, on voit que par-delà les apparences finalistes, par-delà la théorie des émotions intellectuelles (presque étrangères à l'homme), par-delà les sensations, les souvenirs, les jugements, intervient un mécanisme qu'on peut décrire schématiquement en quelques mots. L'excitation externe et les phénomènes psychologiques, intellectuels, ne peuvent intervenir sans les influx nerveux centrifuges les plus divers ; certains d'entre eux assurent une adaptation plus ou moins heureuse de la machine humaine aux circonstances extérieures, les autres se dirigent vers les organes profonds, et les modifications qui y sont provoquées se traduisent dans la conscience, soit dans la langue des sensations viscérales, soit dans celle des émotions originales, non réductibles à quoi que ce soit ; c'est ce que dit Sergi, en négligeant totalement la question des passions innées. La voie qu'il a choisie, continue Sergi, qu'il a frayée et rendue praticable sur une aussi longue distance, a été par la suite parcourue par de nombreux chercheurs, et elle demeure plus actuelle que jamais. Sergi affirme qu'on dit souvent avec indulgence qu'il fut un prédécesseur, mais si l'on traduit ses archaïsmes dans notre langue, si on libère la pensée qui l'animait des erreurs factuelles qui apparaissent maintenant tout à fait anodines, il doit recevoir son véritable titre de fondateur de la théorie.

Il est impossible de ne pas partager cette opinion si l'on veut parler non seulement de ce dont nous entretient Sergi au cours de sa recherche, mais aussi de la signification philosophique de la théorie fondée par Descartes, et qui se termine par l'étude des passions innées. C'est précisément cette partie qui a survécu au reste de la théorie et a fondé les actuelles variantes de l'hypothèse viscérale.

Aussi étrange que cela puisse paraître, on n'a pas remarqué jusqu'ici le fait que la théorie James-Lange constitue une théorie des passions innées. Les manifestations corporelles — cette source et cette essence de l'expérience émotionnelle — surviennent par voie purement réflexe. Comme tous les autres réflexes, elles sont des réactions innées de l'organisme, préétablies et préparées par tout le cours du développement zoologique et embryonnaire. Elles sont inhérentes à l'homme en vertu de la structure de son organisme et, à proprement parler, elles excluent toute possibilité de développement.

W. James, comme on le sait, voyait un avantage particulier de sa théorie dans le fait qu'elle donne la possibilité d'une explication causale des émotions (explication qu'il situe dans les actes réflexes) et dans le fait que cette explication nous rend compréhensible l'étonnante diversité des émotions.

Nous savons déjà que James, s'il était encore en vie, devrait être profondément déçu et revenir de ses espérances liées à la possibilité d'une explication, sur la base de sa théorie, de l'étonnante diversité des émotions. Il devrait apprendre que les manifestations corporelles des émotions sont extrêmement uniformes et stéréotypées et que, par ce simple fait, elles ne peuvent servir de source à l'explication de toute la multitude de formes des réactions émotionnelles. Mais ce n'est pas cela qui maintenant présente pour nous un intérêt. Pour nous, il est beaucoup plus important d'établir qu'en voyant la cause des émotions dans d'innombrables actes réflexes, James confirmait par là même, dans la psychologie contemporaine, la théorie cartésienne des passions innées. Il est sûr que sont possibles des actes réflexes très différents et que ces actes varient à l'infini. Mais il est encore plus certain que l'acte réflexe représente une réaction innée de l'organisme, la plus commune à tous les individus d'une espèce donnée, et qu'il est la plus immuable et la plus absolue de toutes les autres formes du comportement humain.

Si les actes réflexes sont la cause des émotions, il ne nous reste aucune autre possibilité d'expliquer les émotions, à moins de les admettre comme des passions innées. Malgré toutes leurs modifications, les émotions restent des substances éternelles, intangibles, à l'instar de ces espèces qui étaient considérées autrefois en biologie comme immuables. James en vient, comme on le voit, à nier ce par quoi il avait commencé. A l'instar de ces espèces autrefois considérées comme des entités immuables en raison de l'absence de l'idée de développement, d'une théorie de l'évolution, la théorie des émotions, qui exclut la possibilité d'un développement, nous amène inévitablement à regarder les émotions comme des substances éternelles, intangibles, immuables. Nous avons tenté plus haut de montrer que cette théorie exclut radicalement toute possibilité de développement. Voici ce que représente la théorie de James : non pas une évolution, mais une involution, non pas un développement, mais une réduction, non pas une complexification et une transformation en des formes supérieures, mais une atrophie et une transformation en restes rudimentaires, non pas des fonctions progéniques, potentielles, mais des fonctions en dégénérescence, archaïques, vestiges d'un passé lointain. Le dernier mot de cette théorie proclame que l'émotion est une réaction pathologique fortuite, un vestige nuisible et inutile des temps anciens, incapable du moindre développement. Cela est encore plus net dans la théorie de Lange, lequel s'attarde sur le fait que les émotions sont le plus souvent provoquées non par une simple impression venue d'un organe des sens, mais par des causes psychiques, souvenir ou association d'idées, même si l'association elle-même est provoquée par une impression sur les sens. Pour l'expliquer, Lange développe une théorie tout à fait dans l'esprit de la théorie des réflexes conditionnés, en montrant que l'acte réflexe, initialement lié à une impression directe sur les organes des sens, entre ensuite en contact, grâce à la combinaison de l'impression reçue et des autres stimulations, avec de nouvelles sources d'excitation conditionnelles qui, de ce fait, deviennent capables de le provoquer.

« Comme exemple de cas très simple, écrit Lange, je voudrais présenter un fait dont l'exactitude sera confirmée par n'importe quelle mère. Un enfant crie lorsqu'il voit la cuillère avec laquelle on l'a contraint à prendre plusieurs fois un médicament d'un goût peu agréable. Comment cela se produit-il ? Des cas semblables ont été assez souvent analysés d'un point de vue psychologique, et l'on peut trouver à notre question des réponses très différentes. Les uns disent : l'enfant crie, car il considère que la cuillère est la cause de sa souffrance antérieure ; mais cela n'explique rien. D'autres disent : c'est parce que la cuillère éveille le souvenir d'une souffrance antérieure ; cela peut être absolument exact, mais ne déplace pas la question sur le terrain de la physiologie. On donne encore la réponse suivante : c'est parce que la cuillère provoque la peur d'avoir à éprouver un sentiment désagréable ; la question est justement de savoir de quelle façon le fait de voir la cuillère est capable, en raison de son usage précédent, de produire une peur, c'est-à-dire de provoquer une activité déterminée dans le centre vasomoteur. » [1896, p. 70].

L'explication de Lange revient à dire que « chaque fois que l'enfant prend le médicament, ses sens, gustatif et visuel, reçoivent une impression simultanée — la première venant du médicament, la seconde de la cuillère. Ces deux impressions entrent en contact, se combinent, grâce à quoi les souvenirs ont la capacité de provoquer des émotions... Si l'on montre une cuillère à un enfant qui ne soupçonne rien pour n'avoir pas antérieurement éprouvé l'amertume d'un médicament qui s'y trouvait contenu, au lieu de pousser des cris, il essaiera de la saisir. Cependant, si l'enfant a vu plusieurs fois la cuillère remplie de médicament et a noté que cet événement apportait chaque fois une sensation gustative détestable, le seul fait de voir la cuillère est (par lui-même) capable d'obliger l'enfant à crier, en d'autres termes, il met en activité son centre vasomoteur. » [*ibid.*, p. 70 à 71].

C. G. Lange développe l'hypothèse de l'établissement d'un nouveau lien fonctionnel, inexistant jusque là, entre deux centres, grâce à la mise en place d'une nouvelle voie cérébrale. Le meilleur élève de Pavlov n'aurait pu expliquer plus logiquement l'origine des émotions psychiques par voie réflexe conditionnée. Mais Lange, de manière plus conséquente que ne le font les physiologistes contemporains, a aussi l'audace de comprendre jusqu'au bout que le fait d'admettre une réaction émotionnelle de réflexe conditionné ne change rien, au fond, à la nature de l'émotion elle-même. Toute la question se ramène à « la voie de détour beaucoup plus longue que doit parcourir l'impulsion venue de l'extérieur avant d'arriver au centre vasomoteur. Mais, pour autant que je puisse en juger, dit Lange, les caractéristiques fondamentales du processus physiologique restent constamment les mêmes : parcours de l'excitation des organes centraux des sens vers les cellules de la matière corticale, et de ces dernières vers les cellules vasomotrices du cerveau postérieur. » [ibid., p. 74]. En d'autres termes, le réflexe conditionné reste, dans une pleine et absolue mesure, un réflexe, bien qu'il soit provoqué par de nouvelles stimulations.

« Par conséquent, j'avais le droit de dire que la différence entre les émotions d'origine physique et les émotions provoquées par des causes psychiques ne contient, du point de vue physiologique, rien de positif, rien d'essentiel. Le fait principal, c'est que, lors de la survenue des deux émotions, l'essentiel du phénomène conditionnant reste toujours le même : l'excitation du centre vasomoteur. La différence ne réside que dans la voie qu'emprunte cette impulsion pour aboutir au centre. On peut y associer cette circonstance où l'on voit, dans les émotions psychiques indirectes, la force de l'impulsion augmenter sous l'effet d'une activité cérébrale déjà suscitée et non encore terminée, qui se combine avec l'impulsion venue de l'impression externe. » [ibid., p. 74 à 75].

En effet, si nous prenons l'émotion pour une réaction réflexe innée de l'organisme, la possibilité de son développement ou de sa complexification revêt un caractère purement illusoire. En quoi consiste le développement d'un réflexe conditionné ? Il consiste uniquement en ce que changent les stimuli qui le provoquent et qui mettent en mouvement le mécanisme réflexe. Le chien, dans les expériences de Pavlov, sécrète de la salive d'une certaine quantité et d'une certaine qualité au moment où on lui donne sa nourriture. Puis, quand s'est établi le réflexe conditionné, le chien commence à répondre par la même réaction à un stimulus nouveau, jusque-là neutre et indifférent, par exemple la lumière bleue. Mais la réaction salivaire est restée, dans ce cas, absolument identique. Le chien continue à sécréter de la salive en quantité et qualité similaires, mais seulement pour un autre motif. On peut entièrement appliquer la même analyse également à tous les autres actes réflexes, en particulier aux réactions émotionnelles.

La réaction émotionnelle de peur est initialement provoquée par l'effet direct d'une cause terrifiante. Ultérieurement, elle peut être provoquée par n'importe quel autre stimulus qui s'associe plusieurs fois à la cause première. L'enfant réagit tout d'abord par le cri et la peur en prenant un médicament amer. Plus tard, le seul fait de voir la cuillère est susceptible de provoquer chez lui la même réaction. La raison directe de la réaction a indubitablement changé, mais la réaction de peur en tant que telle est restée constante.

En somme, nous aurions pu exprimer la même idée de la façon suivante : si l'essence de l'émotion est composée, selon James, d'actes réflexes innombrables, la seule modification possible est que les stimuli qui provoquent les émotions peuvent changer en se substituant l'un à l'autre selon le principe des irritants, mais l'émotion elle-même, le sentiment éprouvé par le sujet humain, restent toujours identiques et égaux à eux-mêmes, si bien que, dans l'histoire du développement des émotions, les raisons concrètes de leur manifestation peuvent se modifier, alors que les émotions elles-mêmes ne le peuvent pas.

C'est pourquoi Lange est entièrement fondé à affirmer que «...dans la réalité, la différence entre la fureur des maniaques ou des personnes empoisonnées par de fausses oronges et la colère de ceux qui ont essuyé un affront sanglant réside uniquement dans la distinction qui est faite entre les causes, ainsi que dans la prise de conscience des causes correspondantes ou dans l'absence de cette conscience. » [1896, p. 65].

Ainsi, la théorie viscérale, aussi bien chez son créateur, Descartes, que chez les continuateurs involontaires de ce dernier, non seulement néglige le problème du développement, mais, de fait, résout ce problème dans le sens d'une négation totale et absolue de toute possibilité d'une évolution émotionnelle de l'homme. C'est la conclusion inévitable que l'on tire de la théorie des passions innées.

CHAPITRE 18

La question de l'originalité des émotions de l'homme par rapport à celles des animaux est la question centrale de notre étude et elle est directement liée au problème du développement des émotions. C'est la question de savoir dans quelle mesure la théorie des émotions peut devenir un chapitre de la psychologie de l'homme. Dans la solution de cette question, les disciples involontaires de Descartes, apparemment, s'éloignent nettement de la position du maître. Descartes établit une différence absolue, infranchissable, entre les animaux et l'homme. Il met un abîme entre l'organisme humain, capable d'éprouver des émotions, et les organismes animaux, totalement dépourvus de passions. Toute passion est déjà l'avantage distinctif de l'homme. Dans la nature animale, il n'existe en général rien de semblable aux passions de l'âme, car, justement, il n'y a pas d'âme. Ainsi, la théorie cartésienne des passions concerne intégralement l'homme, et lui seul. De prime abord, nous sommes en présence d'une théorie des passions élaborée du point de vue de la psychologie de l'homme.

Chez James et Lange, au contraire, la théorie des émotions ne concerne l'homme que dans la mesure où il constitue un animal supérieur. Leur théorie est, au fond, une théorie zoopsychologique des émotions qui ne se rapporte à l'homme que pour autant qu'il est lui-même un être biologique. Cela apparaît de façon indubitable dans la théorie de l'origine animale des passions humaines, dans l'affirmation du caractère commun des principales émotions chez chez les animaux et chez l'homme, et enfin dans la présentation fondamentale de toute la théorie de la nature innée, réflexe et animale des émotions.

On a prêté peu d'attention à cet aspect de la question, parce que le problème de l'homme ne se posait généralement pas à la psychologie contemporaine. Mais déjà, dès le départ, aussi bien les auteurs de la théorie que leurs critiques comprenaient que, dans l'hypothèse viscérale, il s'agit, au fond, de la nature animale des émotions humaines. Nous nous référerons à Chabrier, qui a avancé cette idée sous la forme la plus parfaite. En soulevant cette question, dit Chabrier, nous pénétrons au cœur même du problème et touchons à une objection capitale formulée à l'encontre de la théorie périphérique. Quand il s'agit des instincts, nous avons affaire à un mécanisme établi de façon absolue et immuable, qui est mis en action de façon automatique dès que se manifeste l'excitation correspondante. Il est possible que cela soit exact en ce qui concerne les émotions primitives de l'enfant, mais il ne peut en être ainsi pour les émotions habituelles des adultes.

Il ne s'agit pas seulement du fait que les états organiques par nature, qui provoquent telle ou telle émotion, dépendent directement de l'organisation de la conscience, du nombre et de la systématisation des idées à l'aide desquelles sont élaborées les impressions externes. Il ne s'agit pas seulement du fait que nos émotions expriment des états du corps, mais que ces états sont eux-mêmes l'expression de l'ordre de nos perceptions. Il s'agit, en premier lieu et avant tout, du problème des émotions spécifiques de l'homme. James était lui-même enclin à limiter son hypothèse au domaine des émotions grossières et à ne pas l'étendre aux sentiments plus affinés et aux sentiments supérieurs. Cependant, semble-t-il, toutes les émotions humaines doivent être rangées dans la catégorie des émotions fines, car, si l'on met de côté les idiots, l'individu le plus borné est toujours en relation avec quelque idéal plus ou moins vague, avec une certaine conscience plus ou moins perceptible. Les sentiments les plus bas sont survenus sous l'effet de traditions, de croyances ou de préjugés religieux. Il ne sont pas tels qu'on puisse les considérer comme des réactions instinctives à des excitations ne dépendant pas d'un système idéologiquement établi . C'est pourquoi, si l'on force quelque peu la formule de l'auteur, on peut l'obliger à reconnaître que sa théorie n'est pas en mesure d'expliquer quoi que ce soit dans les sensations de l'homme. Pour le moins, l'auteur lui-même ne s'est pas soucié de justifier les différences qu'il indique, et c'est lui-même qui les dément par ses propres exemples.

W. James se réfère également, en les prenant comme un exemple auquel s'appliquerait sa théorie, à la peur de l'homme face à un ours et au chagrin d'une mère qui a appris la mort de son fils. Mais si le premier cas se rapporte au groupe des émotions grossières, on ne peut le dire du second et on ne peut pas ne pas s'étonner que l'auteur ne le rapporte à la catégorie des sensibilités affinées. Si James ne trace pas de ligne de démarcation, c'est parce qu'il est possible qu'elle n'existe pas pour lui. Il semble qu'il admette la différence classique traditionnelle entre les sensibilités morales supérieures, relatives à des objets idéaux tels que le bien et la beauté et émanant d'une activité purement spirituelle, et les sensibilités physiques inférieures, entièrement liées au corps et qui, de ce fait, se prêtent à une explication physiologique.

Chabrier, bien à juste titre, se réfère au fait que le sentiment de faim, habituellement considéré comme faisant partie du groupe des sensibilités corporelles inférieures, est déjà, chez l'homme civilisé, un sentiment qui, du point de vue de la nomenclature de James, peut être considéré comme affiné, et qu'un simple besoin de nourriture peut prendre un sens religieux quand il conduit au rite symbolique de la communion mystique entre l'homme et la divinité. Et, inversement, le sentiment religieux, habituellement considéré comme une émotion purement spirituelle, ne doit probablement pas, chez de pieux cannibales sacrifiant des humains à la divinité, être rapporté au groupe des émotions supérieures. Il n'existe pas, par conséquent, d'émotion qui, par nature, serait supérieure ou inférieure, comme il n'existe pas d'émotion qui, par nature, serait indépendante du corps, qui ne serait pas liée au corps. Le livre de James *La variété d'expériences religieuses* montre à quel point les sensibilités supérieures sont liées à toutes les fibres de notre corps.

C'est pourquoi il ne faut pas couper l'énorme domaine des émotions en deux parties, l'une à laquelle serait applicable l'hypothèse périphérique, tandis que ce serait impossible pour l'autre. Il n'existe pas de sentiments qui, par privilège de naissance, appartiendraient à la catégorie supérieure, alors que les autres, par leur nature même, seraient rattachés à la catégorie inférieure. La seule différence est dans la richesse et la complexité, et toutes nos émotions sont capables de gravir tous les degrés de l'évolution des sentiments. Chaque émotion ne peut être autrement qualifiée que du point de vue de son degré d'évolution. C'est la raison pour laquelle la seule théorie des émotions qui puisse être reconnue comme satisfaisante est celle qui peut être appliquée à tous les degrés du développement du sentiment.

En séparant les émotions du développement du système des représentations, en établissant leur dépendance uniquement vis-à-vis de la structure organique, James en vient inévitablement à une conception fataliste des émotions, qui englobe pareillement les animaux et l'homme. Les différences profondes que révèlent les émotions de l'homme selon l'époque, le degré de civilisation, la différence entre l'adoration mystique vouée par le chevalier à sa dame et la galanterie des nobles du XVIIe siècle, restent inexpliquées du point de vue de cette théorie. Si l'on se représente, dit Chabrier, la nature infiniment riche de l'émotion la plus pauvre, si l'on prête moins d'attention à la psychologie que l'on imagine chez les organismes unicellulaires qu'aux remarquables analyses des romanciers et des écrivains, si l'on utilise simplement les précieuses données fournies par l'observation des gens qui nous entourent, il est impossible de ne pas reconnaître la totale inconsistance de la théorie périphérique. En effet, on ne peut admettre que la simple perception d'une silhouette féminine provoque automatiquement un nombre infini de réactions organiques d'où pourrait naître un amour comme celui de Dante pour Béatrice si l'on ne présuppose pas tout l'ensemble des idées théologiques, politiques, esthétiques, scientifiques qui composaient la conscience du génial Alighieri.

Les adeptes de la théorie organiciste ont oublié, dans leur hypothèse, rien de moins que l'esprit humain. Toute émotion est une fonction de la personnalité : c'est précisément cela que perd de vue la théorie périphérique. Ainsi, la théorie purement naturaliste des émotions exige, à titre de complément, une véritable et adéquate théorie des sentiments humains. Ainsi s'impose le problème d'une psychologie descriptive de l'homme, s'opposant à une psychologie physiologique explicative des émotions. Cette psychologie descriptive cherche une voie scientifique orientée vers les problèmes de l'esprit humain qui sont résolus par les grands auteurs dans les romans et les tragédies. Elle veut, au plan des concepts, rendre accessible à la recherche ce que ces écrivains ont pris pour objet de leur travail artistique.

Le problème des sensibilités supérieures, lié à l'étude des valeurs, est généralement considéré comme un domaine tout à fait inaccessible à la psychologie qui s'intéresse à l'étude psychophysique et psychophysiologique des processus élémentaires de la conscience et de leur substrat corporel. Ainsi prend naissance une psychologie téléologique decrivant les sensibilités supérieures et directement engendrée par l'inconsistance totale de l'actuelle psychologie explicative des émotions. S'il est certain que, comme l'affirme un des plus éminents chercheurs contemporains en psychologie comparée, les émotions atteignent chez l'homme le plus haut degré de complexité, de finesse et de variabilité des formes, mais que leur genèse, leur évolution et leur nature psychologique restent semblables à ce qu'elles sont chez les animaux supérieurs, alors la nécessité d'une autre psychologie, *non* explicative, est effectivement incontournable. Même du point de vue de l'affect le plus complexe chez le singe anthropoïde le plus proche de l'homme, on ne peut expliquer les passions humaines les plus élémentaires. C'est pourquoi la grande psychologie doit rompre brutalement avec la psychologie naturaliste, causale, et chercher sa voie quelque part en dehors, en marge de celle-ci. Pour cette psychologie, comme le dit S. Freud [111], s'impose une tout autre approche du problème des sensibilités que celle qui, pendant des siècles, s'est constituée à l'intérieur de la psychologie didactique officielle, en particulier à l'intérieur de la psychologie médicale.

Apparemment, dit Freud, on s'intéresse, dans cette dernière, avant tout au fait de savoir par quelles voies anatomiques se développe l'état de peur. En disant qu'il avait consacré beaucoup de temps et de travaux à l'étude de la peur, Freud remarque qu'il ne connaît rien qui puisse être plus indifférent à l'étude psychologique de la peur que la connaissance de la voie nerveuse par où passe sa stimulation.

Que représente l'affect au plan dynamique ? demande-t-il encore. L'affect inclut, premièrement, certaines innervations motrices, soit des reflux, des énergies, et deuxièmement une certaine sensation ayant une double nature : la perception des activités motrices qui se réalisent et la sensation directe de plaisir et de déplaisir qui donnent, comme on dit, un ton fondamental à l'affect. Mais il n'en ressort pas que tout ce qui vient d'être énuméré constitue la substance de l'affect. Dans le cas d'autres affects, il semble qu'on puisse y voir plus en profondeur et découvrir un noyau unifiant cet ensemble que l'on vient d'évoquer.

C'est ainsi que prend naissance une psychologie "profonde" des affects qui s'efforce de découvrir leur noyau interne et tente héroïquement de préserver une psychologie causale des affects rigoureusement déterministe en s'enfermant totalement dans la sphère d'une causalité purement psychique. Cette branche particulière et originale de la psychologie pure, qui pénètre dans les profondeurs, apparaît comme une réaction nécessaire de la pensée scientifique à l'inconsistance d'une psychologie académique qui se contente d'étudier l'aspect superficiel des phénomènes. Il est naturel qu'elle ne trouve pas de langage commun avec la psychologie physiologique. Ne pensez pas, dit Freud, que ce que l'on vient de dire de l'affect soit l'apanage de la psychologie normale universellement reconnue. Au contraire, ce sont des points de vue apparus sur le terrain de la psychanalyse et admis uniquement en son sein. Ce que vous pouvez apprendre sur les affects en psychologie, par exemple dans la théorie James-Lange, est pour nous, les psychanalystes, quelque chose de vraiment incompréhensible et ne pouvant faire l'objet d'un débat. Ainsi la tentative de préserver un examen purement causal des faits psychologiques, et en même temps de ne pas mener à la faillite la psychologie considérée comme une science autonome et de ne pas remettre ses problèmes entre les mains de la physiologie, oblige la psychologie des profondeurs à reconnaître l'entière indépendance substantielle des processus psychiques et l'autonomie de la causalité psychique.

Un autre courant de la psychologie des émotions contemporaine, et qui a pris naissance comme une réaction à l'inconsistance de la théorie réflexe des émotions, trouve une solution à ce même problème de la connaissance psychologique adéquate des affects en recourant à un autre moyen. Il refuse, au plan des principes, une analyse causale des sentiments et se développe comme une phénoménologie purement descriptive de la vie émotionnelle. Selon M. Scheler [112] [M. Scheler, 1923], l'un des plus éminents représentants de ce courant, on a depuis longtemps oublié que, parallèlement aux lois causales et aux dépendances psychophysiques de la vie émotionnelle vis-à-vis des processus corporels, il existe aussi des lois logiques indépendantes pour les fonctions et les actes émotionnels dits supérieurs, et qui sont différents des sensations du sentiment. La nature intentionnelle et cognitivo-évaluative de la vie de nos sentiments supérieurs fut rétablie pour la première fois par Lotze, cependant ce dernier ne l'a pas développée, étant donné qu'il a seulement confirmé de la façon la plus générale cette logique du cœur, sans l'examiner dans les détails. Lui appartiennent l'idée et la formule selon lesquelles notre raison possède, dans le sentiment de la valeur des choses et de leurs relations, un moyen de révéler la vérité aussi sérieux et important qu'est irremplaçable, à la base d'une recherche rationnelle, l'instrument constitué par l'expérimentation.

Scheler en personne avait déjà, dans ses premiers travaux, assimilé, développé et transformé en fondement de son éthique la vieille et grande pensée de B. Pascal sur l'ordre du cœur, la logique du cœur, la raison du cœur. De ce point de vue, il a soumis à l'analyse les sentiments éthiques, sociaux, religieux, dans lesquels, selon son opinion, la pensée juste et profonde de Pascal a trouvé une justification rigoureuse. Allant plus loin dans cette direction, il considère comme nécessaire de soumettre à la même analyse phénoménologique l'essence et les formes du sentiment de honte, de peur et d'effroi, du sentiment de l'honneur, etc. Il prévoit, dans son système, l'étude des dérivés les plus importants des sentiments génériques ci-dessus mentionnés, si bien que, parallèlement à l'examen psychologique et évaluatif au plan théorique qu'il leur impose, il y a place pour le problème de l'ordre de développement de ces sentiments au plan individuel et générique et pour l'élucidation de leur signification en vue d'édifier et de conserver, de façonner et d'organiser les différentes formes de vie humaine collective.

Ainsi, parallèlement à la théorie mécaniciste des émotions inférieures, construite selon les lois de la mécanique physiologique, la psychologie contemporaine crée une théorie purement descriptive des sentiments supérieurs, spécifiques de l'homme, apparus au cours de l'histoire ; théorie qui se développe en une branche de la connaissance tout à fait indépendante, construite sur des bases opposées à la théorie physiologique. Par ces dernières racines, cette théorie, comme le remarque justement Scheler, est liée à la métaphysique et se transforme elle-même en un système métaphysique déterminé qui met à sa base l'impossibilité d'une déduction génétique des manifestations véritablement spirituelles du sentiment, lesquelles se distinguent, au niveau principiel, de ses manifestations vitales. Etant donné que Scheler applique cette théorie à celle de l'amour humain, il revient, au fond, à la division cartésienne en passions spirituelles et sensibles.

Telles sont les deux réponses fondamentales que fait la psychologie contemporaine à la question, insoluble du point de vue de la théorie réflexe, de la nature des sentiments de l'homme. La psychologie contemporaine cherche à élucider l'énigme soit dans les profondeurs métaphysiques du psychisme humain, dans la volonté de Schopenhauer [113], soit dans les hauteurs métaphysiques où la passion s'avère absolument séparée des fonctions vitales et trouve son véritable fondement dans les sphères supraterrestres.

Mais la métaphysique, qu'elle cherche la base ultime des passions dans les sphères souterraines ou subterrestres, qu'elle utilise volontiers, avec Freud, les images du royaume souterrain, de l'enfer et des profondeurs extrêmes de l'esprit humain, ou qu'elle tourne, avec Scheler, ses regards vers la musique stellaire des sphères célestes, elle n'en demeure pas moins une métaphysique qui, aussi bien sous sa forme théiste que pandémoniaque, est un complément inévitable à une psychologie superficielle des émotions qui les réduit à la sensation de réactions viscérales et motrices. L'intentionnalité des sentiments supérieurs, le lien intelligible entre le sentiment et l'objet, lien sans lequel le sentiment supérieur cesse, selon la remarque de Frebes, de mériter cette appellation, le sens de la sensibilité humaine, accessible à notre entendement, de même que l'intelligible développement de conclusions inférées de prémisses et la voix du sentiment humain exigent une explication, et la trouvent dans une psychologie téléologique, descriptive.

Ainsi, si l'on embrasse la psychologie des sentiments contemporaine dans toute sa plénitude, si l'on comprend avec quelle nécessité la théorie mécaniciste des sentiments inférieurs présuppose une théorie téléologique des sensibilités supérieures, si l'on comprend comment l'étude de la nature animale des émotions exige inévitablement, en guise de complément, une étude des sentiments non existentiels de l'homme, il devient clair qu'il n'est en aucun cas possible d'accuser la psychologie des sentiments contemporaine, prise dans son ensemble, de s'écarter de la théorie cartésienne. Au contraire, elle se révèle comme son incarnation vivante, comme son prolongement et son développement sous des apparences scientifiques. Peu importe que soit revenue à James et à Lange la tâche de développer uniquement l'un des deux principes de cette théorie et que leur théorie se soit limitée à l'application d'un point de vue naturaliste pour expliquer les émotions. Exactement de la même façon que, dans le système de Descartes lui-même, l'explication naturaliste des passions de l'âme aboutit à une théorie spiritualiste des sentiments intellectuels, la théorie des émotions la plus logique et la plus naturaliste de la psychologie contemporaine crée à un autre pôle, à titre de contrepoids, la théorie téléologique de la logique de la révélation des sentiments supérieurs.

L'équilibre sur lequel repose le système cartésien se rétablit de nouveau dans la psychologie des émotions contemporaine, où les principes naturaliste et téléologique se contrebalancent mutuellement. Si l'on ajoute que James non seulement n'était pas hostile à ce second moyen d'examiner les sentiments humains, mais qu'il s'en est approché de fort près dans sa théorie des émotions indépendantes du corps et dans son étude des formes multiples de l'expérience religieuse, on peut se convaincre facilement du fait que l'auteur même de la théorie physiologique des émotions acceptait au fond la théorie cartésienne dans sa totalité, même s'il n'en a développé en priorité qu'un aspect. Ainsi, si l'on parle de l'aspect principiel de la question, cette divergence entre James et Descartes est illusoire.

On peut s'en persuader définitivement en revenant encore à la théorie cartésienne. Comme nous l'avons établi auparavant, cette apparente divergence par rapport à la théorie de James s'amorce avec la question de l'homme. Descartes n'attribue des passions qu'à l'homme et nie qu'elles existent chez les animaux. James, au contraire, considère les émotions de l'homme comme la manifestation de sa vie purement animale. Cette divergence, réelle et non fictive, réside seulement dans le fait que James, comme toute la science actuelle, refuse le point de vue cartésien sur la séparation absolue faite entre l'homme et les animaux. Mais si l'on se souvient en quoi consiste la substance de la théorie cartésienne des passions, il est facile de voir que Descartes résout le problème des passions humaines tout à fait dans le même esprit et sur le même plan des principes que James.

Apparaît illusoire l'idée selon laquelle Descartes, en acceptant les passions comme phénomène fondamental de la nature humaine et exclusivement inhérent à celle-ci, ne résoudrait en aucune façon le problème des sensibilités humaines, mais, du moins, le poserait pour toutes les spécificités de ces sensibilités. Comme nous l'avons déjà établi, le dualisme des sensibilités supérieures et inférieures conduit inévitablement à ce que l'homme, avec ses passions pleines de vie et de sens, soit oublié et enfermé hermétiquement dans une psychologie sans vie d'esprits désincarnés et dans une psychologie dénuée de sens d'automates sans âme.

On peut entièrement appliquer à Descartes ce que dit Chabrier au sujet de la théorie de James : si l'on appuie quelque peu sur les formules de l'auteur, on peut l'obliger à reconnaître que sa théorie ne peut rien expliquer dans le domaine des sensibilités humaines. La solution dualiste du problème des passions humaines dans la théorie cartésienne, le caractère insoluble, du point de vue de cette théorie, du problème du développement, du problème de l'homme et de son existence, contiennent au fond déjà en soi la désagrégation de la psychologie des émotions contemporaine en une théorie du sentiment humain, explicative et descriptive. Derrière la théorie James-Lange qui, comme dernière instance explicative, recourt aux lois de la mécanique physiologique et derrière la théorie de Scheler qui, à titre de dernière instance, recourt à la métaphysique des liens intentionnels téléologiques, de nouveau se dresse tout entière la contradiction grandiose que le grand philosophe a mis à la base de la théorie des passions de l'âme.

Chapitre 19

Le deuxième problème, le plus général, du point de vue duquel nous devons faire le bilan de notre étude des derniers fondements de l'ancienne et de l'actuelle psychologie cartésienne des passions, est le problème des liens, des dépendances et des relations entre les passions et le reste de la vie corporelle et spirituelle de l'homme. Il est directement lié à celui (que nous venons d'examiner) du développement et des particularités spécifiques des sensibilités humaines. Comme nous l'avons déjà vu, apparaît au premier plan la question de l'explication causale des émotions.

La véritable connaissance n'est possible qu'en tant que connaissance causale. Sans elle, aucune science n'est possible. L'explication des causes appartient, comme le remarque James, à des recherches d'ordre supérieur, elle constitue le degré supérieur dans le développement d'une science. Il est par conséquent naturel que, précisément dans la théorie des passions, de Descartes et jusqu'à James et aux chercheurs contemporains, le problème de l'explication causale des sensibilités humaines soit présenté comme le problème central et fondamental de la théorie des passions. Comment l'analyse causale des faits de la vie émotionnelle de l'homme est-elle possible ?

Nous avons déjà mentionné la remarque acerbe de Spranger, l'un des éminents représentants de la psychologie descriptive, au sujet du fait que l'explication causale, donnée par la psychologie explicative, rappelle extraordinairement la célèbre parodie socratique de l'explication inadéquate [114]. Cet exemple peut servir de paradigme dans notre étude du problème de la causalité dans la psychologie des passions cartésienne et spinozienne et dans leurs ramifications contemporaines.

Comme nous avons essayé de le montrer ci-dessus, James et Lange achètent au prix fort la possibilité d'une explication causale des émotions, c'est-à-dire au prix d'un refus total de tout lien rationnel entre les émotions et le reste de la vie psychique de l'homme. Ce que la théorie gagne de la sorte en établissant, selon ses auteurs, un lien causal véritable entre les manifestations physiologiques et les expériences émotionnelles, elle le perd dans la possibilité d'établir un lien intelligible et logique entre le sentiment en tant que fonction de la personnalité et le reste de la vie de la conscience. C'est pourquoi il n'est pas étonnant que l'explication causale apportée par cette théorie contredise brutalement notre expérience directe, le lien réel des émotions avec tout le contenu interne de notre personnalité. Ce lien, éprouvé directement et présenté par les fondateurs de la psychologie descriptive comme la base de toute conception des faits d'ordre spirituel, historique et social, doit, effectivement et de façon inévitable, faire l'objet d'une science tout à fait particulière si une explication causale du type de celle que l'on trouve dans la théorie James-Lange est la seule possible dans une psychologie explicative.

« De toutes les difficultés exposées ci-dessus, dit Dilthey, seul peut nous libérer le développement d'une science que, pour me distinguer de la psychologie explicative et constructive, je proposerais de qualifier de descriptive et d'analytique. J'entends par psychologie descriptive la description de composantes et de liens se manifestant uniformément dans toute vie spirituelle humaine développée, liens qui s'unissent en un seul qui ne soit pas inventé ou déduit, mais vécu. Ainsi, une psychologie de ce genre représente la description et l'analyse du lien qui, dès le départ et de façon permanente, nous a été donné sous la forme de la vie elle-même. Il en découle une conséquence importante. C'est le caractère systématique de ce lien de la vie spirituelle développée qui est l'objet d'une telle psychologie. Ce caractère représente ce lien de la vie interne chez un sujet humain typique d'une certaine catégorie. » [1924, p. 17 à 18].

« L'uniformité, qui constitue l'objet principal de la psychologie de notre siècle, se rapporte aux formulations d'un processus interne. Puissante par son contenu, la réalité de la vie spirituelle sort des limites de cette psychologie. Dans les œuvres des poètes, dans les réflexions sur la vie exprimées par de grands écrivains comme Sénèque, Marc Aurèle, saint Augustin, Machiavel, Montaigne, Pascal, est contenue une telle conception de l'homme dans toute sa réalité que toute psychologie explicative en reste bien éloignée » [ibid., p. 18].

Ainsi, la possibilité d'une explication causale des émotions, offerte par la psychologie explicative, exclut, au fond, à tel point la possibilité d'une étude du lien spirituel interne et vécu des émotions, ferme tellement la porte à la recherche de leur contenu qu'il reste soit à admettre le témoignage direct de l'expérience interne, vécue à chaque instant par tout un chacun, comme une illusion dénuée de toute signification scientifique, soit à développer une deuxième psychologie, construite sur des principes totalement opposés, et qui, au prix d'un refus d'une explication causale, saura concevoir un lien interne "puissant par son contenu" entre la réalité de nos sentiments et tout le reste de la vie intérieure de la personne.

Ce fait ne pouvait pas ne pas être remarqué par les auteurs mêmes de la théorie organiciste, fiers d'avoir découvert la possibilité d'une explication causale. « Je ne doute pas, dit Lange, que la mère qui pleure son enfant mort, ne s'insurge, et même ne s'indigne, si on lui dit que ce qu'elle éprouve est fatigue et atonie des muscles, sensation de froid au niveau d'une peau exsangue, manque de force au niveau cérébral pour une activité de pensée claire et rapide — seulement tout ceci est à interpréter par le biais du souvenir de la cause qui provoque tous ces phénomènes mentionnés. Cependant, cette mère affligée n'a aucune raison de s'indigner : son sentiment est aussi fort, profond et pur quelle que soit la source dont il provient.» [1896, p. 57].

Ces mots, apparemment, sont les plus simples, les plus humains et les plus profonds de tous ceux qui sont contenus dans cette petite étude. Malgré tout ce qu'ils disent à propos d'un exemple banal pris dans les manuels de psychologie, ils portent en eux un problème des plus importants. A sa base, il y a un fait évident pour Lange lui-même, et qui exige une explication scientifique. L'indignation et la révolte de la mère découlent directement de la conscience la plus indubitable, la plus évidente du chagrin éprouvé. Est-il possible que cette épreuve directe du chagrin doive être reconnue comme quelque chose de totalement faux ? Pourquoi, dans ce cas, la mère qui pleure la mort de son enfant éprouve-t-elle du chagrin et non « une fatigue et une atonie des muscles et une sensation de froid au niveau d'une peau exsangue » ?

Nous nous sommes arrêtés sur cet exemple banal avec tant de détails parce qu'il acquiert, à nos yeux, une signification principielle que nous ne pourrions reconnaître à aucun autre élément de la théorie en question. Au fond, ce procès imaginaire que la psychologie descriptive fait à la mère qui a perdu son fils est déjà, dans la réalité, le prolongement de ce qu'avait entrepris la psychologie mécaniciste. Ses points de départ et d'arrivée, tout le sens de son existence, l'unique fondement de son exactitude que ne peut contester aucun psychologue, et, peut-être, aucun sujet humain qui a connu un chagrin réel, constituent ce fait que Lange délaisse avec une telle légèreté et un tel sentiment de supériorité. Voilà vraiment, en vérité, si les faits ne sont pas conformes à la théorie, tant pis pour eux.

L'épreuve du chagrin est un fait vivant et plein de sens. Lange lui-même comprend qu'il n'est pas possible de la prendre pour un fantôme n'existant pas dans la réalité, pour le délire d'une imagination dérangée. Car il ne doute pas que la mère, après avoir pris connaissance de l'interprétation donnée à son chagrin à la lumière de la théorie périphérique, se révolte et s'indigne, c'est-à-dire qu'elle réagisse de façon émotionnelle. La révolte et l'indignation sont des émotions aussi indubitables que le chagrin, bien qu'elles puissent se manifester par de tout autres sensations musculaires et dermiques. Les émotions induites par des causes psychiques ne sont, selon Lange, en rien substantiellement différentes des émotions authentiques, provoquées par une influence physique. Par conséquent, le vécu d'un chagrin susceptible de susciter chez une mère de réelles émotions de colère et d'indignation est le fait le plus authentique, le plus réel, le plus indiscutable de la vie psychologique.

L'objectif scientifique est de donner une explication causale à ce lien directement éprouvé. C'est précisément ici que se révèle la faillite définitive de la psychologie des émotions contemporaine, qui, en se heurtant à la première occasion au fait le plus banal et le plus simple du sentiment humain, se décompose en deux parties s'ignorant mutuellement, et dont l'une ne trouve rien de mieux à faire que de répéter la parodie socratique de l'explication causale. L'autre reste perplexe, l'air impuissant devant le chagrin de la mère, ne sachant pas comprendre scientifiquement ce lien éprouvé directement entre le sentiment et le reste de la vie de la conscience, et qui confère au sentiment sens et signification, déclarant que ce lien dépasse les limites de la connaissance scientifique.

Dans le premier cas, à la suite de la psychologie explicative, il faut extirper tous les témoignages de l'expérience interne directe et, « en dépit de la raison et contre les forces de la nature », considérer, selon la loi cartésienne, une créature en pleurs comme un automate sans âme, en mesurant la force, la profondeur et la pureté de ses sensations musculaires et dermiques et en se consolant de façon douteuse, sur les ruines de la vie psychologique vive, en disant que ces sensations peuvent être aussi fortes, profondes et pures que la tristesse la plus incommensurable. Dans le second cas, à la suite de la psychologie descriptive, il ne nous reste d'autre possibilité que de refuser le désir orgueilleux d'une connaissance et d'une explication scientifiques et de se confondre directement avec une mère en pleurs, de se transporter entièrement dans son état mental, de s'imprégner de son chagrin et d'exprimer ce simple sentiment de compassion qu'éprouve un passant étranger à l'affaire comme une nouvelle psychologie qui, enfin, est capable de transformer notre connaissance de la vie psychique en science de l'esprit.

Dans le premier cas, pour pouvoir préserver la vie du sentiment, nous devons refuser son sens. Dans le second cas, pour pouvoir préserver le vécu et son sens, nous devons, de la même façon, refuser la vie. Dans les deux cas, nous devons pareillement renoncer à tout espoir de comprendre un jour scientifiquement l'homme et la véritable signification de sa vie intérieure.

Nous avons déjà étudié, soigneusement et en détail, la voie de la psychologie explicative des émotions, voie qui nous entraîne dans l'impasse d'une explication causale dénuée de sens. Nous la connaissons en tous ses points et on peut se dispenser d'y revenir. Nous allons découvrir brièvement celle qui nous conduit à une autre impasse, à savoir au refus de toute explication causale et à l'idée que le sentiment est absolument dépourvu de vie, c'est-à-dire la voie de la psychologie descriptive des émotions. Cette dernière commence avec la question de la nature des sensibilités supérieures. Les émotions supérieures sont-elles des combinaisons et des modifications complexes des émotions élémentaires ou sont-elles quelque chose de nouveau, ce qui exige une approche scientifique tout à fait particulière ? La psychologie descriptive admet, à titre de condition fondamentale, la deuxième partie du dilemme en faisant valoir l'intentionnalité des sensibilités supérieures, leur tendance, leur lien intelligible et rationnel avec leur objet comme une propriété distinctive des plus importantes. Sans ce lien intelligible que nous éprouvons directement, la sensibilité supérieure cesse d'être elle-même.

Dans l'un de ses premiers travaux, c'est précisément sur ce point que Scheler fonde la différence qu'il instaure entre sentiments supérieurs et inférieurs. Le lien des sentiments inférieurs avec leur objet se trouve toujours médiatisé, établi par des actes de référence ultérieurs. Aucune tendance n'est immanente à ce sentiment. Parfois même, il nous revient de chercher l'objet de notre tristesse. Au contraire, le sentiment supérieur est toujours orienté vers quelque chose, absolument de la même façon que la représentation. C'est un processus rationnel, par principe accessible au seul entendement, tandis que les états sensibles élémentaires n'admettent qu'un constat et une explication causale.

Quand j'éprouve de la joie et de la tristesse, l'épreuve de l'évaluation provoque des sentiments déterminés. Comme l'a déjà indiqué F. Brentano [115], c'est l'amour et la haine qui sont intentionnels au sens strict. Nous n'aimons pas au sujet de quelque chose, mais nous aimons quelque chose.

Ainsi, les sensibilités supérieures exigent non pas une étude psychologique visant à constater les faits et à fournir une explication causale, mais seulement une psychologie de la compréhension n'ayant d'autre but que la compréhension des liens directement vécus. L'expérience de l'évaluation suscite des sensibilités supérieures qui ne sont pas déterminées selon le lien logique entre une chose et une autre, comme le lien qui unit, dans un syllogisme, les prémisses et les conclusions. Le lien est ici téléologique. La nature de la vie consciente est organisée de telle façon que je réponds par la joie à tout ce que j'éprouve et qui a une certaine valeur et que, par là même, ma volonté se détermine aux aspirations correspondantes. Ce lien n'admet que la compréhension, unie à l'expérience de sa rationalité ; au contraire, reste incompréhensible pour nous le lien selon lequel le sucré provoque le plaisir, et l'amer le déplaisir. Je peux considérer ces liens seulement comme des faits qui ne sont pas pour moi compréhensibles par eux-mêmes.

L'inintelligibilité principielle des sensibilités fondamentales, ou primitives, comme nous l'avons déjà mentionné, est l'une des pierres angulaires de la théorie cartésienne des passions. Descartes affirme que la tristesse et la joie, en tant que passions, non seulement sont différentes de la douleur et du plaisir en tant que sensations, mais peuvent en être totalement séparées. On peut imaginer que la douleur sera éprouvée avec la même indifférence émotionnelle que la sensation la plus ordinaire. On peut même s'étonner du fait que la douleur s'accompagne si souvent de tristesse et le plaisir de joie. On peut s'étonner de voir que la faim est une simple sensation et que l'appétit est un désir, si intimement liés entre eux qu'ils s'accompagnent toujours mutuellement. L'actuelle psychologie descriptive des émotions ne fait ainsi que répéter, par la bouche de Scheler, la vieille thèse cartésienne de l'absence totale de signification des émotions élémentaires, qui excluent, au plan des principes, toute possibilité de les comprendre, affirmant le privilège accordé aux seules sensibilités supérieures.

Développée par Brentano, Scheler, A. Pfender [116], M. Geiger [117], etc., l'étude de la nature intentionnelle des sensibilités supérieures a fondé la psychologie des émotions contemporaine. A l'aide de cette théorie, la psychologie descriptive des émotions s'efforce de dépasser la théorie naturaliste du sentiment, engagée dans une impasse et qui a tendance à considérer les sensibilités supérieures comme un complexe ou comme le produit du développement d'éléments psychiques plus simples. Scheler voit l'erreur de cette théorie non pas dans le fait qu'elle explique les choses de façon erronée, à partir de la vie des sensibilités supérieures, mais en ce que, tout bonnement, elle ne voit pas ces phénomènes, qu'elle est aveugle à leur égard. Si la théorie naturaliste voyait simplement les phénomènes d'amour sacré ou spirituel, elle aurait vu en même temps qu'il n'est possible ni de les comprendre à partir de n'importe quels faits relatifs à la sphère de l'amour vécu, ni d'en tirer une conclusion. Mais c'est précisément en cela que réside l'insuffisance fondamentale de cette opinion et d'autres thèses de la théorie naturaliste : tout son dispositif l'empêche de voir qu'au cours du développement de la vie de l'homme surviennent des actes et des qualités tout à fait nouveaux, qu'ils peuvent survenir constamment, que ces qualités nous apparaissent ainsi par à-coups dans leur contenu le plus essentiel et ne peuvent jamais être considérées comme un simple développement progressif des formes anciennes, comme on l'admet pour l'organisation corporelle d'un être vivant. L'objectif de la théorie naturaliste l'empêche de voir qu'au cours du développement vital peuvent s'affirmer, au plan des principes, de nouveaux et plus profonds degrés de l'être et de nouvelles valeurs et, qu'à partir de là, peuvent se développer de nouveaux domaines d'objets et de valeurs pour une vie qui s'autodéveloppe, et que ce n'est qu'à mesure du développement de la vie que ces nouveaux domaines de l'être et ces nouvelles valeurs se mettent à révéler et à contenir toute la plénitude des qualités qui les déterminent. Chaque nouvelle qualité signifie pour cette théorie une nouvelle illusion. Cette théorie représente, comme toute philosophie naturaliste, une spéculation principielle jouant à la baisse.

C'est dans la vie des sentiments que la psychologie descriptive trouve son objet le plus profond et le plus vivant. « Là, nous voyons devant nous le centre authentique de la vie spirituelle. La poésie de tous les temps trouve ici ses sujets. Les intérêts de l'humanité sont constamment tournés du côté de la vie des sentiments. Le bonheur et le malheur de l'existence humaine dépendent de cette vie, et c'est la raison pour laquelle la psychologie du XVIIe siècle, qui a judicieusement fixé son attention sur le contenu de la vie mentale, s'est concentrée sur l'étude des états sensibles, car ses affects c'était précisément cela.» [W. Dilthey, 1924, p. 56].

W. Dilthey part de l'idée que plus les états sensibles sont importants et centraux, et plus ils résistent obstinément au démembrement. Nos sentiments s'unissent le plus souvent en un état général où les composantes isolées sont déjà inséparables. Nos sentiments, comme nos motivations, ne peuvent pas être volontairement reproduits ou amenés à la conscience. Renouveler nos états mentaux, nous le pouvons seulement si nous provoquons expérimentalement dans la conscience les conditions dans lesquelles surviennent les états correspondants. « Il en découle que notre façon de définir les états mentaux ne décompose pas leurs contenus, mais ne fait que signaler les conditions dans lesquelles apparaît tel ou tel état mental. Telle est, chez Spinoza et Hobbes, la nature de toutes les définitions des états mentaux. C'est pourquoi, il nous faut avant tout perfectionner les méthodes de ces penseurs. Définir les choses, établir une nomenclature et une classification précises constitue, dans ce domaine, la première tâche de la psychologie descriptive. Il est vrai que, pour les états mentaux, se révèlent de nouveaux moyens auxiliaires dans l'étude des mouvements et symboles expressifs : en particulier la méthode comparative, qui admet des rapports plus simples dans les sentiments et les motivations des animaux et des peuples primitifs, permet de sortir du cadre de l'anthropologie du XVIIe siècle. Mais même l'application de ces moyens auxiliaires ne donne pas de points d'appui solides pour une méthode explicative qui tente d'induire des phénomènes d'un domaine donné d'un nombre limité d'éléments définissables de façon uniforme.» [ibid. p. 57].

Ici, Dilthey admet le mélange, en aucun cas logiquement justifié, de trois thèses qui coïncident dans leurs conclusions pratiques, mais qui, du point de vue théorique, non seulement ne peuvent être réunies, mais, au contraire, représentent le modèle le plus frappant d'une logique anecdotique à contradiction interne. D'abord, il établit que les tentatives réelles d'expliquer la vie de nos sentiments sont entre elles dans une situation de conflit dont on ne peut absolument pas prévoir l'issue. Déjà les questions fondamentales du rapport entre les sentiments et les motivations et la volonté, et du rapport entre les états sensibles qualitatifs et les représentations qui s'y confondent n'autorisent pas une solution convaincante. Ainsi, la psychologie explicative des sentiments s'avère en fait inconsistante et encore non réalisée dans la pratique.

Dilthey fait aussitôt de cet échec effectif de la psychologie explicative des sentiments la base d'une conclusion sur l'inutilité et l'impossibilité d'expliquer le sentiment. Si l'on jette un regard, dit-il, sur la littérature, étonnamment riche chez tous les peuples, concernant les états mentaux et les passions humaines, on ne peut pas ne pas voir que toutes les thèses fécondes qui élucident ce domaine n'ont pas besoin de pareilles hypothèses explicatives. On y décrit seulement les formes complexes et saillantes de processus dans lesquels les différents aspects évoqués sont liés entre eux, et il suffit de pénétrer assez profondément dans l'analyse des faits notables dans ce domaine pour se convaincre ici de l'inutilité de telles hypothèses explicatives. Dilthey, pour prouver cette idée, se réfère à l'exemple de la jouissance esthétique suscitée par une œuvre d'art, et caractérisée par la majorité des psychologues comme un état de plaisir. Mais l'esthète, dit-il, en étudiant l'effet de styles de nature différente dans différentes œuvres d'art, se trouve obligé de reconnaître l'insuffisance d'une telle conception. Le style d'une fresque de Michel-Ange ou d'une fugue de Bach résulte des dispositions d'esprit et d'humeur d'une grande âme, et la compréhension de ces œuvres d'art communique à l'âme de celui qui y prend plaisir une forme d'humeur déterminée dans laquelle elle se développe, s'élève et semble se diffuser [ibid., p. 57 à 58].

Si Dilthey confond l'inconsistance de fait de la psychologie descriptive des émotions avec l'inutilité principielle des hypothèses explicatives existant dans ce domaine et avec l'impossibilité principielle d'une explication causale des formes supérieures de l'humeur dans lesquelles l'âme se développe, s'élève et semble se diffuser, il revient aussitôt à l'état réel des choses, prêt à reconnaître que la psychologie explicative n'est tout simplement pas encore assez mûre pour pouvoir résoudre le problème des sentiments et que, par conséquent, la psychologie descriptive doit lui préparer et lui déblayer le chemin. C'est là sa troisième thèse. C'est pourquoi, dit Dilthey, le domaine de la vie mentale n'est, en réalité, pas encore susceptible d'être analysé dans son intégralité. Il est nécessaire, qu'entre temps, les psychologies descriptive et analytique accomplissent leur tâche dans le détail.

Ainsi, le mélange de trois affirmations différentes par leur contenu rappelle de façon étonnante la logique de l'histoire que rapporte Freud dans son étude du mot d'esprit. Une femme que sa voisine accuse d'avoir cassé un pot qu'on lui avait prêté, avance, pour se justifier et pour être plus convaincante, trois arguments à la fois : premièrement, dit-elle, je ne t'ai emprunté aucun pot ; deuxièmement, quand je l'ai pris, il était déjà cassé ; troisièmement, je l'ai rendu absolument intact.

W. Dilthey dit ceci : premièrement, la psychologie explicative n'a pas donné jusqu'à présent d'explication satisfaisante de la vie de nos sentiments ; deuxièmement, une telle explication est tout à fait inutile, n'est pas nécessaire, et, d'une façon générale, ne peut être donnée ; troisièmement, la psychologie explicative saura donner cette explication quand la psychologie descriptive aura accompli sa tâche de décomposition et d'analyse.

Un pareil mélange de thèses présentant un contenu différent se trouve précisément dans le programme de recherches positif que propose Dilthey à la psychologie descriptive des sentiments. La recherche doit se faire avant tout dans trois directions. Elle reflète les types fondamentaux du cours des processus mentaux. Ce que les grands auteurs, en particulier Shakespeare, nous ont donné dans leurs personnages, elle s'efforce de le rendre accessible à l'analyse du concept. Elle dégage certains rapports fondamentaux qui traversent la vie des sentiments et des motivations de l'homme, et elle s'efforce d'établir les composantes isolées des états de sentiments et de motivations [ibid., p. 58]. Dilthey voit l'avantage de la méthode descriptive et analytique par rapport à la méthode explicative dans le fait qu'elle se limite à l'examen des problèmes solubles. Manifestement, le problème de la psychologie explicative du sentiment lui paraît insoluble. Il n'y avait pas de pot du tout — ni cassé ni intact —, bien que nous venions d'affirmer que le pot a été pris cassé et rendu intact.

Un autre chercheur, Münsterberg, évite cette contradiction ; en effet, ce dernier, aussi nettement que Dilthey et beaucoup d'autres, fait une distinction entre la psychologie causale et la psychologie téléologique, qu'il considère comme deux sciences autonomes et égales ; cette idée, suggérée par tout le cours historique du développement de la psychologie contemporaine, a mûri simultanément chez divers chercheurs : c'est ainsi, selon Gœthe, que les pommes tombent simultanément dans différents vergers. Mais Münsterberg, de façon plus conséquente que Dilthey, et quoiqu'il ait consacré tout son travail concret à la solution des problèmes de la psychologie explicative, n'en a pas moins développé dans toute sa plénitude le programme et le plan de recherche de la psychologie descriptive.

« La situation déplorable de la psychologie contemporaine s'exprime dans le fait que, sur les phénomènes psychologiques, nos connaissances sont incomparablement plus étendues qu'elles ne l'ont jamais été dans le passé, mais que sur ce qu'est à proprement parler la psychologie, nous en savons beaucoup moins... La psychologie actuelle combat le préjugé selon lequel il n'existerait qu'une sorte de psychologie... Le concept de psychologie inclut deux problèmes scientifiques absolument différents qu'il faut distinguer au plan des principes, et pour lesquels il vaut mieux utiliser des significations particulières. En réalité, il existe une psychologie ayant un double caractère, mais si doit dominer le préjugé selon lequel une seule psychologie suffit à la science, il est naturel que certains ne cultivent que la première forme de psychologie et délaissent la seconde, tandis que d'autres se soucient précisément de cette deuxième forme et négligent la première, ou bien, qu'enfin, les deux formes se mêlent en une unité fictive, puis, qu'entre elles, le matériau se répartisse de façon arbitraire, ou bien encore que l'une des deux s'imbrique plus ou moins dans l'autre. Toutes ces possibilités sont représentées dans la psychologie contemporaine.

Il va de soi que des formes de psychologie aussi dissemblables ne pourraient pas coexister et se trouver liées spirituellement s'il n'y avait entre elles rien de commun. Cette dimension commune réside avant tout dans le fait que toute psychologie a affaire au vécu de l'individu. C'est en cela qu'elle se différencie des sciences de la nature corporelle et des sciences normatives. La personnalité est ainsi le point de départ décisif de toute psychologie.» [H. Münsterberg, 1924, p. 7 à 8].

Au-delà de ce point de départ commun commence la divergence principielle de deux psychologies possibles. A chaque pulsation de notre expérience vitale, il devient évident que nous pouvons comprendre notre propre vie intérieure de deux manières, en acquérant ainsi à son sujet des connaissances d'une double nature. A savoir que dans un cas nous concevons le sens de notre sentiment et de notre désir, de notre attention et de notre pensée, de nos réminiscences et de notre représentation. Tout cela, nous essayons de le saisir et de le retenir dans l'état qualitatif présent dans tout vécu, c'est-à-dire dans la qualité de l'activité de notre "moi" orienté vers certain but de l'intention de notre personnalité. Nous pouvons alors observer comment un acte de volition en inclut un autre, comment une représentation en signale une autre, comment se révèle dans notre esprit le monde des rapports internes. Mais nous pouvons jeter un tout autre regard sur nos propres expériences et épreuves. Nous pouvons nous opposer à nos propres expériences, non pas comme une personnalité agissant mentalement, mais en qualité de simple spectateur, et elles deviennent alors pour nous des contenus de notre perception. Bien sûr, ces contenus se différencient de ceux de la nature. Nous les délimitons par rapport aux contenus externes en les considérant comme des contenus de notre conscience, mais nous nous intéressons à eux de la même façon que nous nous intéressons aux choses et aux processus externes. Nous examinons les contenus de la conscience seulement du point de vue de l'observateur qui décrit leur déroulement et comprend leur lien nécessaire, c'est-à-dire qui s'efforce de les analyser. Par cette description, le contenu de la conscience devient une combinaison d'éléments, par l'explication, ces éléments deviennent un enchaînement de causes et d'actions. Ainsi, nous aboutissons à une tout autre compréhension de cette même vie mentale. Dans un cas, il s'agit de la compréhension des rapports internes et de la conception des intentions internes et de leur lien, et, dans l'autre, de la description et de l'explication des éléments et de leurs actions.

Si, dans ces deux directions, nous menons à leur terme ces différents moyens de compréhension de notre vie interne et si nous leur attribuons une forme scientifique achevée, nous serons effectivement obligés d'avoir deux disciplines théoriques différentes au plan des principes. L'une d'elles décrit la vie mentale comme la totalité du contenu de la conscience et en donne une explication. L'autre interprète et comprend cette même vie mentale comme un ensemble de rapports de sens et de visée. L'une est la psychologie causale, l'autre est la psychologie téléologique et intentionnelle. Ici, il n'y a aucune différenciation du matériau entre l'une et l'autre, puisque tout matériau est à examiner des deux points de vue. Tout sentiment, tout souvenir et toute volition peuvent être compris tout aussi bien dans la catégorie causale, comme contenu de conscience, que, du point de vue intentionnel, comme activité mentale [ibid., p. 8 à 9].

Dans l'histoire de la psychologie et dans la psychologie contemporaine, ces deux formes se confondent en une unité fictive, et, en outre, il est rare que chacune d'elle se révèle réellement pure et conséquente. Le plus souvent, la psychologie téléologique se trouve d'une certaine façon extérieurement unie à des éléments de la psychologie causale ; dans ce cas, les processus de la mémoire, par exemple, sont représentés comme des processus causaux, et ceux du sentiment et de la volonté comme des processus intentionnels, confusion qui survient facilement sous l'influence des représentations naïves de la vie quotidienne. Ainsi, nous pouvons, parallèlement à la psychologie causale, parler de psychologie intentionnelle, ou de celle de l'esprit parallèlement à celle de la conscience, ou bien de psychologie de la compréhension parallèlement à la psychologie explicative [ibid., p. 9 à 10].

Dans cette démarcation établie entre des tâches d'une psychologie d'une double nature, Münsterberg développe, en toute logique, sa pensée jusqu'au bout. Il exclut absolument toute nécessité et toute possibilité d'explication causale dans la psychologie descriptive, qui n'admet que la compréhension et la conception de relations de but et de sens entre les expériences émotionnelles et, par conséquent, il exige de considérer l'activité mentale comme un domaine de la réalité absolument autonome, en dehors de la nature et de la vie, et qui, pour parler comme Spinoza, n'est pas une chose naturelle, obéissant aux lois générales de la nature, mais une chose au-delà des frontières de la nature, comme un empire dans un empire. Mais il suffit de bien considérer et méditer l'argumentation de Dilthey et de Münsterberg pour y découvrir aussitôt sa force et sa faiblesse, ses pôles positifs et négatifs, sa justesse absolue et sa fausseté tout aussi absolue. La force et la justesse de leur argumentation se manifestent exclusivement dans le cas où ils reconnaissent l'inconsistance, l'insuffisance, l'inadéquation principielle des explications qui, jusqu'à présent, ont été avancées par la psychologie physiologique au sujet des manifestations supérieures de la vie psychique de l'homme. Sa justesse et sa force résident exclusivement dans le fait qu'elle met au premier plan des problèmes d'une importance primordiale relatifs à ce qu'il y a de supérieur en l'homme, et pose ainsi pour la première fois, dans toute sa signification, le problème de la psychologie de l'homme vivant et réel.

Mais c'est ici que se trouvent la faiblesse et la fausseté de l'argumentation considérée. Au fond, la nouvelle psychologie n'est pas vraiment aussi différente de l'ancienne. Par-ci par-là, et peut-être même dans ce qui est essentiel et central, elles coïncident totalement, malgré leur opposition apparente. Précisément, la psychologie descriptive accepte intégralement l'idée fondamentale de la psychologie explicative (l'explication causale ne peut être autre chose que la réduction mécanique des processus complexes et supérieurs à des éléments atomisés, séparés de la vie mentale). Par là même, la nouvelle psychologie occupe totalement les mêmes positions à partir desquelles s'est toujours développée l'ancienne psychologie.

La reconnaissance de la causalité mécanique comme seule catégorie possible d'une explication de la vie psychique, la délimitation de l'explication causale de la psychologie par les étroites frontières de la parodie socratique, tel est le point commun où se rencontrent et coïncident l'ancienne et la nouvelle psychologie. Ainsi, le seul argument exact en faveur du développement d'une psychologie descriptive autonome est l'inconsistance d'une psychologie explicative qui, dans son explication de la vie mentale, n'a pas su sortir du cadre de la causalité mécaniciste. C'est dans le pot cassé de sa voisine que la nouvelle psychologie voit la seule raison pour laquelle il lui faut cuire la viande dans un pot à elle, tout à fait particulier. L'argumentation du pot cassé constitue à la fois la force et la faiblesse des adeptes de la nouvelle psychologie. Il est absolument indiscutable que, selon la juste remarque de Scheler, la psychologie explicative ne donnait pas forcément une explication fausse aux problèmes véritables de la psychologie humaine, mais tout simplement ne remarquait pas ces problèmes et était aveugle à leur égard. Il est tout aussi indiscutable que ces problèmes doivent être posés à la psychologie scientifique comme des tâches premières et essentielles exigeant instamment une solution. De ces propos, en raisonnant logiquement, on ne peut tirer d'autre conclusion que celle de la nécessité de restructurer radicalement les fondements sur lesquels repose la psychologie contemporaine. Conclure à la nécessité de transférer la recherche de la solution de ces problèmes à une science nouvelle et tout à fait particulière qui, d'une façon générale, au plan des principes, exclut la possibilité d'une explication causale, signifie justifier intégralement l'état actuel de la psychologie explicative avec tous ses mécomptes, signifie partager entièrement ses erreurs, ne pas s'élever au-dessus d'elle et ne pas la dépasser, mais simplement lui demander de se serrer un peu et, sur ces fondations pourries qui ne peuvent rien supporter à l'exclusion d'un château en Espagne ou d'un château de cartes, construire l'édifice illusoire de la psychologie de l'esprit.

C'est pourquoi la théorie James-Lange, avec sa parodie d'explication causale des sentiments humains, engendre inévitablement la théorie de Scheler et son refus absolu de toute explication des sensibilités supérieures, explication à laquelle est substituée la compréhension d'un lien téléologique. Mais Scheler ne s'est pas plus éloigné de James que ne l'a fait la nouvelle psychologie par rapport à l'ancienne. Avec James, il admet, apparemment, que la seule explication accessible à la psychologie est celle qui part des lois de la mécanique physiologique. C'est pour cette raison que, comme toute la psychologie descriptive, il ne résout pas le problème, mais le contourne. A la question posée à la psychologie contemporaine, question que nous considérons comme le prototype de tous les problèmes fondamentaux exigeant une explication causale, question qui demande pourquoi Socrate se trouvait dans sa prison d'Athènes, la théorie James-Lange répond en se référant à la contraction et au relâchement des muscles qui entraînent la flexion des membres, tandis que la théorie de Scheler répond en indiquant que ce séjour en prison avait pour but de satisfaire à un sentiment supérieur de valeur...

L'une et l'autre des réponses sont pareillement indiscutables et aussi évidentes qu'infructueuses. L'une comme l'autre sont loin d'être une véritable réponse scientifique à la question. Ni l'une ni l'autre ne prête attention à la véritable cause.

Le chagrin réel de la mère qui pleure la mort de son enfant, si l'on se rappelle l'exemple de Lange, est lié directement et étroitement à ses larmes, bien qu'il puisse avoir lieu dans son âme sans s'accompagner de larmes, tandis que celles-ci auraient pu être la manifestation d'un sentiment opposé, par exemple la joie. Tout cela est indiscutable, mais y voir une cause serait, selon l'expression de Platon, stupide en long et en large. Il est tout aussi indiscutable et évident que la résolution de Socrate de rester en prison était liée à l'idée de poursuivre un but vital déterminé et de satisfaire à un certain sentiment de valeur. Mais un événement opposé par le sens — la fuite — aurait pu avoir le même caractère de but et de valeur.

Au fond, le refus de toute explication causale et la tentative de contourner le problème en s'appuyant sur l'analyse téléologique non seulement ne nous font pas progresser par rapport à la psychologie explicative du sentiment, avec toutes ses imperfections incontestables, mais, au contraire, nous ramènent loin en arrière. Définir les choses, établir une nomenclature et une définition précises constitue, selon l'affirmation de Dilthey, la première tâche de la psychologie descriptive dans ce domaine [1924, p. 57]. Il oublie en même temps que la voie de la définition et de la classification, que la psychologie a tracée pendant plusieurs siècles, a abouti à ce que la psychologie des sentiments s'avère, comme James l'a écrit à juste titre, le chapitre le plus stérile et le plus ennuyeux de la science.

W. Dilthey, logiquement, nous invite à recourir à l'anthropologie du XVIIe siècle et à parfaire ses méthodes. Il est à remarquer qu'il emprunte chez les penseurs du XVIIe siècle, en particulier chez Spinoza, ce qu'il y a de plus désuet, de plus atrophié et de plus terne : la nomenclature, la classification et la définition, toutes choses qui ne révèlent pas le contenu de nos affects, mais se contentent d'indiquer les conditions dans lesquelles survient un état mental donné [118].

Ainsi, de la théorie des passions de Spinoza, la psychologie descriptive retient non pas sa partie vivante, dirigée vers l'avenir, mais sa partie morte, tournée vers le passé. La seule possibilité permettant à la nouvelle psychologie de sortir du cadre de l'anthropologie du XVIIe siècle, Dilthey la voit dans l'application de la méthode comparée, dans l'étude des mouvements expressifs et des symboles des états mentaux [1924, p. 57]. Mais tout cela ne met à notre disposition qu'un nouveau moyen auxiliaire pour résoudre un vieux problème, sans nous faire sortir, au plan des principes, du cadre de la psychologie des passions du XVIIe siècle. Ainsi, on biffe d'un trait de plume le développement, sur presque trois siècles, de la pensée et de la connaissance psychologiques ; et le mouvement à reculons, vers le XVIIe siècle, vers les profondeurs de l'histoire, est proclamé seule voie du progrès scientifique de la psychologie.

En un certain sens, en mettant à la place de l'explication causale une vision téléologique et spiritualiste des phénomènes mentaux, la psychologie descriptive nous ramène à l'époque de la pensée philosophique qui régnait avant Spinoza. C'est précisément Spinoza qui a lutté pour une explication causale, déterministe, naturelle, matérialiste des passions humaines. C'est précisément lui qui fut le penseur qui, pour la première fois, a fondé au plan philosophique la possibilité même d'une psychologie explicative de l'homme comme science au sens véritable du terme et a tracé la voie de son développement ultérieur.

En ce sens, Spinoza s'oppose à toute la psychologie descriptive contemporaine en adversaire intransigeant. C'est lui qui a combattu le dualisme cartésien, le spiritualisme et le téléologisme que l'on faisait renaître dans cette théorie. A cet égard, nous devrons opposer à l'opinion de Dilthey notre conception du lien effectif existant entre la théorie des passions de Spinoza et la psychologie des passions contemporaine. Il est à noter qu'en posant les problèmes fondamentaux de la psychologie de l'homme, cette nouvelle tendance était obligée de recourir à la psychologie du XVIIe siècle, qui portait judicieusement son attention sur le véritable centre de la vie spirituelle, sur le contenu de nos affects, et qu'elle était obligée de mentionner le nom de Spinoza comme un phare éclairant la voie pour de nouvelles recherches. Les adeptes de la nouvelle tendance trouvent chez Spinoza non seulement une nomenclature et une classification des passions, mais aussi certains rapports fondamentaux, qui traversent toute la vie des sentiments et des motivations, ont une importance décisive pour la compréhension de l'être humain et constituent des thèmes pour une méthode descriptive précise. Telle est, par exemple, la relation fondamentale consistant en ce que Hobbes et Spinoza désignaient comme l'instinct de conservation ou de développement du “moi” : l'aspiration à la plénitude des états spirituels, à la durée du soi, au développement des forces et des motivations. Ainsi, non seulement la méthode, mais aussi le contenu de la théorie spinozienne des passions sont proposés comme principe directeur pour le développement des recherches dans une nouvelle orientation — la compréhension de l'homme.

Dans cette affirmation, dans ce recours à Spinoza, la vérité se mêle au mensonge à un point tel que c'est avec difficulté que l'on peut la séparer de l'erreur. Pour y arriver, il est nécessaire de rappeler que nous avons déjà rencontré une pareille mention, faite de vérité et d'erreur, d'un lien existant entre la théorie spinozienne des passions et la psychologie des émotions contemporaine. Pour comprendre le sens de l'idée de Dilthey selon laquelle la psychologie descriptive des sentiments doit être l'héritière de la psychologie de Spinoza, il convient de rappeler que Lange, également, qualifiait Spinoza de penseur le plus proche de la théorie physiologique des émotions qu'il avait lui-même, Lange, développée, du fait que Spinoza « non seulement ne considère pas les manifestations corporelles des émotions comme dépendantes des processus mentaux, mais les place sur le même plan, et même presque au premier plan » [C. G. Lange, 1896, p. 89].

Ainsi, Lange et Dilthey, la psychologie descriptive et la psychologie explicative des émotions, qui constituent deux pôles opposés de l'actuelle connaissance scientifique des sentiments de l'homme, recourent de manière identique à la théorie spinozienne des passions, comme si c'était leur source. La convergence ne peut être fortuite. On y trouve un très profond sens historique et théorique. Dès maintenant, nous devons tirer quelque chose d'essentiel pour nos objectifs du fait de cette convergence de deux théories opposées en vue d'un même recours à la pensée spinozienne, considérée comme leur principe idéologique.

Nous avons déjà parlé du lien existant entre la théorie de Lange et la théorie spinozienne des passions. Nous avons pu établir que, pour une bonne part, le fait de reconnaître un lien historique et idéologique direct entre la théorie spinozienne des affects et la théorie James-Lange reposait sur une illusion. Lange lui-même comprenait confusément qu'il faisait erreur en établissant une parenté entre sa théorie et celle de Spinoza. C'est avec un sentiment d'enthousiasme qu'il découvre chez Malebranche [119] une théorie vasomotrice complète des manifestations corporelles des émotions, lequel Malebranche « avec la perspicacité du génie, a révélé le lien véritable entre les phénomènes » [ibid., p.86]. Effectivement, nous sommes en présence d'un schéma du mécanisme émotionnel, schéma exprimé dans la langue confuse de la physiologie de l'époque et pouvant être traduit dans celle de la physiologie contemporaine, et qui, sous cette forme, peut être rapproché de l'hypothèse James-Lange. Une pareille convergence de faits a été établie très tôt par Irons, qui a montré que Descartes défendait les mêmes positions que James. Nous avons vu que les recherches ultérieures, en particulier les travaux de Sergi, ont totalement confirmé cette opinion. Mais ce n'est pas suffisant. Au cours de notre recherche, nous nous sommes efforcés d'expliquer que non seulement la description factuelle du mécanisme de la réaction émotionnelle rapproche ces théories, que séparent presque trois siècles, mais que cette convergence factuelle est elle-même la conséquence d'une parenté méthodologique plus profonde, fondée sur le fait que la psychologie physiologique contemporaine a entièrement hérité de Descartes les principes naturaliste et mécaniciste d'explication des émotions. Le parallélisme, l'automatisme et l'épiphénoménalisme cartésiens sont les véritables bases de l'hypothèse de Lange et de James, ce qui a pleinement donné le droit à Dunlap de qualifier le grand philosophe de père de toute la psychologie réactologique contemporaine.

Nous voyons ainsi que la théorie de Lange remonte en réalité non pas à la théorie spinozienne, mais cartésienne des passions de l'âme. En ce sens, on peut dire que Lange, dans la remarque finale de son étude, cite en vain le nom de Spinoza. Tel est, en quelques mots, le résultat auquel nous aboutissons en examinant cette question.

Nous pourrions à présent compléter cette conclusion par un trait particulièrement important qui apparaît clairement si l'on oppose les psychologies descriptive et explicative des émotions : à certains égards, la théorie spinozienne se trouve effectivement dans un rapport beaucoup plus étroit avec la psychologie explicative qu'avec la psychologie descriptive et doit donc plutôt être rapprochée de l'hypothèse de Lange, dans laquelle les principes fondamentaux de la psychologie explicative des émotions ont trouvé leur expression la plus claire, qu'avec le programme, indiqué par Dilthey, de la psychologie descriptive des sentiments. Dans la discussion entre psychologie causale et psychologie téléologique, dans la lutte entre les conceptions déterministe et indéterministe des sentiments, dans le conflit entre les hypothèses spiritualiste et matérialiste, Spinoza doit, bien sûr, se trouver du côté de ceux qui défendent la connaissance scientifique des sentiments humains contre la connaissance métaphysique.

C'est précisément en ce point où la théorie des passions de Spinoza se rapproche de la psychologie explicative des émotions qu'elle diverge, de la façon la plus absolue, de la psychologie descriptive. En l'occurrence, c'est Dilthey, et non plus Lange, qui cite en vain le nom de Spinoza au tout début de son programme de recherches futures. En effet, que peut-il y avoir de commun entre ces recherches qui ressuscitent consciemment les conceptions téléologiques et métaphysiques de l'anthropologie du XVIIe siècle, conceptions que Spinoza a continuellement combattues par le déterminisme rigoureux, la causalité et le matérialisme de son système ? Comme nous l'avons indiqué, c'est non sans raison que Dilthey met au premier plan, dans la théorie de Spinoza, sa partie la plus désuète et tournée vers le passé, la plus formelle et la plus spéculative, c'est-à-dire sa nomenclature, sa classification et ses définitions. Non seulement la psychologie de Dilthey ne suit pas les grands principes du système spinozien, mais sa propre voie ne peut être tracée qu'en luttant contre ces principes avec le plus grand acharnement.

Après tout ce qui vient d'être dit, il est peu probable que puisse subsister un doute quelconque sur le fait qu'en ressuscitant les principes spiritualistes et téléologiques du XVIIe siècle, la psychologie descriptive ne remonte pas fondamentalement à Spinoza, mais à Descartes, dans la doctrine duquel sur les passions de l'âme elle trouve son programme véritable et complet.

Spinoza, bien sûr, n'est pas du côté de Dilthey ou de Münsterberg, de leur théorie d'une vie mentale autonome et indépendante, existant exclusivement grâce aux liens finalistes et aux rapports de sens, mais du côté de Lange et de James dans leur combat contre les substances spirituelles immuables, éternelles et intangibles, contre la conception selon laquelle les émotions ne sont pas des émotions de l'homme, mais des substances en dehors des limites de la nature, des êtres, des forces, des démons qui envahissent l'homme. Bien sûr, il n'aurait jamais accepté de reconnaître — et c'est en cela que Lange a absolument raison — que la peur psychique peut par elle-même expliquer pourquoi on pâlit, pourquoi on tremble, etc... Il est du côté de ceux qui, comme James, considèrent que description et classification sont les degrés les plus bas dans le développement d'une science et qui admettent l'élucidation du lien causal comme une recherche plus approfondie, comme une recherche d'ordre supérieur.

Mais la complexité de l'affaire se renforce du fait qu'aussi évidente que puisse paraître l'erreur de la tentative d'appuyer la psychologie descriptive des sentiments sur la théorie spinozienne des passions, cette tentative, sous un certain rapport, contient une part de vérité. Nous avons essayé, ci-dessus, de la découvrir dans le fait que les problèmes posés dans la psychologie descriptive des sentiments, celui des particularités spécifiques des sentiments humains, celui de la signification vitale des sentiments, le problème de ce qu'il y a de supérieur dans la vie émotionnelle de l'homme — tous ces problèmes à l'égard desquels la psychologie explicative est restée aveugle et qui, par leur nature, sortent du cadre de l'interprétation mécaniciste, ont, pour la première fois, été posés dans toute leur dimension dans la théorie spinozienne des passions. Sur ce point, la théorie spinozienne apparaît effectivement du côté de la nouvelle psychologie et contre l'ancienne, elle soutient Dilthey contre Lange.

Nous sommes ainsi en présence d'un bilan définitif qui ne peut pas ne pas nous troubler par la complexité extraordinaire des résultats qui y sont contenus. Nous avons vu que la ligne de la pensée spinozienne trouve en quelque sorte un prolongement historique aussi bien chez Lange que chez Dilthey, c'est-à-dire dans les psychologies explicative et descriptive de notre époque. Il y a quelque chose de l'enseignement de Spinoza dans chacune de ces théories qui se combattent. En accédant, non sans efforts, à l'explication scientifique naturaliste et causale des émotions, la théorie James-Lange résout par là même l'un des problèmes centraux de la psychologie matérialiste et déterministe de Spinoza. Mais, comme nous l'avons vu, la psychologie descriptive également, en mettant au premier plan le problème du sens et de la signification vitale des sentiments humains, essaie par là même de résoudre les problèmes fondamentaux et centraux de l'éthique spinozienne.

On peut définir en quelques mots le véritable rapport entre la théorie spinozienne des passions et les psychologies explicative et descriptive des émotions en disant que, dans cette théorie, consacrée, au fond, à la solution d'un seul et unique problème — celui de l'explication déterministe, causale de ce qui est supérieur dans la vie des passions humaines — sont contenues en partie et la psychologie explicative, qui a conservé l'idée d'une explication causale mais qui a rejeté le problème de ce qu'il y a de supérieur dans les passions de l'homme, et la psychologie descriptive, qui a refusé l'idée de l'explication causale mais qui a conservé le problème de ce qu'il y a de supérieur dans la vie des passions humaines. Ainsi trouve-t-on dans la théorie de Spinoza, constituant son noyau le plus profond, précisément ce qui n'existe ni dans l'une ni dans l'autre des deux parties en lesquelles s'est divisée la psychologie des émotions contemporaine : l'unité de l'explication causale et du problème de la signification vitale des passions humaines, l'unité des psychologies descriptive et explicative du sentiment.

C'est pourquoi Spinoza est étroitement lié à la plus essentielle et la plus aiguë des questions d'actualité de la psychologie des émotions contemporaine, question qui la domine en déterminant le paroxysme de la crise dont elle est l'objet. Les problèmes de Spinoza attendent leur solution, sans laquelle il n'y a pas de lendemain pour notre psychologie.

Mais les psychologies explicative et descriptive des émotions, tout comme Lange et Dilthey, en cherchant une solution au problème de Spinoza, s'éloignent complètement de sa théorie et, comme nous avons essayé de le montrer, se situent complètement dans la théorie cartésienne des passions de l'âme. Ainsi, la crise de la psychologie des émotions contemporaine, psychologie qui s'est divisée en deux parties hostiles et inconciliables, nous fait la démonstration de ce qu'est le destin historique, non pas de la pensée philosophique de Spinoza, mais de Descartes. C'est ce qui apparaît le plus clairement au point fondamental qui sert de ligne de partage entre la psychologie explicative et la psychologie descriptive, c'est-à-dire dans la question de l'explication causale des émotions humaines.

En effet, nous avons vu que, précisément dans la théorie cartésienne des passions de l'âme, sont contenues, comme deux parties autonomes et égales, coexistant côte à côte, une théorie des émotions, rigoureusement déterministe, mécaniciste et causale, et une théorie des passions intellectuelles, purement spiritualiste, indéterministe et téléologique. L'amour spirituel et l'amour sensible découlent chacun de sa source : le premier du besoin libre et cognitif de l'âme, le second des besoins nutritifs de la vie fœtale. Leur lien est à tel point obscur que nous concevons beaucoup plus nettement leur séparation originelle que leur rapprochement et leurs relations éphémères. Etant donné que les passions spirituelles et sensibles se différencient nettement les unes des autres, il est naturel qu'elles doivent devenir l'objet de deux genres totalement différents de la connaissance scientifique. Les premières doivent être étudiées comme des manifestations de l'activité spirituelle, autonome et libre, les secondes comme des manifestations de l'automatisme humain soumises aux lois de la mécanique. On trouve déjà là entièrement l'idée d'une séparation des psychologies explicative et descriptive des émotions, idée qui est présupposée par la théorie cartésienne de façon aussi nécessaire que la théorie spinozienne des passions présuppose le contraire, c'est-à-dire l'unité des psychologies explicative et descriptive des sentiments.

En développant sa théorie viscérale des passions, Descartes propose, comme cause directe et immédiate des émotions, des états organiques spécifiques qui obligent l'âme à éprouver des passions. La possession d'un bien quelconque ne contient pas en soi et en tant que tel un sentiment de joie. Mais le mouvement des esprits vitaux, qui se dirigent du cerveau vers les muscles et les nerfs, revêt une caractéristique telle qu'il doit en découler ce sentiment de joie. La divergence entre Descartes et les représentants plus tardifs de la théorie viscérale ne réside que dans les détails. Descartes considère comme cause directe des émotions la seule modification des organes internes, mais non les mouvements externes. Comme le dit Sergi, on peut l'imaginer en train de dire avec James : notre cœur se serre, non pas parce que nous sommes tristes, mais nous éprouvons de la tristesse parce que notre cœur se serre. Cependant, il n'eût jamais pu dire : nous éprouvons une frayeur parce que nous fuyons, nous sommes mis en colère parce que nous portons des coups. En ce sens, la théorie de Descartes concorde davantage avec la variante que Lange lui a ajoutée par la suite et s'éloigne quelque peu de la variante développée par James. Mais l'idée fondamentale d'une explication causale et automatique des passions apparaît dans la théorie de Descartes dans toute son immense monstruosité.

Comme nous l'avons montré plus haut, cela ne suffit pas à épuiser la théorie cartésienne des causes des passions. Elle doit être complétée par deux idées liées entre elles et qui jettent un pont entre cette théorie et l'actuelle psychologie descriptive des émotions. Descartes, parallèlement aux modifications viscérales, mentionne souvent, comme causes des émotions, des perceptions, des souvenirs, l'idée d'un objet aimé, détesté, terrifiant. Quoi que fasse Sergi pour éliminer la contradiction inhérente à cette position, il y arrive mal. Il est vrai que la différence faite entre les causes immédiates et les causes médiates semblerait permettre de supprimer cette contradiction. La cause dernière et immédiate des passions de l'âme est le mouvement de la glande cérébrale provoqué par les esprits vitaux. Mais les causes médiates et premières des passions peuvent être des sensations, des souvenirs, des idées. C'est, au fond, ce qu'ont totalement compris les disciples tardifs de Descartes. Pour James et Lange, les manifestations corporelles des émotions en sont tout aussi semblablement les causes immédiates et dernières. Mais ces chercheurs sont disposés à considérer les perceptions, les souvenirs et les pensées comme causes médiates des émotions.

Cette confusion dans la question de l'explication causale des émotions dissimule, à proprement parler, un problème d'une importance capitale. D'une part, on reconnaît comme causes dernières et directes des émotions des phénomènes découlant de l'automatisme humain et ayant lieu selon des lois purement mécaniques. Comme il convient aux lois mécaniques, les phénomènes qui leur sont soumis sont totalement dépourvus de sens. Poser la question même de l'intelligibilité ou du sens des liens causaux au plan indiqué est aussi absurde que de chercher un sens au fait qu'une boule qui roule et qui heurte une boule immobile met, grâce au choc, cette dernière en mouvement. Règne ici le non-sens pur et absolu des relations mécaniques. Affirmer qu'il faut s'étonner en se demandant pourquoi la sensation de faim est intrinsèquement liée à l'appétit résonne de façon quelque peu étrange, mais en revanche de façon vraiment conséquente.

Jusqu'ici, tout reste clair. Mais à partir d'un certain point, il apparaît que cette pure absurdité des rapports mécaniques n'épuise pas par elle-même la totalité d'un examen possible de la cause des émotions. Aussi étrange que cela puisse paraître, les plus indifférentes, les plus médiates, les toutes premières causes des émotions, qui ne semblent nullement nécessaires à la survenue de ces états et en l'absence desquelles les émotions peuvent survenir tout aussi librement qu'en leur présence, sont justement, dans un certain rapport de sens, liées directement et de manière intelligible à leurs conséquences. Si une opinion est cause d'émotions, s'il est vrai que l'idée d'un objet aimé est cause d'amour, comme celle d'un objet détesté est cause de haine, si est exacte l'affirmation de Descartes selon laquelle la joie découle de l'idée que nous posséderions un bien, il apparaît ceci : les émotions non seulement admettent, mais exigent, un examen et une explication ayant un caractère évaluatif, intentionnel (c'est-à-dire liés à la visée déterminée d'un objet), pourvus de sens de façon immanente ; dans ces brèves définitions, est totalement contenue toute la méthodologie permettant, dans l'étude de Scheler, de différencier les émotions supérieures et inférieures.

Comme deux lignes parallèles, ces deux moyens d'analyse de la vie émotionnelle ne se rencontrent nulle part et ne s'entrecroisent pas. Aucun des deux n'a besoin d'être complété par l'autre. Ils ne peuvent absolument pas être mis dans un quelconque rapport principiel. Chaque émotion, comme aurait dit Münsterberg, peut être appréhendée autant comme catégorie de causalité que, d'un point de vue intentionnel, comme activité spirituelle. Il faut considérer chaque émotion des deux points de vue qui, s'ils sont entièrement développés, nous amènent à deux moyens différents de comprendre notre vie intérieure, à deux disciplines théoriques différentes au plan des principes, dont l'une décrit la vie mentale comme l'ensemble du contenu de la conscience et explique cette vie, et l'autre interprète et comprend cette même vie mentale comme un ensemble de relations d'intention et de sens. L'une de ces disciplines est la psychologie causale, l'autre est la psychologie téléologique et intentionnelle.

Il y a, bien sûr, une autre possibilité qu'il faut également observer jusqu'au bout. Nous pouvons, peut-être, ne pas convenir avec Münsterberg qu'il n'y a entre l'une et l'autre psychologie aucune délimitation du matériau, que tout sentiment peut être entendu aussi bien en tant que catégorie de causalité que du point de vue de l'intentionnalité. Mais alors nous aboutirons inévitablement, avec Scheler, à une délimitation du matériau entre deux moyens différents de connaissance des émotions, délimitation avec laquelle les sensibilités inférieures qui, seulement liées indirectement à l'objet, dépourvues de toute visée immanente de l'objet, absolument inaccessibles à la compréhension logique et n'admettant qu'un constat factuel des liens causaux se trouvant à leur base, doivent être étudiées par la psychologie explicative, alors que les sentiments supérieurs, auxquels est originellement inhérente la visée immanente de l'objet, exigent une analyse téléologique de leurs liens et dépendances rationnels, constituant par là même le domaine direct de la psychologie descriptive de l'esprit.

Ces deux possibilités, qui ont été par la suite réalisées dans différents courants de la psychologie descriptive, restent ouvertes, mais toutes deux sont entièrement présentes comme conclusions logiques dans la théorie cartésienne du double conditionnement causal des émotions. Conformément à cette théorie, les émotions, dans un premier temps peuvent être considérées, dans un conditionnement causal, comme des modifications corporelles se déroulant de façon automatique, et, dans un deuxième temps, elles peuvent être prises en considération dans leur dépendance rationnelle des expériences évaluatives. Ces moyens d'analyse sont, au plan des principes, absolument indépendants et contiennent en tout point la vérité.

C'est exactement à la même conclusion qu'aboutit également la psychologie des émotions contemporaine, qui tient debout et s'écroule en admettant ces deux moyens d'analyse de la vie émotionnelle de l'homme, égaux en droits et en possibilités et indépendants l'un de l'autre. Ni Dilthey, ni Münsterberg, ni aucun des adeptes de la psychologie descriptive ne nie, comme nous l'avons vu, le premier principe cartésien, l'explication causale rigoureusement mécaniciste de la vie émotionnelle. Les uns, comme Münsterberg, admettent que tout sentiment doit constituer un objet de recherche dans les catégories de la causalité et dans celles du but. D'autres, comme Scheler, en rendant à Dieu ce qui est à Dieu, et à César ce qui est à César, affectent à la psychologie explicative, au titre de sphère légitime de ses possessions, tout le domaine des sensibilités inférieures, et réservent à la psychologie descriptive de l'esprit la sphère supérieure des sentiments humains. Cette différence ne change rien au fond de l'affaire, ne change pas l'idée fondamentale selon laquelle l'analyse dualiste des émotions est inévitable.

C. G. Lange admet que, parallèlement aux émotions causales qu'il constate dans sa recherche, est également possible une étude des émotions qui, au titre de leur cause, discerne le souvenir d'une souffrance antérieure. Il est vrai que ce n'est pas sur le terrain de la physiologie que la question se trouve transférée. C'est la tâche d'une autre science des émotions. Mais le fait même que Lange admette, qu'à titre de cause de l'émotion, on mentionne une fois le souvenir et une autre fois la réaction vasomotrice, la thèse même selon laquelle les deux moyens d'explication causale sont égaux et autonomes, indépendants l'un de l'autre, nous renvoient en tout point à la théorie cartésienne d'une possibilité de double examen des émotions — sous l'angle du lien rationnel avec les souvenirs et les idées et sous l'angle de la dépendance mécanique des causes corporelles. Mais est-ce que cela diffère au moins un peu de l'idée de Münsterberg selon laquelle on peut comprendre tout sentiment autant dans la catégorie de la causalité que du point de vue de l'intentionnalité ?

C. G. Lange aurait probablement été surpris s'il avait appris que, bien des années plus tard, P. Natorp [120] allait faire, au fond, la même différence entre deux moyens possibles d'analyse des phénomènes psychiques. Comme il s'agit de découvrir la régularité causale des phénomènes dits psychiques, cette analyse ne peut être autre chose qu'une étude des organes des sens et du cerveau faite consciemment, conséquente au plan de la méthode, sans les moindres préjugés métaphysiques, une étude naturaliste, et avant tout physiologique. C'est simplement une branche des sciences naturelles qu'il vaut mieux qualifier de physiologie que de psychologie. Mais, parallèlement à cette étude, il existe un autre moyen de connaître la vie psychique, et dont la tâche propre n'est ni la description, ni l'explication, et ni l'élucidation du lien causal, mais la reconstruction, le rétablissement, la reconstitution de tout le concret du vécu. Dans la mesure où les phénomènes psychiques exigent et admettent une explication causale, ils constituent l'objet de la connaissance physiologique. Dans la mesure où ils sont appréhendés dans toute leur originalité interne, ils n'exigent ni n'admettent aucune explication du conditionnement causal et ne peuvent être connus qu'à l'aide d'une reproduction parfaite des expériences et des épreuves de la vie dans toute leur dimension concrète, reproduction dont l'idéal n'est pas l'explication, mais la tautologie. La connaissance scientifique n'est, au fond, pas capable d'ajouter quelque chose de nouveau à ce qui se révèle directement dans le vécu lui-même. Elle peut seulement affirmer tautologiquement que l'unique explication du lien des expériences de la vie est le lien expérimenté lui-même.

C. G. Lange comprend que la distinction entre causes psychiques et causes physiques de l'émotion doit avoir des conséquences qui vont loin. Des causes psychiques différentes, voire concernant les mêmes émotions, ne provoquent pas, au fond, des phénomènes identiques. La peur d'un spectre, par exemple, ne revêt pas la même forme que la peur d'une balle ennemie [G. Lange, p. 60 à 61]. Si l'on repense à fond ces affirmations de Lange, il est nécessaire de conclure que, pour un nombre donné de phénomènes, la véritable tâche scientifique n'est pas seulement de déterminer avec précision la réaction émotionnelle du système vasomoteur à toutes sortes d'influences, mais aussi d'expliquer de façon parfaitement régulière les formes ou les nuances de l'émotion selon les causes qui la produisent. Si la tâche de l'explication causale ne peut être considérée comme secondaire pour la connaissance naturaliste, il est évident que la peur des fantômes ou la peur d'une balle ennemie perçues comme des formes tout à fait particulières ne peuvent être expliquées et connues scientifiquement autrement qu'en rapport avec leurs causes. Evidemment, parallèlement à l'explication physiologique des émotions, il doit aussi exister une explication purement psychologique. Mais ne serait-ce pas revenir à la théorie cartésienne de la possibilité d'une double analyse causale de la passion, suscitée une première fois par le mouvement des esprits vils, et une seconde fois par l'idée d'un objet aimé ou détesté ?

Il existe, entre les émotions physiques et psychiques, une différence au niveau des causes, ainsi que dans la présence ou l'absence d'une conscience des causes correspondantes. Comme nous l'avons vu, ces causes et cette conscience ne restent pas indifférentes par rapport à l'émotion vécue, mais lui confèrent chaque fois une forme parfaitement déterminée et différente des autres. Si l'on veut différencier les émotions sur la base d'un tel principe [ibid., p. 66], il n'y a, bien sûr, rien à objecter. Il est tout à fait naturel qu'en restant entièrement sur le terrain de la physiologie Lange ne voie pas la possibilité de tracer une frontière précise entre les causes psychiques et physiques des émotions. C'est pourquoi, pour lui, la ressemblance entre des émotions d'origine différente (émotions psychiques et physiques) est, dans de nombreux cas, si manifeste et si forte qu'elle s'impose beaucoup plus nettement que ne le fait leur différence. Mais tout cela n'est valable que tant que l'on demeure sur le terrain de la physiologie des émotions. Il est évident que si l'on se met à étudier les émotions sous leur aspect psychologique, la différence s'avérera beaucoup plus considérable que la ressemblance.

Pour autant qu'ils sortent du cadre de la physiologie pure et développent leur recherche sur le plan de la psychologie physiologique en s'efforçant d'expliquer par la causalité l'expérience émotionnelle en tant que telle, W. James et C. G. Lange sentent vaguement qu'ils ne peuvent éviter de confondre le point de vue téléologique et le point de vue causal, confusion qui, selon la judicieuse remarque de Münsterberg, est le trait distinctif de toute l'ancienne psychologie. Quand Lange, en décrivant la substance de la peur, mentionne, en même temps que les pulsations et la couleur du visage, la vigueur du discours et la clarté de la pensée en mettant tout cela dans la même catégorie des symptômes physiques de la peur, il admet, de la façon la plus évidente, le mélange de deux aspects de nature différente dans l'étude des émotions. Tout à fait de la même manière, James, en représentant l'état de colère, qu'il réduit à un trouble au niveau de la poitrine, à un afflux de sang au visage, à une dilatation des narines, à des dents serrées et à une envie d'agir énergiquement, confond manifestement les approches intentionnelle et causale dans l'étude des émotions. Car, à proprement parler, qu'y a-t-il de commun entre des dents serrées et une envie d'agir énergiquement, une perturbation des pulsations et un obscurcissement des pensées ?

Dans la théorie James-Lange, on trouve, dissimulée, l'exigence de compléter le procédé d'analyse des émotions par un autre moyen, auquel recourt la psychologie descriptive des sentiments. Cela ressort de ce qui suit : James, en repensant sans cesse sa théorie, en vient, comme nous l'avons vu, à affirmer que, dans les manifestations émotionnelles, nous n'avons pas affaire à de simples réflexes, qu'elles présupposent toujours, chez l'individu, la conscience de cette signification, de ce sens particulier qu'il introduit dans une impression externe donnée. La peur, la colère et d'autres réactions, et les actions impulsives qui leur sont liées, surviennent du fait que l'impression externe est appréhendée par l'individu et devient pour lui objet de peur et de colère. Scheler aurait volontiers signé ces propos, car ils renferment entièrement l'idée de la visée intentionnelle d'un objet par l'émotion et la nécessité d'expliquer les dépendances et les liens rationnels qui déterminent et conditionnent chaque fois nos sentiments concrets.

Pour que ne subsiste aucun doute sur le fait que l'idée de la psychologie descriptive des sentiments est contenue comme un noyau interne nécessaire dans l'enchaînement des réflexions cartésiennes et dans la plus conséquente de toutes les théories explicatives des émotions, l'hypothèse James-Lange, rappelons la doctrine de Descartes relative aux passions purement spirituelles, intellectuelles, aux émotions qui peuvent s'accomplir dans toute leur splendeur indépendamment du corps, et dans laquelle Sergi voit les ruines de la théorie viscérale. L'émotion, dit-il, est, conformément à cette doctrine, directement liée aux représentations et à leur jeu. En ce point de la théorie cartésienne, Sergi voit à juste titre le passage du courant physiologiste au courant intellectualiste et finaliste, le passage à des points de vue absolument nouveaux, ouvrant de nouveaux horizons. Ce nouveau courant, ces nouveaux points de vue, ces nouveaux horizons ont été étudiés par nous de façon suffisamment détaillée et nous les connaissons bien. Ils ne représentent rien d'autre que le système méthodologique de la psychologie descriptive des sentiments.

De même, la théorie de James relative aux émotions indépendantes, qui proviennent de la pure activité de notre pensée, ne peut, du point de vue de son développement ultérieur, proposer autre chose qu'une psychologie décrivant les sentiments de façon logique, et qui envisage l'émotion non pas dans des catégories de la causalité, mais du point de vue intentionnel, c'est-à-dire comme une activité spirituelle, par la mise en évidence du monde des relations internes qui déterminent la vie de notre esprit. Que reste-t-il à la connaissance scientifique de ces sensibilités purement spiritualistes en dehors d'une compréhension intuitive des liens et des relations rationnelles se révélant directement dans l'expérience de la vie ?

Nous pouvons ici achever cette étude du problème de l'explication causale dans la psychologie des émotions contemporaine et résumer les résultats auxquels nous aboutissons. Nous avons vu que la théorie naturaliste des émotions a séduit la pensée scientifique par la possibilité, incluse dans cette théorie, d'une connaissance véritable, c'est-à-dire causale, de la nature des sensibilités humaines. Ce fut le point culminant vers lequel tendait l'hypothèse de Lange et de James, et l'atteindre était à leurs yeux le triomphe suprême. Créer une psychologie des émotions comme science au sens propre du terme et renverser les théories métaphysiques existant en ce domaine leur semblait directement lié au fait de démontrer la possibilité d'une explication rigoureusement causale de la vie émotionnelle. Mais c'est précisément dans la problématique de la causalité que la théorie naturaliste a subi la plus grande des catastrophes. Le point culminant qu'elle cherchait à atteindre a été le point de son naufrage et de sa perte. Le problème de la causalité a scindé la psychologie des émotions contemporaine en deux parties irréconciliables qui, intérieurement, se présupposent mutuellement.

L'explication causale a exigé comme complément une analyse téléologique. L'explication, imperceptiblement, est devenue connaissance intuitive. Au lieu de renverser les théories métaphysiques, la psychologie a dû y recourir en les considérant comme son unique et dernier fondement. Dans la théorie des émotions, le pilier et la confirmation de la vérité ont été trouvés dans la métaphysique du XVIIe siècle. James a déclaré que, de Descartes à nos jours, la littérature purement descriptive sur cette question représente le secteur le plus ennuyeux de la psychologie pour que Dilthey puisse recourir à l'anthropologie métaphysique du XVIIe siècle comme à l'unique source de la psychologie vivante, psychologie dont le chemin passe par le perfectionnement des méthodes du vieux spiritualisme.

En ce sens, il nous semble que Ribot, qui est par ailleurs très indulgent à l'égard de la théorie de James et de Lange, a compris mieux que d'autres justement la dépendance interne de cette théorie par rapport à la doctrine cartésienne, vu qu'il indique que leur théorie a conduit à ce que cessent les attaques injustes contre la pensée de Descartes, exprimée par ce dernier dans le *Traité des passions de l'âme*, et contre l'inconsistance interne de cette doctrine, inconsistance qui s'est manifestée le plus dans la façon de poser et de résoudre le problème de la causalité. « La supériorité de James et de Lange, dit Ribot, c'est d'avoir posé clairement leur hypothèse et de s'être efforcés de l'appuyer sur des preuves expérimentales. J'ai dit qu'elle me paraît l'essai d'explication le plus vraisemblable pour ce qui ne se représentent pas les émotions comme des entités psychologiques. Le seul point par où je diffère de ces auteurs est relatif à la position de la thèse, non à son fond.

Il est évident que nos auteurs, inconsciemment ou non, se placent au point de vue dualiste, tout comme l'opinion courante qu'ils combattent ; la seule différence est dans l'interversion des effets et des causes : l'émotion est une cause dont les manifestations physiques sont les effets, disent les uns ; les manifestations physiques sont la cause dont l'émotion est l'effet, disent les autres. Selon moi, il y aurait un grand avantage à éliminer de la question toute question de cause et d'effet, tout rapport de causalité et à substituer à la position dualiste une conception unitaire ou monistique. La formule aristotélicienne de la matière et de la forme me paraît mieux convenir, en entendant par matière les faits somatiques, par forme l'état psychique correspondant ; les deux termes n'existant d'ailleurs que l'un par l'autre et n'étant séparables que par abstraction. C'était une tradition, dans l'ancienne psychologie, d'étudier les rapports « de l'âme et du corps » ; la nouvelle psychologie n'en parle pas. En effet, si la question prend une forme métaphysique, ce n'est plus de la psychologie ; si elle prend une forme expérimentale, il n'y a pas lieu de la traiter séparément parce qu'elle est traitée partout. Aucun état de conscience ne doit être dissocié de ses conditions physiques : ils composent un tout naturel qu'il faut étudier comme tel. Chaque espèce d'émotion doit être considérée de cette manière : ce que les mouvements de la face et du corps, les troubles vasomoteurs, respiratoires, sécrétoire expriment objectivement, les états de conscience corrélatifs que l'observation intérieure classe suivant leurs qualités, l'expriment subjectivement : c'est un seul et même événement traduit en deux langues. Nous avons assimilé plus haut les émotions à des organismes psycho-physiologiques : ce point de vue unitaire, plus conforme à la nature des choses et aux tendances actuelles de la psychologie, me paraît, dans la pratique, éliminer beaucoup d'objections et de difficultés. » [Th. Ribot, 1897, p. 107 à 108]. Ce qu'il y a de plus remarquable dans la critique de Ribot est la façon dont il démasque la véritable nature de la théorie James-Lange. Ribot montre que leur théorie est ce qu'elle est, c'est-à-dire, simplement mise à l'envers, la thèse classique d'une dépendance causale et conséquente entre les expériences émotionnelles et leurs manifestations. Tout le caractère paradoxal de la théorie en question réside uniquement dans le fait qu'elle nous montre l'envers de la thèse classique. Mais, au fond, la nouvelle théorie conserve intégralement la base dualiste de l'ancienne. L'une comme l'autre considère les expériences et les manifestations émotionnelles du point de vue de la dépendance causale et conséquente. Toute la différence réside dans le point de vue sur la cause et la conséquence. Les uns voient la cause dans les émotions, les autres dans les phénomènes physiques. Cause et conséquence ont échangé leurs places, mais les termes de la dépendance causale-conséquente sont restés les mêmes.

Th. Ribot a également raison quand il voit que le seul moyen de surmonter le caractère dualiste et métaphysique de la théorie James-Lange est d'éliminer complètement de l'explication de la question les rapports de causalité, la notion de cause et de conséquence. Il propose de remplacer la compréhension dualiste par la compréhension moniste, de remplacer l'hypothèse du parallélisme et de l'interaction par celle de l'identité psychophysique. Mais par là même, dans la psychologie des émotions contemporaine, le problème de la causalité devient directement un problème psychophysique ; c'est précisément son analyse qui doit constituer le dernier élément de l'examen des résultats auxquels nous a conduits l'étude de l'ancienne et de la nouvelle psychologie cartésienne des passions à travers leurs rapports internes réciproques.

La première impression, la plus naïve et la plus directe, qui s'impose inévitablement lorsqu'on prend connaissance de la théorie James-Lange (du moment de son apparition à nos jours), réside dans l'idée qu'elle est directement liée à une certaine solution du problème psychophysique dans le domaine de la théorie des émotions. C'est pourquoi elle donne avant tout l'illusion d'avoir une caractéristique matérialiste ; cette illusion fut plus d'une fois démasquée, mais continue de tenir bon et se maintient, en se renouvelant chez chaque nouveau chercheur, jusqu'à ces derniers temps.

Déjà James lui-même devait accompagner sa théorie d'une thèse justificative. « Mon point de vue ne peut être qualifié de matérialiste. » Manifestement, il voyait clairement que cette question avait besoin d'être expliquée, que sa théorie pouvait, à première vue, apparaître au lecteur comme aboutissant à une interprétation vile, matérialiste des phénomènes des émotions. « Il n'y a en elle ni plus ni moins de matérialisme, dit James de sa théorie, que dans tout autre point de vue, selon lequel nos émotions sont conditionnées par des processus nerveux. » [1902, p. 313]. Dans sa forme générale, cette thèse ne provoque l'indignation de personne, mais on y voit facilement du matérialisme dès lors qu'il s'agit de tels ou tels aspects particuliers de l'émotion. « De tels processus ont, il est vrai, toujours été regardés par les platonisants en psychologie comme ayant quelque chose de particulièrement bas. Mais nos émotions doivent toujours rester intérieurement ce qu'elles sont, quelle que soit la cause physiologique de leur apparition. Si ce sont des faits spirituels profonds, purs et dignes, abstraction faite de toutes les théories qu'on peut concevoir sur leur origine physiologique, elles n'en resteront pas moins profondes, pures, spirituelles, et dignes d'estime dans la présente théorie à base de sensation. Elles portent avec elles leur propre mesure interne de mérite ; et il est tout aussi logique de se servir de la présente théorie des émotions pour prouver que les processus de sensation ne sont pas nécessairement vils et matériels, que de s'appuyer sur leur bassesse et leur matérialité pour prouver qu'une semblable théorie ne peut être vraie. » [ibid., p. 313].

W. James avait, bien sûr, tout à fait raison, quand, dès

le départ, il essayait, de cette façon, d'expliquer le rapport de sa théorie au matérialisme. Bien sûr, ce n'est que d'un point de vue naïf qu'il peut sembler que cette théorie contienne immanquablement une explication matérialiste de la nature de nos sensibilités. Le conditionnement des processus psychiques par des processus nerveux est une vérité absolue pour l'ensemble de la psychologie scientifique, et toute théorie physiologique, quel que soit le phénomène dans lequel elle voit la cause matérielle des processus nerveux, laisse ouverte la question de l'interprétation matérialiste ou idéaliste du rapport entre les processus nerveux et psychiques. En ce sens la théorie périphérique des émotions ne renferme effectivement ni plus ni moins de matérialisme que la théorie centrale ou n'importe quelle autre.

C'est pourquoi le point de vue de la psychologie réactologique contemporaine et du behaviorisme, point de vue selon lequel la théorie de James doit être considérée comme une vivante incarnation de la pensée matérialiste, de la pensée naturaliste, ne peut nous apparaître autrement que comme une illusion. Si James a eu à défendre sa théorie contre des adversaires qui l'accusaient de matérialisme, les chercheurs de notre temps sont obligés de défendre cette théorie contre ses amis et ses adeptes qui la louent pour son caractère matérialiste. Jusqu'à présent, elle était considérée comme révolutionnaire, comme soulignant nettement et avec relief les racines matérielles et purement physiologiques des états psychiques ; jusqu'à présent, on est enclin à voir en elle la manifestation d'une audace inhabituelle. Ainsi l'actuelle psychologie du comportement fait à la théorie de James un honneur aussi immérité que celui que lui ont fait ses adversaires de l'époque de James en portant sur cette théorie une accusation que rien ne justifiait.

Cela paraît à tel point évident et clair après les explications de James et ce que nous avons dit sur le caractère matérialiste et idéaliste de la théorie considérée que la question semble totalement épuisée dès le début par le simple fait de démasquer une illusion largement répandue. Mais il n'en est pas entièrement ainsi. L'illusion reste une illusion. La théorie de James, parce qu'elle développe l'hypothèse de l'origine périphérique des émotions, ne contient ni plus ni moins de matérialisme que la théorie qui constitue son contraire, et qui insiste sur leur origine centrale. Toujours est-il que la question est beaucoup plus embrouillée et compliquée qu'il peut le sembler à première vue. Elle n'est en aucune façon épuisée par le simple fait de démasquer l'illusion. Elle exige avec insistance que des recherches soient effectuées..

Un fait, nous semble-t-il, présente une signification primordiale pour élucider cette question : malgré les explications de James lui-même à propos du caractère fictif du matérialisme de sa théorie, cette dernière n'en est pas moins entrée dans l'histoire de la psychologie comme une interprétation matérialiste de la vie émotionnelle et a, sous ce rapport, partagé le destin de nombreuses théories explicatives qui, selon la juste remarque de Dilthey, ont été mises plus d'une fois en rapport avec le matérialisme. Celui-ci, dans toutes ses nuances, est la psychologie explicative. Toute théorie qui prend pour base le rapport des processus physiques en se contentant d'y intégrer les faits psychiques est du matérialisme [W. Dilthey, 1924, p. 30].

Le destin historique de la théorie de James s'est exprimé avant tout dans le fait que non seulement elle a été perçue comme l'aile la plus radicale de la psychologie naturaliste contemporaine, mais qu'elle a engendré, à son image, un courant influent et puissant qu'il est convenu de qualifier de psychologie de la réaction ou du comportement. Au fond, comme nous l'avons déjà montré, la théorie de James a anticipé sur la théorie des réflexes conditionnés, considérés comme base du comportement. Nous avons déjà cité l'opinion d'un chercheur, selon laquelle toute l'actuelle psychologie des réactions est construite à l'image de l'hypothèse viscérale de James et de Lange. Ainsi, en tendant spontanément vers un matérialisme naturaliste, la psychologie biologique et mécaniciste est apparue comme la continuatrice directe de l'œuvre de James. La théorie de James s'est cependant montrée capable d'entrer en contact avec les courants spiritualistes de la psychologie. Si le lien de cette théorie avec la psychologie naturaliste devient intelligible en soi à la lumière des principes naturalistes et mécanicistes qui les unissent, en revanche sa relation avec les courants spiritualistes exige une explication.

Ce lien ne devient compréhensible que si l'on se souvient du fait, déjà bien souvent mentionné, que les pôles opposés de la psychologie contemporaine sont intrinsèquement reliés entre eux et se présupposent, et que ce lien remonte à Descartes, qui, comme nous l'avons établi, peut être considéré comme le père de la psychologie mécaniciste et de la psychologie spiritualiste, lesquelles ne s'excluent pas, mais se complètent mutuellement. Nous avons souvent vu comment, dans l'explication logiquement mécaniciste de telle ou telle question, la théorie spiritualiste trouvait le fondement essentiel de ses propres constructions. C'est un rôle semblable que joue la théorie James-Lange dans la psychologie spiritualiste contemporaine, dont l'exemple le plus brillant peut être fourni par la psychologie d'Henri Bergson.

Avant d'expliquer l'attitude de Bergson envers la théorie James-Lange et le lien qui lui permet d'inclure cette théorie dans sa psychologie du sentiment, nous devons, en rapport avec le problème psychophysique qui nous intéresse maintenant, souligner précisément cet aspect de la théorie. Nous allons utiliser les célèbres thèses de Bergson sur le parallélisme psychophysique. Elles renferment de façon concise le point de vue fondamental de ce grand philosophe sur les bases métaphysiques de la psychologie.

1 - Si le parallélisme psychophysique, dit Bergson, ne se caractérise ni par sa rigueur ni par sa plénitude, s'il n'existe pas de corrélation absolue entre chaque pensée déterminée et chaque état cérébral déterminé, c'est à l'expérience qu'il revient de noter, avec une approximation croissante, précisément les points où commence et se termine le parallélisme.

2 - Si une telle recherche expérimentale est possible, elle pourra mesurer avec toujours plus de précision l'écart entre la pensée et les conditions physiques dans lesquelles travaille cette pensée. En d'autres termes, elle pourra toujours mieux nous expliquer le rapport entre l'homme-être pensant et l'homme-être vivant, et, par là même, elle pourra nous expliquer ce que l'on peut qualifier de sens de la vie.

3 - Si le sens de la vie peut être déterminé de façon empirique et de façon toujours plus précise et plus complète, une métaphysique positive est alors possible, c'est-à-dire une métaphysique indiscutable et capable de progresser linéairement et indéfiniment.

Dans ces thèses trouvent leur expression non seulement le but principal de la psychologie métaphysique, mais aussi la méthode avec laquelle elle s'efforce d'atteindre ce but, ainsi que les prémisses de cette méthode. Ce sont précisément ces prémisses qui doivent nous intéresser en premier lieu, car on y découvre la signification du problème psychophysique pour toute la psychologie spiritualiste et la place qu'occupe cette dernière dans le système de la métaphysique appliquée. Ce problème revient à déterminer empiriquement le sens de la vie et constitue la tâche fondamentale de la psychologie métaphysique. Ainsi, on présuppose que le sens de la vie va croître au fur et à mesure que nous saurons, avec toujours plus de plénitude, mentionner et constater la divergence partagée du spirituel et du corporel dans l'homme.

Comme l'a noté G. Bellot [121] lorsqu'étaient discutées ces thèses de Bergson, l'indiscutable justesse d'une telle façon de poser la question du parallélisme psychophysique réside dans le fait que non seulement elle nous renvoie aux problèmes non résolus de la métaphysique cartésienne, mais s'efforce de les poser sur le terrain solide, scientifique, de la recherche factuelle. Cette tendance de la philosophie contemporaine à transférer la solution d'un certain nombre de problèmes philosophiques centraux au domaine de la connaissance scientifique concrète, et également la tendance inverse de la psychologie scientifique contemporaine à inclure consciemment dans le cercle des recherches psychologiques un certain nombre de problèmes philosophiques qui sont directement présents dans la recherche empirique, nous les avons déjà mentionnées plus haut comme l'une des tendances les plus notables de notre science, et qui amène inévitablement à rapprocher la philosophie de la psychologie et à réformer très profondément toute la structure et tout le contenu de la recherche philosophique et psychologique contemporaine. En un certain sens, nous le répétons, notre présente étude est le fruit de cette tendance et s'efforce d'y trouver sa justification interne.

La méthode de Bergson, dit Bellot à propos des thèses signalées, est nouvelle, plutôt par l'emploi original et subtil qu'en a fait son auteur que par ce qu'elle représente en soi. Il est peu probable qu'il faille rappeler ici que la majeure partie de la métaphysique cartésienne a été entraînée par le problème des relations de l'âme et du corps. Les cartésiens se proposaient comme tâche principale de transférer ces relations dans le domaine de l'intelligible, alors que seul Bergson reste sur le terrain des faits, et c'est précisément sur le constat d'une certaine irrégularité des relations psychophysiologiques réciproques qu'il veut conclure à la nécessité d'une hypothèse spiritualiste.

H. Bergson, en réponse aux objections que lui a adressées Bellot, non seulement n'a pas jugé utile de contester la relation établie entre le moyen qu'il propose pour défendre l'hypothèse spiritualiste et celui utilisé par Descartes, mais a protesté contre l'opposition faite entre ces deux méthodes. Bergson pense que, chez les philosophes cartésiens, le critère de l'intelligibilité était beaucoup plus empirique qu'ils ne le pensaient. Il correspondait totalement à l'approfondissement de leur expérience personnelle. Mais notre expérience est beaucoup plus large. Elle est devenue si large que nous avons dû renoncer — voilà déjà bientôt un siècle — à l'espoir d'une mathématique universelle. L'intelligibilité s'étend ainsi peu à peu à de nouveaux concepts, eux-mêmes suggérés par l'expérience. Les cartésiens auraient-ils, s'ils ressuscitaient maintenant, la même représentation de l'intelligibilité ? demandait Bergson, en pensant qu'il serait infidèle à la méthode de Descartes s'il exigeait un réexamen de la théorie de ce dernier, précisément dans le sens où l'aurait sans nul doute exigé un philosophe cartésien disposant d'une science plus flexible et admettant dans les phénomènes de la nature une complexité d'organisation qu'il est difficile de convertir en mécanisme mathématique. Si l'on entend par méthode une certaine disposition de la raison par rapport à son objet, une certaine adaptation des formes de la recherche à leur matière, cela ne signifie pas que l'on reste fidèle à une méthode en conservant ses procédés, alors que les matériaux avec lesquels elle opère ont radicalement changé. Rester fidèle à une certaine méthode signifie transformer constamment la forme selon la matière, afin de toujours préserver la même précision dans l'application.

Ainsi, c'est tout à fait consciemment que Bergson défend l'hypothèse spiritualiste en suivant la voie tracée par Descartes. La différence entre la métaphysique de Bergson et celle de Descartes se trouve seulement dans le fait que Bergson s'efforce de perfectionner la méthode, d'élargir les frontières de l'intelligibilité en conformité avec une expérience scientifique plus riche et, tout en refusant les procédés concrets de recherche introduits par Descartes, reste fidèle à sa méthode en l'adaptant à la connaissance scientifique contemporaine. H. Bergson, selon ses propres termes, se contente d'accepter la science dans sa complexité actuelle et, en prenant comme matériau cette nouvelle science, renouvelle un effort semblable à celui que firent les anciens métaphysiciens en s'appuyant sur une science plus simple. Il rompt avec les cadres mathématiques, il tient compte des sciences biologiques, psychologiques, sociologiques, et construit sur cette large base une nouvelle métaphysique. C'est là la seule différence entre son spiritualisme et celui de Descartes. La méthode fondamentale de Descartes — et qui permet de concevoir nettement la séparation absolue du corps et de l'esprit —, transposée sur le terrain de la connaissance scientifique contemporaine et transformée en méthode de recherche expérimentale des écarts de la pensée par rapport aux conditions physiques dans lesquelles elle fonctionne, est la méthode de Bergson. Dès lors nous ne devrions pas avoir de difficultés particulières à comprendre le moyen par lequel Bergson intègre la théorie James-Lange dans sa conception spiritualiste. Au contraire, il convient plutôt de s'étonner de voir avec quelle exactitude et quelle coïncidence, même dans les détails, se rétablit pleinement, dans une situation historique nouvelle, dans une expression scientifique nouvelle, la structure logique de la théorie cartésienne des passions de l'âme, dans laquelle le principe spiritualiste est rééquilibré par le principe mécaniciste. C'est ce même équilibre logique que Bergson obtient en complétant sa conception spiritualiste par la théorie mécaniciste des émotions.

Dans l'étude de l'intensité des états psychologiques, que Bergson donne comme introduction à l'analyse du problème du libre arbitre, il accepte entièrement la théorie de James en ce qui concerne l'origine centripète des sensations de l'effort. Il applique la théorie des sensations organiques comme base de l'expérience de l'intensité des états psychiques, d'une part à l'attention associée à son effort intellectuel, et d'autre part à des émotions fortes ou aiguës (colère, peur, certaines variétés de la joie, de la tristesse, de la passion et du désir). Les mouvements physiologiques qui accompagnent l'attention constituent non pas la cause et le résultat des phénomènes, mais l'une de ses parties ; ils semblent conférer à l'attention une étendue dans l'espace. Si l'attention devient plus intense, et quand son travail est accompli, il nous semble encore que nous sommes conscients d'une tension croissante de l'âme, d'efforts immatériels croissants. Analysez cette impression et vous n'y découvrirez qu'un sentiment de tension musculaire s'élargissant dans l'espace ou changeant de nature ; par exemple, la tension devient pression, fatigue ou douleur.

Bergson ne voit aucune différence essentielle entre la tension de l'attention et ce que l'on pourrait qualifier d'effort d'une tension mentale, par exemple un vif désir, une colère furieuse, un amour passionné, une haine farouche. C'est pourquoi l'intensité des fortes émotions n'est rien d'autre que la tension musculaire qui les accompagne. Bergson cite comme quelque chose de remarquable la description, donnée par Darwin et reproduite par James, des symptômes physiologiques de la peur : « Nous n'irons point jusqu'à soutenir, avec M. W. James, dit Bergson, que l'émotion de la fureur se réduise à la somme de ces sensations organiques : il entrera toujours dans la colère un élément psychique irréductible, quand ce ne serait que cette idée de frapper ou de lutter dont parle Darwin, idée qui imprime à tant de mouvements divers une direction commune. Mais si cette idée détermine la direction de l'état émotionnel et l'orientation des mouvements concomitants, l'intensité croissante de l'état lui-même n'est point autre chose, croyons-nous que l'ébranlement de plus en plus profond de l'organisme [...]. Eliminez enfin toute trace d'ébranlement organique, toute vélléité de contraction musculaire : il ne restera de la colère qu'une idée, ou, si vous tenez encore à en faire une émotion, vous ne pourrez lui assigner d'intensité. » [Référence non mentionnée chez Vygotsky : il s'agit d'une citation extraite de l'ouvrage *Essai sur les données immédiates de la conscience*, ndt].

Ces derniers mots de la citation de Bergson ne laissent subsister aucun doute sur le caractère purement illusoire de son désaccord avec James (Bergson voit ce désaccord dans la présence d'un élément psychique non réductible aux sensations périphériques — l'idée de frapper ou de lutter) : James lui-même admettait toujours la présence d'une telle idée dans l'émotion, mais seulement il lui refusait tout comme le fait aussi Bergson, la qualité spécifique de sentiment vécu, ne lui accordant que le droit d'être qualifiée d'état purement intellectuel. Mais c'est exactement ce que fait Bergson. En affirmant : excluez toute les traces de l'ébranlement de l'organisme, toutes les faibles tentatives de contraction musculaire, et il ne restera du sentiment de colère qu'une idée, Bergson répète littéralement l'affirmation de James : étouffez en vous la manifestation extérieure de la passion, et cette passion s'éteindra en vous, éliminez l'une après l'autre de cet état de notre conscience toutes les sensations des symptômes corporels liés à la conscience, et finalement il ne restera rien de cette émotion ; la colère en sera totalement absente, et il en résultera seulement un jugement calme, impassible, appartenant intégralement au domaine intellectuel, c'est-à-dire cette idée de frapper ou de lutter dont parle Bergson.

La thèse de Bergson, même au niveau de la structure

syntaxique, est absolument analogue à l'affirmation de Lange : supprimez chez un individu effrayé tous les symptômes physiques de la peur, et que restera-t-il alors de sa peur ? Bergson cite Spencer, qui dit qu'une peur intense s'exprime dans un cri, dans l'effort de disparaître ou de se cacher, par des tics ou des tremblements. Nous allons encore plus loin, dit Bergson, et affirmons que ces mouvements constituent une part du sentiment même de peur ; ils transforment le sentiment de peur en émotion capable de passer par différents degrés d'intensité. Etouffez totalement ces mouvements, et une peur plus ou moins intense sera remplacée par l'idée de peur, par la représentation intellectuelle du danger auquel il faut échapper. On peut dire la même chose à propos d'un vif sentiment de joie, de la tristesse, du désir, du dégoût, et même de la honte : la cause de leur intensité s'enracine dans les mouvements réactifs automatiques produits par l'organisme et perçus par la conscience.

De ce point de vue, Bergson ne voit pas de différences essentielles entre les sentiments profonds, par exemple celui de la pitié, le sentiment esthétique, etc., et les émotions fortes et vives que l'on vient de citer. Dire que l'amour, la haine, le désir augmentent en force, c'est dire qu'ils se projettent à l'extérieur, qu'ils irradient à la surface, que les sensations périphériques remplacent les éléments internes. Mais indépendamment de la qualité de ces sentiments, qu'ils soient profonds ou superficiels, réfléchis ou non, leur intensité est toujours constituée d'une multitude d'états simples que notre conscience distingue vaguement.

H. Bergson, en refusant ainsi, selon ses propres termes, de voir dans un état affectif autre chose que l'expression psychique d'un ébranlement de l'organisme ou qu'une réponse interne à des causes extérieures, se range totalement à l'opinion de James.

La théorie James-Lange trouve, dans la psychologie spiritualiste de l'esprit pur, une place aussi solide que dans la psychologie naturaliste du comportement. Si nous voulons savoir quelle fonction peut remplir cette théorie dans le système psychologique spiritualiste, comment elle peut renforcer la psychologie de l'esprit, quel problème auxiliaire elle peut résoudre dans la défense générale de l'hypothèse métaphysique, quel est son rôle dans ce système — en un mot, pourquoi est-elle nécessaire à la méthode cartésienne ressuscitée, nous ne saurons répondre autrement qu'en indiquant que la théorie naturaliste des émotions joue dans la théorie néo-cartésienne exactement le même rôle qu'elle jouait dans celle de Descartes lui-même : rabaisser les passions — ce phénomène fondamental de la double nature de l'homme — à de simples manifestations d'un automatisme corporel sans âme, et, par là même, déblayer la voie conduisant à la reconnaissance d'une volonté spirituelle absolument indéterminée, libre et indépendante du corps.

H. Bergson a donc tout à fait raison quand il dit qu'en défendant l'hypothèse spiritualiste il prétend prolonger le travail des cartésiens, mais en tenant compte de la plus grande complexité de la science actuelle. C'est la raison pour laquelle nous sommes en droit de considérer le fait qu'il inclut la théorie James-Lange dans la psychologie des sentiments comme quelque chose de très important, de symptomatique au plan des principes. Ce fait indique que la théorie James-Lange, qui représente, comme nous l'avons vu, le développement d'une seule partie non autonome de la théorie de Descartes, ne prend son sens et sa véritable signification qu'en étant de nouveau réintégrée dans cet ensemble. Ainsi, d'une part, la théorie cartésienne, qui inclut le prototype de toutes les théories mécanicistes de la vie émotionnelle, et, d'autre part, la théorie de Bergson, qui réunit sur le terrain scientifique des sciences naturelles contemporaines les parties spiritualiste et naturaliste de l'ancienne conception, nous éclairent sur la nature philosophique de la théorie en question. Elles montrent ce qu'était cette nature philosophique à sa naissance, jusqu'à ce qu'elle se différencie et se détache de l'ensemble idéologique complexe à l'intérieur duquel elle est apparue, et ce qu'elle doit inévitablement devenir dans son achèvement intégral, en étant de nouveau incluse dans tout un système, dont elle constitue un élément organique et isolé. Le plus remarquable est que, comme nous l'avons noté, cette théorie conserve dans le nouveau système spiritualiste le même rôle qu'elle avait dans la théorie cartésienne. Elle rabaisse nos passions au niveau d'un simple automatisme, pour élever très haut au-dessus d'elles la libre activité de l'esprit.

Qu'il en est réellement ainsi, nous pouvons nous en persuader à partir des travaux de Bergson consacrés aux rapports du corps et de l'esprit. Ici, Bergson accepte entièrement et pousse jusqu'à ses limites logiques le point de vue purement mécaniciste sur l'activité du cerveau. Il s'efforce de prouver que le cerveau n'est que l'instrument de l'action, un organe capable de créer des automatismes moteurs, mais ne renfermant aucune autre possibilité. En plein accord avec l'esprit des sciences naturelles mécanicistes, Bergson s'efforce de suivre pas à pas les progrès de la perception du monde extérieur, en commençant par l'amibe et en finissant par les vertébrés supérieurs. Il trouve que, déjà à l'état de simple petite masse protoplasmique, la matière vivante est douée d'irritabilité et de contractibilité, qu'elle répond aux influences extérieures, y réagit de façon mécanique, physique, chimique. En nous élevant davantage dans l'échelle des organismes, nous notons une division physiologique du travail, l'apparition d'une différenciation et la réunion des cellules nerveuses en système. En même temps, les animaux commencent à réagir aux excitations externes par des mouvements aux formes plus diversifiées, mais il est toujours question de réaction motrice automatique.

Chez les vertébrés supérieurs, apparaît, sans aucun doute, une différence radicale entre les actes purement automatiques, que gère toujours la moelle spinale, et l'activité consciente qui exige l'intervention de l'encéphale. Et l'on pourrait imaginer qu'ici, l'impression reçue de l'extérieur, au lieu de s'étendre sous forme de mouvement, se spiritualise en connaissance. Mais il suffit de comparer la structure de l'encéphale et celle de la moelle spinale, pour se convaincre qu'entre les fonctions de l'encéphale et l'activité réflexe de la moelle spinale, il n'y a de différence que dans la complexité et non dans l'essence, et c'est ce que suppose Bergson.

C'est là l'idée fondamentale de la philosophie de Bergson. Au fond, les fonctions de l'encéphale ne se différencient en rien, au plan des principes, de l'activité réflexe de la moelle spinale. Cela signifie que tout le développement de la perception, de l'amibe aux vertébrés supérieurs et à l'homme, n'aboutit à l'apparition de rien d'essentiellement nouveau si l'analyse se fait du point de vue de l'organisation des conditions physiologiques. Le développement n'est que la complexification d'un automatisme qui est déjà présent dans l'organisme de l'amibe, et la différence entre les fonctions du cerveau de l'homme et l'irritabilité et la contractibilité d'une simple petite masse protoplasmique ne réside que dans la complexité, mais non dans l'essence. Ne pas voir de différence principielle entre l'activité de l'encéphale et celle de la moelle épinière, ramener ensuite l'activité réflexe de la moelle spinale à une plus grande diversité des automatismes moteurs par rapport à l'activité de l'amibe signifie nier le développement comme processus d'apparition incessante de formes nouvelles, signifie réduire toute l'activité cérébrale supérieure à l'automatisme d'un simple réflexe et, encore au-dessous, à l'irritabilité du protoplasme.

Dans cette étude, nous ne nous sommes en aucune façon proposé pour tâche d'analyser la théorie de Bergson sur les rapports du corps et de l'esprit. Pour nous, ce qui importe seulement, en achevant l'examen du sort de la théorie cartésienne des passions dans la psychologie contemporaine, c'est de montrer que cette théorie était polarisée par les principes contradictoires qu'elle renfermait et qu'elle s'est incarnée dans les conceptions extrêmes, mécanicistes et spiritualistes, de la psychologie contemporaine.

COMMENTAIRES (M. G. Iarochevski)

1. Le manuscrit a été écrit vers 1931-1933. A eu différents titres : *Doctrine de Descartes et de Spinoza sur les passions à la lumière de la psychoneurologie contemporaine* ; *Spinoza* ; *Précis de psychologie. Problème des émotions* ; *Théorie des émotions. Etude historico-psychologique.* De courts extraits de ce manuscrit ont été publiés à deux reprises : « A propos de deux courants dans la compréhension de la nature des émotions dans la psychologie étrangère du début du XXe siècle »*Voprosy psixologii,* 1968, N°2, p. 149 à 156 ; «Théorie des émotions à la lumière de la neuropsychologie contemporaine », *Voprosy filosofii,* 1970, N° 6, p. 119 à 130. Dans la présente édition, le manuscrit est pour la première fois publié in extenso, d'après le texte de la seule rédaction de l'auteur qui ait été conservée, rédaction datée de 1933.
2. Lange, Carl Georg (1834-1900), anatomiste danois.
3. James, William (1842-1910), cf. t. 1, p. 460. En 1885 à Copenhague parut en langue danoise le livre de C. G. Lange *Les émotions*, plus tard traduit en d'autres langues parmi lesquelles le russe (sous le titre *Douchevnye dvijenia/Душевные движения.*Vygotsky cite ce livre d'après l'édition russe. En 1884, fut publié un article du psychologue et philosophe américain W. James « Qu'est-ce que l'émotion ? » (« What is emotion ? », — *Mind*, 1884, v. 9). Les idées exposées dans l'article, James les a par la suite développées dans *Principes de psychologie* (1890). (Les citations de Lange et James sont données d'après les traductions françaises, ndt)
4. Dumas, Georges (1866-1946), cf. t. 1, p. 470. Vygotsky a en vue la préface de Dumas à la traduction française du livre de C. G. Lange, préface qui fut ensuite publiée dans l'édition russe de 1896.
5. Il s'agit de la conception des émotions exposée par Ch. Darwin (cf. t. 1, p. 462) dans son ouvrage *Expression des émotions chez les animaux et chez l'homme* (1872). Ayant appliqué pour la première fois l'approche évolutionniste et la méthode objective à l'étude des émotions chez l'homme et les animaux, il a traité des mouvements expressifs qui apparaissent lors des émotions comme des composantes du comportement adaptatif c'st-à-dire comme étant une forme particulière d'adaptation surgissant chez les animaux dans la lutte pour la vie. Les mouvements expressifs qui se produisent lors des émotions chez l'homme étaient considérés comme des rudiments de son origine animale.

6. Spencer, Herbert (1820-1903), cf. t. 1, p. 471. Il s'agit de son ouvrage *Principes de psychologie* (1855), qui a exercé une influence, en particulier, sur Darwin. Spencer considérait les mouvements expressifs qui ont lieu chez l'homme lors des émotions comme un comportement rudimentaire.
7. Malebranche, Nicolas (1638-1715), philosophe idéaliste français, principal représentant de l'occasionalisme. A essayé de réunir le cartésianisme et la théologie chrétienne dans sa variante augustinienne.
8. Titchener, Edward (1867-1927), cf. t. 1, p. 471.
9. Lotze, Hermann (1817-1881), cf. t. 1, p. 471
10. Maudsley, Henry (1835-1918) psychologue anglais d'orientation naturaliste et physiologiste.
11. Sergi, Giuseppe (1841-1936), anthropologue italien d'orientation matérialiste, biologiste, psychologue, historien de la culture.
12. Bard, Philip (né en 1898), physiologiste américain. A travaillé dans le domaine de la psychologie et de la physiologie des émotions.
13. Dunlap, Knight. (1875-1949), psychologue américain. Spécialiste de la psychologie générale et sociale, de la psychologie de la religion. Il s'agit de la préface qu'il a écrite pour un recueil où étaient réimprimées les œuvres de James et de Lange. Vygotsky cite Dunlap d'après un article de W. B. Cannon, 1927. Il est question de l'ouvrage de Dunlap à la page 106 de cet article. Vu que de nombreuses œuvres sont citées par Vygotsky d'après cet article, plus loin nous indiquons brièvement : cité d'après W. B. Cannon, 1927, p. ...
14. Perry, Ralph (1876-1957), philosophe néo-réaliste américain, disciple de James qui a exercé une grande influence sur Cannon.
15. Cannon, Walter Bradford (1871-1945), physiologiste américain. La première édition de son livre, consacré à l'analyse des mécanismes physiologiques des processus émotionnels *Modifications corporelles lors de la douleur, de la faim, de la peur et de la fureur*, a été publiée en 1915.
16. La traduction de ce livre de Cannon, sous le titre *Physiologie des émotions. Modifications corporelles lors de la douleur, de la faim, de la peur et de la fureur*, avec un avant-propos et sous la direction du biologiste soviétique B. M. Zavadovski (1895-1951), parut à Léningrad en 1927. La traduction est faite à partir de la troisième réédition anglaise du livre de Cannon, réédition parue en 1923.
17. Zavadovski, Boris Mikhaïlovitch (1895-1951), cf. t. 2, p. 491.
18. McDougall, William (1871-1938), psychologue et philosophe anglais et américain. Opposait au behaviorisme et à l'associationnisme ce que l'on appelle la psychologie de l'intentionnalité.. . Dans son ouvrage *Introduction à la psychologie sociale* (1908), expliquait les phénomènes sociaux par les instincts. W. Cannon fait aussi allusion à cet ouvrage

(W. B. Cannon, 1927, p. 153).

19. Sherrington, Charles (1857-1952), cf. t. 1, p. 462.

20. Angell, James Rowland (1869-1949), psychologue américain, représentant du courant fonctionnaliste. Cité d'après W. B. Cannon, p.108.

21. Cf. : Spinoza, *Ethique*, Première partie, axiome 6 « Une idée vraie doit s'accorder avec l'objet dont elle est l'idée. »

22. Holdberg, Ludvig (1684-1754), écrivain danois, auteur de comédies. Hermann de Brême est le héros de la comédie du même nom.

23. Nerf vague. Chez l'homme, est la dixième paire de nerfs crâniens Nerf mixte et géminé contenant des fibres motrices, sensitives et végétatives (sympathiques et parasympathiques). Les résultats des expérimentations dont parle ici Vygotsky sont exposés en détail dans un cycle de cours bien connu de Ch. Sherrington « Activité interactive du système nerveux. Cours N°7. Le réflexe comme réaction d'adaptation permanente », publié pour la première fois à Londres en 1906. En 1935, une partie des cours (dont celui en question) fut éditée en langue russe dans le livre : R. Creed, D. Denny-Brown, I. Iccles, Diddell et Ch. Sherrington, *Activité réflexe de la moêlle épinière* . Dans les années trente, en préparant pour l'impression le présent manuscrit de L. S. Vygotsky, Z. S. Vygotskaïa et A. R. Luria inscrivirent sur la liste de la littérature la traduction russe de cet ouvrage de Sherrington en ayant, bien entendu, laissé sans le modifier le texte même de Vygotsky. Nous avons estimé possible de renvoyer également le lecteur à la traduction russe de l'ouvrage de Sherrington. Par la suite, on indiquera brièvement : « Activité réflexe... », p...

24. Morgan, Conwy Lloyd (1852-1936), biologiste anglais, zoopsychologue, philosophe. Un des fondateurs de la théorie de l'évolution émergente (Cf. note 90).

25. Bekhterev, Vladimir Mikhaïlovitch (1857-1927), physiologiste, neuropathologue et psychologue russe. Dans le présent ouvrage, Vygotsky mentionne à plusieurs reprises l'étude par Bekhterev des réactions émotionnelles d'animaux chez lesquels a été enlevé le cortex de l'encéphale, en particulier les couches optiques (thalamus). L. S. Vygotsky date ces travaux de 1887. En 1887, fut publié en allemand un article de Bekhterev intitulé « Die Bedetung der Sehhügel auf Grund von experimentellen und pathologischen Daten. — Virchows Arch.,1887, p. 110, 102-154, 322-365. Cet article éveilla l'intérêt pour les travaux de Bekhterev à l'étranger. Ainsi W. Cannon, dont, manifestement, Vygotsky a utilisé les données, fait mention de cet article (W. B. Cannon, p. 115). En 1882-1887, Bekhterev a publié en Russie une série d'articles sur ce sujet, parmi lesquels : « Les mouvements forcés s'organisant lors de la destruction du cortex cérébral. », *Rousskaïa*

meditsina/Русская медицина 1885, N°1, p. 6 à 8 ; N°3, p. 54 à 55 ; « La fonction des couches optiques », *Vratch/Врач*, 1883, N°4, p. 51 à 52 ; N°5, p. 68 à 70 et suiv.

26. Piéron, Henri (1881-1964), psychologue français, disciple d'A. Binet et de Pierre Janet. A travaillé dans le domaine de la psychologie expérimentale, de la zoopsychologie, de la psychophysiologie, de la psychopathologie, de la psychologie appliquée.
27. Marañón, Gregorio (1887-1960), endocrinologue italien (Il s'agit là d'une erreur. Egalement connu comme écrivain, Gregorio Marañón y Posadillo était espagnol, ndt).
28. Lehmann, Alfred (1858-1921), psychologue danois.
29. Cannon compare les résultats des travaux suivants : S. S.. Stewart, « Mammalian smoth muscle.— The cat's bladder », *Amer. J. Physiol.*, 1900, N°4, p. 185 à 208 ; E. Sertoli, «Contribution à la physiologie générale des muscles lisses », *Arch. ital. de biol.*, 1883, N°3, p. 86 ; D. N. Langley, « On the physiology of the salivary secretion » *J. physiol.*, 1889, N°10, p. 300 : J. P. Pawlow, E. O. Schumova-Simanowskaja « Die Innervation der Magendrüsen beim Hunde », *Arc. F. Physiol.*, 1895, N°66 (cf. W. B. Cannon, p. 112).
30. Stewart, Colin Campbell (1873-1949), physiologiste américain.
31. Sertoli, Enrico (1842-1910), physiologiste italien.
32. Langley, John Newport (1852-1925), physiologiste et histologiste anglais.
33. Choumova-Simanovskaïa, Ekaterina Olimpevna (1852-1905), physiologiste russe, disciple d'I. P. Pavlov.
34. Wells, Frederic Lyman (né en 1884), psychologue américain, spécialiste des processus cognitifs.
35. Landis, Corney (né en 1897), psychologue américain, spécialiste de la psychologie du développement, de la psychopathologie, de la psychologie des émotions.
36. Dana, Charles (1852-1935), médecin américain, neurologue, historien de la médecine et de la littérature.
37. Wilson, Samuel Alexander (1877-1937), neurologue anglais, spécialiste des aphasies.
38. Konovalov, Nikolaï Vasilevitch (1900-1966), neuropathologiste soviétique. Avec S. Al. Wilson, a décrit et proposé un système de traitement de la dystrophie hépato-cérébrale (« maladie de Westfal-Wilson-Konovalov »).
39. Küppers, Egon (né en 1887), psychologue allemand.
40. Bentley, Isaac Madison (1870-1955), psychologue américain. Spécialiste en psychologie générale, infantile et sociale.
41. Vygotsky veut parler du symposium sur le problème des émotions ayant eu lieu au *collèege* de Wittenberg (d'ou son nom) à Springfield,

U. S. A., Etat de l'Ohio, les 19-23 octobre 1927. Le symposium coïncidait avec l'ouverture d'un nouveau laboratoire de psychologie. Prirent part au symposium de grands spécialistes de ce problème parmi lesquels A. Adler, V. M. Bekhterev, E. Claparède, P. Janet, H. Piéron, W. Stern, K. Bühler, W. McDougall, W. Cannon, E. Titchener, R. Woodworth, E.R. Iaensch, M. Prince, G. Pillsbury, etc. En 1928, les matériaux du symposium furent publiés sous le titre : *Feelings and Emotions. The Wittenberg symposium,* Worcester, 1928. Vygotsky a largement utilisé ces matériaux, en particulier les articles de Brett, Claparède, Prince, Bentley, Spearman, etc.(cf. Bibliographie) . Bentley n'a pas écrit l'« Introduction » au symposium. Son article a été imprimé le premier dans les matériaux du symposium (cf. M. Bentley, 1928).

42. Dahl, Vladimir Ivanovitch (1801-1872), cf. t. 3, p. 464.
43. Bergson, Henri (1859-1941). Au début des années 1900, fut le leader des nouveaux courants philosophiques (intuitionnisme, "philosophie de la vie").
44. Cassirer, Ernst (1874-1945), philosophe allemand, historien de la culture, logicien. Chef du courant néo-kantien dans la philosophie allemande. Un des fondateurs de la sémiotique.
45. Ach, Narziss (1871-1946). our plus de détails sur l'attitude de Vygotsky envers les travaux de Ach, cf. *Pensée et langage*., t. 2 p. 118 à 184.
46. Wertheimer, Max (1880-1943), cf. t. 1, p. 460.
47. Vygotsky cite de manière inexacte les propos de F. Engels dans *Dialectique de la nature.* Texte exact : « Le fait est que, pour tous ceux qui s'occupent de questions théoriques, les résultats des sciences de la nature d'aujourd'hui s'imposent avec la même contrainte avec laquelle les naturalistes contemporains sont — qu'ils le veuillent ou non — obligés d'en venir à des conclusions de théorie générale. », K. Marx, F. Engels, *Œuvres*, t. 20, p. 366.
48. Il s'agit de la déclaration suivante de J. W. Gœthe : « La nature est inconnaissable parce qu'un seul homme n'est pas en mesure de la comprendre alors que l'humanité tout entière pourrait la comprendre. Mais cette aimable humanité ne se trouve jamais ensemble, et c'est pourquoi la nature parvient si bien à jouer à cache-cache avec nous. », *Œuvres choisies en sciences naturelles*, Moscou, 1957, p. 400.
49. Kretschmer, Ernst (1888-1964), cf. t.1 p. 464.
50. Krueger, Felix Emil (1874-1948), psychologue allemand, un des leaders de ce qu'il est convenu d'appeler l'école de Leipzig. Travaux sur l'étude du caractère, la psychologie de la personnalité, etc.
51. Ecole de Leipzig — un des courants de la psychologie allemande des années 20. S'appelait aussi psychologie de la "totalité" (Ganzheit) à la

différence de la Gestaltpsychologie. Ses principaux participants travaillaient à l'université de Leipzig.

52. Müller, Johannes Peter (1801-1858), physiologiste et psychologue allemand. Un des fondateurs de la physiologie comme science indépendante.

53. Holmes, Gordon Morgan (1876-1965), physiologiste anglais, neurologue.

54. Dans le manuscrit de Vygotsky ne figure pas le tableau .

55. Woodworth, Robert (1869-1962), psychologue américain.

56. Kiriltsev, Sergueï Ivanovitch (né en 1858), médecin et physiologiste russe.

57. Tilney, Frederick (1875-1938), psychologue, physiologiste, neurologue américain, spécialiste des déficiences.

58. Jackson, John (1835-1911), neurologue et physiologiste anglais. Un des fondateurs de la neurologie contemporaine. Cité d'après W. B. Cannon, p. 118.

59. Lange, Nikolaï Nikolaievitch (1858-1921).

60. Vygotsky veut parler de la thèse suivante de Kretschmer : « Les symptômes hystériques sont des aspects de réactions d'une base mentale impulsive préexistant sur le plan phylogénétique. » (1924, p. 8).

61. Archer, William (1856-1924), critique théâtral anglais.

62. Vygotsky veut parler du passage suivant de l'ouvrage d'Henri Heine *Histoire de la religion et de la philosophie en Allemagne* « Un grand génie se forme à l'aide d'un autre génie moins par assimilation que par frottement. Un diamant polit l'autre. Exactement de la même façon, la philosophie de Descartes n'a en aucun cas engendré la philosophie de Spinoza, mais a seulement favorisé son apparition. C'est pourquoi, au début, nous rencontrons chez l'élève les méthodes du maître. » (*Œuvres*, t. 6, p. 64, Moscou, 1958).

63. Fischer, Kuno (1824-1907), philosophe allemand, hégélien. Auteur d'une *Histoire de la philosophie moderne* en six tomes (1852-1877). L'édition russe la plus complète, et dont se servait Vygotsky, a paru à Saint-Pétersbourg dans les années 1901-1909. Le premier tome s'appelait *Descartes*, le deuxième *Spinoza*.

64. *Court Traité sur Dieu, l'homme et sa félicité*, la plus ancienne des œuvres connues de Spinoza (1658-1660).

65. Les six principales formes de passions sont, selon Descartes, l'étonnement, l'amour, la haine, le désir, la joie et la tristesse.

66. Petzoldt, Josef (1862-1929).

67. Asmus, Valentin Ferdinandovitch (1894-1975), philosophe soviétique, logicien, historien de la culture.

68. *Traité des passions* ou *Les passions de l'âme* — ouvrage de Descartes (1646-1649).

69. « Théorie de l'origine et de la nature des affects », ainsi s'appelle la IIIe partie de l'*Ethique*, l'œuvre principale de Spinoza. Terminée en 1675.
70. « Théorie de la puissance de la raison, ou théorie de la liberté humaine », tel est le titre de la Ve et dernière partie de l'*Ethique.*
71. Höffding, Harald (1843-1931), philosophe danois, historien de la philosophie et psychologue Cf. aussi t. 3, p. 357..
72. Nahlovsky, Joseph Wilhelm (1812-1885), philosophe allemand, spécialisé dans le domaine de l'éthique.Cf. aussi t. 1,p. 466.
73. Herbart, Johann Friedrich (1776-1841), philosophe allemand, psychologue. Un des fondateurs de la pédagogie scientifique.
74. Cette expression de Spinoza (*Ethique*, Proposition 17, Scolie,fait partie des comparaisons préférées de Vygotsky. En particulier, c'est par elle qu'il termine *La signification historique de la crise de la psychologie*, t.1, p. 436.
75. Irons, David (1870-1907), psychologue et philosophe américain, spécialiste du domaine de l'éthique et des émotions.
76. Larguier des Bancels, Jean (né en 1876), psychologue français, spécialiste du domaine de l'étude du tempérament et des émotions.
77. Ribot, Théodule (1839-1916).
78. Brett, George Sidney (1879-1944), historien canadien de la psychologie.
79. Münsterberg, Hugo (1863-1916), psychologue allemand. Pour l'évaluation détaillée faite par Vygotsky de ses points de vue méthodologiques, cf. *La signification historique de la crise de la psychologie* t. 1, p. 291 à 436.
80. Spearman, Charles Edward (1863-1945), psychologue anglais, spécialiste de la psychologie de la pensée et des différences individuelles, spécialiste de la science des tests.
81. Vygotsky veut parler des passages suivants du livre de C. G. Lange *Les mouvements de l'âme* concernant Spinoza : « Spinoza est, de tous, peut-être celui qui se rapproche le plus de ses opinions sur les émotions. » (p. 89) ; sur Descartes : « Descartes définit la joie par la conscience que le sujet en a en tant que bien en sa possession, mais nous n'apprenons pas de lui en quoi, à proprement parler, consiste la joie elle-même. » (p. 82), cf. Descartes, *Les Passions de l'âme,* première partie, articles 35-36. Corrélativement dans le livre de C. G. Lange *Les mouvements de l'âme* : la tristesse (p. 23 à 28), la joie (p. 28 à 31), la peur (p. 31 à 37), la colère et la fureur (p. 37 à 44), l'impatience (p. 44) et la déception (p. 45).
82. Spranger, Edouard (1882-1963), cf. t; 1 p. 465.
83. Dilthey, Wilhelm (1833-1911), philosophe allemand et historien de la culture ; est à l'origine des idées de la philosophie de la vie en tant que

courant idéaliste. A proposé un plan de création d'une psychologie descriptive, ou compréhensive. Cf. également t. 1, p. 465.

84. Sur le rapport, du point de vue de Vygotsky, entre psychologie explicative et descriptive, cf. *Signification historique de la crise de la psychologie* et *Histoire du développement des fonctions psychiques supérieures* (t.3, p. 6 à 41).

85. Elisabeth (1618-1680), princesse palatine, fille de l'électeur palatin, arrière-petite-fille de Marie-Stuart. A entretenu avec Descartes une correspondance animée qui a joué un rôle lors de l'élaboration du *Traité des passions*.

86. Il s'agit de la thèse suivante d'Emmanuel Kant (*Anthropologie*, Livre 3, § 71) : « Se soumettre aux émotions et aux passions est toujours une maladie de l'âme, puisque toutes les deux excluent la maîtrise de la raison. »-

87. Mantegazza, Paolo (1831-1910), médecin, anthropologue, philosophe et psychologue italien.

88. Piderit, Theodor (1826-1898), psychologue et physiologiste allemand.

89. Prince, Morton (1854-1929), psychiatre américain, spécialiste de la psychopathologie, de la psychologie des différences individuelles.

90. Evolution émergente (de l'anglais 'emergent', "qui surgit subitement"), conception qui considère le développement comme un processus ayant lieu par à-coups et lors duquel la naissance des qualités supérieures est conditionnée par l'intervention de forces incompréhensibles. La conception développée d'Evolution émergente est exposée dans les ouvrages de S. Alexander *Espace, temps et divinité* (1927) et de C. Lloyd-Morgan *L'évolution émergente* (1927).

91. Cf. Descartes, *Méditations métaphysiques*, méditation 6.

92.Cf. Descartes, *Méditations métaphysiques*, méditation 2.

93. Cf. Descartes, *Méditations métaphysiques*, méditation 2. Cf. aussi, t.2, p. 488.

94. Saint Augustin, Aurelius (354-430), théologien chrétien ayant élaboré, en partant de la philosophie idéaliste de la volonté, une théorie des processus psychiques.

95. Vygotsky veut parler d'une interprétation de l'ouvrage de Maxwell *Matière et mouvement* (§ 78), proposée par H. Höffding (1904, p. 60).

96. Il s'agit de l'opinion suivante d'Aristote : « Car et maintenant et autrefois l'étonnement pousse les hommes aux spéculations philosophiques. » *Métaphysique*, 1e partie, chapitre 2. Cf. R. Descartes, *Les Passions de l'Ame*, IIe partie, §§ 69-76 ; IIIe partie, §§ 211-212.

97. Descartes, R., *Les Passions de l'Ame*, IIe partie, § 75.

98. Ketchekian, Stepan Fiodorovitch (1890-1967), philosophe et juriste soviétique.

99. Spinoza, B., *Traité politique*, chapitre II, § 11.

100. Cf. Descartes, R., *Les Passions de l'Ame*, IIIe partie, § 211-212.

101. On a en vue le monologue de Salieri dans la première scène de la tragédie d'A. S. Pouckine *Mozart et Salieri* : « Ayant privé les sons de toute vie, la musique, je la disséquai comme un cadavre. »

102. Sainte Thérèse (1515-1582), religieuse espagnole. De son vivant, fut persécutée par l'Inquisition, mais canonisée en 1622 par l'Eglise catholique, est considérée comme la patronne de l'Espagne. (cit. en franç. d'après *Œuvres complètes*, Paris Rétaux, 1927, ndt)

103. Janet, Pierre (1859-1947), cf. t. 2, p. 462.

104. Bain, Alexander (1818-1903), cf. t. 1, p. 465 à 466.

105. Ayant terminé son ouvrage *Méditation sur la première philosophie*, 1636-1640, Descartes, à la fin de 1640, envoya son manuscrit à un certain nombre de personnes, parmi lesquelles l'éminent philosophe anglais Thomas Hobbes (1588-1679) qui vivait alors à Paris. En janvier-février 1641, Hobbes transmit ses observations à Descartes. Critiquant Descartes d'un point de vue matérialiste, Hobbes écrivait que le sujet de la pensée est le corps qui pense, et que la pensée est l'activité ou la propriété de ce corps. L'esprit n'est pas une substance originelle : les claires idées de l'esprit remontent aux claires impressions des organes de la perception sensorielles. Les remarques critiques de Hobbes (ainsi que celles des autres contradicteurs) et la réponse à celles-ci furent insérées par Descartes dans la première édition des *Méditations* (1641).

106. Il s'agit de Christine-Augusta de Suède (1626-1689) reine de Suède de 1632 à 1654. En 1646, un ami de Descartes, H. Chanut, qui vivait en Suède, lui envoya les questions de la reine. En février 1647, Descartes écrivit la réponse dont il est question.

107. Stout, George Frederick (1860-1944), philosophe idéaliste anglais, représentant de la prétendue psychologie analytique.

108. Cf. Descartes, R., *Méditations métaphysiques*, méditation 6.

109. Il s'agit de la comédie D'A. P. Tchekhov *La Cerisaie*, acte 4. Tiré de la dernière réplique de Firs (s'approche de la porte, touche la poignée) : « C'est fermé. Ils sont partis... . (il s'assied sur le divan). On m'a oublié...» L'expression imagée « on a oublié l'homme » fait partie des expressions préférées de Vygotsky. Il l'emploie, en particulier, dans *Histoire du développement des fonctions psychiques supérieures*, t. 3, p. 72. [Les remarques citées dans la traduction sont celles indiquées par Tchekhov, ndt].

110. Il n'existe pas chez Descartes d'ouvrage particulier portant ce titre. Dans l'œuvre de Descartes *La Description du corps humain. De la formation de l'animal*. (1648), la 4e partie s'appelle « Des parties qui se forment dans la semence ». « De la formation du fœtus » est un appendice

111. Freud, Sigmund (1856-1939).

112. Scheler, Max Ferdinand (1872-1928), philosophe idéaliste et psychologue allemand.

113. Schopenhauer, Arthur (1788-1860), philosophe idéaliste allemand ; considérait la « volonté du monde » comme la base métaphysique de l'être du monde.

114. Il s'agit du passage bien connu du dialogue platonicien du *Phédon*. Le *Phédon* (époque des faits : 399 avant notre ère ; époque de la rédaction du dialogue : deuxième moitié des années 80-première moitié des années 70 du IVe siècle avant notre ère) constitue la dernière partie d'un triptyque dont les deux premières parties sont l'*Apologie de Socrate* et le *Criton*. Le dialogue du *Phédon* (Phédon d'Elis, disciple et ami de Socrate) raconte les dernières heures de Socrate, sa conversation avec ses disciples et sa mort. Socrate discute avec le philosophe grec de la nature, de tendance matérialiste, Anaxagore de Clazomènes (environ 500-428 avant notre ère). Socrate dit que, chez Anaxagore, l'ordre des choses est attribué — de façon totalement absurde — à l'air, à l'éther, à l'eau et à beaucoup d'autres choses, et continue (nous citons d'après la traduction moderne) : « A mon avis, c'est la même chose que si quelqu'un avait tout d'abord déclaré que Socrate est redevable de toutes ses actions à l'Intelligence, et ensuite, s'étant mis à expliquer séparément les causes de chacune d'elles, a dit : « Socrate se trouve actuellement ici parce que son corps est constitué d'os et de muscles et que les os sont durs et séparés par des articulations, et que les muscles peuvent se tendre et se détendre, et entourent les os, avec la chair et la peau, laquelle entoure tout. Et comme les os se meuvent librement dans leurs articulations, les muscles, en se relachant et se tendant, permettent à Socrate de plier ses jambes et ses bras. Voici la raison pour laquelle il est maintenant ici (en prison, ndr), tout courbé. ». «...Non, qualifier de pareilles choses de causes est une complète absurdité. Si quelqu'un disait que sans cela — sans os, tendons et toutes les autres choses que je possède — je ne pourrais faire ce que j'estime nécessaire, il aurait raison. Mais affirmer qu'ils seraient la cause de tout ce que je fais... cela signifie ne pas faire de distinction entre la véritable cause et ce sans quoi la cause ne saurait être une cause. » (Platon, *Œuvres* en trois tomes ; Moscou, 1970, t. 2, p. 68, XLVII).

115. Brentano, Franz (1838-1917), cf. t. 1, p. 465. Un des précurseurs du courant idéaliste de la psychologie fonctionnelle et de la phénoménologie.

116. Pfänder, Alexander (1870-1941, cf. t. 1, p. 471.

117. Geiger, Moritz (1880-1937), philosophe et psychologue allemand. A travaillé dans le domaine de l'esthétique.

118. Il s'agit de la pensée suivante de W. Dilthey : « Certes, dans l'étude des mouvements expressifs et des symboles des représentations

s'ouvrent, pour les états mentaux, de nouveaux moyens auxiliaires ; mais, en particulier, la méthode comparative qui introduit les relations plus simples des sentiments et des impulsions des animaux et des peuples primitifs, permet de sortir des limites de l'anthropologie du XVIIe siècle. » (1924, p. 57).

119. Il s'agit de l'œuvre de Malebranche *La recherche de la vérité* (1647).

120. Natorp, Paul Gerhardt (1854-1924),cf. t. 1, p. 471. Principaux travaux dans le domaine de la logique et de la pédagogie.

121. Bellot Gustave (1859-1929), philosophe français. Spécialiste du domaine de l'éthique, de la psychologie de la religion.

Bibliographie complémentaire (Iarochevski)

Асмус В. Ф. Очерки истории диалектики в новой философии. М., Л. 1929. [(Asmus V. F). Otcherki istorii dialektiki v novoï filosofii]

Бехтерев В. М., Васильев Л. Л., Вербов А. Ф. Рефлексология труда, М., Л., 1926. [(Bekhterev V. M., Vassiliev L. L.), Verbov A. F. Refleksologia trouda]

Геффдинг Г. Очерки психологии, основанной на опыте. СПб., 1904. [(Höffding G),.Otcherki psikhologii osnovannoï na opyte]

Дильтей В. Описательная психология. М., 1924 [(Dilthey W.), Opisatelnaïa psikhologia]

Келер В. Исследование интеллекта человекоподобных обезьян. М., 1930. [(Köhler V), Issledovania intellekta tchelovekopodobnykh obezian]

Кеннон У. Физиология эмоций. Л., 1927. [(Cannon W.), Fiziologia emotsiï]

Кечекьян С. Ф. Этическое миросозерцание Спинозы. М., 1914. [(Ketchekian S),. Etitcheskoïe mirosozertsanie Spinozy]

Корнилов К. Н. Учение о реакциях человека. М., 1922. [(Kornilov K. N.), Outchenie o reaksiakh tcheloveka]

Крид Р., Денни-Броун Д., Икклз И., и др. Рефлекторная деятельность спинного мозга. М., Л., 1935. (Creed R., Denny-Brown P. et autres), Reflektornaïa deiatelnost spinnogo mozga]

Кюльпе О. Современная психология мышления. Новые идеи в философии. Пр., 1916. [(Külpe O.), Sovremennaïa psikhologia mychlenia]

Ланге Г. Душевные движения. СПб., 1896. [(Lange G.), Douchevnye dvijenia]

Ланге Н. Н. Психология. М., 1914. [(Lange N. N.), Psikhologia]

Леонтьев А. Н. Развитие памяти. - Труды психологической Академии коммунистического воспитания, 1930. [(Leontiev A. N.), Razvitie pamiati]

Мюнстерберг Г. Основы психотехники. М., 1924, ч. 1. [(Münsterberg G.), Osnovy psikhologii]
Петцольд И. Проблема мира с точки зрения позитивизма. СПб., 1909. [(Petzoldt I.), Problema mira s totchki zrenia pozitivizma]
Сборник, посвященный 75-летию И. П. Павлова. Л., 1924. [Sbornik posviachtchennyï 75-letiou I. P. Pavlova]
Сеченов И. М. Психологические этюды. СПб., 1873. [(Setchenov I. M.), Psikhologitcheskie etioudy]
Титченер Э. Б. Учебник психологии. М., 1914, ч.2. [(Titchener E.), B. Outchebnik psikhologii]
Торндайк Э. Принципы обучения, основанные на психологии. М., 1925. [(Thorndike E.), Printsipy oboutchenia, osnovannye na psikhologii]
Фишер К. История новой философии. СПб., 1906, т. 1, 2. ['Fischer K.); Istoria novoï filosofii]
Челпанов Г. И. Об аналитическом методе в психологии. - Психологическое обозрение, 1917, № 1. [(Tchelpanov G. I.), Ob analititcheskom metode v psikhologii]
Ach N. *Über die Begriffsbildung ; eine experimentelle Untersuchung. Bamberg.* 1921.
Bard P. A. « A diencephalic mechanism for the expression of rage with special reference to the sympathetic nervous system ». *Amer. Physiol.*, 1928, v. 84.
Bentley I. M. « Is emotion more than a chapter heading ? » In *Feeling and Emotions.* Norcester, 1928, p. 17-23.
Brentano F. *Psychologie von empirischen Standpunkten.* Leipzig. 1874.
Brett G. S. « Historical development of the history of emotions ». In *Feeling and emotions*. Norcester, 1928, p. 388-396.
Cannon W B. « The James-Lange theory of emotions. A critical examination and alternative theory ». *Amer. J. Psychol.*, 1927,v. 39.
Cannon W.B. *Bodaly changes in Pain, Fear, Hunger and Rage.* 2-d ed., Boston, 1929.
Cannon W. B., Britton S. W. « Pseudaffective medulliadrenal secretion ». *Amer. J. Physiol.*, 1925, v. 3.
Claparede E. « Feelings and emotions ». In *Feeling and Emotions.* Norcester, 1928, p. 150-160.
Dana CH. « The anatomic seat of the emotions. A discussion of the James-Lange theory ». *Arch. Neurol. Psychiat.*. 1921, v.6.
Dunlap K. « Emotion as a dynamic background ». In *Feeling*

and Emotions. Norcester, 1928, p. 150 à 160.
Head H., Holmes G. « Sensory disturbances fron cerebral lesions ». *Brain*, 1911, N. 34.
Irons D. « Descartes and modern theories of emotion ». *Philos. Review*, 1895, v. 4
Janet P. *De l'angoisse à l'extase*. Paris, 1928.
Jerkes R. *The Mental Life of the Monkeys and Apes*. N.Y., 1916.
Yerkes R. M., Leraned E. W. *Chimpansee Intelligence and its Vocal Expression*, Baltimore,1925.
Kafka G., *Handbuch der vergleichenden Psychologie*. München, 1922.
Kirilcev S « Cases of affections of the optic thalamus ». *Reviewed in Neurologischen Zentralblatt*, 1891, N 10.
Lehmann A. *Die Hauptgesetze des mensschlichen Gefühlslebens*. Leipzig, 1892.
Lotze G. *Medizinische Psychologie der Seele*. Leipzig, 1852.
Marañon G. « Contribution à l'étude de l'action émotive de l'adrénaline ». *Rev. Franç. d'endocrinologie.*, 1924, v. 2.
Morgan C. L. *Animal Behaviour*. L., 1900.
Müller J. *Handbuch der Physiologie des Menschen*. L.,1842.
Münsterberg H. *Grundlage der Physiologie*. Leipzig, 1918.
Nahlowsky J. *Das Gefühlsleben*. Leipzig, 1862.
Newman E. B., Perkins F. T., Wheeler K. N. « Cannon's theory of emotion. A critique ». *Psychol. Rev.*, 1930, v. 37.
Perry R. *General Theory of Value*, 1926.
Piderit T. *Mimik und Physiognomik*, Detmold, 1896.
Piéron A. « La dynamogénie émotionnelle », *Journal de Psychologie*, 1920, v. 17.
Prince M. « Can emotion be regarded as energy ? » In *Feeling and Emotions*, Norcester, 1928, p. 161 à 169.
Scheler M. *Die Sinnegesetze des emotionalen Lebens*. Leipzig, 1923.
Spearman C. E. « A new method for investigating. The springs of action ». In *Feeling and Emotions*. Norcester, 1928.
Tilney F., Morrison J. F. « Pseudobulbar palsy clinically and pathologically considered ». *J. Mental and Nerv. Diseases*, 1912, N.39.
Wilson S. A. « Pathological laughing and crying » *J. Neurol. Psychopathol.*, 1924, v. 4.
Woodworth R., Sherrigton C. S. « A Pseudaffective reflex and its spinal path.». *J. Physiol.*, 1904, N 31.

Table des matières

642111 - Février 2016
Achevé d'imprimer par

1livre.com
du rêve à la réalité !